中文翻译版

循环肿瘤细胞
液体活检技术进展

Circulating Tumor Cells
Advances in Liquid Biopsy Technologies

第2版

主编 〔美〕理查德·J.科特（Richard J. Cote）
　　 〔希〕埃维·利亚尼杜（Evi Lianidou）
主译 胡　毅　刘　毅　邢金良

科学出版社
北　京

图字：01-2025-0892号

内 容 简 介

循环肿瘤细胞（circulating tumor cell，CTC）作为重要的预后指标和液体活检的主要材料来源之一，对肿瘤患者的微小残留病变监测、预后判断、疗效预测和转移进展机制研究有非常重要的价值。本书汇集了几十位液体活检领域的全球顶尖学者，从液体活检技术、技术开发、生物学原理、临床应用、预后与疗效监测、下一个前沿等六个方面对以CTC为代表的肿瘤液体活检做了全面系统介绍，并在第1版的基础之上，增加了液体活检中循环肿瘤DNA和细胞外囊泡的相关内容。本书对于该领域的良性发展有很好的启发和推动作用。

本书可供肿瘤相关科室临床医生和病理医生使用，也可供肿瘤分子诊断领域的科研和技术人员参考，同时也适合从事肿瘤相关药物及诊断试剂研发、生产、销售等工作的人员阅读。

图书在版编目（CIP）数据

循环肿瘤细胞：液体活检技术进展：原书第2版 /（美）理查德·J.科特（Richard J. Cote）等主编；胡毅，刘毅，邢金良主译. -- 北京：科学出版社，2025. 4. -- ISBN 978-7-03-081593-4

I. R730.2

中国国家版本馆CIP数据核字第2025DW7866号

责任编辑：丁慧颖 / 责任校对：张小霞
责任印制：肖 兴 / 封面设计：吴朝洪

First published in English under the title
Circulating Tumor Cells: Advances in Liquid Biopsy Technologies (2nd Ed.)
edited by Richard J. Cote and Evi Lianidou
Copyright© Richard J. Cote and Evi Lianidou, under exclusive license to Springer Nature Switzerland AG, 2016, 2023
This edition has been translated and published under licence from Springer Nature Switzerland AG.

科学出版社 出版
北京东黄城根北街16号
邮政编码：100717
http://www.sciencep.com

三河市春园印刷有限公司印刷
科学出版社发行 各地新华书店经销

*

2025年4月第 一 版　开本：787×1092 1/16
2025年4月第一次印刷　印张：25 1/2
字数：600 000

定价：198.00元
（如有印装质量问题，我社负责调换）

感谢我的兄弟姐妹 Kathleen Barsocchini、Joe Cote 和 Lea Newman，他们的智慧、幽默和洞察力总是让我感到惊讶，他们一直在努力让我脚踏实地和谦虚。

感谢癌症领域的"巨人"Tim Eberlein，他很早就认识到 CTC 和液体活检的潜力，并帮助促进了它们的临床应用。

感谢我的朋友和同事 Evi Lianidou，她凭借自己在 CTC 和液体活检领域的研究及热爱，将该领域的杰出者聚集在一起，促进了彼此间的交流、合作和进步。Evi、她的丈夫 Ioannis 及女儿 Danae 和 Evgenia 是最亲切的东道主，他们在我这个希腊裔美国男孩身上培养出了属于希腊的那份快乐。

感谢 Ram Datar，我的长期合作伙伴和朋友，也是本书第一版的共同主编。

一如既往，感谢我的家人，Annie、Nick、Juliet 和 Gracie，我所做的一切都是因为你们的爱和支持。

Richard J. Cote

致　　谢

这本书的第1版侧重于CTC，当时CTC是液体活检领域的主要驱动力。该书非常成功，不仅在于纸版书的销量，还在于整本书和个别章节数以千计的下载量。然而，该领域经历了快速的演变。我们非常幸运，Springer Nature出版社《当代癌症研究》系列（本书是其中的一部分）的编辑Wafk El-Deiry认识到不仅需要更新，而且需要对这个新兴领域进行全新的审视。我们要特别感谢Springer Nature的Larissa Albright、Tiffany Lu和Amrita Unnikrishnan在这项工作中所表现出来的耐心和给予的支持。

本书有多个章节出自世界各地成功和繁忙的科学家和临床医生，这是特殊的挑战，但都被优雅和幽默的Blerina Cuka所化解。Blerina密切关注着本书的进展，定期督促我和撰稿人在最后期限前完成，并提交适当的材料、许可和同意书。此外，她还对手稿进行了审查，以确保符合标准格式和出版商的要求。没有她的辛勤努力，我们肯定不能完成这个新版本。

我们特别感谢杰出的科学家、工程师、化学家、统计学家、肿瘤样本库专家、测试开发人员、美国国家癌症研究所（National Cancer Institute，NCI）的研究主管和临床医生，他们是液体活检领域的领导者，为本书做出了贡献。这一版因为有来自美国国立卫生研究院（National Institutes of Health，NIH）NCI液体活检联盟（Liquid Biopsy Consortium，LBC）成员的贡献而独具特色，其中包括来自哈佛/麻省总医院、耶鲁大学、约翰斯·霍普金斯大学医学院、加州大学洛杉矶分校、迈阿密大学和华盛顿大学圣·路易斯医学院的研究人员。我们要特别感谢NCI癌症预防部癌症生物标志物研究组项目主任兼LBC项目官员Lynn Sorbara博士，以及NCI癌症生物标志物研究组组长Sudhir Srivastava博士，感谢他们持续不懈推动CTC和液体活检研究、技术开发和应用。我们还要感谢加州大学洛杉矶分校团队的首席研究员兼LBC指导委员会主席David Wong博士，他使其他LBC团队保持一致，帮助组织了联盟的月度和年度会议。

本书第2版的作者包括循环肿瘤细胞进展（ACTC）最新国际会议的许多参与者，该会议每两年在希腊不同（且精彩）的地方举行一次。与本书第2版一样，该会议已经从关注CTC发展到现在包括液体活检广阔领域的进展。该会议由Evi Lianidou博士组织，是来自世界各地的液体活检研究者最重要的聚会。我想特别向Evi、她的实验室团队和她的家人致敬，他们所有人使这些会议变得与众不同，对于任何参与或对液体活检进展感兴趣的人来说，这是必须要参加的会议。

Richard J. Cote

《循环肿瘤细胞：液体活检技术进展》第2版
翻译人员

主　译　胡　毅　中国人民解放军总医院肿瘤医学部
　　　　　　刘　毅　中国人民解放军总医院肿瘤医学部
　　　　　　邢金良　空军军医大学基础医学院

译　者（按章先后排序）

第1章　韩　超　广州安方生物科技有限公司
　　　　周　威　广州安方生物科技有限公司
第2章　陈　谦　索真（北京）医学科技有限公司
　　　　朱君琪　索真（北京）医学科技有限公司
　　　　邓晓倩　索真（北京）医学科技有限公司
第3章　张鹏飞　中国人民解放军总医院肿瘤医学部
　　　　陈志达　中国人民解放军总医院普通外科医学部
第4章　赵立波　北京恩泽康泰生物科技有限公司
　　　　邵昱璋　哈尔滨医科大学附属肿瘤医院
第5章　闵　力　首都医科大学附属北京友谊医院
　　　　杨　涛　首都医科大学附属北京友谊医院
第6章　何帮顺　南京医科大学附属南京医院
　　　　付沛文　南京医科大学附属南京医院
第7章　汤晓华　重庆大学附属肿瘤医院
　　　　张海伟　重庆大学附属肿瘤医院
第8章　范万鸿　杭州华得森生物技术有限公司
　　　　张开山　杭州华得森生物技术有限公司
第9章　朱丽青　北京大学肿瘤医院
　　　　谢海啸　温州医科大学附属第一医院

第10章	胡志远	国家纳米科学中心
	冯映华	国家纳米科学中心
第11章	孙云帆	复旦大学附属中山医院
	张泽凡	复旦大学附属中山医院
第12章	张少华	中国人民解放军总医院肿瘤医学部
	穆馨仪	中国人民解放军总医院肿瘤医学部
第13章	齐晓伟	陆军军医大学第一附属医院（西南医院）
	田 浩	陆军军医大学第一附属医院（西南医院）
第14章	王 琼	中国人民解放军总医院第一医学中心
第15章	万绍贵	赣南医科大学
第16章	刘 妍	中国人民解放军总医院第五医学中心
	陈雪媛	中国人民解放军总医院第五医学中心
第17章	刘 洋	空军军医大学唐都医院
	周凯翔	空军军医大学基础医学院
第18章	陈玉辉	中国人民解放军总医院普通外科医学部
	司惠妍	中国人民解放军总医院普通外科医学部
	胡时栋	中国人民解放军总医院普通外科医学部
第19章	辇伟奇	重庆市中医院
	袁 睿	重庆市中医院
第20章	罗 玲	重庆大学附属肿瘤医院
第21章	孟祥宁	哈尔滨医科大学
第22章	蔡 贞	南方医科大学南方医院
第23章	王 涛	中国人民解放军总医院肿瘤医学部
	王小波	中国人民解放军总医院肿瘤医学部
第24章	陈锦飞	温州医科大学附属第一医院
第25章	张丽娟	中国人民解放军总医院第五医学中心
	郝晓鹏	中国人民解放军总医院普通外科医学部

关 于 主 编

Richard J. Cote 医学博士，FRCPath，FCAP，Edward Mallinckrodt教授，圣·路易斯华盛顿大学医学院病理学与免疫学系的主任和教授，以及巴恩斯犹太医院的首席病理学家，自2019年入职以来，一直担任该职位。

Cote博士在加州大学尔湾分校获得化学和生物学学位，并在芝加哥大学普利兹克医学院获得医学学位。他在康奈尔大学医学院纽约医院完成了住院医师实习。参与的培训包括纪念斯隆-凯特琳癌症中心病理学临床岗位，纪念斯隆-凯特琳癌症中心Lloyd Old实验室人类肿瘤免疫学研究岗位，以及纽约大学医学院Angel Pellicer实验室分子病理学研究岗位。Cote博士的职业生涯始于南加州大学凯克医学院，在那里他晋升为病理学和泌尿系教授；泌尿生殖系统癌症项目负责人；免疫学和分子病理学实验室主任；以及南加州大学生物医学纳米科学计划主任。2009年，他被迈阿密大学录用，担任病理学系Joseph R. Coulter Jr.项目主任及生物化学与分子生物学教授。他在迈阿密大学创建了John T. Macdonald博士基金会生物医学纳米技术研究所，并担任首任所长。

在华盛顿大学，Cote博士在病理学和免疫学系上百年历史的创新性贡献（科学发现、临床创新及下一代医生和科学家的培养方面）的基础之上继续深耕。在他的领导下，该部门招募了一批美国杰出的科学家，包括免疫生物学部门的新领导层，并创建了一个新的中心，即脑免疫学和胶质细胞（brain immunology and glial，BIG）中心，该中心专注于脑免疫学和衰老方面的研究——我们这个时代最紧迫的研究之一。在临床领域，他领导了向亚专科护理的过渡，并招募了一批美国杰出的病理学家。他积极与巴恩斯犹太系统合作，为我们的合作医院带来先进的病理服务，他还与团队一起将巴恩斯犹太西县医院转变为全专科病理护理医院。他和他的同事正在领导从传统的病理服务提供方式向采用和创建先进工具的转变，这将使华盛顿大学的专业知识扩展到附近地区和其他地区，为我们的专业病理学家和服务体系提供前所未有的机会。

Cote博士的研究重点是阐明肿瘤进展、转移和治疗反应的细胞和分子途径。三十多年来，他建立了探索癌症转移扩散的最早期表现的项目，包括研究和了解循环肿瘤细胞（circulating tumor cell，CTC）生物学。Cote博士是癌症液体活检领域的先驱之一，他的发现和技术创新得到广泛认可和赞誉。他对开发能够在研究和临床护理应用方面推动进展的工具特别感兴趣，并拥有20多项癌症相关和纳米技术的专利。他和在华盛顿大学、迈阿密大学、南加州大学、加州理工学院和加州大学伯克利分校的同事开发了用于癌症诊断的纳米技术，包括用于检测血清肿瘤标志物的生物纳米传感器；对CTC进行捕获、分型和增殖的技术；以及显微镜、成像和人工智能（artificial intelligence，AI）应用的先进方法。他获得了超过1.9亿美元的研究支持，其中主要包括来自NIH的近4300万美元。他领导了三项最大的乳腺癌、肺癌和膀胱癌临床试验，这些试验均基于他的研究发现。他发表300多篇出版物，包括研究和临床专业领域的几本标准教科书。

Cote博士是许多国家和国际组织的成员和顾问，包括美国国家癌症研究所（NCI）。他是NCI液体活检联盟的成员，也是拜登总统登月计划的顾问之一，负责开发血液检测，以诊断早期可治愈阶段的癌症。他被列入"美国新闻和世界报道前1%的医生""美国最佳医生""美国顶级医生""Who's Who终身成就奖""新闻周刊健康：顶级癌症医生""南佛罗里达州超级医生"，并被认定为"美国最受尊敬的医生"之一。他被加州大学尔湾分校物理科学学院授予2013年度杰出校友，2010年当选为美国医生协会成员，是Phi Beta Kappa和Alpha Omega Alpha医学荣誉协会的成员。他于2015年获得迈阿密商会生物医疗保健英雄奖，并于2016年获得个体化纳米医学协会的卓越服务奖。Cote博士于2021年当选为美国国家发明家科学院院士。

Cote博士是几家科技公司的创始人，包括英帕斯（Impath）、克莱伦特（Clarient）、菲尔蒂尼（Filtini）、森西蒂尼（Sensitini）和赛可罗吉克斯（Circulogix）。Impath是首次将深奥的癌症分析测试推向市场的公司之一，成立于1988年，并于1996年进行了公开募股（IPO）。Cote博士后来创立了Clarient，为正在接受培训的病理学家和肿瘤学家提供掌握高科技诊断能力的机会，该公司于2009年被GE收购。Cote博士曾担任多家生物技术和生物制药公司的顾问，包括基因泰克（Genentech）、罗氏（Roche）、礼来（Lilly）、尼奥普罗布（Neoprobe）、强生奥森多制药、雅培/维西斯（Vysis）、戈帕斯（GoPath）、旗舰生物科学（Flagship Bioscience）、因美纳（Illumina）和格蕾尔（GRAIL）。

Evi Lianidou 博士，雅典国立卡波迪斯特里安大学（the National and Kapodistrian University）化学系分析和临床化学教授。她于1998年创立实验室，专注于液体活检，专门分析CTC。Lianidou博士是在希腊举行的CTC进展（Advances in Circulating Tumor Cells，ACTC）系列国际会议的创始人和联合组织者。Lianidou博士是欧洲癌症研究协会（European Association of Cancer Research，EACR）理事会成员，也是欧洲TRANSCAN集团"CTC-SAN"和"PROLIPSY"及欧盟IMI网络项目"Cancer-ID"的首席研究员。Lianidou博士曾担任国际临床化学联合会（International Federation of Clinical Chemistry，IFCC）C-CMBC委员会的当选成员和主席，目前是IFCC能力测试委员会（committee on Proficiency Testing，C-PT）的当选成员。她已发表了170多篇科学论文或书籍章节，其中大部分是关于液体活检的。

译者前言

液体活检是指采用血液、脑脊液、胸水、腹水、尿液、唾液等体液样本而开展的分子诊断，其中尤其以血液样本应用最为广泛。在这些体液样本中，有很多来自于肿瘤的物质，包括循环肿瘤细胞（CTC）、循环肿瘤DNA（ctDNA）及细胞外囊泡（EV）等，它们携带了肿瘤的关键特征信息，不仅可以在临床诊疗中用于肿瘤的早期筛查、微小残留病变（minimal residual disease，MRD）监测、预后判断、疗效预测和动态评价，还能够在基础研究中用于肿瘤发生、发展、转移、耐药等重要领域的机制探索。相比于传统的组织活检，液体活检更容易动态实施，对患者的创伤不大，而且其中肿瘤来源的物质相对均一，因此能够更好地反映肿瘤的时空异质性。近年来，得益于检测技术的持续优化改进及循证医学证据的不断积累，液体活检正在以前所未有的方式改变着肿瘤个体化治疗的格局。

CTC是肿瘤液体活检中的重要材料，早在2016年，Springer出版社出版了由Richard J. Cote教授主编的CTC专著——*Circulating Tumor Cells: Advances in Basic Science and Clinical Applications*（《循环肿瘤细胞：基础研究与临床应用进展》），书中详细介绍了该领域在基础科学和临床应用方面的进展，受到了广泛的关注。2023年出版了本书的第2版，第2版在介绍CTC的同时，也将其他液体活检材料纳入其中，从液体活检技术、技术开发、生物学原理、临床应用、预后与疗效监测、下一个前沿六个方面对以CTC为代表的肿瘤液体活检做了全面系统介绍，对于肿瘤液体活检领域的良性发展无疑有很好的启发和推动作用。

本书第1版中译本由中国人民解放军总医院的刘毅副研究员负责翻译，并于2018年出版，共计发行两千余册。鉴于第1版中译本的良好反响，在本书第2版出版之际，科学出版社决定继续引进出版。由于第2版涉及的内容更为丰富，最终商定由胡毅、刘毅、邢金良三人共同担任主译，通过中国人民解放军总医院及中国抗癌协会肿瘤标志专业委员会发动相关领域的专家进行集体协作，以确保中译本能在短时间内以高品质与读者见面。

翻译过程中，我们得到了译者所在单位和中国抗癌协会肿瘤标志专业委员会领导的大力支持，各位专家积极响应配合，确保了翻译工作的顺利完成，在此深表感谢！由于时间仓促，虽经多次校对复核，错误和疏漏仍在所难免，恳请各位读者不吝赐教，以便重印时能够予以修订。

胡　毅　中国人民解放军总医院肿瘤医学部　主任
刘　毅　中国人民解放军总医院肿瘤医学部研究所　副所长
邢金良　中国抗癌协会肿瘤标志专业委员会　名誉主委
2025年4月于北京

前　　言

　　新一代靶向治疗已经取得了显著进展，个体化肿瘤学和伴随诊断的出现使得许多类型的癌症从与急性死亡率相关的疾病转变为需要持续监测以优化疾病进展并提高患者生活质量的慢性疾病[1-6]。因此，癌症诊断将需要采用与筛查和管理其他慢性疾病（如糖尿病和心血管疾病）类似的方法和测试平台（即低成本、微创、即时检测，且足够准确，以指导使用更深入的诊断方法做进一步检测）[4-10]。

　　临床病理学的基础包括血液及其他体液的分析。传统的检测重点是化学分析（1980年之前）和免疫化学分析（1980年之后）[11-13]。多重（多标志物）但单一分析物平台的发展提高了检测的灵敏度、特异性和通量[7,14-17]，但疾病的恶性进展是一个多方面的过程，因此，对参与该过程的生物标志物进行同时和综合的分析（宿主基因组、癌症基因组、甲基化过程、蛋白质、细胞外囊泡和循环肿瘤细胞群体），可能会为癌症易感性、起始、进展和对治疗的反应建立高特异性和敏感性的检测方法[18-24]。最近，得益于二代测序（NGS）技术[15,21,25-27]和先进的蛋白质组学技术的巨大进步，以及认识到进入血液中的外泌体可被用于诊断[3,5,23,28]，曾经仅限于组织的分子分析已经越来越多地在微创采集的外周血样中完成。这方面的突出例子包括肿瘤分型以确定可能的治疗靶点[29-34]。这些进展开创了一个新兴的基于液体进行诊断的领域，现在称其为"液体活检"。液体活检包括基于血液的疗效检测（可能会比标准临床方法更早地报告结果）、早期复发/微小残留病变检测，以及最近开展的令人兴奋的检测工作，使我们能够检测出致命癌症（早期可治愈阶段在目前还没有筛查方法）[35-43]。与评估脱落细胞组分的这些分析方法并行的是，目前出现了评估循环中的癌细胞本身（CTC）的新方法[44-48]。虽然"第一代"检测方法仅限于CTC的检测和定量，但新技术使我们能够对这些细胞进行更深入的分析，包括细胞和分子组成[49-52]。此外，越来越清楚的是，肿瘤微环境中的细胞也会出现在循环中，它们在癌症生物学中起着至关重要的生物学作用，并且将成为评估预后、进展和治疗反应的重要组成部分[53-59]。我们正在步入细胞形态分析的新时代，显微镜技术、图像采集和使用深度学习/人工智能进行图像分析等领域的尖端进展为细胞分析提供了诸多方法，这些方法远远超出了我们的肉眼观察和理解范围，这在几年前还只是梦想[52,60-64]。这些方法在我们如何评估癌症及许多遗传性疾病方面创造了一个转变模式。虽然液体病理学长期以来一直是现代医学诊断的重要组成部分，但我们显然正在进入一个新的令人兴奋的时代，在这个时代，只需使用少量的血液样本，就能够做得更多，了解得更多，介入得更快更有效，侵袭性更低并且更安全。

　　本书第1版侧重于CTC，当时CTC是液体活检领域的主要驱动力[65]。第1版非常成功，不仅在于纸版书的销量，还在于整本书和个别章节数以千计的下载量。然而，自那时以来，该领域经历了快速的演变。本书第2版内容新颖，编写团队汇集了液体活检领域的领导者和创新者，包括基础和分子生物学家、化学家、工程师、统计学家、生物标本库工作人员、测试开发人员、研究管理者和临床医生，他们都致力于开发液体活检技术并将其应用到病理诊断领域。本书的一个特点是，纳入了美国国家癌症研究所液体活检联盟成员编写的章节，该联盟致力于促进合作、分享技术，并通过盲法研究设计验证预期目标。本书编者包括循环肿瘤细胞进展（ACTC）最新国际会议的许多参与者，该会议每两年在希腊举行一次，聚集了来自世界各地最重要的液体活检研究者。

本书包括六部分共25章，涵盖了广泛的主题。

第一部分 液体活检技术，包括CTC捕获的新方法（"基于循环肿瘤细胞的液体活检和诊断性白细胞分离术"一章，Stoecklein）；ctDNA分析（"利用核酸酶辅助消除野生型DNA富集液体活检样本中的微量等位基因"一章，Makrigiorgos等）；循环肿瘤外泌体（ctExosomes）的新领域，包括捕获和富集（"利用外泌体进行癌症诊断和治疗"一章，Kalluri和Kugeratski；"细胞外囊泡在生物医学中的转化机遇"一章，Lee等；"癌症相关循环细胞外囊泡的捕获和浓缩"一章，Zheng等）；以及开创了CTC捕获和分析，并且现在正在开展ctExosomes领域工作的团队撰写的章节（"循环肿瘤细胞与肿瘤来源外泌体"一章，Terstappen等）。需要注意的是，本书的第1版已经对CTC的捕获和富集技术做了有用的总结。

第二部分 技术开发，涵盖了液体活检技术创新的多个领域，包括整合尖端的光学成像和数学算法来检测CTC（"数学肿瘤学：整合多模态临床和液体活检数据用于生存预测"一章，Kuhn等）；开发尖端的器官芯片技术，为CTC增殖提供最佳环境（"微流控、循环肿瘤细胞捕获、分析和扩增"一章，Agarwal等）；液体活检分子检测的验证（"用于液体活检的分子检测的开发和验证"一章，Lianidou等）；以及关于CTC增殖的令人兴奋的新工作（"循环肿瘤细胞增殖技术的最新进展"一章，Agarwal等）。

第三部分 生物学原理，涵盖了关于CTC生物学的主要主题，包括表达（转录组学）分析（"循环肿瘤细胞的转录组分析"一章，Marchetti等）；通过CTC的单细胞分析和分子分型深入了解肿瘤异质性（"通过单个循环肿瘤细胞测序和CDX分析了解肿瘤内异质性"一章，Farace等；"乳腺癌和卵巢癌中单个循环肿瘤细胞的分子分型"一章，Kasimir-Bauer等；"乳腺癌和前列腺癌模型中循环肿瘤细胞的分子特征解析"一章，Thompson等）；以及通过CTC分析对上皮-间质转化进行深入了解（"循环肿瘤细胞分离和分子图谱及潜在治疗干预"一章，Thiery等）。

第四部分 临床应用，涵盖了将液体活检应用于患者的总体方面，包括创建生物样本资源（"创建应用于液体活检的带注释信息的生物样本资源"一章，Skates等）以及液体活检如何应对精准医学的挑战（"应对精准医学的挑战：液体活检的机遇"一章，Kelloff和Sigman）。

第五部分 预后与疗效监测，涵盖了液体活检在癌症中实际临床应用的一系列主题，包括早期和晚期乳腺癌（"早期乳腺癌中的循环肿瘤细胞"一章，Janni等；"在转移性乳腺癌中应用液体活检的临床前景"一章，Cristofanilli）；黑色素瘤（"黑色素瘤脑转移患者中血浆cfDNA和cfmiRNA标志物的NGS分析"一章，Hoon等）；肺癌（"ctDNA与肺癌"

一章，Patel等）；前列腺癌（"前列腺癌治疗患者的循环肿瘤细胞"，Pollack等）；以及液体活检在脑肿瘤中的作用（"液体活检在脑肿瘤中的作用"一章，Gamblin等）。

第六部分 下一个前沿：液体活检和早癌检测，涵盖了使用液体活检技术在早期和潜在可治愈阶段检测癌症的挑战、机遇和潜力（"早癌检测：挑战与机遇"一章，Srivastava和Patriotis），以及一项有前景的检测方法令人兴奋的早期研究工作，使用该方法可以检测50多种癌症类型（"Galleri测试"一章，Hall和Aravanis）。

对于想要进一步探索CTC及其他液体活检技术这个激动人心领域的人来说，本书是最全面和最新的资源。我们希望第2版能够为以下人员提供帮助：通过多种癌症检测测试（multi-cancer detection test，MCED）研究癌症检测的科学家、癌症研究人员、转化科学家、肿瘤外科医生、医学肿瘤学家、生物制药行业的成员，以及研究癌症生物学的研究生和本科生等。

Richard J. Cote　圣路易斯，密苏里州，美国
Evi Lianidou　雅典，希腊
Mark Watson　圣路易斯，密苏里州，美国
Sudhir Srivastava　洛克维尔，马里兰州，美国

扫码见参考文献

目　录

第一部分　液体活检技术

第1章　基于循环肿瘤细胞的液体活检与诊断性白细胞分离术 ⋯⋯⋯⋯⋯⋯⋯⋯⋯3
第2章　利用核酸酶辅助消除野生型DNA富集液体活检样本中的微量等位基因⋯⋯17
第3章　利用外泌体进行癌症诊断和治疗 ⋯⋯⋯⋯⋯⋯⋯⋯⋯⋯⋯⋯⋯⋯⋯⋯⋯27
第4章　细胞外囊泡在生物医学中的转化机遇 ⋯⋯⋯⋯⋯⋯⋯⋯⋯⋯⋯⋯⋯⋯⋯34
第5章　癌症相关循环细胞外囊泡的捕获和浓缩 ⋯⋯⋯⋯⋯⋯⋯⋯⋯⋯⋯⋯⋯⋯54
第6章　循环肿瘤细胞与肿瘤来源外泌体 ⋯⋯⋯⋯⋯⋯⋯⋯⋯⋯⋯⋯⋯⋯⋯⋯⋯66

第二部分　技术开发

第7章　数学肿瘤学：整合多模态临床和液体活检数据用于生存预测 ⋯⋯⋯⋯⋯83
第8章　微流控、循环肿瘤细胞捕获、分析和扩增 ⋯⋯⋯⋯⋯⋯⋯⋯⋯⋯⋯⋯⋯104
第9章　用于液体活检的分子检测的开发与验证 ⋯⋯⋯⋯⋯⋯⋯⋯⋯⋯⋯⋯⋯⋯120
第10章　循环肿瘤细胞增殖技术的最新进展 ⋯⋯⋯⋯⋯⋯⋯⋯⋯⋯⋯⋯⋯⋯⋯148

第三部分　生物学原理

第11章　循环肿瘤细胞的转录组分析 ⋯⋯⋯⋯⋯⋯⋯⋯⋯⋯⋯⋯⋯⋯⋯⋯⋯⋯167
第12章　通过单个循环肿瘤细胞测序和CDX分析了解肿瘤内异质性 ⋯⋯⋯⋯⋯180
第13章　乳腺癌和卵巢癌中单个循环肿瘤细胞的分子分型 ⋯⋯⋯⋯⋯⋯⋯⋯⋯195
第14章　循环肿瘤细胞分离和分子图谱及潜在治疗干预 ⋯⋯⋯⋯⋯⋯⋯⋯⋯⋯212
第15章　乳腺癌和前列腺癌模型中循环肿瘤细胞的分子特征解析 ⋯⋯⋯⋯⋯⋯227

第四部分　临床应用

第16章　创建应用于液体活检的带注释信息的生物样本资源 ⋯⋯⋯⋯⋯⋯⋯⋯241
第17章　应对精准医学的挑战：液体活检的机遇 ⋯⋯⋯⋯⋯⋯⋯⋯⋯⋯⋯⋯⋯262

第五部分　预后与疗效监测

第18章　早期乳腺癌中的循环肿瘤细胞 275
第19章　黑色素瘤脑转移患者中血浆cfDNA和cfmiRNA标志物的NGS分析 292
第20章　ctDNA与肺癌 306
第21章　在转移性乳腺癌中应用液体活检的临床前景 320
第22章　前列腺癌治疗患者的循环肿瘤细胞 334
第23章　液体活检在脑肿瘤中的作用 340

第六部分　下一个前沿：液体活检和早癌检测

第24章　早癌检测：挑战与机遇 363
第25章　Galleri测试 371

第一部分

液体活检技术

第1章　基于循环肿瘤细胞的液体活检与诊断性白细胞分离术

Nikolas H. Stoecklein

摘　要　循环肿瘤细胞（circulating tumor cell，CTC）作为组织标本的理想替代，可以提供全身性癌症的分子特征，用于制定合理的治疗决策。然而，CTC在液体活检中的全部潜力目前受到其低检测频率和不可靠检测结果的限制，即使在转移性癌症患者中也面临这一问题。导致低检测频率的主要原因在于传统血样的体积较小，无法代表全部血容量，而稀有的CTC在血液中的分布并不均匀。为解决这一问题，临床上需要安全且舒适的大血容量分析，白细胞分离术（leukapheresis）因此成为一种潜在的解决方案。本章的目的是向读者介绍诊断性白细胞分离术（diagnostic leukapheresis，DLA）从大量血液中收集CTC的理论依据、基本原理、初步应用及现有的挑战，以提升CTC的检测与分析能力，为科研及潜在的临床应用提供支持。

关键词　循环肿瘤细胞；CTC；液体活检；大血容量分析；诊断性白细胞分离术；DLA；血液成分部分清除

1.1　引言

液体活检（liquid biopsy，LB）的前景在于通过简单的血液采样来补充甚至替代组织活检，尤其是在靶向治疗时代，需要及时获取癌细胞特征的分子信息。液体活检是一种微创手段，能够进行反复全面的诊断，并提供全身性癌症临床相关分子特征的可靠信息[1]。癌症患者已经能够从进入临床常规的液体活检中受益，例如，在非小细胞肺癌（non-small cell lung cancer，NSCLC）患者中，通过EGFR ctDNA检测可以避免侵入性组织活检[2]。然而，最具潜力的液体活检方法之一是从外周血中直接分离CTC，并将其作为癌症组织的替代物。从血液中分离出的癌细胞可以提供全谱分析物，包括蛋白质、DNA和RNA，从而有利于开展多样化的临床相关诊断[1]。事实上，从技术上已经能够对CTC中的所有分析物（也可以组合起来）进行检测，甚至低至单细胞水平[3]。然而，由于CTC的低检测频率（即使在转移性癌症患者中，CTC阳性率仅为50%～70%），其检测并不可靠，这是其临床常规应用的主要障碍。检测频率低的一个主要原因是传统液体活检采样管中的样本体积较小，约为10mL，无法代表人体内循环的全部血容量[4]。因此，多个研究团队开始探索大

N. H. Stoecklein(✉)　e-mail：Nikolas.Stoecklein@hhu.de

Experimental Surgical Oncology, Department for General, Visceral and Pediatric Surgery, University Hospital and Medical Faculty of the Heinrich-Heine-University Düsseldorf, Düsseldorf, Germany

体积液体活检，以显著提高捕获到足够数量的稀有CTC的机会。本章的目的是向读者介绍大血容量分析和诊断性白细胞分离术的新方法，这些方法能够分析数升血液中的CTC，并提供这些技术近期在不同癌症中应用的初步数据信息。

1.2 基于CTC的液体活检中使用大血容量的基本原理

CTC在全血中的浓度通常极低，比血细胞的浓度低几个数量级[4]。每个患者体内的CTC数量因人而异，理论上某个患者在某个时间点上可以有1个到数百万个CTC。全血容量是指在任何时间内流经动脉、毛细血管、静脉、小静脉和心脏腔室的全部血液量，成人为4～6L[5]。除了在肺癌患者中获得的数据表明CTC在通过心脏和大血管时比在外周微循环中更易丢失外[6,7]，关于人类患者中CTC释放入血流及其浓度动态变化的相关信息目前知之甚少[8]。根据少量在肿瘤引流静脉中检测CTC浓度的报告，肿瘤细胞的扩散速率估计为每小时每克肿瘤90～78 000个CTC[8]。根据CTC阳性患者中所报道的检测率（即CellSearch系统中检测到≥1个CTC）[9]，大多数患者的CTC浓度范围为总血容量5～250 000个肿瘤细胞[4]。影响CTC浓度的重要因素包括肿瘤类型、肿瘤细胞总负荷、肿瘤分期及转移部位[10]。例如，与器官局限性乳腺癌患者（可能＜5个CTC或CTC阴性）相比，骨转移的乳腺癌患者具有高数值（＞5个CTC/7.5mL），CTC阳性检测结果的可能性更高。在传统的7.5mL外周血样本中检测少量CTC极具挑战性，因为其背景中含有大约4500万个白细胞（white blood cell，WBC）以及数十亿个红细胞和血小板。其他文献中对为实现此目标的各种CTC检测方法已进行了广泛综述[11-14]。值得注意的是，初始富集步骤是必要的，可以减少血液细胞的背景。CTC与有核WBC的分离是最具挑战性的，通常通过分子标志物或生物物理特性来实现[4]。尽管仍有改进空间，CTC富集和检测的灵敏度已经非常高，有些技术的精准度甚至已达到可以在血液样本中检测到单个CTC。然而，尽管灵敏度很高，CTC的低检测频率仍然限制了它作为伴随诊断或可靠地替代组织活检的应用。

CTC的低检测频率有几个潜在原因（如CTC的分子和生物物理异质性），但主要原因很可能是常规外周血样本的低容量。早在1961年，Roberts及其同事就在其关于血液中癌细胞循环临床意义的论文中提到："除了在处理过程中的细胞丢失，大量的采样误差也导致了总数的失真。10mL等分的血液样本很难被视为总血容量的合理指标。必须在频繁的间隔内采集血样，以检测癌细胞的'局部阵雨'（isolated showers）"[15]。虽然系统性的CTC研究当时还处于起步阶段，并且没有敏感的检测方法，但他们已经认识到CTC在总血容量中的不均匀分布的重要性。Tibbe及其同事通过数学模型很好地描述了这个问题，证明了泊松分布（Poisson distribution）效应，这种分布适用于在大血容量中计数随机分布的CTC[16]。由于这种随机分布，检测到细胞的概率下降了约40%。检测方法的有效性和观察者间的变异性进一步降低了这一概率。例如，如果假设总血容量为5L，并且有1000个上皮细胞黏附分子（epithelial cell adhesion molecule，EpCAM）阳性的癌细胞在其中循环，则在CellSearch检测7.5mL血样时，检测到其中1个细胞的概率约为35%。如果检测的血液量增加到45mL（即6次CellSearch检测），检测到至少1个CTC的概率将上升到95%[16]。因此，增加采样的血容量显然提高了在整个循环血容量中检测到不均匀分布CTC

的机会。最初的尝试是分别在早期乳腺癌和结直肠癌中增加检测的血液量，分析30mL血液而不是7.5mL[17,18]。然而，这需要4次并行CellSearch检测，成本相当高。为了展示CTC的转移能力，在转移性乳腺癌患者中还进行了开创性的异种移植实验，从患者中抽取的血液量增加到了50mL，这些患者在先前的7.5mL血液检测中呈阳性[19]。

然而，要实现更可靠的CTC检测，必须分析更大体积的血液。Coumans及其同事通过对不同转移性癌症类型两个不同时间点（基线和第一次随访）的CellSearch数据进行回归建模，估算了所需的血液量[20]。在拟合分布函数后，数据被外推至5L的血容量。这些计算表明，在5L血液中，超过98%的转移性癌症患者至少有1个CTC（在第一次治疗后，这一比例下降95%以上）。如果分析至少1L的血液，则超过80%的患者应检测到10个或更多CTC。独立研究团队的类似建模得出了相似的结论，认为需要分析1L的血液，才能以99%的概率检测到超过50个CTC[21]。现有的模型和数据共同表明，规模达到"升"级别的血液分析对于更可靠的CTC诊断至关重要。这引出了一个问题：在不损害患者的前提下，这种方法在技术上是否可行。因此，下一节将简要概述白细胞分离术，解释为什么这种标准的血液分离方法是进行大血容量CTC分析的有前景且安全的工具。

1.3 白细胞分离术使大血容量CTC分析成为可能

如今白细胞分离术所用的主要细胞分离技术源于1962年IBM工程师George Judson的个人悲剧，当时他的儿子患上了慢性髓系白血病[22]。治疗中他目睹了从患者血液中分离白血病细胞的繁琐过程。于是，Judson向美国国家癌症研究所（NCI）的主治医生Emil Freireich提供帮助，制造一种设备以简化这一过程并提高患者的舒适度[22]。随后，IBM与NCI合作并最终研发出一种自动化的连续流动离心血液分离器，不仅能够减少和收集WBC，还可以进行血浆或红细胞的交换[23,24]。如今，这种多功能机器已经成为标准设备，用于每年超过1000万次（基于血液成分部分清除的）献血[25]。此外，自动化血液分离器还成为通过白细胞分离术从外周血中采集造血干细胞用于移植的基石，如今这种方法已在全球每年超过5万次移植中广泛取代了骨髓抽取[25]。白细胞分离术的其他治疗性应用还包括为癌症免疫调节疗法（如过继免疫疗法）采集淋巴细胞，以及用于治疗急性白血病引起的高白细胞症（白细胞计数或原始细胞计数超过100 000/μL），尤其是在出现白细胞淤滞时[26,27]。因此，治疗性白细胞分离术作为从数升血液中采集WBC的工具被常规使用，并被认为在临床上是安全的，与不良反应几乎无关。报道的不良反应主要与穿刺相关，例如需要在外周部位重新插入穿刺针或出现局部血肿[28]。中度不良事件主要表现为白细胞分离术使用枸橼酸钠时出现的刺痛感，因为含枸橼酸钠的血液被回输到患者体内，阳离子的螯合作用会继续发生在全身循环中，可能导致伴随症状的代谢并发症（如低钙血症）。然而，严重不良反应罕见[28]。特别是这个过程在相对较短的时间（约1小时）内进行且事先未经干细胞动员［如未使用粒细胞集落刺激因子（G-CSF）］。

理解白细胞分离术如何用于CTC富集，首先需要简要了解该方法的基本原理。白细胞分离术是在一个血液连续流动的程序中通过细胞大小和密度离心分离白细胞[23,24]。患者

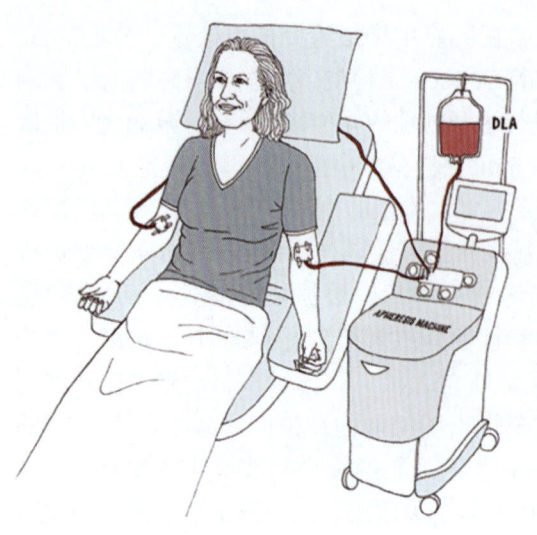

图1-1 正在接受DLA的患者示意图。有两条外周静脉导管与血液分离机器相连[40]

通过两条外周静脉导管（peripheral venous catheter，PVC）连接到血液分离机器，导管通常放置在两侧肘静脉（也可以使用中心接口）。通过PVC患者的血液进入机器，其间血液会经抗凝处理，并进入旋转离心机（图1-1）。由于逆时针流动，密度较高的血细胞如红细胞会向通道外部迁移，血浆漂向中心，而白膜层则移向中心（图1-2）。然后，通过连接器可以从距离通道中心的不同位置的端口中抽取部分目标血液（图1-3），并将其收集到血袋中。在目前主要用于DLA的有Spectra Optia系统，该系统的连接器配备了一个分液坝，以减少白细胞在冲洗阶段返回供体的概率。界面位于采样端口下方，使得白膜层被保留在连接器中而不返回患者体内。此外，红细胞返回端口设置在连接器较高的位置，因此在冲洗腔室时吸取的是血浆，而不是可能富含白细胞的红细胞部分[30, 31]。剩余的血细胞和血浆通过连接在对侧手臂上的PVC回输到患者体内。白细胞分离术主要收集的白细胞是单核细胞（mononuclear cell，MNC），其密度范围为1.055~1.08g/mL[4]。尽管CTC的确切密度尚不明确，但来自密度梯度离心实验、最新的生物物理分析和计算得出的数据清楚表明，上皮细胞的密度与单核细胞的密度有很大的重叠[4, 32-35]。因此，在白细胞分离过程中，CTC会与MNC一同被收集（图1-2）。由于在20世纪90年代和21世纪初，白细胞分离术与造血干细胞移植成为治疗晚期乳腺癌高剂量化疗策略的一部分，有关白细胞分离产物中混入CTC的数据是能够获取的[4]。实际上，大多数研究人员都发现并讨论了混入CTC的问题。当时通过各种非标准化的免疫细胞化学或聚合酶链式反应（polymerase chain reaction，PCR）检测手段确定的混入频率和程度高度可变（10%~90%），但确实存在（见综述[4]）。有趣的是，一项涵盖17项研究的荟萃分析显示，在1819名患者中，检测到自体干细胞产物中混入CTC的乳腺癌患者与更高的复发率显著相关，这表明与干细胞一起被不经意回输的活性癌细胞可能导致高剂量化疗后的疾病进展[36]。与此数据一致的是，一项基于PCR的研究发现，患者所接受的干细胞产物中如果混入了表达上皮-间质转化（epithelial to mesenchymal transition，EMT）诱导转录因子（通过定量RT-PCR进行评估）的CTC，则其生存期较短的风险更高[37]。进一步吸引人的支持性证据来自一项研究，该研究对乳腺癌患者的自体动员白细胞分离产物进行"CTC去污染"处理，通过纯化$CD34^+$ $Thy-1^+$造血干细胞后进行移植。长期随访（12年）数据显示，与接受未经处理的白细胞分离术产物的回顾性对照组相比，接受高剂量化疗患者的无复发生存期和总生存期均显著延长[38]。总体而言，现有数据支持白细胞分离术在收集MNC的同时也会收集CTC的假设。

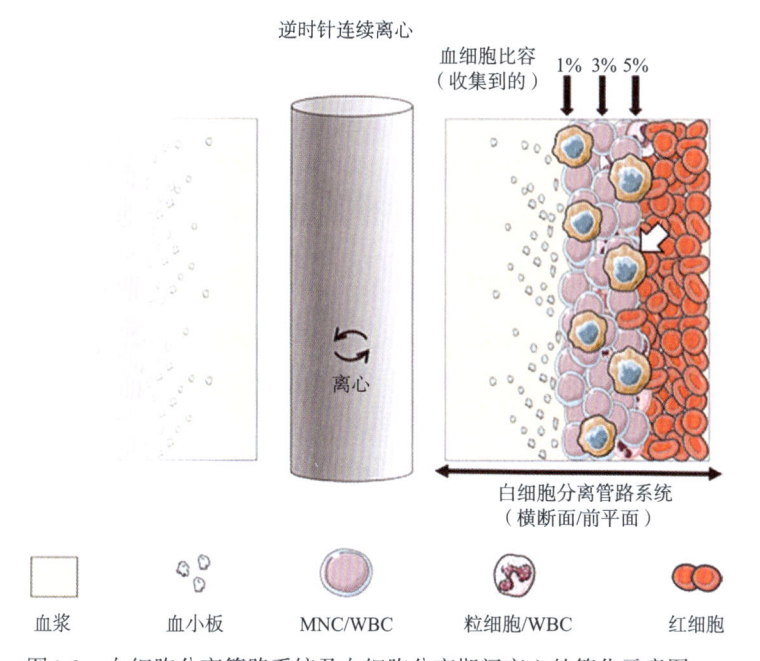

图 1-2　白细胞分离管路系统及白细胞分离期间离心的简化示意图

图中显示从白膜层中可以收集到的不同血细胞比容的成分。白色箭头指示的是从白细胞成分中收集到的肿瘤细胞。MNC/WBC，单核细胞/白细胞；WBC，白细胞

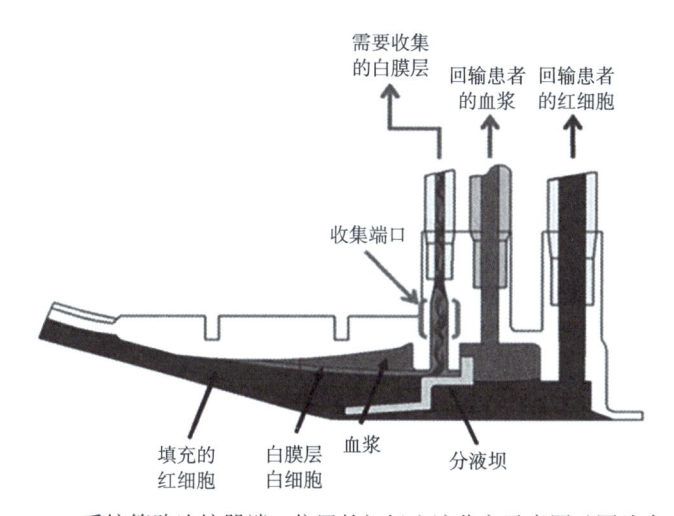

图 1-3　Spectra Optia 系统管路连接器端口位置的初级血液分离示意图（图片来自参考文献[31]并稍作修改）

1.4　建立DLA以实现大血容量CTC分析

假定CTC与MNC在密度上重叠以及来自乳腺癌高剂量化疗研究的数据显示在白细胞分离产物中出现了高度混入的癌细胞，促进了通过白细胞分离术进行CTC富集的前瞻性研究。Fischer及其同事开创了这一方法，并首次提出"诊断性白细胞分离术"（DLA）的

概念，以明确区分其治疗性应用[39]。治疗性应用通常有一个持续数小时的长时间的白细胞分离程序，处理的血液量为总血容量的2～3倍，且需要使用生长因子动员干细胞以进行造血干细胞移植。DLA的设想则是采用较短的白细胞分离程序，通过两个外周PVC收集MNC，省略干细胞动员过程，以避免由此引发的不良反应。DLA过程中使用COBE Spectra细胞分离器进行连续流动的MNC分离。为验证DLA方案在CTC富集中的效果，Fischer及其同事前瞻性地分析了来自23名不同非转移性癌症患者（包括乳腺癌、结直肠癌、食管癌和胰腺癌）的29份DLA样本。参与患者未出现明显的副作用。在对生成的DLA样本进行分析之前，研究团队测试了CellSearch系统在该应用中的可行性，证明在处理对照样本时，该系统能够分析高达2亿个白细胞（占总DLA产物的5%，相当于60.2mL血液）。为了与"金标准"进行比较，研究团队在DLA前抽取7.5mL的外周血，并通过CellSearch系统进行并行分析。结果表明，在72%的DLA样本中检测出CTC，而外周血样本中仅有28%检测出CTC。正如假设的那样，与匹配的外周血样本相比，DLA样本中每毫升的CTC数量也显著增加。更有趣的是，DLA样本中的CTC浓度与被研究癌症患者的UICC分期显著相关，这表明检测到的CTC确实与此具有相关性。通过个体DLA数据计算实验的外周血样本进一步支持了DLA能够收集并浓缩CTC与MNC的观点[39]。这项开创性的研究明确证实了白细胞分离术可以用于CTC的预富集，实现"升"级别的血液分析。然而，这项开拓性的DLA研究的局限主要集中在非转移性癌症患者，这些患者的外周血中CTC阳性率较低，因此无法评估每毫升样本CTC的平均富集倍数，而MNC在外周血样本与DLA产物之间的富集倍数为23倍。

1.5　DLA的验证及其在不同癌症中的应用

在初步描述DLA后，下一重要步骤是验证这一方法。欧洲CTCTrap联盟（FP7）在Leon Terstappen教授的协调下开展了这项工作，该联盟在法国、德国、意大利和英国四个参与机构进行了一项前瞻性多中心研究，对DLA进行了测试[40]。研究共纳入22名转移性前列腺癌和12名转移性乳腺癌患者。总体而言，DLA的操作遵循Fischer及其同事的方法[39]，但使用了一款更新版本的血液分离设备（即Spectra Optia®），该设备设置为连续MNC收集程序，收集流速为1.0mL/min，平均采集53mL的DLA产物。为获得这一DLA产物量，患者大约需要连接血液分离设备90min，在此期间未出现明显的副作用。随后，DLA样本按照CTCTrap项目中测试或开发的标准操作程序（standard operating procedure，SOP）进行处理。与Fischer及其同事最初的DLA研究[39]不同，该研究的患者群体主要为晚期癌症患者。这一点从外周血中CTC的高检测率（79%为≥1个CTC）得以体现，若分析$200×10^6$个来自DLA产物（占5%）的WBC，检测率可进一步提升至91%，对应的中位血液体积为97mL。从外周血到DLA产物来源的CTC数量中位数增加了近十倍（18 vs.160）。然而，计算得出的中位CTC富集倍数（即DLA CTC/外周血CTC）为9倍，显著低于目标MNC的32倍富集，这表明DLA方案仍有优化空间。此外，MNC的收集效率表明部分样本来自于非最佳DLA操作。白细胞分离术的效率不仅取决于分离设备或操作人员的技术水平，还与供者的静脉通路密切相关[41]。静脉通路不佳可能是MNC收集效率较低的主要原因，常规操作中的收集效率通常在30%～50%。

1.6 乳腺癌中的DLA

在转移性癌症患者中验证了DLA方法后，下一步目标是研究这一方法在不同癌症类型中的效果，这些癌症类型的CTC生物物理特性可能存在差异。Fehm及其同事在40名非转移性和转移性乳腺癌患者中分别研究了DLA的工作流程[42]。在分析中，将30%的MNC作为可接受的收集效率，低于该阈值的DLA样本（占10%）被排除。收集效率通过将所得细胞数除以DLA前确定的总血细胞数进行计算。有趣的是，该研究中CTC的中位收集效率为27%（相比之下，MNC的收集效率为48%），表明DLA的默认设置确实能够有效收集乳腺癌CTC。使用CellSearch分析DLA产物的5%，总体检出率从外周血的35%提升至DLA样本的66%。这种差异在M0期患者（外周血15% vs DLA 55%）中比在M1期患者（外周血71% vs DLA 80%）中更为显著，这可能是由于M0期患者的CTC浓度更低，低于外周血中的检测限。然而，DLA样本中每毫升的CTC浓度比外周血样本高约50倍。如果推算至整个DLA样本（约40mL），CTC的收集量可提高205倍（图1-4）。考虑到该研究中的高检测率，并且仅分析了DLA产物的5%，可以推测，通过处理整个DLA产物，几乎在每位转移性乳腺癌患者中都将获得足够的用于分析的CTC。对CellSearch分析后剩余的95%乳腺癌DLA产物中冷冻保存材料的分析数据也支持这一假设。Franken及其同事针

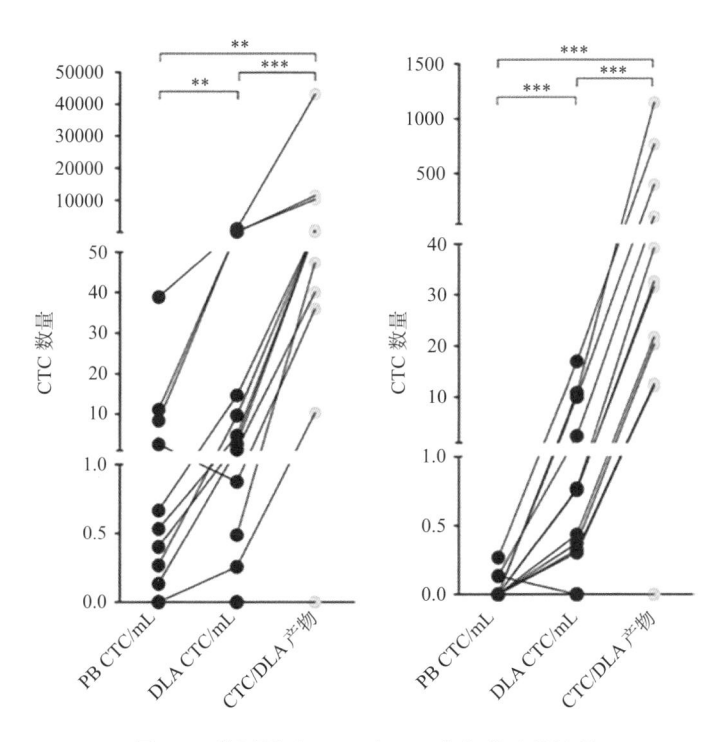

图1-4 举例展示DLA对CTC富集的显著效果

数据从乳腺癌患者（左侧为转移性乳腺癌患者，右侧为非转移性乳腺癌患者）中获得，比较了采用CellSearch在外周血（peripheral blood，PB）、5%的DLA产物，以及全部DLA产物（外推得到）中检测CTC的情况（图片来自参考文献[42]）

对冷冻保存的DLA产物优化了基于大小的Parsortix富集后，证实了这一点[43]。采用他们的方法，利用缝隙为6.5μm、压力为100mbar的盒式设备，可处理多达2亿个WBC。在对这些非固定细胞进行富集后，可以从冷冻保存和新鲜的样本中培养出活的CTC。值得注意的是，从冷冻保存的样本（$n=12$）中培养乳腺癌CTC的成功率相对较高，达到了25%。有趣的是，作者发现CTC数量较多且凋亡CTC比例较低的样本更有可能在培养中生长。Reinhardt及其同事在解冻的DLA产物中使用类似的Parsortix富集条件，成功对个体DLA-CTC进行了30种内分泌耐药和表型标志基因的实时定量PCR检测[44]。一例晚期转移性乳腺癌患者证实了这项临床应用，该患者的CTC计数高且对内分泌治疗耐药。基因表达谱不仅揭示了不同CTC之间mRNA表达的异质性，还显示转录本的丰度与内分泌治疗反应或耐药相关。有趣的是，表达雌激素受体的CTC表现出显著更高的cyclin D1 mRNA水平——这一观察对使用CDK4/6抑制剂的治疗具有潜在意义。

总体来看，乳腺癌DLA研究的数据表明，利用DLA富集MNC的默认设置足以从几升血液中预富集活的CTC，这些CTC可以被冷冻保存并在后续时间点进行分析而不会有显著的细胞损失。然而，乳腺癌收集效率的数据也表明，DLA的条件仍有进一步优化的空间。

1.7　前列腺癌中的DLA

转移性前列腺癌患者中的CTC，尤其是在去势抵抗性疾病中（即癌细胞对雄激素剥夺疗法失去反应），具有强大的预后意义，也与疾病预测相关[45]。值得注意的是，有研究表明前列腺癌CTC的尺寸比乳腺癌CTC更小[46,47]。这种生物物理差异是否也与其密度有关尚不明确。然而，这种可能性是有的，因此比较前列腺癌和乳腺癌CTC检测的效率将是有趣的。然而，Lambros及其同事在14名患有骨转移的去势抵抗性前列腺癌（metastatic castration-resistant prostate cancer，mCRPC）患者中使用了默认的DLA方法，并对从DLA产物中提取的CTC进行了全面的基因组分析[48]。与乳腺癌的经验相似，DLA没有引发不良反应，即使在额外30天的观察期内也是如此。DLA的持续时间为60～90min，在此期间生成的DLA产物平均体积为59.5mL，WBC数量为38.3×10^6/mL。DLA显著增加了7.5mL外周血中的CTC平均计数，从167个（范围：13～711）增加到200×10^6个白细胞中1918个（范围：60～15 222个）。研究人员计算出，从7.5mL外周血样本到全部DLA产物，CTC计数平均增加了90倍，DLA产物中CTC平均计数为12 546个。尽管CTC数量巨大，需要特别指出的是，这一数值显著低于乳腺癌研究中205倍的增加[42]。关于DLA应用的一个有趣问题是，它的应用是否可以通过从循环中去除CTC来减少全身癌细胞负荷，从而产生潜在的治疗作用。在CTC高负荷的mCRPC队列中，通过测量DLA前后的CTC计数对这个问题进行了回答。研究人员未观察到DLA对循环中的CTC计数有显著影响，这清楚地表明在该条件下不适合DLA的治疗性应用。这项研究的一个重要目标是评估CTC与组织活检之间的异质性。为了进行后续的基因组CTC分析，研究人员通过单细胞阵列比较基因组杂交（array-based comparative genomic hybridization，aCGH）对14名患者的CellSearch卡盒中分选出的205个CTC（采用FACS）进行了拷贝数变异（copy number alteration，CNA）分析。他们观察到90%的分选细胞表现出mCRPC典型的复杂CNA，但有趣的是，有10%的细胞（均来自2名患者）显示出相对平坦的基因谱（即变化较少），这被认为与特定的肿瘤亚型有关或由先前的治疗所诱导。此外，研究人员发现，每个细胞的基因组改变水平与患者体内CTC的异质性之间没有显著相关性，这被解释为真实的克隆多样性，而非CNA积累的反映[48]。值得注意的是，对活检材料的分析未能检测到CTC中观察到的CNA异质性。此外，研究人员成功地从DLA产物中的1mL单细胞悬液建立了CTC来源的类器官，该悬液通过基于EpCAM的富集方法进行免疫磁分离。类器官的CNA谱呈现出异质性，反映了来自同一患者的CTC中的两个不同的亚克隆，重述了培养CTC的多样性。这些功能性CTC来源的模型能够提升对转移起始细胞的理解，并揭示新的治疗靶点。除了类器官模型之外，CTC来源的异种移植（CTC-derived explant，CDX）模型也有极大的价值用于新疗法有效性研究，并且使一些复杂的肿瘤生物学实验成为可能，从而揭示转移生物学。然而，CTC异种移植需要大量活的CTC，这限制了其成功建立模型，目前只有少数模型[49]。

为了从mCRPC患者中建立这类CDX模型，Faugeroux及其同事在用30mL血液样本进行无效移植实验后，转而采用了DLA方法，这些样本含有CTC的中位数为230个[50]。在7名mCRPC患者中，DLA操作没有引发任何不良事件。与外周血样本相比，整个DLA的CTC富集仅为70倍，表明DLA过程并不是最佳的。在两个CTC富集超过180倍的患者中，计算得出的19 988个CTC被成功用于异种移植实验。通过使用RosetteSep CTC富集混合试剂（含有CD36抗体）去除WBC后，CTC被植入到肩胛间的脂肪垫中，165天后形成了可触及的肿瘤。所得到的CDX表现出AR阴性神经内分泌分化（神经元特异性烯醇化酶、嗜铬粒蛋白A、Ki67和CD44），而配对的原发肿瘤中仅少量病灶符合这一表型。对肿瘤材料、CTC、CDX和CDX来源细胞系的全外显子组测序揭示了16%的原发肿瘤突变和56%的CTC突变及83%的PT拷贝数改变是保守的，包括一个克隆性的*TMPRSS2-ERG*融合。系统发育分析表明，原发肿瘤中携带*TP53*缺失的一个亚克隆是导致CDX生成的转移事件的驱动因子。此外，CDX被证明对恩杂鲁胺和多西他赛耐药，反映了患者对这些疗法的反应。尽管开发新的CTC来源的肿瘤模型进行临床前应用有很吸引人的前景，但这些结果还不足以证实DLA的应用完全克服了CTC稀有性带来的挑战。然而，在此背景下，必须强调的是，这项有趣的研究仅进行了7次DLA操作，且其有效性存在相当大的差异。例如，外周血与DLA产物之间的富集倍数在0到201间变动。尽管静脉通路不佳导致血流不畅是低效的一个可能解释，但另一个或附加原因可能是前列腺癌CTC的生物物理性质差异，无法完全匹配DLA中默认MNC收集设置所针对的密度窗口。

Mout及其同事解决了该问题，旨在进一步优化前列腺癌患者的DLA方案[51]。通过DLA获得更多的CTC后，希望培养CTC来源的类器官，以建立个体化疾病模型的平台。由于CTC的确切密度未知，优化DLA程序的第一步是调整收集白膜层细胞的密度窗口，这可以通过调整收集时的血细胞比容来实现。对于DLA，默认的MNC收集血细胞比容设定为2%[39]。Mout及其同事将血细胞比容提高到5%，以收集更接近红细胞部分的高密度细胞（图1-2）。在他们的研究中，仅纳入了外周血中≥5个CTC且有转移性疾病的患者。上述作者报道称，CTC产量有增加的趋势，因此在他们的研究中采用了较高的血细胞比容。与初始方案不同的是，DLA用于处理大约5L的总血容量，持续时间中位数为104分钟。中位浓度从外周血中每毫升2.5个CTC显著增加到DLA产物中每毫升64个CTC。估算出的总DLA产物（中位体积：96mL）中位产量为5312个CTC（范围：1153～10 001个）。通过这种高密度DLA设置，将CTC的产量从外周血样本到DLA产物增加了约300倍，CTC收集效率中位值为36%。虽然CTC数量的增加部分可以解释为更高的处理体积，但报道的参数显示，利用高密度设置捕获CTC的效果得到了改善，并且优于前列腺癌DLA的早期报道。凭借这些大量的活性CTC，Mout及其同事报道了CTC来源的类器官的建立，成功率为35%（40个DLA样本中有14个成功）[51]。前列腺癌的来源不仅通过实时PCR定量检测的前列腺癌特异性转录物（如AR、PSA、TMPRSS2-ERG）得到了验证，还通过选定病例的基因组分析得到了证实。在这些案例中结合CTC的基因组单细胞分析，观察到一个产生类器官的CTC亚克隆，以及一个与其他分析过的任何CTC都无直接关系的独特亚克隆。然而，尽管大多数类器官培养在8周后停止增殖，但其中两个超过6个月，其中一个形成了稳定的细胞系。有趣的是，其中一个短期培养表现出AR和PSA阴性的神经内分泌分化，与Faugeroux及其同事所建立的CDX模型一致[50]。稳定的细胞系表现出*TMPRSS2-ERG*融合，以及mCRPC中典型的影响*AR*、*PTEN*和*ERG*基因的CNA。此外，该类器官细胞系与患者一样对恩杂鲁胺表现出耐药性。尽管类器官培养50%成功率的初始目标尚未达到，DLA在培养CTC的扩增方面达到了前所未有的规模。这在外周血样本中一直是不可能的，因此DLA为生成动态且更具疾病特异性的CTC来源的癌症模型铺平了道路。

1.8 非小细胞肺癌中的DLA

非小细胞肺癌（non-small cell lung cancer，NSCLC）是一种高度侵袭性的癌症，但在外周血中检测到的CTC通常较少，尤其是使用基于EpCAM的方法（如CellSearch）时[16]。有趣的是，回归建模预测，"升"规模的血液分析将显著提高NSCLC的检测频率[4]，因此DLA可能是在这一群体中的一个有趣的应用。Tamminga及其同事在一个29名患者的更大队列中探讨了DLA的潜在作用[52]。他们比较了使用最初由Fischer等描述的CellSearch系统与VyCAP过滤方法对DLA产物进行CTC检测。通过DLA，研究人员在中位时间为102分钟内处理了估计中位数为4.6L的血液，并生成了中位体积为88mL的DLA产物。值得注意的是，正如Mout等描述的那样，研究人员将采集的血细胞比容设定为5%，以靶向密度更高的CTC[51]。所报道的DLA方法的MNC收集效率为57%，这一结果可视为非常出色。对于DLA产物的VyCAP过滤，该作者使用了两个步骤。首先，采用孔径为7μm的微筛在30～250mbar的压力下对$200×10^6$个白细胞的DLA样本进行过滤。然后，将收集到的滤液在150～250mbar的较低压力下通过另一个孔径为5μm的微筛。CTC的检测使用了包含细胞角蛋白抗体CK-11和AE1/AE3的抗体混合物，并结合了CD45和CD16的排除标志物。在29个DLA样本中，93%的样本成功通过了第一步过滤，检测频率为33%。第二步过滤有16个样本（55%）发生堵塞，在剩余样本中CTC的检测频率为38%。在27个采用过滤方法的样本中，整体CTC的检测频率为41%，DLA产物中CTC中位数为每毫升0个。相比之下，CellSearch的检测频率显著增高（63%），CTC中位数为每毫升0.9个。在另一项研究中，Tamminga及其同事探讨了在DLA样本中使用根据肿瘤细胞大小分离（ISET）的CTC检测方法[53]。由于过滤过程中未注意到堵塞现象（很可能是由凝血引起），该作者通过将样本与ACDA在EDTA采血管中按1∶1比例稀释以增加抗凝效果。根据他们的方案，将20mL DLA和ACDA的混合物进一步与90mL ISET固定缓冲液进行稀释。ISET过滤器上的CTC检测使用了免疫标记，以CD45作为排除标志物，以EpCAM+核标志物TTF1用于标记腺癌或EpCAM+p40用于标记鳞状细胞癌（根据组织学而定）。使用适用于DLA的ISET方案，CTC的检出率为88%，相比之下，CellSearch的检出率为69%。这两个数值都显著高于预期的外周血中的CTC阳性率（约30%）。正如预期的那样，由于被分析样本的体积增大，ISET检测到更高数量的CTC（中位数：4.0个CTC/mL vs. 0.9个CTC/mL）。值得注意的是，研究人员还应用了"活细胞"ISET方案，使用未固定的细胞，并在所有样本中检测到了CTC。这可能是一个有趣的方法，可以在培养中进一步扩增这些细胞。高通量ISET是在整个DLA产物处理中的一个有趣步骤；然而，解释检测数据时需谨慎，因为目前尚无证据表明所有检测到的细胞确实都是癌细胞。

1.9 胰腺癌中的DLA

胰腺导管腺癌（pancreatic ductal adenocarcinoma，PDAC）是侵袭性极强的癌症之一，死亡率极高，即便在20%～30%能够接受根治性手术治疗的患者中，致死性复发率仍然很高[54]。文献报道的PDAC中的CTC检测率变化范围很大（＜10%～100%），这些数据很难解释，因为通常研究的是不同阶段的小规模队列，使用了多种CTC检测平台，而这些平台往往未经验证且难以比较[55,56]。然而，最近一项使用CellSearch在较大规模的胰腺癌患者群体中进行的系统分析显示，非转移性癌症中的CTC检测率惊人得低，仅约为10%[56]。迄今为止，关于PDAC患者DLA的数据仍然有限，但这些初步结果令人鼓舞。Fischer及其同事在初步DLA研究中，分析了来自9名PDAC患者的10个DLA样本，发现5%的DLA产物中CTC阳性率为80%，而外周血中的检测率为50%[39]。所有来自转移性癌症患者的4个DLA样本中均检测到CTC（相比之下，外周血的阳性率为80%）。考虑到样本数量较少，需要谨慎解读这些数据，还需更大样本数量的系统分析予以验证。目前此类研究正在进行中[57]。来自46名PDAC患者的初步数据显示，当使用CellSearch分析5%的DLA样本时，CTC检测率为45%，相比外周血检测率提升了300%，并且CTC数量增加了10倍。在这一背景下，有趣的是，一项对PDAC DLA样本中冷冻保存材料（200×10^6个WBC）的回顾性分析[58]显示，使用一种稳健的非商品化EpCAM非依赖性自动过滤系统时，CTC检出率为42%。总体而言，PDAC的初步数据表明DLA能够在这类人群中显著富集CTC。因此，在这类具有破坏性的癌症中，DLA可能在以CTC为基础的液体活检中发挥关键作用，急需标志物来识别这类癌症的高风险患者，以便进行更有效的多模式手术治疗，并推动未来的靶向治疗的发展。

1.10 结论、挑战与展望

长期以来，在CTC分析中增加血液体积的需求已得到广泛认识，但直到最近，DLA才提供了一个临床上安全的大体积采集方法。鉴于DLA的创新性及通过白细胞分离术进行MNC收集以实现CTC预富集的潜在挑战，多项研究产生了大量数据，证明了DLA在收集CTC方面的积极效果。目前，主要使用白细胞分离系统（Spectra Optia）结合MNC收集程序用于DLA。对其他白细胞分离方法（如逆流洗脱）或其他血液分离器（如间歇性流动装置）进行系统性比较将会很有趣。为了给不同系统和设置之间提供可比性，已经建议制定DLA报告最少信息的标准[42]。无论使用何种技术，关于CTC密度的更精确的数据将有助于优化DLA参数。要想获得CTC密度的更多信息，分析已建立的细胞系是无意义的，因为它们与患者CTC的尺寸是完全不同的。由于细胞间的变异性，确定或预测个体患者的CTC密度将是不可能的，密度数据适用于所有基于生物物理的富集方法，如固定孔径的过滤技术。在这方面，DLA能够处理不同的密度范围，已经具有巨大优势。然而，要想得到最佳富集，需要充分了解癌症群体之间的差别，在前列腺癌中略微增加收集细胞密度的尝试已经取得良好成效[51]。在这个背景下，需要指出的是，采用微流控（使用一个悬浮的微通道共振器）在单细胞水平上测量细胞的质量/密度已经成为可能[35,59]。这项技术也能够揭示与单细胞的密度/质量信息有关联的一些有趣的生物学特征，如耐药。据推测，将其应用到CTC上将会有很大的技术挑战，但可能会非常有帮助，能够进一步微调DLA过程。

当前DLA的主要挑战在于生成的血液产物中白细胞过量。由于浓度通常为每毫升0.5亿~1.2亿个白细胞，目前从较大体积的DLA产物或整个产物中富集CTC仍然是主要的障碍，限制了DLA在常规CTC应用中的推广。初步处理约5%的DLA样本可以证明CTC确实与目标MNC一起被收集[39]。然而，从现有状况来看，这种方法更适合研究而非临床常规使用，因为从目前来看，如果只有少量产物能被分析的话，DLA的成本并不能超过其获益。然而，在去势抵抗性前列腺癌的例子中，情况可能有所不同。因为去除方案和CellSearch经典的免疫磁性富集方法能够从DLA中分离出大量可供下游分析的活性癌细胞。可以想象，患者友好的DLA可以作为不方便进行骨活检患者的替代选择，这些活检在多达36%的病例中无法获得足够的细胞材料进行分子分析[60,61]。然而，开发更高效的工作流程，从DLA产物中富集CTC是至关重要的。早期尝试采用了成本较低的RosetteSep方法进行白细胞去除[40]。然而，对于该方法，很重要的一点是需要通过额外的EDTA血液补充必要的红细胞以达到所需的WBC与红细胞比率（1:40）。去除18mL DLA产物中超过3个对数级的白细胞，后续CellSearch分析中CTC的绝对数量增加了一倍；但相对于在CellSearch中直接分析2mL DLA产品并无显著相对增加。这表明该过程中存在CTC的显著损失[40]。其他策略包括使用KingFisher平台进行可扩展的自动化免疫磁性富集[62]，或通过螺旋DLA芯片在高白细胞浓度下进行生物物理富集[63]。然而，需要强调的是，后两种方法尚未在癌症患者的真实DLA样本中进行系统性测试。如上所述，ISET平台已被用于处理高达20mL的DLA产物，在NSCLC中能获得了较高的检出率[53]。尽管所有这些主要被设计用于常规血样的现有技术在处理DLA材料时都面临挑战,Mishra及其同事报道了一种经过优化的用于白细胞分离产物的微流控芯片平台[21]。该平台包括串联和并联的单元,部分为iCTC芯片的进一步开发,并且据报道可以在3小时内对整个白细胞分离产物进行CTC检测。为了实现设备中WBC的最佳去除,研究者通过蛋白质组学分析了白细胞分离产物中富集的WBC抗原表达,发现CD3和CD45RA是CD45、CD16和CD66b之外有前景的抗原。这种基于芯片的平台似乎很有前途,相比于液体活检,能够使DLA更接近于临床应用。然而,迄今为止只有关于健康供者样本的实验报道,对于癌症患者样本表现的数据仍在研究之中,以便真正评估这一方法的优势。这些技术平台若能实现对整个DLA产物中CTC的可靠和有效富集,将推动这一大体积液体活检方法的临床应用。进行DLA的潜在临床指征是从外周血或活检中收集的癌症诊断材料不足。考虑到DLA的低风险(只需两条外周静脉导管即可),且患者在操作期间可以在椅子上放松地看电视或视频,相比最传统的组织活检(如骨活检或CT引导活检),DLA更加舒适和友好。此外,DLA的持续时间可以根据需要进行调整。例如,在转移性前列腺癌患者的适当DLA设置中,较短时间(如15～30分钟)的DLA就已经能够收集到足够数量的CTC。总之,DLA为临床上安全的大体积CTC分析提供了良好的基础,现存的技术障碍有望在不久的将来得到解决。

　　DLA是否代表了大体积CTC分析的技术终点仍有待观察。目前的替代方案包括使用包被抗EpCAM抗体的静脉支架直接从血流中捕获CTC[64]。尽管这一理念颇具吸引力,但在结直肠癌中与CellSearch进行前瞻性盲法头对头分析时,最初的金属丝(Gilupi CellCollector)表现并不令人信服[65]。数学建模还表明,由于表面极其有限,设备直接筛选的血液量较小(＜20mL)。进一步地开发包括使用磁化形式的静脉探针金属丝,以捕获与体内注射的磁性抗EpCAM抗体结合的CTC[66]。据报道,该系统的效率要比Gilupi CellCollector高出500～5000倍,但迄今为止仅在猪模型中进行了测试,可能需要更长时间才能进入临床应用。另一项创新且非常有意思的DLA未来替代方案是可穿戴设备,它能够持续数小时或数天监测CTC负荷,例如"癌症手表"[67],或由Kim及其同事提出的植入式单采系统[68]。这一小型移动设备包括一个泵系统、抗凝剂应用装置及基于EpCAM免疫磁性的微流控CTC捕获模块。该系统的可行性已得到验证,在2小时内可处理犬类血液总量的1%～2%。尽管该技术仍需要进一步开发,但随着微型化技术和生产平台的发展,未来它可能会进入临床应用。毫无疑问,这些技术尚未准备好应用于患者,但它们为未来提供了令人兴奋的可能性。至于这些便携式CTC分析仪是否会实现,且是否会比结合了体外CTC检测的DLA更简单、更安全、效果更好,仍有待观察。但无论如何,看到大体积CTC分析领域通过各种途径进行优化,以便在未来通过这种通用型的真正的液体活检方法更好地对癌症患者进行诊断和治疗,这将是令人兴奋的。

　　致谢　Servier医学艺术数据库(http：//smart.servier.com)协助了本章中图1-2的设计并进行了图像修改。关于许可和免责声明的详细信息见如下链接：https：//creativecommons.org/licenses/by/3.0/。

Nikolas H. Stoecklein 德国杜塞尔多夫海涅大学（Heinrich-Heine University Düsseldorf，HHU）实验外科肿瘤学的教授。他的主要研究兴趣是通过基于细胞的液体活检监测全身肿瘤和微小残留病变，以深入认识全身性疾病进展和治疗耐药的生物学机制。其团队最近的研究焦点是优化液体活检。他创新性地提出了诊断性白细胞分离术（DLA）以提高循环肿瘤细胞检测率。进而，他与团队建立了一个工作流程，可以在单细胞水平上分析播散的肿瘤细胞。在加入HHU之前，Nikolas在德国慕尼黑大学免疫学研究所的Christoph Klein团队中完成了博士后培训。他于1998年毕业于德国汉堡大学医学专业。

（韩　超　周　威　译）

扫码见第1章参考文献

第2章 利用核酸酶辅助消除野生型DNA富集液体活检样本中的微量等位基因

Ka Wai Leong，Fangyan Yu，G. Mike Makrigiorgos

摘 要 循环DNA分析技术为以微创方式开发潜在肿瘤生物标志物提供了机会，但同时也面临一些技术挑战。例如，高丰度的野生型（wild type，WT）DNA通常会掩盖低丰度的DNA变异，而这些变异包含了与癌症诊断或治疗相关的临床信息。在本章中，我们将介绍一种核酸酶辅助的微量等位基因富集技术（nuclease-assisted minor allele enrichment with probe overlap，NaME-PrO），该技术采用探针重叠法，通过减少野生型DNA以便于检出罕见突变。NaME-PrO采用双链DNA特异性核酸酶和重叠的寡核苷酸探针来检测多个感兴趣的DNA靶点。在基因组DNA变性后，通过降温使探针与目标DNA形成双链结构，从而引导核酸酶消化目标DNA位点。突变产生的错配会抑制消化过程，因此，随后的扩增会在多个靶点产生突变增强的DNA。通过这种方式，可以同时消化多个DNA区域的野生型DNA，从而提高突变检出率。

在甲基化领域对该方法进行调整后，开发了一种对甲基化敏感的核酸酶辅助微量等位基因富集技术（methylation-sensitive nuclease-assisted minor allele enrichment，MS-NaME）。甲基化异常改变通常出现在临床样本（如cfDNA）的微量等位基因片段中，可能是强有力的癌症预后和预测生物标志物。在MS-NaME过程中，靶向亚硫酸盐处理的DNA中非甲基化序列的寡核苷酸探针会产生局部双链区，导致非甲基化序列被消化，而甲基化区域则保持完整（反之亦然），从而可实现对差异甲基化或非甲基化DNA靶点的选择性富集，并应用于下游的甲基化检测实验。

最后，还介绍了应用MSI-NaME-PrO来富集微卫星中的插入缺失变异，并提高微卫星不稳定性（microsatellite instability，MSI）检测的敏感性。NaME-PrO、MS-NaME和MSI-NaME-PrO提供了简单、低成本、应用广泛的平台，可在DNA扩增前应用于基因组DNA分析，并与现有的基因分型方法完美结合。本章介绍了这些技术在基于循环DNA的液体活检诊断中的应用。

关键词 突变富集；测序样本制备；循环DNA；液体活检

K. W. Leong，F. Yu，G. M. Makrigiorgos（✉） e-mail: mike_makrigiorgos@dfci.harvard.edu
Department of Radiation Oncology，Dana-Farber Cancer Institute and Brigham and Women's Hospital，Harvard Medical School，Boston，MA，USA

2.1 引言

检测循环游离DNA（circulating free DNA，cfDNA）等临床体液中的低水平突变极具重要性，这已被反复证明。例如，利用基于低温变性共扩增PCR技术（co-amplification at lower denaturation temperature PCR，COLD-PCR）的突变富集方法[1,2]，发现了突变等位基因频率（mutation allelic frequencies，MAF）低至0.5%的NRAS突变是骨髓增生异常综合征的独立预后因素[3]。其他研究报道，在结肠癌患者接受表皮生长因子受体（epidermal growth factor receptor，EGFR）抑制剂治疗期间，MAF约为0.1%的KRAS突变很早就出现在循环DNA中[4,5]。血浆中的这种KRAS突变的存在预示着耐药性的出现，并且比通过影像学方法检测到复发早几个月。这一结果有可能改变治疗方案，转为使用其他EGFR抑制剂（如MET），从而显著提高治疗疗效和患者生活质量[4]。同样，在接受小分子抑制剂治疗的肺癌患者中，循环DNA也会出现EGFR T790M耐药性突变[6,7]。突变的循环DNA片段是接受免疫疗法的黑色素瘤患者复发的早期征兆[8]，也是肺癌耐药性的早期征兆[9,10]。还有研究支持使用cfDNA来补充[11]或替代[12]组织活检。cfDNA也可以作为转移性乳腺癌[13,14]和结直肠癌[15]的特异性生物标志物，在监测缓解/复发方面也很有用[16]。开始治疗后，通过血浆中肿瘤细胞DNA的循环时间进程可判断预后[17,18]，通常在起始时ctDNA会升高，随后会下降[19]。在进行均匀外照射放疗期间，ctDNA释放的时间进程已被报道[20]。然而肿瘤近距离放疗及其他形式的非均匀辐射暴露（这些会对附近细胞造成致命DNA损伤[21-25]）导致的ctDNA释放时间进程仍有待探索。

鉴于二代测序（next-generation sequencing，NGS）越来越多地用于癌症诊断和治疗[26,27]，NGS也逐步被用于循环DNA分析。然而，由于样本制备和测序噪声方面存在的问题，使用"传统"NGS会带来很多挑战。在异质性肿瘤、循环DNA和其他临床样本中，突变的MAF水平通常低于0.1%，远低于传统靶向重测序技术的检测能力下限。事实上，在异质性肿瘤、基质污染或体液样本中检测低于2%~5%的低丰度体细胞突变时，无论覆盖率如何，往往伴随着假阳性[28-31]。上述研究作者[28]和其他研究者[32-35]已证明，这种不可避免的"突变噪声"与检测深度无关，即增加读长数量并不会改善NGS的检测限。为克服与样本制备和测序相关的噪声，人们最近开发了多种方法，包括计算方法[32]、双向测序[36,37]、循环测序[38]、单分子条形码[33-35,39-41]、数字误差校正CAPP-seq[33]、INVAR[42]和TARDIS[43]等。这些方法使NGS能够克服噪声并检出"罕见突变"。然而，所有这些方法均不可避免地降低了NGS的通量[39]，因为它们要求每个序列有大量读长。例如，虽然每个测序只需10~20读长就能识别出高丰度突变，但如果要检出0.1%~0.2%水平的突变，则至少每个测序需要10~20 000读长，而且对于更罕见的突变，测序数量还会急剧增加，从而降低了高通量NGS的能力并增加了成本[40]。

为了降低检测低水平突变时所需的测序数据量，使用的一种方法是在测序前进行突变富集[44]。在早期工作中，证实了COLD-PCR突变富集可实现有靶向性的重测序，只需要28个比对上的测序读长就能鉴定出MAF为0.02%的突变[28]。这种基于单扩增子的突变富集方法已在癌症[3]和无创产前诊断[45]中转化为临床应用。尽管COLD-PCR在单扩增子方面表现良好，但为了能与NGS有效整合，还需要一种高度多重的突变富集方法。

本章中我们使用探针重叠的核酸酶辅助的微量等位基因富集技术NaME-PrO[46]，这是一个通用的微量等位基因富集平台，可提高基因组水平的突变[47,48]、差异甲基化[49]或微卫星不稳定性[50]的检测性能。NaME-PrO既可以与PCR方法结合进行突变检测，也可以与NGS结合使用。

对于点突变的富集（图2-1A），NaME-PrO采用了一种耐热的双链特异性核酸酶（duplex-specific nuclease，DSN），该酶对双链DNA（double-stranded DNA，dsDNA）的消化优先级高于单链DNA（single-stranded，ssDNA）[51]。高效的dsDNA消化需要完全匹配的模板，即结合位点附近的DNA碱基错配会显著降低酶的作用。DSN不具有序列特异性[51,52]，因此无论序列如何，双链区域都能被消化。NaME-PrO利用DSN的这些特性，在预先设计的寡核苷酸探针存在的情况下，对野生型DNA的多个靶点进行优先消化[46]。对于每一个被检测突变的DNA靶点，都设计了一对与靶区重叠的特殊寡核苷酸探针，分别与野生型DNA的正负模板链互补，靶区重叠10~15bp。由于探针在相反的链上与目标序列重叠，因此当探针重叠目标区域出现突变时，两条野生型DNA链都会优先被消化（图2-1A）。如果两条相反的DNA链中至少有一条能通过DSN消化，随后的DNA扩增中将指数级地扩增这些位点，从而实现突变的富集。NaME-PrO可以同时应用于多个靶点，因为核酸酶消化可以选择性地同时针对多个DNA靶点。对于给定的一对探针，无论是在所选DNA靶点的中心还是两端，探针重叠区域内的多个突变都可以被富集[46]。

在类似的方法中，核酸酶DSN还可以用于富集经亚硫酸氢盐处理的DNA甲基化或非甲基化区域MS-NaME[49]。和NaME-PrO一样，MS-NaME（图2-1B）利用寡核苷酸（"探针"）引导DSN同时作用于多个靶点。经过亚硫酸氢钠处理后，将得到的单链DNA与寡核苷酸探针杂交，这些探针在含有CpG的位置与被检测序列的甲基化或非甲基化区域匹配。针对非甲基化序列的探针（U探针）产生局部双链区域，导致非甲基化序列被消化；反之亦然，靶向甲基化序列的探针（M探针）导致甲基化序列被消化。随后对目标区域的扩增导致目标甲基化或非甲基化微量等位基因的富集。MS-NaME在扩增前应用于基因组DNA水平，因此可能会提高多种下游方法的敏感性，如甲基化敏感的高分辨率熔解曲线分析（methylation-sensitive high resolution melting，MS-HRM）、亚硫酸氢盐Sanger测序或甲基化敏感的TaqMan实时PCR（MethyLight）[49]。

NaME-PrO的另一种改良方法可作为微卫星不稳定性（microsatellite instability，MSI）的敏感检测方法[50]。作者证明，通过适当设计重叠的寡核苷酸，NaME-PrO可使DSN减少长单碱基同聚物中的野生型等位基因，长度至少可达27个核苷酸，同时在同聚物中保留包含任意位置可变长度插入缺失的靶点（图2-1C）。DNA变性后，在60~65℃条件下冷却，探针与其靶点形成双链区域，从而引导核酸酶消化选定的位点。微卫星插入缺失变异形成的"凸起"会抑制消化，因此随后的扩增会在多个靶点上产生微卫星改变增强的DNA。这种检测方法可在扩增前应用于基因组或循环DNA水平检测，从而减少野生型DNA中由聚合酶诱导的"杂带"。在利用锁核酸修饰探针NaMEsie检测MSI时，另一种改良版也已被报道[53]。

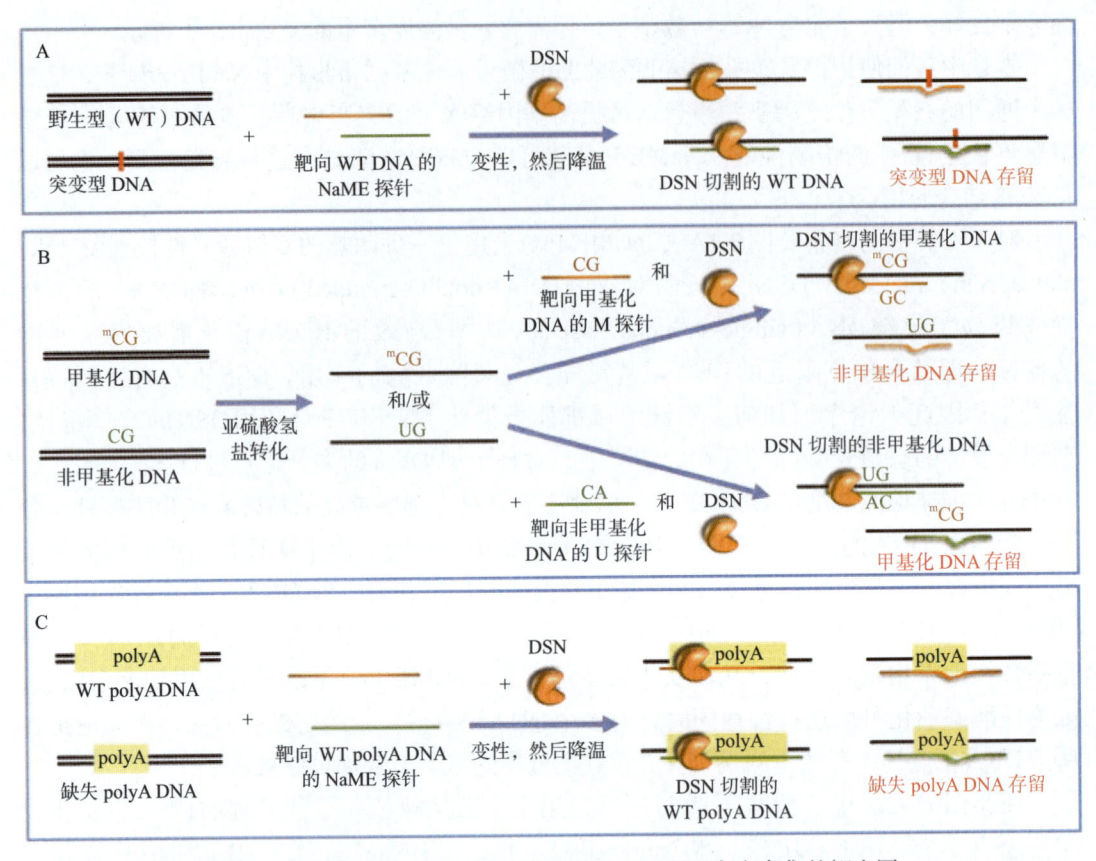

图 2-1　NaME-PrO、MS-NaME 和 MSI-NaME 用于突变富集的概念图

A. DNA变性后，降低温度，NaME探针与WT DNA结合形成局部的双链DNA，从而导致DSN消化。突变型DNA与NaME-PrO探针间的错配阻止了DSN的消化。B. DNA经亚硫酸氢盐处理后，M探针靶向含CG（甲基化DNA）的单链DNA导致DSN消化，而M探针与非甲基化DNA之间的错配会阻止非甲基化DNA被DSN消化。反之，U探针靶向含UG（非甲基化DNA）的单链DNA导致DSN消化，而甲基化DNA得以保留下来。C. 长聚腺苷酸（polyA）探针与野生型微卫星靶点结合导致DSN消化，而突变微卫星中的插入缺失突变与长聚腺苷酸探针发生错配，从而抑制DSN消化

在下文中，我们提供了使用NaME-PrO、MS-NaME或MSI-NaME在肿瘤和液体活检DNA中富集微量等位基因的代表性结果，这些方法可以提高点突变、差异甲基化或微卫星不稳定性的检出率。

2.2　材料和方法

2.2.1　基因组DNA、cfDNA和亚硫酸氢盐DNA处理

将人类男性基因组DNA（Promega）作为野生型DNA。突变型DNA的梯度稀释是将逐渐减少的突变型DNA（具有确定的多重突变DNA，Horizon Discovery HD728）与野生型DNA混合。健康志愿者的血液样本及结肠肿瘤组织的使用均已获得Dana-Farber癌症研究所和布列根妇女医院机构审查委员会的批准。

麻省总医院肿瘤库提供了与正常肺组织配对的冷冻保存的临床肺肿瘤样本。按照生产商的说明，使用DNAeasy™血液和组织试剂盒（Qiagen）分离基因组DNA。使用dsDNA Shearase Plus（ZYMO Research）对基因组DNA进行片段化处理，以产生与血浆循环DNA片段大小相似的100～500bp DNA片段。

从Dana-Farber癌症研究所和布列根妇女医院获取的健康志愿者及结肠癌/乳腺癌患者的血液样本均获得了机构审查委员会的批准。样本采集后3小时内，在室温下1600g离心20分钟，以分离血浆。分离出的血浆再在4℃下1600g离心15分钟。经过两轮离心后，得到的血浆被存储在−80℃。使用QIAamp循环核酸试剂盒（Qiagen）从健康志愿者和乳腺癌/结肠癌患者的血浆中分离游离DNA（cfDNA）。

利用dsDNA HF核酸定量试剂盒（Q32854）在Qubit 3.0荧光定量仪上检测所提取的cfDNA和基因组DNA的浓度。

按照制造商的标准建议，使用EpiTect试剂盒（Qiagen）对DNA进行亚硫酸氢盐处理，以便应用NaME-PrO来富集甲基化/非甲基化等位基因（MS-NaME）。将来自EpiTect PCR Control DNA Set（Qiagen）的甲基化和非甲基化亚硫酸氢盐转化的人对照DNA作为MS-NaME的输入DNA。

2.2.2　NaME-PrO处理及PCR扩增

2.2.2.1　NaME-PrO

在10μL的终反应体系中，将10ng片段化的基因组DNA和1～100nmol/L的重叠探针混合于1×DSN缓冲液中。对于梯度突变稀释实验中最低的0.03%和0.01% MAF，使用100ng片段化的基因组DNA。反应在SmartCycler实时PCR系统（Cepheid）中进行。首先98℃变性2分钟，然后将温度降至67℃并暂停PCR程序；随即迅速加入0.2单位的DSN（Evrogen），并在PCR仪中于67℃孵育20分钟；然后95℃下灭活DSN 2分钟。在无DSN的对照样本中，并同时进行实验。

反应产物直接用于PCR扩增。24μL PCR反应混合液中包含1×Phusion HF缓冲液、每种引物200nmol/L、4种dNTP各200μmol/L、0.8×LC-Green染料及0.5单位Phusion聚合酶（Thermo Fisher Scientific），然后与1μL经NaME-PrO处理的DNA或无DSN的对照样本混合。使用SmartCycler实时PCR系统（Cepheid）或CFX Connect™实时PCR系统（Bio-Rad Laboratories）进行PCR扩增：首先98℃变性2分钟；然后98℃变性10秒、58℃退火10秒、72℃延伸10秒，共45个循环；最后进行熔解曲线分析。

2.2.2.2　MS-NaME

在10μL的反应体系中，将20ng亚硫酸氢盐处理过的DNA和20nmol/L的（正反义）探针与1×DSN缓冲液混合。使用Mastercycler EP Gradient S（Eppendorf）基因扩增仪进行实验。首先在98℃下变性30秒，然后将温度降至63℃。在反应中加入0.2单位的DSN，并在63℃下孵育20分钟。随后在95℃下将DSN失活2分钟。

使用CFX Connect™实时PCR仪（Bio-Rad）直接对经MS-NaME处理的产物进行甲基

化敏感的高分辨率熔解曲线（MS-HRM）分析。将含有1×LightCycler® 480高分辨率熔解主混合物（Roche Diagnostics）、250nmol/L引物和3mmol/L MgSO$_4$的18μL PCR混合物与2μL经MS-NaME处理的DNA混合。PCR扩增条件如下：首先95℃变性10分钟，1个循环；然后95℃变性5秒、58℃退火5秒和72℃延伸5秒，共45个循环；最后在95℃1分钟和70℃1分钟的条件下进行熔解曲线分析。

2.2.2.3　MSI-NaME

在10μL的反应体系中，将10ng cfDNA、0.75×DSN缓冲液、0.375×GoTaq缓冲液和100nmol/L BAT25探针混合置入Mastercycler™（Eppendorf Nexus）基因扩增仪中。首先在98℃下变性2分钟；随后加入0.5单位的DSN，并在61℃下孵育20分钟；最后在95℃下灭活DSN 2分钟。

在CFX Connect™ 实时PCR（Bio-Rad）基因扩增仪上进行实验，25μL的扩增体系中含有1×GoTaq缓冲液（Promega）、200nmol/L引物、4种dNTP（BioLine）各200μmol/L、1.25单位GoTaq聚合酶（Promega）、0.8×LC Green和2μL MSI-NaME产物。PCR扩增条件如下：首先98℃变性2分钟，1个循环；然后98℃变性10秒、55℃退火20秒和72℃延伸10秒，共50个循环；最后进行熔解曲线分析。

2.2.3　NaME-PrO之后的微滴数字PCR（droplet digital PCR，ddPCR）

对NaME-PrO和MS-NaME产物进行PCR扩增后，可以通过实时PCR方法[54]或ddPCR来验证MAF和甲基化/非甲基化比率。20μL ddPCR反应体系包含1×ddPCR探针混合物（Bio-Rad）、900nmol/L正向和反向引物、250nmol/L FAM和HEX探针（Integrated DNA Technologies），以及10ng基因组DNA或1∶1 000 000稀释PCR产物。在20μL ddPCR混合物中加入70μL微滴生成油（Bio-Rad），利用DG8™液滴发生器滤芯（Bio-Rad）进行液滴生成。然后将液滴转移到96孔反应板中，利用PX1 PCR封板器（Bio-Rad）在180℃下密封10秒。利用Eppendorf Mastercycler ep Gradient S（Eppendorf）基因扩增仪进行热循环反应，扩增反应程序设置如下：首先95℃变性10分钟，1个循环；然后94℃变性30秒、58℃退火60秒，40个循环；最后98℃孵育10分钟。扩增结束后，将反应板转移到QX100液滴读取器（Bio-Rad）上。使用Quantasoft软件（Bio-Rad）确定阳性液滴（带有FAM和HEX探针信号）和阴性液滴的数量。

2.2.4　毛细管电泳用于微卫星分析

利用CFX Connec™ 实时PCR仪（Bio-Rad）进行PCR扩增，25μL终反应体系包含1×GoTaq缓冲液（Promega）、200nmol/L的1∶1比例引物（FAM标记的正向引物：未标记的反向引物）、各200μmol/L的4种dNTP（BioLine）、1.25单位GoTaq聚合酶（Promega）和2μL 1∶100稀释的MSI-NaME产物。PCR扩增条件如下：首先98℃变性2分钟，1个循环；然后98℃变性10秒、55℃退火20秒、72℃延伸10秒，25个循环。采用3103xl基因分析仪（Applied Biosystems）进行毛细管电泳分析。荧光标记的PCR产物在含POP7聚合物的 36cm 毛细管阵列上进行分离。每个样本都包含分子量内标（ILS 600）。在毛细管电泳后，使用 GeneMapper v4.0 软件进行数据分析。

2.3 结果

2.3.1 基于 NaME-PrO 的突变富集提高了 ddPCR 的突变检测能力

提取 9 名结肠癌患者和 2 名健康志愿者血浆中的 DNA，并通过 ddPCR 检测经过 NaME-PrO 处理前后 *KRAS* G12V 的 MAF。无论是否应用 NaME-PrO 富集，ddPCR 在两类样本中均检测到 *KRAS* G12V 热点突变（图 2-2A）。然而，如果不进行 NaME-PrO 富集，检出信号接近 ddPCR 检测阈值，即约 0.05% MAF。相反，经过 NaME-PrO 处理后，*KRAS* G12V MAF 增加到 5%～6%，而其余样本和阴性对照的信号保持在 0.05% 的噪声水平以下。通过提高信噪比，在 ddPCR 之前使用 NaME-PrO 有望提高对接近检测限的阳性样本的检出能力。

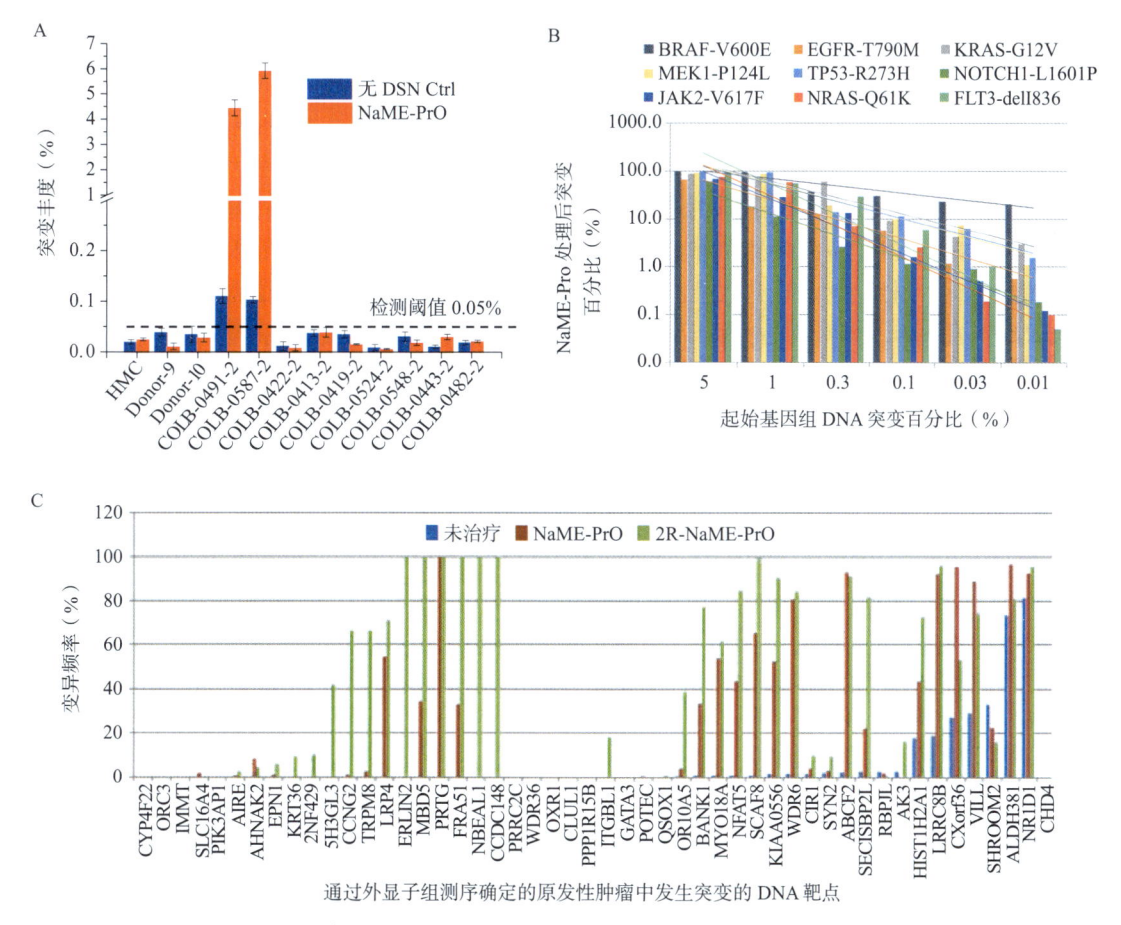

图 2-2　多重 NaME-PrO 可有效富集低至 0.01% MAF 的突变靶点

A. 在 9 名结肠癌患者、2 名健康志愿者（Donor-9 和 Donor-10）和参考 HMC 的 DNA 样本中，多重 NaME-PrO 通过特异性富集 2 例 *KRAS* G12V 突变结肠癌患者样本中的 DNA，提高了 ddPCR 的敏感性，图中显示了 3 次独立实验的均值标准误差。B. 多重 NaME-PrO 以半定量的方式在连续稀释液中同时提高了 9 个突变靶点的 MAF，ddPCR 用于测量富集前后的 MAF。C. 与单次 NaME-PrO 富集或不使用 NaME-PrO 相比，使用两轮 NaME-PrO 富集会进一步提高多重复合物 NaME-PrO 的 MAF（经授权转载自 Song 等[46]）

2.3.2 多重NaME-PrO突变富集

NaME-PrO技术可同时应用于多个靶点，以多重方式提高MAF。将突变型DNA与野生型DNA混合形成不同梯度的稀释液，其中突变型DNA的比例约为5%、1%、0.3%、0.1%、0.03%和0.01%。经过多重NaME-PrO处理后，通过ddPCR确定了9个DNA靶点的MAF。如图2-2B所示，所有9个靶点的MAF均有所提高。虽然每个突变的富集效率不同，但突变增加量都是半定量的。

2.3.3 两轮NaME-PrO处理进一步增强cfDNA中的突变富集

突变富集的效率取决于靶序列、原始MAF和NaME-探针浓度。例如，在96重反应中进行多重NaME-PrO处理，可以针对每个靶点优化NaME-PrO探针浓度以获得最佳富集效果。另一种提高富集效率的方法是对第一轮NaME-PrO反应的扩增产物进行第二轮NaME-PrO处理。图2-2C显示，对一名乳腺癌患者的cfDNA样本中潜在突变的多个靶点进行两轮多重NaME-PrO富集处理，可以提高大多数靶点的MAF。

2.3.4 MS-NaME用于甲基化和（或）非甲基化DNA靶点的富集

为了证明甲基化特异性NaME（MS-NaME）在甲基化或非甲基化DNA靶点富集方面的应用，对甲基化DNA和非甲基化DNA的梯度稀释液（10%、1%和0.1%）进行了4重MS-NaME反应，反之亦然（图2-3）。在NaME反应前后，用ddPCR检测了*ATM*和*RARb2*基因的甲基化和非甲基化比例，以检验MS-NaME的富集效率。图2-3A和图2-3B显示，甲基化或非甲基化的丰度从原始的0.1%分别增加到约20%，这表明通过MS-NaME实现了约200倍的富集。

为了检验MS-NaME是否能在高度多重化的方式下应用，对一组8个肺肿瘤及其匹配的正常组织进行了177重MS-NaME处理。随后，针对经过4重MS-NaME预先筛选过的IL家族8个靶点（IL26、IL45、IL77、IL81、IL104、IL110、IL125和IL136），通过ddPCR进行了富集测试（图2-3C）。数据显示，与4重MS-NaME的富集效果相比，177重MS-NaME的富集效果几乎没有变化，这表明MS-NaME的性能不会因增加探针数量以覆盖更多靶点而受到显著影响。因此，MS-NaME可用于富集由多个DNA靶点揭示的完整表观遗传特征。

2.3.5 MSI-NaME用于cfDNA上的微卫星插入缺失富集

虽然人们对基于NGS的MSI检测越来越感兴趣[55,56]，但通过毛细管电泳对已知的微卫星（如BAT25和BAT26）进行敏感性检测仍被视为金标准。此处展示了应用NSI-NaME-PrO提高cfDNA中BAT25插入缺失检测的敏感性。针对3名MSI阳性结肠癌患者和1名正常志愿者捐献的血液中提取的cfDNA，采用MSI-NaME-PrO处理之后进行BAT25插入缺失突变的检测。在对NaME-PrO产物进行PCR扩增后，使用高分辨率熔解（HRM）

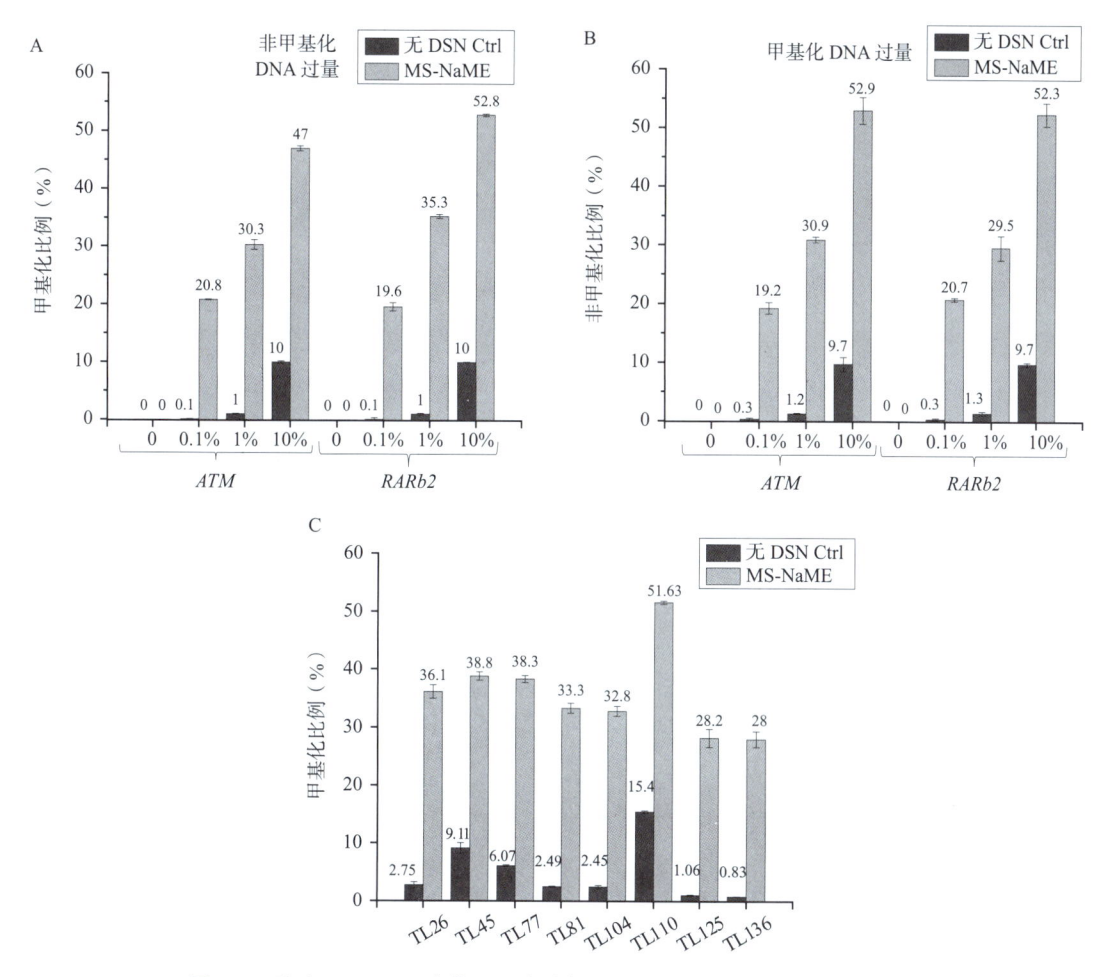

第 2 章 利用核酸酶辅助消除野生型 DNA 富集液体活检样本中的微量等位基因

图 2-3 通过 MS-NaME 富集经亚硫酸氢盐处理的甲基化或非甲基化 DNA

A. 应用 4 重 MS-NaME（涉及 *ATM*、*RARb2*、*MGMT* 和 *GSTP1* 基因启动子）处理后，梯度稀释实验中甲基化与非甲基化 DNA 的比例有所增加，其中使用了 U 探针来选择性地消除非甲基化等位基因。B. 同样，通过使用 M 探针，非甲基化与甲基化 DNA 比例也有所增加。各靶点的甲基化或非甲基化比例通过 ddPCR 确定。C. 对经亚硫酸氢盐处理的 DNA 进行 177 重 MS-NaME 反应，并通过 ddPCR 验证选定靶点（如 ATM）的甲基化比例（经授权转载自 Liu 等[49]）

和毛细管电泳检测 MSI-NaME 处理后的插入缺失富集情况。数据显示，来自 3 名患者（#230、#236 和 #266）的样本中存在 BAT25 微卫星缺失，而正常志愿者（#38）的 DNA 中未见这种缺失。在对 3 名结肠癌患者进行 MSI-NaME 处理后，HRM 分析显示出明显的差异（图 2-4B），而在未应用 MSI-NaME 的同一样本中则未见此现象。经 MSI-NaME-PrO 和 PCR 毛细管电泳处理后，确实通过毛细管电泳证实了 16bp 的缺失（图 2-4），而这一缺失在未使用 NaME-PrO 处理的情况下不会出现，或几乎不可见（图 2-4）。

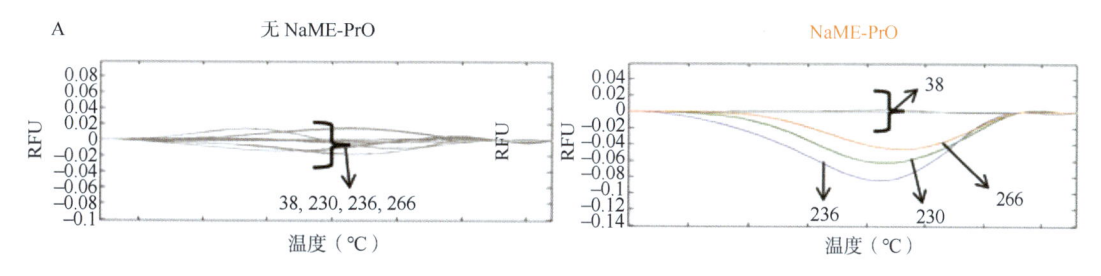

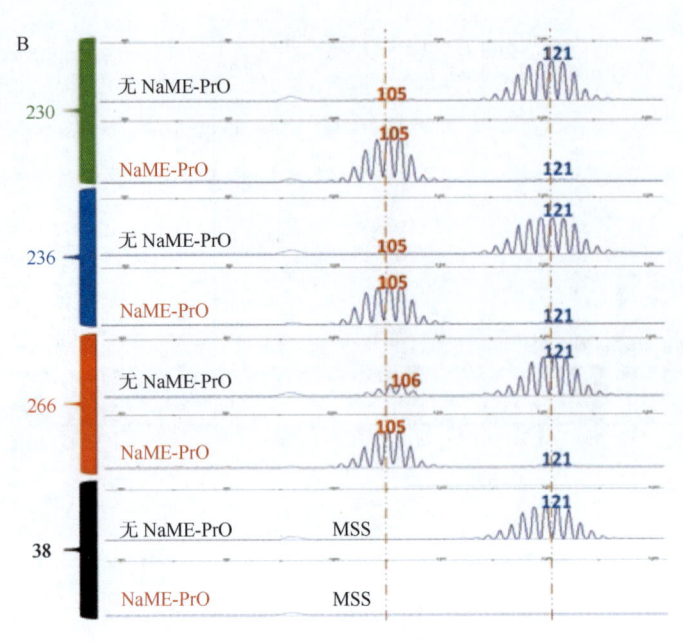

图2-4 在结肠癌患者的cfDNA上应用MSI-NaME分析BAT25微卫星

A. HRM分析显示3个结肠癌样本（#230、#236和#266）存在差异，而健康志愿者对照组（#38）的cfDNA经MSI-NaME处理后未显示变化。B. 毛细管电泳分析在3名结肠癌患者中发现了插入缺失，而健康志愿者对照组未发现此类变化（经授权转载自Ladas等[50]）

2.4 讨论

鉴于人们对于从临床样本和液体活检样本中敏感且多靶点地筛选DNA进行突变、甲基化差异和微卫星不稳定性检测的兴趣再次高涨，本文的方法为所有这些情况下发生变异的DNA靶点富集提供了一个平台。由于NaME-PrO是在基因组DNA水平上应用的，并处在其他处理之前，所以它能够与下游检测方法结合，几乎不改变现有工作流程。例如，不需对现有流程进行重大改变即可提高Sanger测序、HRM、ddPCR和COLD-PCR的敏感性[46]。此外，最近NaME-PrO与扩增阻滞突变系统（amplification refractory mutation system，ARMS）[48]的结合，提高了ARMS检测液体活检中PIK3CA突变的敏感性。由于NaME-PrO利用短寡核苷酸探针进行突变富集，因此既适用于完整DNA，也适用于不同降解程度的片段DNA，包括循环DNA、尿液DNA或福尔马林固定和石蜡包埋样本（FFPE）DNA[57]。NaME-PrO技术将继续发展。例如，Baudrin等[53]开发了NaMSie，这是NaME-PrO在检测HSP110微卫星不稳定性方面的一种改进。随着液体活检和突变检测领域的持续发展，该技术将有望在临床样本的分子诊断中提高微量等位基因的检出。

致谢 这项工作得到了美国国立卫生研究院（National Institutes of Health）R33 CA217652和R01 CA221874基金的部分资助。本文内容不代表美国国家癌症研究所或美国国立卫生研究院的官方观点。

扫码见第2章参考文献

（陈　谦　朱君琪　邓晓倩　译）

第3章 利用外泌体进行癌症诊断和治疗

Fernanda G. Kugeratski，Raghu Kalluri

摘　要　外泌体是胞内体来源的细胞外囊泡（extracellular vesicle，EV），参与多种细胞间通信机制，调节大量功能性结果。除了外泌体基础生物学相关方面的研究外，还有大量文献指出了这些纳米颗粒在癌症中的转化潜力。来源于患者生物体液的外泌体可用作诊断和预后的生物标志物，以及监测抗癌治疗的反应。此外，外泌体还可以被设计和用作癌症治疗的递送系统。在生物医学研究中，利用外泌体进行癌症诊断和治疗的转化潜力越来越受到重视，这也是本章讨论的重点。

关键词　外泌体；细胞外囊泡；癌症诊断；癌症治疗

缩略词

ANXA2	Annexin A2	膜联蛋白 A2
ARF6	ADP ribosylation factor 6	ADP 核糖基化因子 6
CAR	Chimeric antigen receptor	嵌合抗原受体
CD147	Cluster of differentiation 147	分化簇 147
CD82	Cluster of differentiation 82	分化簇 82
circRNA	Circular RNA	环状 RNA
CPNE3	Copine Ⅲ	Copine 蛋白 3 抗体
CRISPR/Cas9	Clustered regularly interspaced short palindromic repeats-associated endonuclease 9	成簇规律间隔短回文重复序列相关核酸酶 9
EGFR	Epidermal growth factor receptor	表皮生长因子受体
ESCRT	Endosomal sorting complexes required for transport	转运所需的内体分选复合体
EV	Extracellular vesicle	细胞外囊泡
hnRNPA2B1	Heterogeneous nuclear ribonucleoprotein A2B1	不均一核内核糖核蛋白 A2B1
ICB	Immune checkpoint blockade	免疫检查点阻断
ILV	Intraluminal vesicle	腔管内囊泡
ISEV	International Society for Extracellular Vesicles	国际细胞外囊泡协会

F. G. Kugeratski
Department of Cancer Biology，Metastasis Research Center，University of Texas MD Anderson Cancer Center，Houston，TX，USA

R. Kalluri (✉)　e-mail：rkalluri@mdanderson.org
Department of Cancer Biology，Metastasis Research Center，University of Texas MD Anderson Cancer Center，Houston，TX，USA
Department of Bioengineering，Rice University，Houston，TX，USA
Department of Molecular and Cellular Biology，Baylor College of Medicine，Houston，TX，USA

续表

ITGA3	Integrin alpha-3	整合素 α-3
KRAS	Kirsten rat sarcoma	Kirsten 大鼠肉瘤病毒癌基因
lncRNA	Long noncoding RNA	长链非编码 RNA
miRNA	microRNA	微小 RNA
MVB	Multivesicular body	多囊体
MV	Microvesicle	微泡
PD-L1	Programmed death-ligand 1	程序性死亡配体 1
PLD2	Phospholipase D2	磷脂酶 D2
PTM	Posttranslational modification	翻译后修饰
RNA	Ribonucleic acid	核糖核酸
sFlt-1	Soluble fms-like tyrosine kinase-1	可溶性 fms 样酪氨酸激酶 -1
SIMPLE	Small integral membrane protein of the lysosome/late endosome	溶酶体 / 晚期内体的小整合膜蛋白
siRNA	Small interfering RNA	小干扰 RNA
SIRP	Signal regulatory protein	信号调节蛋白
SNARE	Soluble *N*-ethylmaleimide-sensitive factor attachment protein receptor	可溶性 N- 乙基马来酰亚胺敏感因子附着蛋白受体
S1P	Sphingosine 1-phosphate	磷酸鞘氨醇 1
SPION	Superparamagnetic iron oxide nanoparticles	超顺磁性氧化铁纳米粒子
STING	Stimulator of interferon genes	干扰素基因刺激剂
TME	Tumor microenvironment	肿瘤微环境
TP53	Tumor protein 53	肿瘤蛋白 53
TRAIL	TNF-related apoptosis-inducing ligand	TNF 相关凋亡诱导配体
tRNA	Transfer RNA	转运 RNA

3.1 引言

肿瘤仅由快速增殖的恶性细胞组成的简单观点已被越来越多的认识所取代，即多种癌症特征和不同的细胞群在肿瘤发生中发挥了关键作用[1,2]。肿瘤微环境（TME）的细胞群体包括癌症相关的成纤维细胞[3,4]、周细胞[5]、内皮和淋巴细胞[6]，以及几种淋巴样和髓样免疫细胞群[2,7-13]。此外，越来越明显的是，异常的氧张力和肿瘤的物理特征，包括刚度增加、间质流体压力升高、固体应力增加和组织微观结构的改变，也在癌症生物学中起到重要作用[14,15]。值得注意的是，肿瘤的细胞群通过分泌可溶性因子、免疫介质、细胞外基质成分和EV而动态地在彼此间和与远处部位间相互沟通[2,16-21]。

EV是由细胞脱落到周围组织和生物体液中的球形膜封闭结构。EV参与细胞间通信，并在哺乳动物的发育、感染、心血管疾病、神经变性和癌症中介导大量功能过程[22]。EV

第3章 利用外泌体进行癌症诊断和治疗

被脂质双层包围,并含有不同类型的生物分子,如蛋白质、代谢产物、核酸、氨基酸和翻译后修饰(PTM)成分(如磷酸化、糖基化和泛素化)产物[22-28]。

依据细胞内来源、生物分子组成和大小分布的参数将EV分类为不同亚群。外泌体是源于胞内体腔室的纳米级EV(直径40~160nm);微泡(MV)(直径100nm至1μm)通过向外出芽和从质膜脱落形成;而凋亡的EV(直径1~5μm)起源于崩解的死亡细胞[22,29-32]。此外,最近的文献表明存在潜在的额外类型的细胞外结构,即外激素[33]、外聚体[34]、细长粒子[35],以及超分子攻击粒子[36]。国际细胞外囊泡协会(ISEV)发布了关于EV命名、分型和功能评估的指南[37]。在本章中,讨论外泌体在癌症诊断和治疗中的作用,接下来重点介绍EV亚型的生物发生及研究方法。

外泌体的生物发生是通过胞内体途径完成的。内体膜向多囊体(MVB)内出芽形成腔管内囊泡(ILV)。随后,位于MVB的ILV可被定向至溶酶体进行降解,或通过与质膜融合作为外泌体释放至细胞外环境[38-40](图3-1)。20世纪80年代这一过程在网织红细胞成熟中首次被描述[41,42],从那时起,开创性的工作已经确定了参与生成、分子输送分类和外泌体释放的几个分子角色[38-40]。外泌体作为ILV而产生,这一过程始于早期胞内体成熟为MVB时。几种蛋白质,包括转运所需的胞内体分选复合体(ESCRT)机制所需的胞内体分选复合体的成员、多配体蛋白聚糖-合成蛋白-ALIX复合物、乙酰肝素酶、小GTP酶ADP核糖基化因子6(ARF6)及其效应磷脂酶D2(PLD2)、原癌基因酪氨酸蛋白激酶(SRC)、四次跨膜蛋白CD63和溶酶体/晚期胞内体的小整合膜蛋白(SIMPLE),均参与了这一机制[43-51]。此外,脂类也与外泌性的生物发生有关[52,53]。将特定物装到外泌体中的控制机制已经开始被阐明,不同类型的生物分子可能经历了不同的途径。外泌体膜上脂筏微结构域的存在与蛋白质分选进入外泌体有关[54]。此外,磷酸鞘氨醇1(S1P)被证实可介导"货物"分选进入ILV[55]。关于核酸的分类,一项研究显示,与细胞相比,小核糖核酸(ribonucleic acid,RNA)群体富集在囊泡中,其中包括Y-RNA、穿状RNA和某些

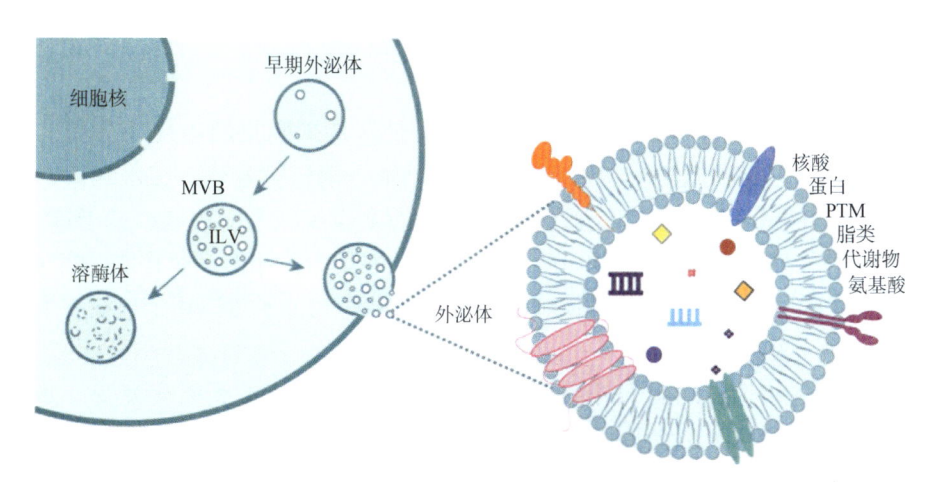

图3-1 外泌体的起源和生物分子组成

外泌体来源于胞内体途径,通过内体膜向内出芽形成多囊体(MVB)。随后,MVB被导向溶酶体进行降解,或被导向质膜以释放到细胞外环境中。外泌体由脂质双层结构包裹,包含不同的生物分子,如蛋白质、翻译后修饰(PTM)成分、核酸、代谢物和氨基酸,这些生物分子可以在癌症中以转化方式存在

转运RNA（tRNA）[56]。研究显示，微小RNA（miRNA）中的序列基序能够将其加载到外泌体中，这一机制由类泛素化核不均一核内核糖核蛋白A2B1（hnRNPA2B1）介导[57]。此外，Kirsten大鼠肉瘤病毒癌基因（Kirsten rat sarcoma，KRAS）的突变状态也与miRNA分类到外泌体有关[58, 59]。在外泌体生物发生的最后阶段，参与ILV转运（包括MVB转运至分泌途径并随后与质膜融合）的成员包括细胞骨架成分、Rab GTPase、可溶性N-乙基马来酰亚胺敏感因子附着蛋白受体（SNARE）、脂类和钙[60-68]。就MVB的溶酶体降解而言，已介绍了一种由泛素样PTM介导的机制。外泌体蛋白的异糖基化促进了MVB与溶酶体的融合，从而导致ILV的降解[69]。

从培养基和生物体液中分离外泌体可以使用不同的方法，包括超速离心法、密度梯度离心法、尺寸排阻色谱法、微滤法、沉淀法、免疫亲和法、二氧化钛富集法及微流控技术[70-75]。为特定研究选择分离方法时需要考虑的因素包括所需的起始材料量、成本、专用设备的可及性、时间、产率及分离外泌体的纯度[71-74]。一旦分离，就可以评估外泌体独特的生物化学、生物物理和功能性质，包括形态（如电子显微镜）、大小分布和浓度（如纳米颗粒跟踪分析、电阻脉冲传感、动态光散射）、表面电势（如ζ电势）、生物化学标记（如免疫印迹法、酶联免疫吸附试验、流式细胞术）、功能性质（如体外测定或体内管理）、与特定检测方法或组学方法（如RNA测序、蛋白质组学、脂质组学、代谢组学）联用分离目标生物分子（如核酸、蛋白质、脂质、代谢物）等[39, 72, 76, 77]。值得注意的是，EV（包括外泌体）中已识别的分子相关的信息，已存入EVpedia、Vesiclepedia和ExoCarta数据库中，可供科学界使用[78-82]。

就癌症而言，由外泌体介导的细胞间通信机制形成了独特的癌症特征，并参与了肿瘤发展、转移前生态位的建立、转移、血管生成和免疫调节[83-88]。重要的是，外泌体在生物标志物发现和癌症治疗领域的转化潜力是一个不断发展的研究领域[22]，并且是下一节讨论的重点。

3.2 外泌体作为肿瘤生物标志物

外泌体在循环和生物体液中容易获得，并且已经从不同来源中成功分离，包括血浆、血清、唾液、眼泪、脑脊液、母乳、羊水、精液、阴道分泌物、腹水和尿、滑膜液等[89-100]。外泌体的分子特征可以反映来源细胞和病变组织状态的改变，基于这一前提，来自生物体液的外泌体可用作诊断和预后的替代物，并用于监测癌症和其他疾病对治疗的反应[101-105]。重要的是，包含在外泌体中的不同类型的生物分子可以用于癌症中生物标志物的探索和发现（图3-2）。

研究表明，在从患者来源的外泌体分离的DNA中可以检测到癌症突变，如肿瘤蛋白53（TP53）、KRAS和表皮生长因子受体（epidermal growth factor receptor，EGFR）基因中存在的突变[26, 106-108]。外泌体miRNA也与人类癌症有关，它们作为生物标志物的价值正在被探索[109-112]。此外，可以探测外泌体中RNA的其他亚型，包括长链非编码RNA（lncRNA）和环状RNA（circRNA）[113-114]。就蛋白质而言，外泌体程序性死亡配体1（PD-L1）在预测癌症的不良临床结局和治疗应答方面的价值已被多项研究证实[87, 104, 115-117]。

第 3 章 利用外泌体进行癌症诊断和治疗

此外，不同的研究表明，外源性磷脂酰肌醇蛋白聚糖-1可用于癌症中治疗应答的检测和评估[103, 118-120]。B细胞和三级淋巴结构与癌症中免疫检查点阻断（ICB）治疗的应答相关[121-123]。在这种情况下，对循环外泌体中B细胞相关标志物的分析证明其有望评估ICB治疗的反应[121]。其他具有潜在癌症生物标志物价值的外泌体蛋白包括整合素α-3（ITGA3）[124]、copine Ⅲ（CPNE 3）[125]、分化簇82（CD82）[126]、分化簇147（CD 147）[127]和膜联蛋白A2（ANXA2）[128]。值得注意的是，正如乳腺癌中的情况，EV来源的蛋白质特征也可用于区分癌症亚型[129]。外泌体蛋白的磷酸化和糖基化特征也可能具有乳腺癌生物标志物的潜力[130, 131]，这为利用外泌体蛋白的翻译后修饰发现癌症生物标志物开辟了一条令人兴奋的途径。

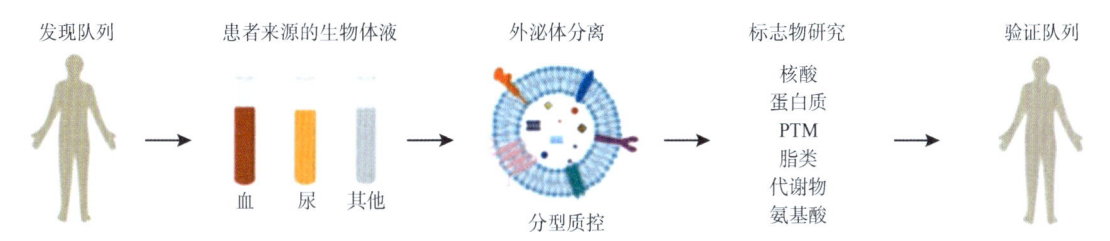

图 3-2 利用外泌体发现癌症中的生物标志物

在癌症中，源自患者生物体液的外泌体中所含的分子可用作诊断、预后和评估治疗反应的生物标志物。与实验设计相关的考虑因素包括选择合适的患者队列和对照、队列大小、用于从生物体液中纯化外泌体的方法、被分离外泌体的分型和质量控制、目的生物分子的有效分离及合适的检测流程。一旦发现外泌体来源的候选生物标志物，应评估它们在其他验证队列中的效用

有关在特定癌症类型中使用外泌体作为生物标志物的相关信息，请参阅发表的乳腺癌[132]、卵巢癌[133]、宫颈癌[134]、胃癌[135]、结肠癌[136]、胰腺癌[137]、肝癌[138]、肺癌[139]、前列腺癌[140]、大脑[141]、头颈[142]、皮肤[143]、泌尿[144, 145]、血液[146]、小儿癌症[147]等主题的综述。

在临床领域，利用外泌体进行液体活检有几个优势。最重要的是，与组织活检相比，将其从生物体液中进行分离是微创的，从而允许进行纵向样本采集。此外，外泌体中表面蛋白的存在允许使用基于免疫原性的分离方法对其进行回收，这些方法可以靶向外泌体标志物或细胞类型特异性标志物。重要的是，外泌体有可能传达TME中独特异常细胞成分的复杂性，而活检仅限于被切除的组织部分。外泌体在循环中是稳定的，并且外泌体所包含的生物分子受保护被免于酶降解，因此与游离蛋白质和游离DNA相比（它们可以分别被蛋白酶和DNA酶快速降解），外泌体的检测潜力最大[105, 148]。

尽管存在上述优势，但在临床中使用外泌体作为生物标志物也存在挑战和限制。其中包括：缺乏外泌体纯化、分型和明确质量控制参数的标准化方法；对专业设备和专业知识的需求；样本采集和储存之间的时间窗口；疾病来源的外泌体通常是生物体液中外泌体总体中的一小部分，这可能需要额外的纯化策略；此外，为分离出满足检测技术灵敏度要求的外泌体，其所需生物体液量可能成为影响现有生物样本库材料应用的一个限制因素[149]。

3.3 外泌体作为癌症治疗的载体

在癌症的背景下，人们对外泌体和其他EV进行了工程改造，以通过靶向癌细胞和TME的其他细胞群来促进抗肿瘤效果[150]。开发外泌体作为纳米载体用于治疗有若干吸引人的特征，包括它们对工程方法的通用性、与脂质体相比在循环中有更长的半衰期、穿过生物屏障和进入细胞的能力、在免疫原性和毒性方面的安全性，以及能够使用良好的生产实践标准以高通量方式进行生产[22, 150-156]。

外泌体已被装载或修饰以作为抗肿瘤药物，这种方法通常会纳入额外分子与之结合，目的是获得特异性的肿瘤靶向[150, 157-164]。将细胞毒性药物和化合物包装在外泌体中的目的是提高递送效率，并降低全身治疗诱导的毒性。化疗药物（如多柔比星、紫杉醇、吉西他滨、伊拉斯汀、顺铂）和化合物（如姜黄素、阿司匹林、雷公藤红素）已被成功加载到外泌体中，并显示出抗肿瘤潜力[158, 162, 165-170]。将核酸包装到外泌体中用于基因靶向治疗可以保护其免于降解。因此，已有几种类型的核酸被加载到外泌体中用于癌症治疗，包括小干扰RNA（siRNA）[152, 156, 157, 171, 172]、miRNA[173]、miRNA抑制剂[174]，以及成簇规律间隔短回文重复序列相关核酸酶9（CRISPR/Cas9）[175, 176]。作为癌症治疗的一种策略，外泌体也被改造使其含有特定的蛋白质；这些方法包括通过外泌体信号调节蛋白α（signal regulatory protein α，SIRPα）诱导癌细胞的吞噬作用[177]，以及通过外泌体TNF相关凋亡诱导配体（TRAIL）[163, 178, 179]或通过递送显性-阴性形式的生存素（survivin）[180]而诱导凋亡。含有免疫调节配体（CD40L、CD80、CD86）[181, 182]、警报素[183]、嵌合抗原受体（CAR）[184]、细胞因子（如IL-12、IFNγ）[185-187]，以及干扰素基因刺激剂（STING）激动剂[188]的工程化外泌体已被开发，通过激活免疫细胞驱动抗肿瘤免疫应答。此外，携带肿瘤抗原的基于外泌体的疫苗已被证明能引发抗肿瘤免疫[189, 190]。富含可溶性fms样酪氨酸激酶-1（sFlt-1）的外泌体已显示出靶向肿瘤血管的潜力[191]。其他基于外泌体进行癌症治疗的方法包括递送前体药物系统的组分[192, 193]、溶瘤病毒[194]、抗体和纳米体[195-197]、超顺磁性氧化铁纳米粒子（SPION）[198]，以及化学-光热疗法[199, 200]。

尽管外泌体作为癌症治疗的载体具有巨大的潜力，但很少有研究做到临床试验阶段来确定这种方法在癌症患者中的有效性。其中，利用树突状细胞（dendritic cell，DC）来源的或腹水来源的外泌体作为肿瘤抗原载体的临床试验已经完成，并证明了在晚期癌症患者中使用外泌体的可行性和安全性；尽管如此，在这种情况下所观察到的治疗优势是不明显的[98, 155, 201-203]。其他临床试验正在测试使用间充质干细胞（mesenchymal stem cell，MSC）来源的外泌体递送靶向Kras^{G12D}的siRNA以治疗转移性胰腺癌（NCT03608631），使用肿瘤细胞来源的微粒递送化疗药物以治疗恶性胸水（NCT02657460），使用植物来源的外泌体将姜黄素转运至正常和结肠癌组织的能力（NCT01294072），以及在晚期实体肿瘤中使用含有STING激动剂的外泌体（NCT04592484）。

3.4 结束语

癌症是全球范围内导致死亡的主要原因。监测肿瘤相关生物标志物用于早期癌症检测的微创方法是一项迫切且未得到满足的医疗需求。由于外泌体能够捕获病变组织的复杂分子特征，因此它们不仅可用作早期癌症检测的生物标志物，还可用于评估预后、治疗反应和耐药。

在癌症治疗领域，有效靶向肿瘤并减少副作用的方法是研究者追求的里程碑。外泌体是多功能纳米粒子，可用于癌症治疗等多种目的，在生物医学领域具有巨大的潜力。

致谢 F.G.K.的资金由Odyssey项目和美国得克萨斯大学MD安德森癌症中心的Theodore N. Law科学成就奖资助。R.K.实验室由得克萨斯大学MD安德森癌症中心的研究基金支持。

利益冲突声明 F.G.K.没有需要披露的利益冲突。MDACC和R.K.持有许可给Codiak Biosciences公司的外泌体生物学领域的专利。MDACC和R.K.是Codiak Biosciences公司的股票持有者。R.K.是Codiak Biosciences公司的顾问和科学指导。R.K.是Transcode Therapeutics公司的科学指导和股票持有者。

（张鹏飞　陈志达　译）

扫码见第3章参考文献

第4章 细胞外囊泡在生物医学中的转化机遇

Michelle A. Garlin Politis，Hyungsoon Im，Bob S. Carter，Johan Skog，
Leonora Balaj，Cesar M. Castro，Hakho Lee

摘　要　细胞外囊泡（extracellular vesicle，EV）是细胞不断释放的能够反映其膜及内含物表型的纳米颗粒。它的每一种亚群（微囊泡、凋亡体、外泌体）都为研究细胞间通信机制开辟了"快车道"。然而，它们在众多的生物体液中广泛存在且数量可观，内含物高度稳定，是这些多样化的囊泡作为循环标志物的优势。随着对其机制的揭示，相应的分析技术也在持续进步。本章将详细讨论细胞外囊泡及其亚群，以及生物发生。本章将对细胞外囊泡的分离方法和代表性的分析平台进行概述，既涉及对其物理特性的分析，也包括对其内含物（蛋白质、核酸、脂质）的分析。还将围绕它们作为癌症生物标志物的转化潜力、基础研究中的挑战，以及与其他循环标志物的比较展开讨论。

关键词　外泌体；细胞外囊泡；技术；生物传感；生物标志物

4.1 引言

在无创活检领域，EV是一个备受期待的候选。它们存在于各种体液之中（血液、唾液[1]、尿液[2]、房水[3]、脑脊液[4]、羊水[5]、胸水和腹水[6]、淋巴液[7]、支气管肺泡灌洗液[8]、关节液[9]、精液[10]和乳汁[11]）；它们携带来自亲本细胞的成分，半衰期为20～180分钟[12]。根据分泌时的细胞类型和状态，EV维持着可被识别的特征。自被发现以来，研究人员对EV的特性、分类、分离及其在细胞间通信和疾病中作用的理解呈指数级增加（图4-1）。针对EV的技术也得到了持续优化和进步，让我们能够应对不同的临床挑战。关于前列腺癌诊断，基于尿液开发EV的检测产品ExoDx® IntelliScore获得了美国食品药品监督管理局（Food and Drug Administration，FDA）的突破性医疗器械认定[13]。血液或尿液来源的标志物可用于结直肠癌的诊断；"ExoScreen"是一种高敏感性、快速且便捷的检测

M. A. Garlin Politis · H. Im · H. Lee (✉)　e-mail: hlee@mgh.harvard.edu
Center for Systems Biology, Massachusetts General Hospital, Harvard Medical School, Boston, MA, USA
Department of Radiology, Massachusetts General Hospital, Harvard Medical School, Boston, MA, USA

B. S. Carter · L. Balaj
Department of Neurosurgery, Massachusetts General Hospital, Harvard Medical School, Boston, MA, USA

J. Skog
Exosome Diagnostics, Inc, Waltham, MA, USA

C. M. Castro
Center for Systems Biology, Massachusetts General Hospital, Harvard Medical School, Boston, MA, USA
Cancer Center, Massachusetts General Hospital, Harvard Medical School, Boston, MA, USA

技术[14]。另外，还有一些临床前的EV生物标志物是来自肺癌[15]和肝癌[16]中的miRNA。

本章将全面介绍EV，包括它们的发现、生物生成、分析方法和临床应用。还将讨论EV研究中面临的挑战和未来的展望。

4.2 不同EV类型和形成

EV的定义随着时间的推移发生了变化（图4-1）。1946年的一项研究首次揭示了EV的存在[17]。最初，EV被视为细胞废弃物[18]。1987年，Johnstone分离出一类EV，将其命名为外泌体（exosome），并将其与细胞膜功能联系起来（图4-1）[19]。现在，将EV定义为"细胞自然释放的、由脂质双分子层约束的、不能自我复制的颗粒，即不包含具有功能的细胞核"[20]。根据生物发生、大小、分子标志物、密度和分离方法，将EV分为3种主要类型（图4-2）：①凋亡小体（apoptotic body），它们来自受迫或垂死细胞的出芽，大小为1~5μm；②微囊泡（microvesicle，MV），来自健康细胞的出芽，大小为100~1000nm；③外泌体，这些是来自内吞途径的30~200nm的颗粒，可进一步分为大型外泌体（90~120nm）和小型外泌体（60~80nm）两组[21]。一般说来，这些囊泡继承了亲本细胞的脂质双层膜，并包含蛋白质（转录因子、生长因子、细胞因子）[22]、脂质[23]、酶[24]、代谢物和核酸（DNA、mRNA、微小RNA、长链和短链非编码RNA）[25]，以及在凋亡小体的情况下，还包括细胞器[26]。然而，内含物成分会根据合成途径和来源细胞的不同而变化，这使得EV成为一种具有高度异质性的颗粒混合体。

4.2.1 微囊泡

MV的出泡和释放可能源于被压力激活的细胞，在这些细胞内，通过钙离子敏感酶（如转运酶和转出酶，它们会促进细胞骨架丝的断裂和跨膜脂质混合）的活化而发生双层膜中磷脂的重新定位[27]。这些酶将磷脂酰丝氨酸翻转到质膜的外层。此外，由小GTP酶如ADP核糖基化因子6（ARF6）和RhoA活化的肌动蛋白-肌球蛋白调节也被报道通过肌动蛋白细胞骨架的重排而参与其中[28]。ARF6阳性囊泡参与将物质运输到细胞表面并纳入到MV中[28]。

MV也可以通过与病毒分泌相似的过程形成。在微囊泡释放的后期，TSG101与ALIX及含有抑制蛋白结构域的蛋白1（arrestin domain-containing protein 1，ARRDC1）的四肽PSAP基序相互作用。这种相互作用导致TSG101从内体被招募到质膜，并介导释放含有TSG101、ARRDC1和其他细胞蛋白的MV。通过这种方式，ARRDC1控制了在质膜上的ARRDC1介导的微囊泡（ARRDC1-mediated microvesicle，ARMM）的生物生成和内含物分选[29,30]。其他参与MV释放的还包括神经酰胺和胆固醇及外部因素——在实体瘤中由Rab22a和缺氧诱导因子（hypoxia-inducible factor，HIF）控制的缺氧[31]，最后是肌动蛋白去氨基化，其中蛋白精氨酸脱亚胺酶（PAD）可催化肽基精氨酸水解为肽基瓜氨酸[32]。

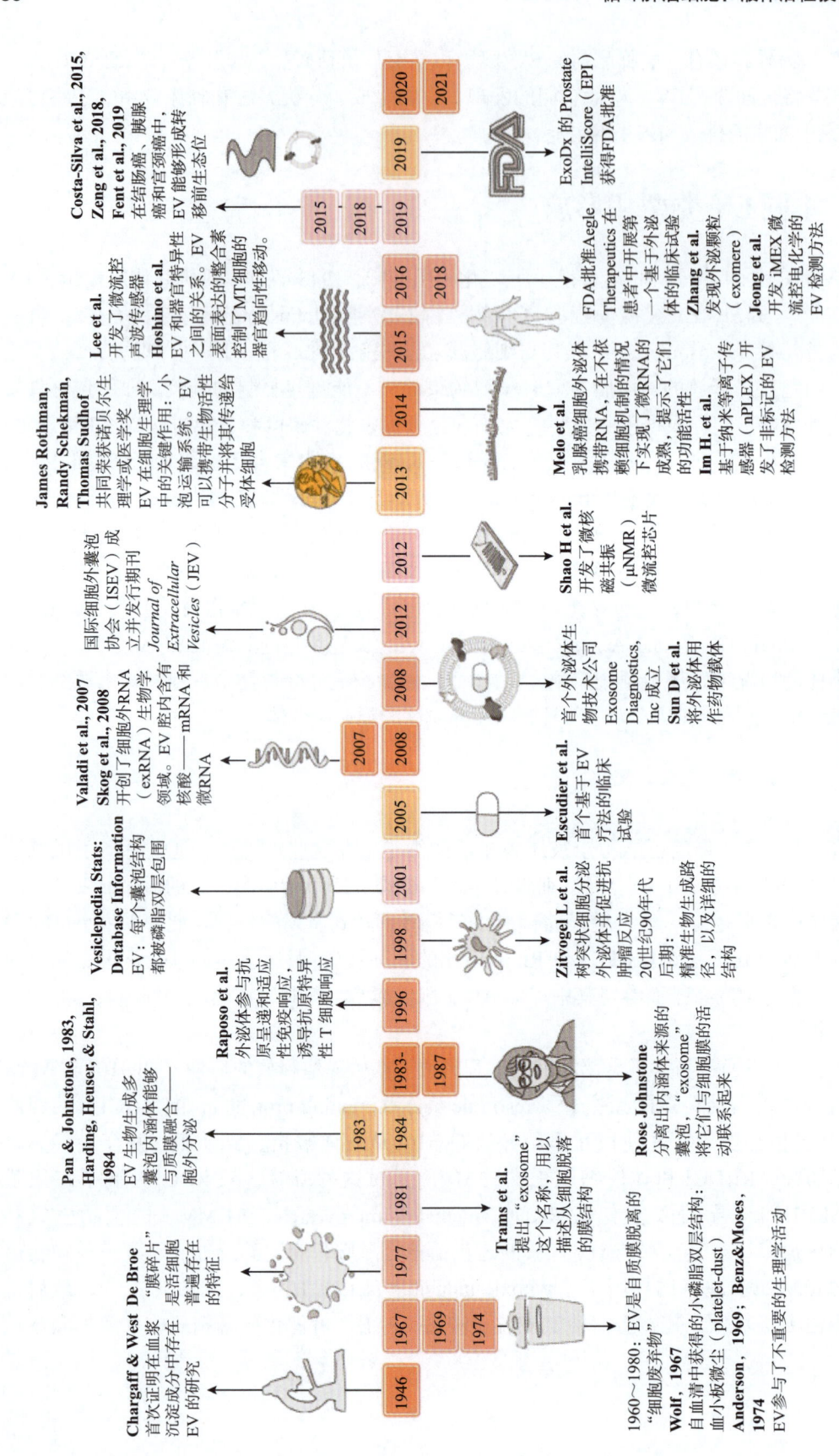

图 4-1 细胞外囊泡研究中代表性进展的时间线

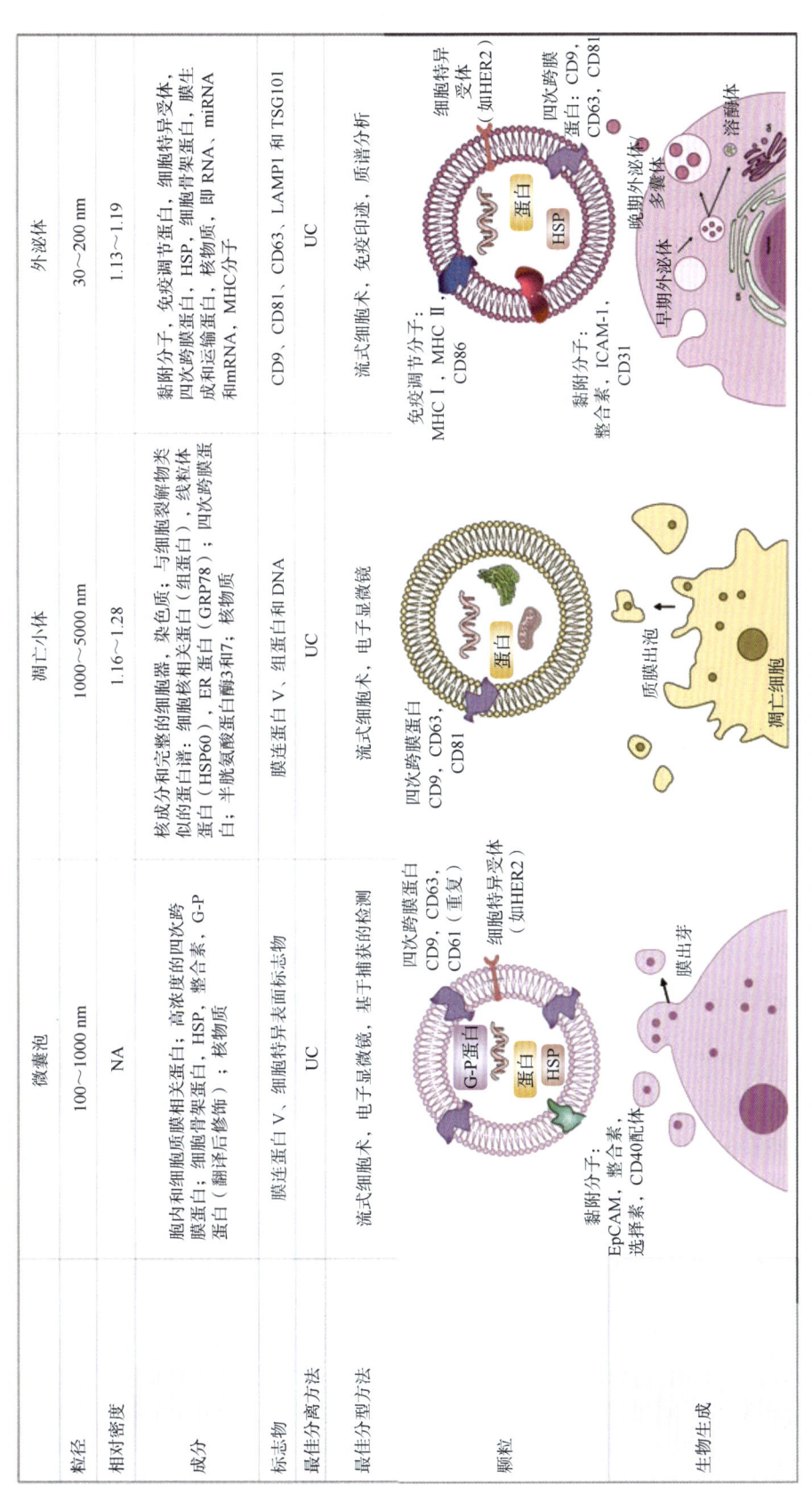

第 4 章 细胞外囊泡在生物医学中的转化机遇

	微囊泡	凋亡小体	外泌体
粒径	100~1000 nm	1000~5000 nm	30~200 nm
相对密度	NA	1.16~1.28	1.13~1.19
成分	胞内和细胞质膜相关蛋白；高浓度的四次跨膜蛋白；细胞骨架蛋白，HSP，整合素，G-P蛋白（翻译后修饰）；核物质	核成分和完整的细胞器（染色质；与细胞裂解物类似的蛋白谱：细胞核相关蛋白（组蛋白），线粒体蛋白（HSP60），ER蛋白（GRP78）；四次跨膜蛋白；半胱氨酸蛋白酶3和7；核物质	黏附分子，免疫调节蛋白，细胞特异受体，四次跨膜蛋白，HSP，细胞骨架蛋白，膜生成和膜运输蛋白，核物质，即mRNA，miRNA和mRNA，MHC分子
标志物	膜连蛋白 V，细胞特异表面标志物	膜连蛋白 V，组蛋白和 DNA	CD9，CD81，CD63，LAMP1 和 TSG101
最佳分离方法	UC	UC	UC
最佳分型方法	流式细胞术，电子显微镜，基于捕获的检测	流式细胞术，电子显微镜	流式细胞术，免疫印迹，质谱分析
颗粒	四次跨膜蛋白 CD9, CD63, CD61（重复） 细胞特异受体（如HER2） G-P蛋白 蛋白 HSP 黏附分子：EpCAM, 整合素, 选择素, CD40配体	四次跨膜蛋白 CD9, CD63, CD81 蛋白	细胞特异受体（如HER2） 四次跨膜蛋白：CD9, CD63, CD81 蛋白 HSP 免疫调节分子：MHC Ⅰ，MHC Ⅱ，CD86 黏附分子：整合素，ICAM-1，CD31
生物生成	膜出芽	质膜出泡 凋亡细胞	早期外泌体 晚期外泌体 多囊体 溶酶体 内质网

图 4-2 EV 亚群大小、密度、成分、常见标志物、最佳分离和分型方法的比较以及其生物发生的示意图

HSP：热休克蛋白；G-P蛋白：糖基化和磷酸化蛋白；UC：超速离心；ER：内质网

4.2.2 凋亡小体

细胞释放凋亡小体的机制尚不清楚，但遵循了凋亡程序。在凋亡的晚期，凋亡小体数量激增。通常认为细胞色素c的释放对于凋亡小体的形成十分关键，而半胱氨酸蛋白酶3（caspase-3）对于凋亡小体的脱落至关重要[33]。而且，与caspase相关的Rho相关激酶Ⅰ（Rho-associated kinaseⅠ，ROCK）和肌球蛋白ATP酶也参与其中[34]。磷脂酰丝氨酸被认为是凋亡标志物，但它在微囊泡中也同样表达[35]。被用于区分凋亡小体和MV的标志物包括caspase-3和caspase-7，以及它们的底物ROCK1和PANX1[36]。

4.2.3 外泌体

外泌体的生成遵循内体膜的途径。首先，细胞质膜向内凹陷，形成早期内体。这些囊泡向内二次出芽，进一步生成晚期内体和多泡体（multivesicular body，MVB），其中包含腔内囊泡——外泌体的前体[22,37]。当MVB与质膜融合时，被释放到细胞外的腔内囊泡就是我们所说的外泌体。由于囊泡在细胞质中形成，外泌体包含来自细胞质和细胞膜的成分，它们作为内容物被纳入腔内或膜中。另外，MVB也可以与溶酶体或自噬体融合并发生降解[37]。内体系统依赖于细胞的生理状态，调节着高尔基体外侧网络、内体和细胞表面之间的受体循环，从而改变EV腔内的内容物。

外泌体从细胞出芽和脱落的过程是存在争议的，有可能取决于供体细胞。目前提示的机制有3种。①最重要且特征最为明确的是转运所需的内体分选复合体（endosomal sorting complex required for transport，ESCRT），这是一种依赖于泛素化的机制，由大约30种蛋白质组成，分为4个复合物，ESCRT 0～ESCRT Ⅲ，以及相关的蛋白质ALIX（Bro1复合体的一部分，与ESCRT蛋白TSG101和CHMP4结合）、三磷酸腺苷酶相关的液泡分选蛋白4（adenosine triphosphatase vacuolar protein sorting 4，VPS4；涉及VPS4A、VPS4B和lyst互作蛋白5-LIP5）、VTA1、BRO1结构域和含CAAX基序的蛋白（BROX）[29,38]。ESCRTⅠ和ESCRTⅡ负责出芽，而ESCRTⅢ负责内陷和内腔囊泡的形成。辅助蛋白对ESCRT系统的解离和回收至关重要。此外，细胞质衔接蛋白Syntenin和ALIX共同结合多配体聚糖，与ESCRT相互作用，并促进外泌体的生成和内含物分拣[29,38]。②第二种是ESCRT非依赖的机制。对MV和外泌体的脂质组学研究表明，胆固醇、鞘磷脂和神经酰胺的浓度很高，反映了这些物质在囊泡生成和内含物中的作用[37]。这种方式包括在中性鞘磷脂酶（neutral sphingomyelinases，nsMase）存在的情况下将鞘磷脂水解为神经酰胺，它们是磷脂膜上的脂筏微结构域[39,40]。③富含四次跨膜蛋白的微结构域，不仅参与外泌体的生物生成，还参与蛋白质装载，与四次跨膜蛋白CD81一起，在外泌体内部受体成分的分选中发挥重要作用[40]。

其他作者介绍了另外一些有助于囊泡脱落的蛋白质，如细胞骨架分子（肌动蛋白和微管）、肌球蛋白和动力蛋白，以及GTP酶ARF6及其效应蛋白磷脂酶D2（PKD2）。并且还鉴定出热休克同源蛋白70（heat shock cognate protein 70，HSC70）伴侣、热休克蛋白90B（heat shock protein 90B，HSP90B）、小GTP酶Ral、溶酶体和晚期内体膜上经脂多糖诱导的TNF因子，以及与Ras相关的GTP酶。RAB蛋白是单体GTP酶的一个亚家族（RAB27A、RAB27B、RAB11、RAB35、RAB7），这个大群体能够利用GTP酶活性介导囊泡出芽、对接以及膜融合。最后，液泡蛋白分选相关蛋白33b、Syntenin-1、Syndecan-1、可溶性N-乙基马来酰亚胺敏感因子附着蛋白受体（SNARE）、脂联素/T-钙黏蛋白信号，以及各种生理化学因素都被发现能够影响囊泡的释放[22, 28, 39, 41, 42]。

外泌体的内含物反映了其供体细胞正在加工的分子，并可能包含细胞特异性蛋白标志物。有趣的是，这些蛋白质在生理和病理层面上也与周围环境存在相互作用。从它们的生物生成来看，外泌体携带了热休克蛋白、ESCRT蛋白及ALIX和TSG101，还有脂筏。在外泌体中还发现了整合素和其他黏附因子，如ICAM和淋巴细胞功能相关抗原1（LFA-1）整合素，以及主要组织相容性复合物（major histocompatibility complex，MHC）Ⅰ类和Ⅱ类，说明外泌体是直接从质膜生成的。此外，根据其细胞来源，特定的跨膜蛋白被整合到表面，反映了它们作为生物标志物的功能，有望在体液中成为其亲本细胞替代物[42, 43]。这些标志物还可能会成为癌症治疗靶点。例如，阻断RAB27A可以抑制肿瘤的生长[44]。

4.3 分离方法

在实践中，有几种EV分离方法得到了广泛应用：超速离心（UC）、密度梯度离心（density gradient centrifugation，DGC）、基于尺寸/免疫亲和/微流控技术、共沉淀，以及多种方法的组合，如双模式色谱（dual-mode chromatography，DMC）。新方法往往更加特异和精细[45]。然而，这些方法严谨性的提升是有代价的：免疫亲和法的产量会低于传统方法[46-48]。分离是基于外泌体的理化或生化特性来实现的，包括它们的大小、密度或标志物[46]。然而，缺乏标准化的方法给外泌体浓度、大小甚至内含物引入了变量。例如，根据使用方法的不同，miRNA表达谱可能会有所改变[49, 50]。脂蛋白、白蛋白、免疫球蛋白和基质金属蛋白酶之类的共分离物出现在外泌体成分中的情况也很常见[49, 51, 52]。为应对这些挑战，国际细胞外囊泡协会（ISEV）定义了鉴别EV生物标志物的要求，这是对方法进行标准化的途径[20]。

4.3.1 超速离心

差速离心采用连续高速离心（>100 000g）的方法，根据大小、密度和形状将EV沉降下来，尺寸和密度较大的颗粒会首先沉降[52]。由于具有较大的高速处理样本能力，这是目前使用最为广泛的方法。但它同样存在几个缺点，如特异性欠佳、杂质与EV的共分离，且重复性低[45, 47, 49]。此外，该方法可能会损坏EV（变大或裂解），从而导致尺寸分布异常及RNA得率下降[41, 51]。

4.3.2 密度梯度离心

密度梯度离心使用碘克沙醇和蔗糖柱，采用这种方法时颗粒的沉降取决于其大小和密度。柱子有预设好的密度梯度，其中囊泡会聚集在1.1～1.2g/mL的密度范围内，而颗粒只能在启动超速离心后才能通过。这种方法的缺点是EV的回收率偏低[46,53]。有两种类型的DGC提高了囊泡的纯度和质量：速率分区离心或等密度离心，这需要额外的时间和工作[46,48]。DGC是具有高度选择性的操作，能够很好地将外泌体与杂质分开并验证生物标志物，但是这种方法并不能分离脂蛋白，因此可以与其他技术进行组合，如双模式色谱（DMC）相关技术[54]。

4.3.3　基于尺寸的分离技术

超滤是根据分子量，使用滤膜对分子进行过滤。大于截留分子量（cut-off molecular weight，MWCO）的颗粒无法通过，而其余的（如EV）则能够漏过。尽管超滤比传统方法耗时更少，但可能存在膜堵塞、颗粒变形和EV破裂的问题[47,48]。外泌体分离试剂盒（ExoMir Kit）和连续过滤遵循相同的原理，但通过使用2个或3个MWCO逐级降低的滤器能够避免堵塞和一些污染物。连续过滤是一种自动化的方法，可以在一天内处理高达150mL的样品[48]。静压过滤透析法（hydrostatic filtration dialysis，HFD）类似于超滤，区别是使用流体静力压推动样品通过1000kDa的膜，通常在UC前使用[55]。

尺寸排阻色谱法（size-exclusion chromatography，SEC）的功能类似蛋白质纯化柱，较小的颗粒通过不同的多孔介质的运行路径更长。通常，UC提供了一种样品纯化的方法，因为它可以有效去除介质中大量的污染成分[56,57]。其缺点主要在于时间，iZON-qEV EV正是为了克服这类缺点而开发出来的分离试剂盒，它使用简单，可以在15分钟内精准处理高达10mL的样品[46,58]。Exospin是另一种可供选择的市售产品，它结合了SEC和沉淀法[49]。SEC可以与荧光检测（SEC-FD）配对，允许通过测量成分的荧光强度来定量EV浓度[59]。

非对称流场流分离（asymmetric flow field flow fractionation，AF4）旨在通过两个垂直流路——前向层流通路和可变横向流通路，从而根据颗粒的大小、密度和流体动力学特性实现囊泡的分离。AF4能够识别外泌颗粒（exomere）以及不同大小的EV[60]。

双模式色谱（DMC）柱是由Van Deun等完成的新型设计。这个分离柱使用了SEC和阳离子交换层，能够利用电荷和大小，实现人血浆中脂蛋白与EV的有效分离。这种柱子能够分离得到高纯度的样品，为后续的分析和成像提供了便利。有利的是设备操作简单，处理每个样品仅需要15分钟[54]。

4.3.4　免疫亲和捕获

这类技术是基于抗体-抗原的识别来实现EV的捕获。例如，采用包被在特定物体［包括ELISA板、磁珠（磁珠免疫沉淀）、树脂和微流体装置］表面的抗体，用于靶向如CD9、CD63或CD81等四次跨膜蛋白[45]。通过该方法可以收集表达特异性标志物的EV亚群，这对于处理异质性高的样本而言具有优势，但它总是依赖找到有效抗体并靶向表面抗原[47]。由于体液的复杂性和污染物，其他分离方法最好能够与这些技术联合使用。目前已有几种可供选择的商业化方案，其中包括用于夹心ELISA的ExoTEST[61]。该方法的主要优点包括能够处理大体积样本、速度快，以及可通过磁力实现简单的样本操作；此外，相比已提到的其他方法，它们能够更好地保护蛋白质[55]。

4.3.5 共沉淀

这类方法是将样本与聚合物结合。例如，聚乙二醇（polyethylene glycol，PEG）能够吸收水分，从而将EV从溶液中分离并形成沉淀。相比之下，凝集素（lectin）能够诱导凝集。凝集素蛋白（如伴刀豆球蛋白A或植物血凝素）与EV表面碳水化合物的特异性结合会通过改变EV的溶解度来促使其沉淀。聚乙二醇沉淀法和凝集素沉淀法这两种方法都可以通过离心进行后续沉淀和分析。凝集素方法甚至可以在凝集之前进行UC从而去除某些潜在的污染物。这两种方法使用起来都非常简单、快捷，而且可以处理大体积样本[49,55,62]。目前，已有像ExoQuick和Total Exosome Isolation Kit这样的商用化试剂盒可供使用[9,63]。

4.3.6 微流控

微流控策略是基于尺寸、免疫亲和力，以及流体动力学差异来分离EV的方法。它们提供了极具吸引力的集成化平台，能够在一个设备中完成EV的分离、富集、检测和分析。采用这种方式，即使是在处理体积小、EV浓度低的样本时，也能够克服前处理和高通量场景的复杂性，并给出卓越的结果[45,64]。微流控过滤法（microfluidic filtering method，MFF）用到了一个1μm孔径的滤膜以及附在其下方的毛细管层，能够在不到10分钟的时间内从300μL未经处理的血液样本中分离EV[65]。纳米尺度横向位移（nano-scale lateral displacement，DLD）阵列是另一种类型的MFF，它使用锯齿状模式，能够在高压下根据尺寸分离EV[66]。在声学纳米过滤装置中，颗粒受到声波辐射，较大的颗粒倾向于更快地迁移到压力节点。该方法最有利的特征之一，是有机会通过改变波长将阈值点调控为任意尺寸。同时它还提供了一种快速、简便的样本处理方式，即使样本体积低至50μL[67]。免疫微流控分离方法遵循和ELISA相似的原理，它将抗体固定在流体芯片内部，但相比之下样本体积更小（10～100μL）并且处理时间也更短[48]。Exochip和ExoSearch Chip是商业化的产品，分别用到了带有CD63抗体的芯片和包被有其他特定抗体的微球[68,69]。

4.4 EV分析平台

图4-3展示的是一个EV分析流程的决策树，覆盖了从物理特性到EV内含物（蛋白质、核酸和脂类）的检测。蛋白质组学、代谢组学和基因组学方法是全局性的分析技术，使我们能够识别疾病特异生物标志物。代表性的分析方法总结如下。

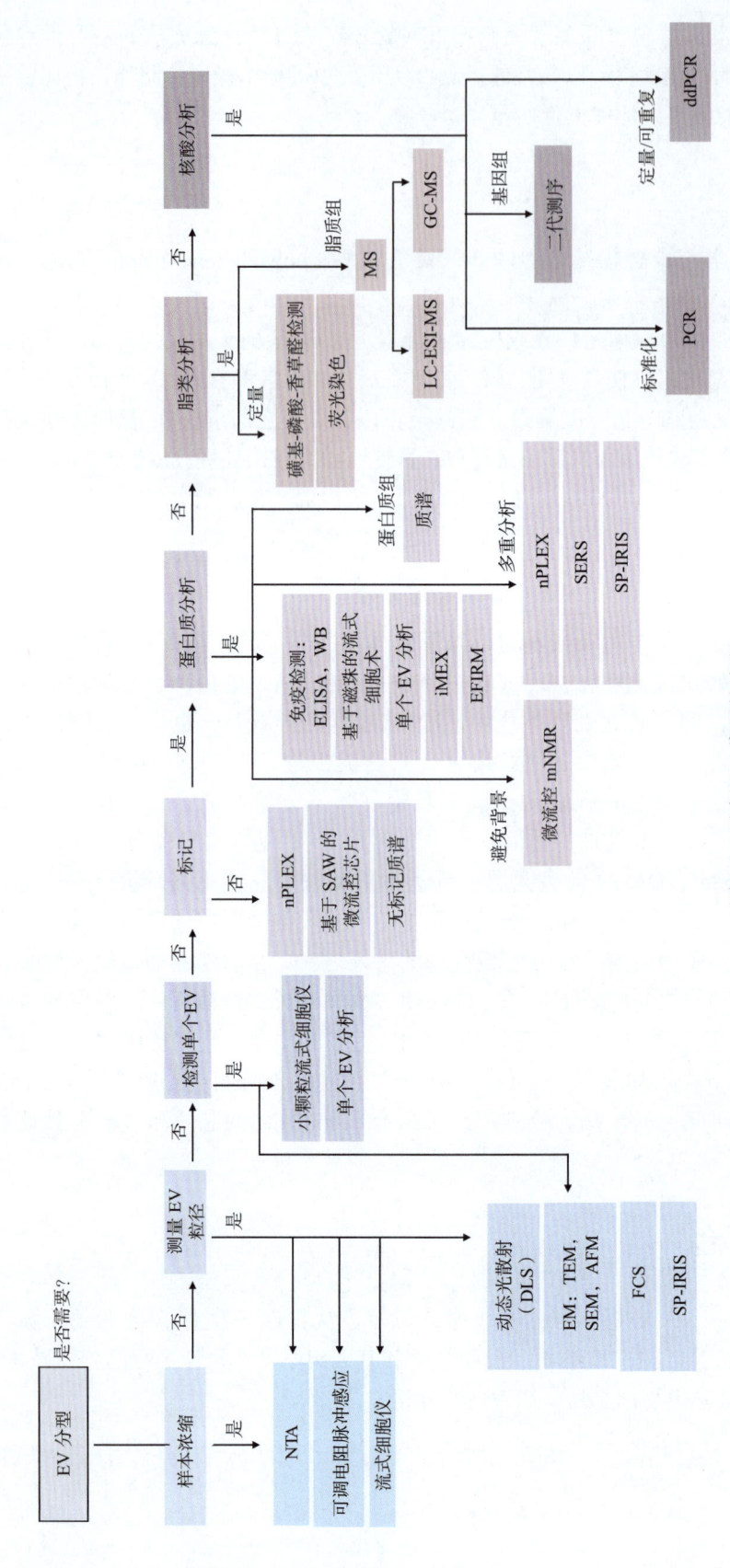

图 4-3 选择 EV 分型的流程

NTA（nanoparticle tracking analysis），纳米颗粒追踪分析；EM（electron microscope），电子显微镜；TEM（transmission electron microscope），透射电子显微镜；SEM（scanning electron microscope），扫描电子显微镜；AFM（atomic force microscopy），原子力显微镜；FCS（fluorescence correlation spectroscopy），荧光相关光谱；SP-IRIS（single particle-interferometric reflectance imaging sensor），单粒子干涉反射成像传感器；nPLEX（nano-plasmonic exosome assay），纳米等离子体外泌体检测；SAW（surface acoustic wave microfluidics），声表面波微流控；mNMR（micronuclear magnetic resonance），微核磁共振；SERS（surface-enhanced Raman spectroscopy），表面增强拉曼光谱；LC-ESI-MS（liquid chromatography-electrospray ionization-mass spectrometry），液相色谱-电喷雾电离-质谱法；ddPCR（droplet digital polymerase chain reaction），微滴数字 PCR

4.4.1 物理分型

纳米颗粒追踪分析（nanoparticle tracking analysis，NTA）通过光散射测量颗粒的布朗运动。颗粒的运动轨迹被摄像机记录下来，然后进行分析以估算粒子的大小和浓度。NTA提供了能够高效测量异质样本的选择[46,70]。动态光散射（dynamic light scattering，DLS）是一种采用了类似技术的实用方法，但更特别的是，它测量了整个检测体系中散射光的强度波动。因为散射光的强度与粒子大小的六次方成正比，这可能使得结果偏大，导致难以精确检测EV的大小[71,72]。

利用电子显微镜（electron microscopy，EM），不仅可以分析囊泡的大小，还可以分析其形态[73]。透射电子显微镜（transmission electron microscopy，TEM）对薄样本（小于1nm的囊泡）具有非常高的空间分辨率，并且可以检测免疫金纳米颗粒和（或）与重金属（四氧化锇、铀酸盐）连接以获得更高的对比度[74,75]。传统的电子显微镜使用固定的样本，这使得囊泡因脱水呈现出杯状形态。使用冷冻透射电镜（cryo-EM）可以解决这种形态扭曲的问题，因为使用的是冷冻样本，观测到的囊泡呈圆形[41,57]。最后，原子力显微镜（atomic force microscopy，AFM）使用机械悬臂代替电子束，能够显示出囊泡的表面形貌，并且有趣的是，它还能够反映囊泡的刚度和黏附特征[76]。AFM还能够测定流入悬臂纳米通道的EV的质量[77]。

在可调电阻式脉冲传感（tunable resistive pulse sensing，TRPS）中，两个流体腔室由一个带有纳米孔的聚氨酯膜隔开。一个腔室含有EV样本，另一个室含有无颗粒的电解质。施加一个电位通过腔室后，EV可以从一侧穿越到另一侧，这将使孔洞短暂堵塞，并导致电阻出现脉冲式波峰。这种脉冲与颗粒大小之间存在关联，长时间持续脉冲测量甚至与它们的浓度有关[78]。

4.4.2 蛋白质检测

传统的免疫分析方法，即酶联免疫吸附试验（ELISA）和蛋白质印迹法（WB），仍然被广泛用于EV的蛋白质检测。在ELISA检测中，EV被抗体捕获，然后再用抗体探针对其进行标记从而实现目的蛋白的检测。在WB实验中，需要先用裂解液处理样本。经过变性和蛋白酶处理后，使用SDS-聚丙烯酰胺凝胶电泳（SDS-PAGE）对裂解产物进行分离，随后转移至常规的硝酸纤维素膜或聚偏二氟乙烯（PVDF）膜上。蛋白质的检测可以通过一抗和二抗的免疫染色来实现。ELISA和WB都需要较长时间来完成，因此它们通常用于确认步骤[46,69]。

质谱（mass spectrometry，MS）是蛋白质组学分析的关键方法。它从样本的酶解和肽段分离开始，然后将分子转化为气相离子。粒子通过质谱分析仪，根据质荷比实现其分离。峰的高度与样本中相应组分的丰度存在关联，能够分析大样本中的多个肽段。MS可以用于通过整体蛋白质组学尽可能多地鉴定蛋白质，或者通过靶向蛋白质组学分析样本中选定的蛋白质[79]。

流式细胞术（flow cytometry，FC）最初是为单细胞分析而开发的，经过改造如今已经能用于EV检测。样本在流体腔室内被聚集，并受到多种激光照射。使用单光子探测仪检测散射光[71]。虽然该方法在分析细胞时非常高效，用于EV分析却存在几个缺点。例如，EV的折射率很低，这限制了可测量EV的最小尺寸。当多个EV发生聚集并同时通过检测区域时，可能被当作一个颗粒统计从而造成判读错误，这被称为"群聚效应"（the swarm effect）。此外，上机前的固定和脱水步骤可能会改变EV的形态，导致检测结果不准确[71]。通过调整检测系统，流式细胞仪也有了一些针对性的改进。例如，小颗粒流式细胞术（small particle flow cytometry，SPFC），已经显著提高了对EV散射光和荧光信号的响应，即使粒径低至100nm也可检测[80]。此外，成像流式细胞术也可以检测EV，并有机会在分析后进行识别和降噪[81]。

纳米等离子体外泌体（nanoplasmonic exosome sensor，nPLEX）传感器提供了一种高度灵敏的免标记的EV检测（图4-4A）。该传感器是基于表面等离子共振（surface plasmon resonance，SPR），使用了带有周期性分布纳米孔的传感芯片。芯片引导的光反射到传感器表面并到达检测屏幕。光被芯片内的电子吸收，使其产生共振，可以称之为表面等离子体；这使得反射到传感器的光强度发生变化，进一步传递有关表面的信息。通过在芯片中添加固定化的抗体，就可以通过检测捕获过程来研究EV的相互作用，并且光学测量结果也可以指示颗粒的大小和组成。nPLEX传感器能够对颗粒的蛋白质含量进行实时评估，可以做定性甚至是定量分析，更令人惊讶的是，可以对不同蛋白质进行并行扫描[82]。

Yoshioka等开发了一种基于液相的EV发光检测技术，即ExoScreen（图4-4B）。类似于ELISA，这种检测需要两种免疫微球：①供体微球，在680nm处激发以释放单线态氧；②受体微球，能够被释放的单线态氧激发并在615nm处发光，但只有当受体微球与供体微球的距离在200nm以内时才会被激发。供体微球和受体微球同时结合在一个外泌体上时可以产生信号[14]。

集成磁性-电化学外泌体（integrated magnetic-electrochemical exosome，iMEX）传感器是最新研发的EV电化学分析技术之一（图4-4C）。与其他方法相比，它具有较低的检测限，能够对低浓度甚至微量样本中的EV进行分型。iMEX的优势在于能够在单一仪器中同时分离和检测EV。使用覆盖有EV抗原特异性抗体的磁珠实现分离，然后进行酶促放大，通过电化学传感器识别EV的组成[83]。

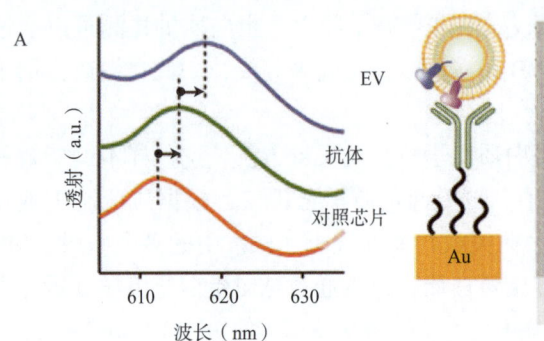

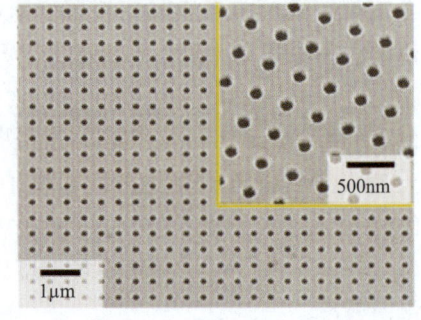

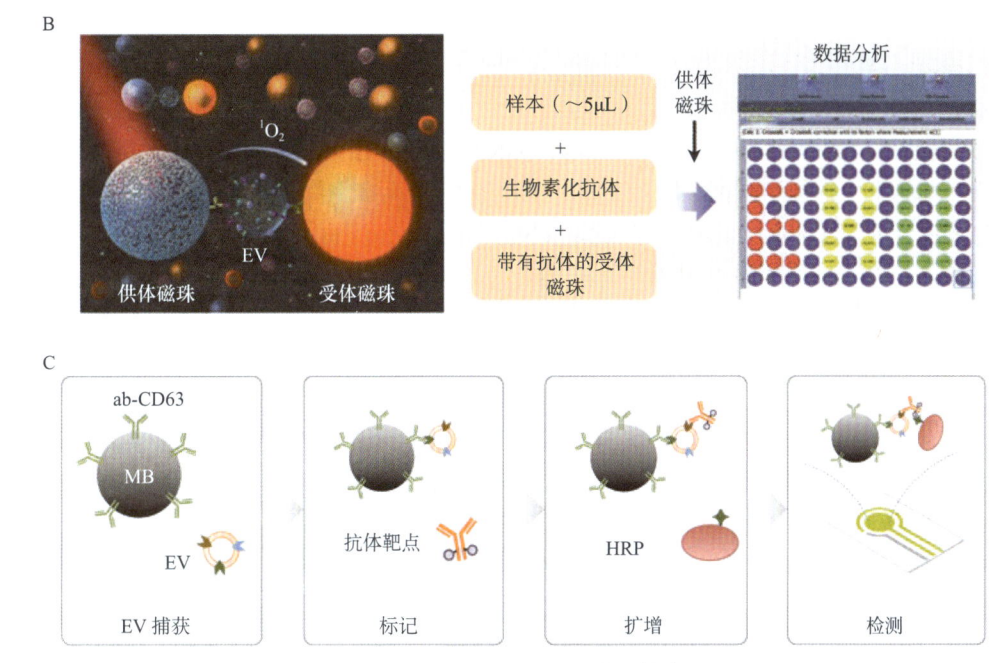

第 4 章　细胞外囊泡在生物医学中的转化机遇

图 4-4　新兴的 EV 蛋白分析技术

A. 纳米等离子体外泌体（nPLEX）传感器。该设备使用表面等离子共振，传感器芯片上具有周期性的纳米孔，每个孔之间的距离为 450nm。图形上显示了抗体附着在表面，以及传感器如何测量特定 EV 与抗体结合时的透射变化。B. ExoScreen 是一种使用受体（AB）和供体（DB）免疫微球的检测方法。CD9 抗体结合到受体上，生物素化的目的抗体通过链霉亲和素标记到供体上。在与两者都具有亲和力的 EV 存在的情况下，供体微球在 680nm 处被激发以释放单线态氧，受体微球被释放的单线态氧激发，在 615nm 处发出光。供体的发射仅在受体与供体微球距离 200nm 以内时发生，这与外泌体的最大直径相匹配，这使其在数据分析后能够检测到双阳性 EV。C. 集成磁性-电化学外泌体（iMEX）传感器是一种易于操作的设备，能够一次性处理 8 个样本。EV 黏附在覆盖有 CD63 抗体的磁珠上，然后与生物素化的目的抗体结合。与 HRP 酶反应后，进行电化学检测［经许可转载自参考文献[82]，版权归自然出版集团所有（2014）；经许可转载自参考文献[14]，版权归自然出版集团所有（2014）；经许可转载（改编）自 Jeon 等[83]，版权归美国化学学会所有（2016）］

电场诱导释放与测量（electric field-induced release and measurement，EFIRM）是一种电化学传感技术，可以量化 EV 的内含物，包括蛋白质和 RNA。这种方法使用带有 CD63 抗体的微球从不同的生物体液中将 EV 沉淀下来。随后，使用低电压的周期性方波破坏囊泡的膜结构，并对释放出的内含物做进一步分析。它们的 RNA 和（或）蛋白质与 DNA 引物或抗体杂交，固定在电极表面上之后进行定量检测。有趣的是，使用这种方法可以检测不同的生物体液，如唾液，并且能够同时检测 RNA 和蛋白质[84]。

4.4.3　EV 核酸检测

Valadi 等[85]和 Skog 等[88]开创了细胞外 RNA 生物学这一领域，发现 EV 在其腔内含有核酸。外泌体包含编码 mRNA 及非编码 miRNA、lncRNA、snRNA、SRP RNA、snoRNA、tRNA、PASRs、TSSs-RNA、PROMPTs、lincRNA 和 T-UCRs[25, 86]。在 EV 内还发现了其他核酸物质，如 DNA、假基因和转座子[87]。越来越多的证据推动了 EV 核酸的研究，以解释肿瘤细胞相互间的生理学作用[88-90]。

传统的PCR能够处理低含量样本的已知序列。对于未知核酸的高通量分析，可以使用二代测序（NGS）[74]，因为它可以同时处理上百万个DNA分子，并捕获外泌体内广谱突变。其他新技术，如ddPCR，为处理EV的微量核酸进行了相应调整。分离得到的EV样本被分配到许多个滴液中，每个滴液经PCR扩增后对目的序列进行绝对定量分析[91]。ddPCR具有高度可重复性和精准的优势，方便开展实验室之间的比较[92]。它已被用于中枢神经系统多形性胶质母细胞瘤（CNS-glioblastoma multiform）血样中的突变检测[93]，以及尿液样本中的EV miRNA检测和结肠癌突变检测[94, 95]。

4.4.4 EV脂质检测

EV的脂质双层含有不同的成分，这取决于释放它们的细胞系。这些成分可以反映其生理或病理状态，以及它们的生物生成、在生物液体中的稳定性，甚至是细胞释放和摄取的机制。例如，我们可以分析它们在胆固醇、神经酰胺、糖鞘脂、磷脂酰甘油、磷脂酰肌醇、磷脂酰丝氨酸和磷脂酰胆碱等含量上差异，EV脂质组的变化可以用来反映不同治疗的效果。脂质总量可以通过硫酸香草醛比色法进行测定，其中脂质混合物会产生玫瑰色，也可以通过在磷脂双层中加入荧光染料［如二烷基碳青（DiR）］来进行检测[96, 97]。

通过MS可以完成对脂质组的高通量分析，并提供定量结果。MS遵循着分子电离、离子选择和分离的分析流程，具体结果取决于所用的仪器，每种仪器的结果会有不同的质量精度和分辨率。电离的类型取决于正在分析的分子；可以通过气相色谱-质谱（GC-MS）中的电子撞击（electron impact，EI）、液相色谱-电喷雾电离-质谱（liquid chromatography-electrospray ionization-mass spectrometry，LC-MS/MS）中的电喷雾电离、大气压化学电离（atmospheric pressure chemical ionization，APCI）和基质辅助激光解吸电离（matrix-assisted laser desorption ionization，MALDI）来实现。此外，为了获得更高分辨率，可以增加飞行时间分析器（time-of-flight analyzer，TOF）、傅里叶变换离子回旋共振或离子陷阱。GC-MS因其高敏感性而被认为是金标准，而LC-MS可以在实验前进行衍生化，以实现对低含量化合物的定量，如硫醇[97, 98]。

然而，脂质种类可能在膜中呈非对称分布，意味着内层和外层可能会有所不同。实现纯化和标准化分离的方法至关重要，因为这可能会带来很大的差异。此外，当分析来自患者样本的EV时，脂蛋白可能会干扰分析结果，使用DMC柱纯化EV可能是一种很好的选择[98, 99]。

4.5 EV作为癌症生物标志物

通过促进血管生成、转移前生态位形成、迁移和侵袭、免疫反应逃逸和调节以及药物抗性形成，EV与促进癌症发展并协助细胞适应新环境的多个过程有关。EV的标志物，如CD9和CD82，已被发现通过输出与肿瘤发生有关的β-连环蛋白（β-catenin）来调节Wnt信号通路[100]。CD9还通过招募金属蛋白酶（metalloproteinase）促进细胞迁移和侵袭[36]。

EV生物标志物可以反映特定肿瘤的进展和预后。在测量恶性疾病或肿瘤负担的情况下，EV数量可能提供有用信息。例如，通过测量EV标志物获得的EV净数量，在癌症患者中比对照组有所增加[12]，这在乳腺癌[101]和卵巢癌[102]中有所体现，并且可能用于测量治疗后的复发[101,103]。EV的分子分型可能有更大的用处（图4-5）。例如，来自Ⅰ期乳腺癌患者的外泌体携带发育性内皮定位-1蛋白（developmental endothelial locus-1 protein, Del-1），这种变异在对照组中未被发现[104]。通过对外泌体表型分析，可能发现：①诊断疾病的新型标志物；②疾病残留，可以提示复发；③肿瘤的详细特征[105]，并允许研究人员即使在转移的情况下开发个体化疗法，或者诊断细胞群体的异质性。我们特别强调在以下特定癌症类型中使用EV。

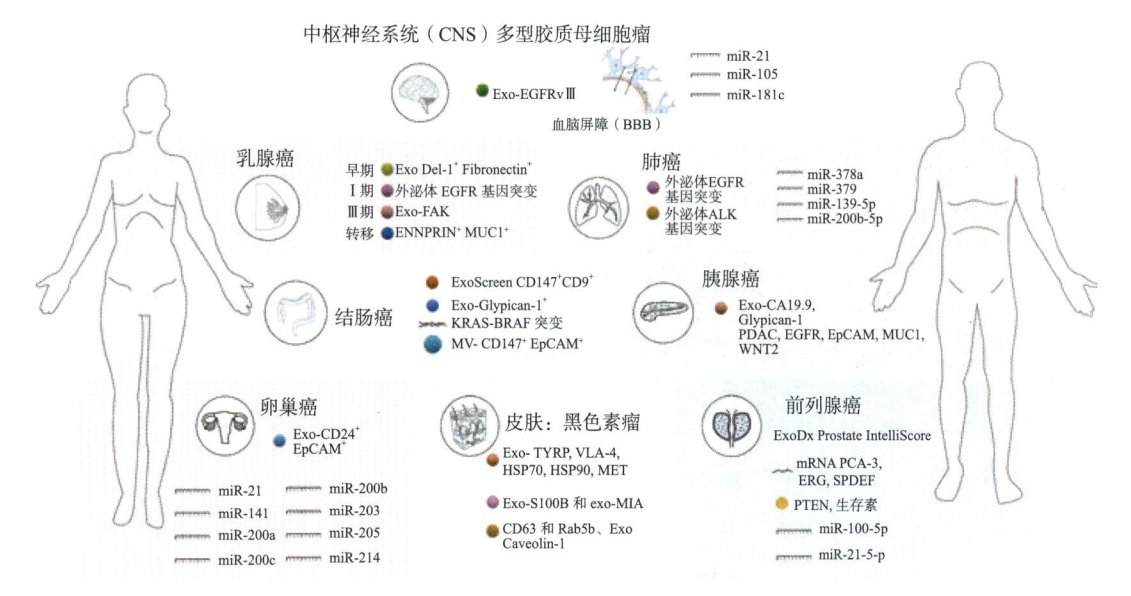

图4-5 图中展示了在不同癌症类型中表达的细胞外囊泡（EV）生物标志物，这些生物标志物既可以在它们的膜上表达，也可以作为其内含物的一部分

4.5.1 中枢神经系统（CNS）肿瘤

胶质母细胞瘤（glioblastoma multiforme，GBM）是治疗难度最大的肿瘤之一，因为GBM患者存活率低、症状进展迅速，具有复杂/异质的生物学特征且难以获得能够反映其特征的活检组织[106]。GBM是一种有着诸多亚型的高级别肿瘤，其经典亚型富含表皮生长因子受体（EGFR）扩增[107]。EGFR基因上携带有许多突变，其中最常见的突变是缺失，如具有致癌性的EGFRvⅡ（外显子14～15的缺失）和EGFRvⅢ（外显子2～7的缺失），这些缺失使EGFR保持其活性构象[107]。检测GBM的金标准是进行活检，这对患者来说风险很高。此外，通过影像学和反复活检进行随访为患者增加了额外风险。

考虑到血脑屏障（brain-blood barrier，BBB）的存在，我们很容易认为不会在血液中看到任何CNS疾病生物标志物的表达。然而，许多研究得出结论，EV可以双向穿越BBB，发挥神经保护和调节再生过程等不同功能[36]。在BBB通透性升高时，CNS来源的

EV被发现存在于血液，甚至在眼泪中[36]。此外，脑转移模型明确表明，癌细胞产生的EV能够通过不同机制影响BBB。例如，EV可以转移miR-105，它能够靶向大脑微血管内皮细胞中的紧密连接蛋白ZO-1，导致细胞间黏附丢失[108]。EV还可以递送miR-181c，它能够下调PDPK1基因，扰乱肌动蛋白细胞骨架，并破坏大脑微血管内皮细胞中的紧密连接[108]。这两种机制都可能导致以CNS为目标的转移扩散。

  Skog及其同事展示了从胶质母细胞瘤患者血清中获得的携带EGFRvⅢ突变转录本mRNA的EV（图4-6A～D）。该论文报道，与对照组相比，EV中miRNA-21的表达水平上升，与其祖细胞相似的血管生成蛋白水平也升高，这些蛋白能够改变周围细胞的特征[88]。几乎80%的Ⅱ级和Ⅲ级星形细胞瘤、少突胶质细胞瘤和继发性GBM被发现携带有异柠檬酸脱氢酶1/2（IDH1/2）突变，其RNA转录本被发现存在于GBM患者脑脊液里表达IDH1的EV中[93]。

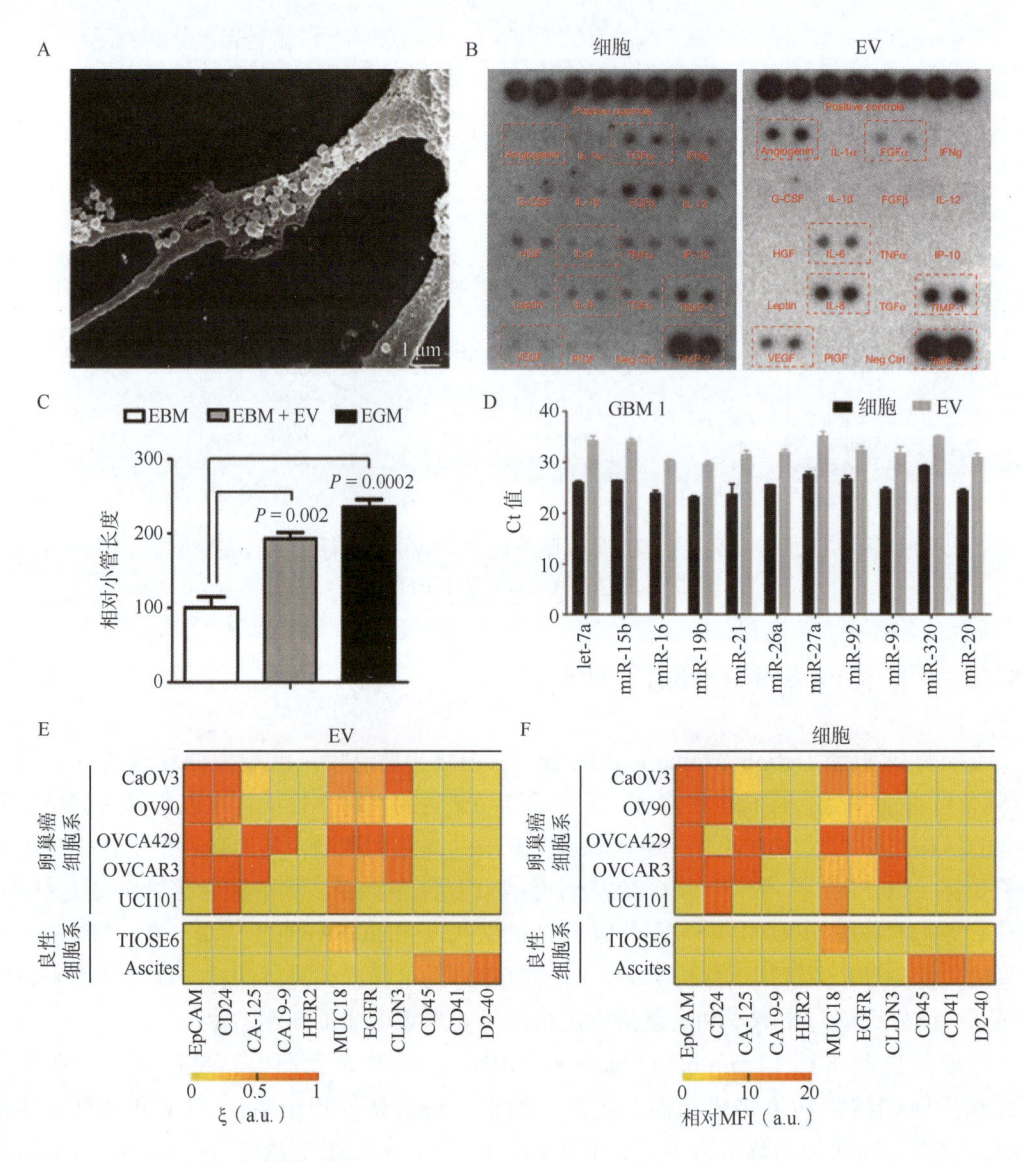

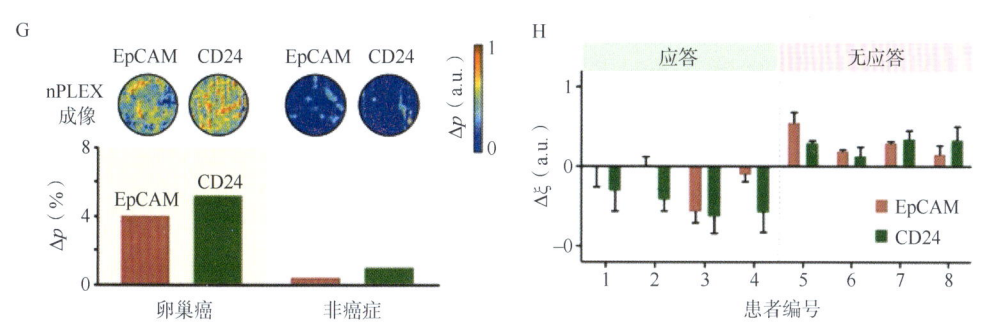

图 4-6 EV 作为肿瘤标志物在临床转化研究中的代表性进展

A. 胶质母细胞瘤（GBM）细胞释放的微囊泡（MV）含有肿瘤特异性 mRNA 和 miRNA，这些可能是潜在的生物标志物。微囊泡中的核酸物质可以保留功能，甚至能够改变细胞行为。表面携带有微囊泡的胶质母细胞的扫描电镜图像。B. 来自 GBM 细胞的微囊泡表达与其来源细胞相似的血管生成蛋白。C. 当与 HBMVEC 细胞共培养时，与单独的培养基（EBM）和添加了血管生成因子的培养基（EGM）相比，可以显著改变小管长度。D. 经 RT-PCR 对成熟 miRNA 进行定量分析，发现一位 GBM 患者的 miRNA-21 表达水平有所增加。E. 卵巢癌（OvCA）的 EV 蛋白谱可以用于诊断。nPLEX 传感器通过等离子共振测量蛋白质-EV 谱，比较了恶性细胞系与良性细胞系，显示出只在癌细胞系中表达的关键标志物（EpCAM、CD24、CA-125、CA19-9、HER2、MUC18、EGFR、CLDN3）。F. 通过流式细胞术测量其亲体细胞对应的标志物。G. 通过 nPLEX 对卵巢癌患者腹水中的 EV 进行分型，与非癌症患者的 EpCAM 和 CD24 蛋白标志物相比时显示出了较高的信号。H. 有趣的是，在接受化疗后对治疗有反应的患者中，标志物随时间变化；数据以平均值（mean）±标准差（s.d.）表示，单位为 a.u.（arbitrary unit）[经参考文献[88]许可转载，版权归自然出版集团所有（2008）；经参考文献[82]许可转载，版权归自然出版集团所有（2014）]

4.5.2 卵巢癌

早期卵巢癌通常表现为无症状，直到它侵入邻近结构或影响附近器官的功能。除了腹部增大以外，缺乏症状导致确诊延迟，有症状的患者通常在确诊时已经发生转移，导致预后不佳[109,110]。由于敏感性和特异性不佳，肿瘤标志物不能单独用于诊断[110,111]。高级别恶性肿瘤是一种侵袭性强的分型，通常情况下，表面标志物 CD24 和 EpCAM 与不良预后有关[112]。

在卵巢癌患者的腹水中发现过表达 EpCAM 和 CD24 的 EV，这些蛋白质的水平与预后和治疗应答相关（图 4-6E～H）[82]。在诊断为卵巢癌的患者的腹水和血液中，也发现了含有 L1 细胞黏附分子（L1 cell adhesion molecule，L1CAM）、CD24 和细胞外基质金属蛋白酶诱导因子的 EV 增加[113]。此外，在不同阶段卵巢癌患者的 EV 中明确发现了 miR-21、miR-141、miR-200a、miR-200c、miR-200b、miR-203、miR-205 和 miR-214[102]。

4.5.3 胰腺癌（PC）

胰腺癌的预后不佳，因为其生长速度快，通常出现即晚期，以及在出现时没有特异性症状[114]。通常在确诊时的治疗是姑息性的，而且目前没有任何筛查方法[115]。肿瘤标志物，如糖类抗原 19-9（carbohydrate antigen 19-9，CA19-9）和癌胚抗原（carcinoembriogenic antigen，CEA），是非特异性的，主要用于随访[116]。EV 糖蛋白-1（glypican-1，GPC1）被发现是比 CA19-9 具有更高敏感性的胰腺癌生物标志物，并且可以在 EV 中检测到。与健康对照组相比，EV-GPC1 在原位癌和Ⅰ～Ⅳ期胰腺癌中升高，具有 100% 的敏感性和特异性[90]。很方便的一点是，PC的生物标志物也可以在唾液中检测到，与健康对照相比，EV的miRNA表达谱（miR-1246、miR-4644）与胰胆管癌相关[117]。Yang及其同事还建立了PC的EV标志物图谱，即EGFR、EpCAM、MUC1、GPC1和WNT2，可用于区分胰腺导管腺癌与其他胰腺疾病，具有86%的敏感性和81%的特异性[118]。

4.5.4 结直肠癌（CRC）

结直肠癌可以发生在遗传因素影响显著的生命早期，或者更常见的是，通过腺瘤-癌演变顺序在多年内缓慢发展。Ⅳ期CRC患者的5年生存率几乎为10%，这使得筛查成为早期发现和有效治疗的重要因素[119]。

CEA和CA19-9是CRC患者随访中最常用的生物标志物。然而，CEA的敏感性为30.7%，CA19-9的敏感性仅为16%，因此它们常常无法发挥作用[120]。诊断是在切除后进行的，使用肿瘤组织DNA的一些基因突变，如*BRAF*和*KRAS*。相比之下，ExoScreen中使用的CD147和CD9双阳性EV，即使针对早期结直肠癌患者，亦能实现疾病诊断[14]。在结直肠癌患者的血清中发现了含有磷脂酰肌醇聚糖-1（glypican-1，PC1）的EV，并且其含量在手术后减少[121]，另外还有KRAS和BRAF，其诊断特异性均为100%，敏感性分别为73.7%和75%，表明这些标志物可能有助于患者的诊断和随访[122]。最后，与健康对照组相比，已在CRC中鉴定出特定的EV miRNA谱（miR-1229、miR-1224-5p、miR-223、let-7a、miR-150和miR-21），这些标志物的水平在肿瘤切除后降低。几乎所有这些标志物的敏感性都高于标准诊断方法，为检测提供了另一个有前景的机会[123]。

4.5.5 肺癌

2018年，估计有209万肺癌新发病例和176万肺癌死亡病例[124]，其中非小细胞肺癌（non-small cell lung cancer，NSCLC）占比最高（85%）[125]。肿瘤类的多数肺部活检都是为了对影像学检测到的肿块进行确诊，因此早期检测和更简便的诊断方法至关重要[126]。与对照组相比，在NSCLC患者中发现了*EGFR*突变及间变性淋巴瘤激酶（anaplastic lymphoma kinase，ALK）重排[127]。

EV水平在NSCLC的诊断和预后方面已经显示出一定潜力。发现含有NY-ESO-1、PLAP、EGFR、ALIX和EpCAM的EV是NSCLC强有力的预后生物标志物[89]。2%~7%的NSCLC中会表现出*ALK*基因重排，而*EML4-ALK*易位是最常见且具有预测性的生物标志物。Exosome Diagnostics公司已开发出一种从血浆中分析EV RNA（exoRNA）以检测*EML4-ALK*融合的方法[128]。

与对照组相比，肺腺癌患者可能表现出独特的EV miRNA，有些甚至能够以97.5%的敏感性和72%的特异性将肺癌患者和有吸烟史的健康人区分开来[129]。尿液EV也有望作为肺癌标志物，因为它们被发现携带富含亮氨酸的α-2-糖蛋白（leucine-rich α-2-glycoprotein，LRG），相比于正常对照，它们在NSCLC患者的EV蛋白质组中有更高的表达，且与NSCLC患者肿瘤组织中LRG的高表达相关[130]。

4.5.6 前列腺癌（ProCA）

前列腺特异性抗原（prostate-specific antigen，PSA）作为前列腺癌的生物标志物已经使用了三十多年。然而，目前PSA筛查越来越多地被认为是一种非特异的方法，会造成患者的过度诊断。这就需要更好的生物标志物，以减少过度诊断，同时减少组织活检和直肠指检的数量[131]。

Exosome Diagnostics公司的前列腺智能评分（Prostate IntelliScore）提供了一种基于EV的测试，可预测高级别（Gleason评分≥7）的前列腺癌。这是第一个商业化的EV检测。它能够检测尿液外泌体中的前列腺抗原3（PC antigen 3，PCA-3）、与ETS相关的基因（ETS-related gene，ERG）以及含有SAM点结构域的ETS转录因子（SAM pointed domain-containing ETS transcription factor，SPDEF）的mRNA水平[132]。该测试可用于区分低/高级别肿瘤和良性疾病，为识别疾病提供了更好的机会，并有可能减少对于疑似肿瘤所实施的活检数量[132]。与健康对照甚至是良性前列腺增生患者相比，生存素（survivin）也被明确证实存在于ProCA患者的EV中，对生存素的检测有助于减少假阳性病例的数量[133]。最后，EV miRNA（如miR-100-5p和miR-21-5p）的表达水平与前列腺癌的进展和转移相关，并且可能促进肿瘤发生[134]。

4.5.7 乳腺癌（BC）

乳腺癌是女性中最常见的恶性肿瘤。通常按照激素受体（雌激素/孕激素）和HER2的表达水平对其进行分类。根据受体表达主要分为三种亚型：激素受体阳性、HER2阳性和三阴性。采用筛查方法，多数患者在诊断时并没有发生转移，但之后会有显著的比例出现复发或对治疗产生耐药。因此，迫切需要明确复发的标志物[135]。

Moon等报道了在乳腺癌患者的EV中发现的两个适合患者诊断和随访的早期肿瘤标志物：Del-1和纤连蛋白（fibronectin）。与良性乳腺肿瘤或其他非癌症疾病相比，这两种标志物存在显著差异[104]。作为生物标志物，EGFR、HER2、生存素、CD24和EpCAM在乳腺癌EV中也可检测到[136]。在乳腺癌EV中也可检测到侵袭性和肿瘤进展的标志物，如细胞外基质金属蛋白酶诱导因子（extracellular matrix metalloproteinase inducer，EMMPRIN），它们可以在转移性乳腺癌患者中与肿瘤标志物MUC1（CA15-3）EV共定位[137]。其他分子，如病灶黏附激酶（focal adhesion kinase，FAK），在乳腺癌Ⅲ期患者EV中有更高的含量[138]。FAK是与细胞黏附、侵袭、生长因子信号转导分化、细胞周期进程、凋亡和生存相关的非受体酪氨酸激酶。在EV中也可以发现与化疗耐药相关的分子，如谷胱甘肽S-转移酶P（glutathione S-transferase P，GSTP1）[139]。更重要的是，乳腺癌EV的数量在患者完成新辅助化疗阶段后会发生变化，其数量的增加与不良预后相关[140]。

4.5.8 黑色素瘤

皮肤癌（特别是黑色素瘤）的侵袭性，主要取决于其快速转移的能力，因此在进行切除活检组织时，垂直生长、溃疡和距病灶边缘的距离都是必须考虑的重要因素。然而，有些情况下，即使是低分级的黑色素瘤也会发生转移，或者在切除多年后复发，为了检测预后，理想的情况是开发生物标志物，在确诊时即可对转移性或晚期疾病进行检测[141]。Peinado等鉴别出了一个由5种EV蛋白构成的"黑色素瘤标志谱"：TYRP、VLA-4、HSP70、HSP90异构体和MET[142]。同样，Alegre及其同事发现与健康对照组相比，携带S100B和MIA的EV与黑色素瘤的诊断相关，使它们成为预后标志物的良好选择[143]。使用ExoTEST，发现与健康患者相比，被诊断为黑色素瘤的患者表达看家蛋白CD63和Rab5b的EV中肿瘤相关标志物caveolin-1的表达量有所增加[61]。

4.6 展望

随着EV研究数量的迅速增长，使用正确的方法和术语成为普遍存在的问题。正因如此，在2018年ISEV发布了一份声明，提出了标准化指导意见（细胞外囊泡研究的最低信息标准2018，minimal information for studies of extracellular vesicles 2018-MISEV 2018）[20]。其中澄清了正确的命名法，EV收集和预处理的机制，以及分离和浓缩EV的适当方法。还解释了如何对它们的蛋白质和非蛋白质内含物进行定量和分型，包括单个囊泡分析。这个官方指南为随着时间演变而出现的一些混淆的术语和研究设计指明了方向[20]。然而，未来研究仍有机会，例如标准化的EV亚型分类方法及与不同类型的液体活检进行比较。

4.6.1 EV亚型分类

EV高度的异质性导致了更精细的亚型分类：外泌颗粒（exomere，小的无膜EV亚群）[144]、迁移体（migrasome）[145]、原癌小体（oncosome，仅来自癌细胞）[146]、微粒（microparticle）[147]、胞外体（ectosome）[148]、前列腺小体（前列腺来源的EV）[10]、乳脂球和酪蛋白胶粒[149]。相反，一些其他研究团队决定将所有膜来源的囊泡命名为EV或类外泌体（exosome-like），但未确定其实际特征，这是一种"一刀切"的方法。尽管这可能有助于简化它们的分类，但也有在分析相似的非EV颗粒时存在潜在风险[55]。血浆脂蛋白（plasma lipoprotein，LPP），特别是高密度脂蛋白（high-density lipoprotein，HDL）和极低密度脂蛋白（very-lowd ensity lipoprotein，VLDL），是很典型的容易被混淆的例子；LPP在大小和密度上与EV高度重叠，并且其数量在血液中显著多于EV[52]。经过深思熟虑后，为了能够分离出未被污染且可靠的EV，严格的分离和纯化策略随着时间的推移已经有所改进。研究发现，对EV的表型及其电荷性质进行分析和测量它们的大小、密度同样重要，这有助于对EV进行区分[54]。将我们所知道的众多分离方法标准化，以及在分离过于特异的类型和分离与EV定义不一致的颗粒之间找到平衡，仍然是一个挑战。

4.6.2 与其他循环标志物的比较

与循环肿瘤DNA（circulating tumor DNA，ctDNA）和循环肿瘤细胞（circulating tumor cell，CTC）相比，EV的临床转化受到了分离方法和稳定性不足的挑战。相反，在液体中发现的大量EV可以作为CTC的补充[150]。有许多临床试验旨在将CTC和EV共同作为前列腺癌、胰腺癌、肺癌和乳腺癌的生物标志物[151]。将CTC的细胞遗传学、基因组学、转录组学、药物筛选和蛋白质组学分析与EV表面和囊泡内蛋白质分型、遗传分析和RNA分析相结合，将会非常有趣[152]。我们可以利用EV数量多及其内含物稳定性高的优势，同时根据需要利用CTC的特异性。此外，还可以从其他液体活检选项中添加信息，如肿瘤驯化的血小板（tumor-educated platelet，TEP）、ctDNA和循环肿瘤RNA（circulating tumor RNA，ctRNA）[152]。总的来说，人们希望EV可以作为现有诊断的一个替代品，为我们提供一个不错的肿瘤循环组学的代表性样本。

（赵立波　邵昱璋　译）

扫码见第4章参考文献

第5章 癌症相关循环细胞外囊泡的捕获和浓缩

Jeongyun Kim, Jacob Rast, Hong-Zhang He, Si-Yang Zheng

摘 要 细胞外囊泡（EV）是体内几乎每一个细胞都会分泌的一类纳米级的膜结合小体，存在于几乎所有体液中。研究表明，EV中含有蛋白质、RNA、脂质和DNA等多种分子"货物"（cargo）。EV来源于其亲代细胞，并且这些分子"货物"在EV膜的特殊保护下可免受细胞外环境的影响，因此EV为癌症诊断提供了高质量的潜在分子生物标志物。然而，由于EV群体的异质性和EV膜上缺乏高度特异性的表面癌症标志物，从外周血高背景的健康来源EV中分离肿瘤来源EV（tumor-derived EV, tdEV）面临巨大挑战。在此章中讨论了从总EV群体中富集EV亚群的最新技术进展，重点介绍了用于癌症液体活检的tdEV的富集技术。

关键词 细胞外囊泡；外泌体；液体活检；免疫捕获；免疫磁珠；微流控；核酸适体

5.1 概述：EV及其富集技术

5.1.1 EV简介及其在癌症中的作用

EV这一专业术语指一类微纳米颗粒的物理性质，而非生物性质。EV有两个明确特征：脂质双分子层膜和纳米级直径。几种特征明确的生物颗粒（如外泌体、凋亡小体和微囊泡）是已知的EV亚型。然而，对这些颗粒的研究却受到共分离颗粒的干扰，这些颗粒在形态上相似但起源于另一种生物发生途径。鉴于明确分离已知生物发生途径的纳米级膜结合颗粒存在挑战，国际细胞外囊泡协会（ISEV）建议在使用常见分离方法研究此类颗粒时采用EV这一术语。通过传统方法进行的分离，如超速离心、尺寸排阻色谱或超滤等，均不能区分EV的生物发生途径。这促进了更复杂的EV捕获和亚群富集方法的研发。作为这些方法的一个分支，肿瘤特异性EV富集是该项工作的焦点。

J. Kim · J. Rast e-mail: simonhe@captisdx.com
Department of Biomedical Engineering, Carnegie Mellon University, Pittsburgh, PA, USA
H.-Z. He (✉)
Department of Biomedical Engineering, Carnegie Mellon University, Pittsburgh, PA, USA
Captis Diagnostics Inc, Pittsburgh, PA, USA
S.-Y. Zheng (✉) e-mail: siyangz@andrew.cmu.edu
Department of Biomedical Engineering, Carnegie Mellon University, Pittsburgh, PA, USA
Captis Diagnostics Inc, Pittsburgh, PA, USA
Electrical & Computer Engineering, Carnegie Mellon University, Pittsburgh, PA, USA

EV的早期报道来源于对血液凝固过程的研究。早在1946年，Chargaff和West报道了从细胞中脱落的促凝小泡[1]。Wolf在1967年描述了著名的"血小板尘埃"[2]，这是一种可以通过超速离心法分离的血小板源性的颗粒物质。Douglas Taylor团队早在1979年率先开展了tdEV的研究[3]。20世纪80年代，人们发现了活细胞中这些颗粒的可信生成途径，并发表了多篇具有里程碑意义的论文，证明外泌体是通过多囊泡体与质膜融合释放的[4,5]。后续研究表明几乎身体内的每个细胞都会释放外泌体。最开始，人们认为这些囊泡是细胞的"垃圾袋"，没有什么生物学意义[6]。后来，人们发现了应对分离EV的免疫调节，对上述概念提出了挑战[7]。21世纪初，人们发现EV中含有RNA，包括干扰性RNA分子，如miRNA[7,8]。在EV中还发现了与肿瘤相关的突变DNA，这进一步激发了这类小体的诊断潜力[9]。这些发现合理地解释了EV作为细胞间通信媒介的作用方式。近年来，EV成为越来越多研究的主题。在过去的十年中，与EV有关的论文增加了10倍[10]。ISEV与其官方期刊*Journal of Extracellular Vesicles*推动了这个领域的标准化和研究合作，如"细胞外囊泡研究的最低信息标准"（minimum information for studies of extracellular vesicles，MISEV）报告的发表，也加速了相关研究的进展[11]。然而，尽管进行了大量的研究，但EV的纳米级尺寸、费力费时的分离程序、多变的生物合成过程、高度的异质性及所需方法的严苛性，都对该领域构成了挑战。诸如EV与细胞相互作用的方式，EV的选择性装载，EV的基因组、转录组、脂质组和代谢组学以及它们在疾病中的作用等问题到如今才开始得到解答。

囊泡在疾病中的作用一直是推动EV研究的强大动力。肿瘤释放的囊泡——特别是包括那些来自癌细胞系的囊泡——使得早期的EV生物学研究成为可能。EV与一系列细胞生物学过程有关，包括肿瘤发生、肿瘤微生态位形成、凝血、转移、免疫调节和血管生成[6]。在此将简要回顾EV与癌症相关的功能。EV在癌症中重要性的强有力证据使其有希望用于诊断目的，作为新一代癌症治疗的潜在靶点，或用于疾病的基础研究。

关于EV生物学相关性的最有力证据之一是EV在细胞间通信中发挥的作用。尤其值得注意的是癌细胞与健康细胞之间的通信。通过对肿瘤转移前微生态位形成的研究，研究人员捕捉到了由EV介导的细胞间通信的有力证据。这种"转移前微生态位"的概念是由Lyden团队提出的[12]，旨在解决长期存在的肿瘤转移器官亲和性问题。虽然转移的潜在细胞机制尚未完全明确，但众所周知，各种癌症亚型具有转移模式的优先性[13]，这种现象被称为"转移器官亲和性"（metastatic organotropism）。Lyden认为，这种模式可以解释为癌症介导的未来转移部位的调节或驯化，如此可使循环肿瘤细胞成功定植。这种为肿瘤转移而驯化的组织被称为"转移前微生态位"。实验证据表明，EV介导的细胞通信是这种微生态位得以形成的核心因素。首先，Lyden的团队利用近红外和荧光标记技术证明，从嗜器官癌症细胞系中分离出的EV在注射到小鼠模型中时显示出相同的嗜器官组织摄取模式。他们还进一步证明，注射来自肺靶向转移细胞系的EV可以促进癌症的肺转移，而这类癌症通常会优先转移到骨。这种诱导形成的癌症转移"再驯化"将EV与癌症的生命周期紧密联系在一起，并证明仅靠tdEV就能够促进转移前微生态位的形成。有趣的是，Lyden的团队还发现了与组织靶向相关的关键EV表面整合素。因此，关于细胞表面蛋白质组的完整研究将有可能使得基于tdEV生物标志物预测癌症转移部位成为可能。这可以促使形成类似于整合素结合肽的治疗方法，这类整合素结合肽已被证明可以降低EV形成转移前微生态位的能力。

与转移微生态位的概念相辅相成的是，EV已被证明参与了肿瘤血管生成。Lucero等为tdEV诱导的血管生成提供了强有力的证明[14]。从胶质母细胞瘤中分离得到的EV加入到人脑内皮细胞中，研究人员对由此产生的表型和基因型表达进行了评估，被培养的细胞表现出明显的血管化特征。这种血管化与通过激素治疗诱导的血管化在表型上没有区别。转录组和表观基因组分析表明，暴露于EV的细胞被重编程，形成一种独特的基因组状态。虽然实验条件和EV数量与生物学状态下的情况并不一致，但实验提供了明确的证据，证明EV不仅能诱导血管形成，还能将细胞重编程到一种新的转录状态。

虽然使用癌细胞系能让研究人员捕捉到EV的生物学相关性和功能的证据，但体内条件与在培养皿中引入大量外源性囊泡的实验条件有很大不同。此类实验表明，EV有能力充当癌细胞通信的信使；但是生物学状态下的研究需要从生物液体中分离、富集或检测与癌症相关的囊泡。要解决表面蛋白与癌症驱动突变的相关性、绘制EV亚群的异质性图谱或识别有前景的癌症生物标志物等问题，通常需要从动物或患者样本中分离或富集来自肿瘤或与肿瘤相关的EV。

5.1.2 基于亲和性的EV分离技术和癌症来源的EV检测简介

使用抗体等亲和分子的EV分离已被广泛用于靶向EV膜外侧表达的表面分子。与超速离心等其他物理分离方法相比，通过生化结合的分离对EV的损伤最小[15]。保持EV及其内含分子的完整性可能有利于获得与EV相关的固有生物分子信息。CD9、CD63和CD81等四次跨膜蛋白家族是常见的膜蛋白，它们通常在EV上表达，因此被用作总EV分离的靶点[15-26]。利用与膜结合的脂质分子，EV的脂质层也可以成为捕获靶点[27,28]。为了特异性靶向tdEV，可以靶向与癌细胞和（或）tdEV相关的膜生物分子（表5-1和图5-1）。这样的生物分子包括在癌症亚型上高度表达的膜蛋白。例如，上皮细胞蛋白可用于泛癌相关EV的分离［如表皮生长因子受体（EGFR）[29-32]和上皮细胞黏附分子（EpCAM）[15, 16, 20, 29, 30, 33-36]］，而CD24[20, 36]可用于卵巢癌EV的分离，或者特异性癌症标志物可以用于高度特异性的EV富集（如EGFRvⅢ，一种在胶质母细胞瘤细胞中发现的EGFR突变类型[31, 32]）。一些研究还靶向作用于特异性组成tdEV外膜的脂质分子[37]。选择合适的EV表面靶标会影响tdEV分离的整体效率和纯度。此外，为了获得理想的分离效果，配体、基底、功能化方法、反应物浓度和操作时间等分离系统组件的选择范围也很大。

表5-1　用于各种tdEV分离平台的配体分子总结

目标癌症	目标分子	配体	形式（基底）	参考文献
脑癌	CD44	抗体	颗粒	[49]
脑癌	EGFRvIII、EGFR、hPDGFR、PDPN	抗体	微流控装置	[31]
脑癌	EGFR、EGFRvIII	抗体	微流控装置；颗粒	[32]
乳腺癌	纤连蛋白	抗体	孔和阵列	[43]
乳腺癌	HER2	抗体	颗粒	[53]
乳腺癌	MUC1	核酸适体	颗粒	[40]
乳腺癌	CD24、EpCAM	抗体	颗粒	[45]
乳腺癌	HER2	抗体	微流控装置	[77]
结直肠癌	CD147	抗体	孔和阵列	[80]
结直肠癌	EpCAM	抗体	颗粒	[79]
结直肠癌	EpCAM	抗体	颗粒	[57]
结直肠癌	EpCAM、A33	抗体	颗粒	[44]
尤因肉瘤	LINGO-1	抗体	微流控装置	[54]
头颈部癌症	EpCAM、EGFR、HER2	抗体	孔和阵列	[29]
肾癌	EpCAM	抗体	颗粒	[47]
肝癌	唾液酸连接受体	DAPB	孔和阵列；颗粒	[28]
肝癌	EpCAM、ASGPR1、CD147	抗体	微流控装置	[33]
肺癌	EpCAM	抗体	颗粒	[52]
肺癌	磷脂酰丝氨酸	Annexin V	微流控装置	[37]
肺癌	EpCAM、EGFR	抗体	微流控装置	[30]
非小细胞肺癌	EpCAM、细胞角蛋白	抗体	微流控装置	[34]
卵巢癌	EpCAM、CD24	抗体	孔和阵列	[36]
卵巢癌	EpCAM	抗体	颗粒	[59]
卵巢癌	EpCAM、CD24	抗体	颗粒	[45]
卵巢癌	EpCAM、CA-125、CD24	抗体	微流控装置；颗粒	[20]
胰腺癌	EphA2、CD81、CD9	抗体	孔和阵列	[19]
胰腺癌	EpCAM	抗体	微流控装置	[16]
前列腺癌	PSA	抗体	微流控装置	[77]
前列腺癌	EpCAM	抗体	微流控装置	[35]
前列腺癌	PSMA	抗体	颗粒	[78]
甲状腺癌	TPO	抗体	颗粒	[48]

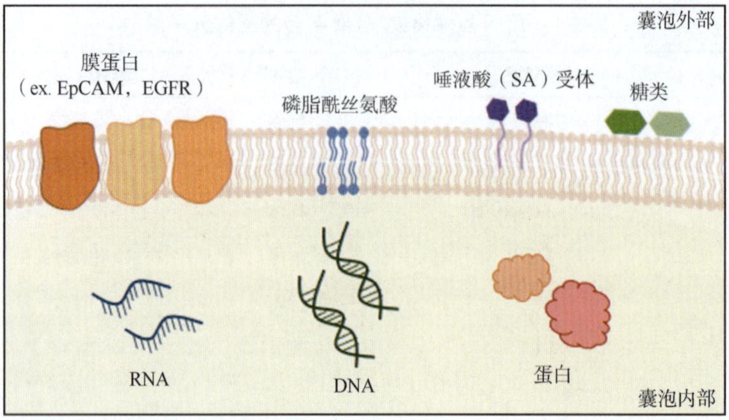

图 5-1 作为tdEV分离靶点的各种EV表面分子和EV内部"货物"分子

5.2 配体选择和功能化

与靶向独立蛋白或分子的传统分离技术不同，用于EV分离的配体仅限于能与膜分子中暴露于溶剂侧的结构域结合的类型。抗体是最常用的靶向特定膜蛋白的分子。如Sharma等的研究所示[38]，已知能与目标表面蛋白的囊泡外侧表位特异性结合的单克隆抗体在分离tdEV和非tdEV方面具有最佳性能。当抗体结合的确切表位未知时（这是商用抗体的常见情况），可以使用包含多种抗体组合的多克隆抗体，它们能与靶蛋白的不同表位相结合。已知用于流式细胞术或免疫组化的抗体也是潜在用于EV分离的良好指标，因为它们通常靶向细胞膜蛋白。考虑到这些选择标准，可能有必要采用筛选程序来选择最佳抗体。核酸适体（aptamer）——一种经设计可折叠并与目标分子特异性结合的核酸链——是一类新兴的用于EV分离的配体[39,40]。虽然一般来说核酸适体的结合亲和力低于抗体，但它们在更宽的温度和pH范围内都很稳定。当引入互补核酸链时，它们还能非破坏性地释放EV。其他研究使用了新型亲和蛋白，例如结合磷脂酰丝氨酸（tdEV膜外脂质层的一种脂质成分）的Annexin V[37]，或者蓝藻菌（*Oscillatoria agardhii*）衍生的碳水化合物结合蛋白[41]。

可以采用不同的功能化方法和条件来优化分离性能。一些研究表明，使用多种针对不同靶点的配体可以提高分离效率，尤其是对于EV表面蛋白谱具有异质性的临床血浆或血清样本[31,33]。此外，还经常使用配体与基底的加长连接体，以减少配体间的空间位阻，确保配体的完全功能性折叠[29,31]。

5.3 基底和分离形式

研究表明，tdEV分离系统的开发形式多种多样，其中亲和分子被固定在各种类型的基底上。这些基底包括传统的实验室消耗品，如玻璃载玻片[19,29,42]和多孔板[28,43]，以及微加工材料，如微纳米颗粒[44-53]和微流控通道[16,30,31,33-35,54,55]（图5-2）。功能化基底将作为一种固体支持物，锚定目标EV，并能洗去源溶液（如细胞培养基、血浆和血清）及其中不需要的物质。特定基底的使用将决定整个系统的形式和分离程序，并对下游应用产生影响。

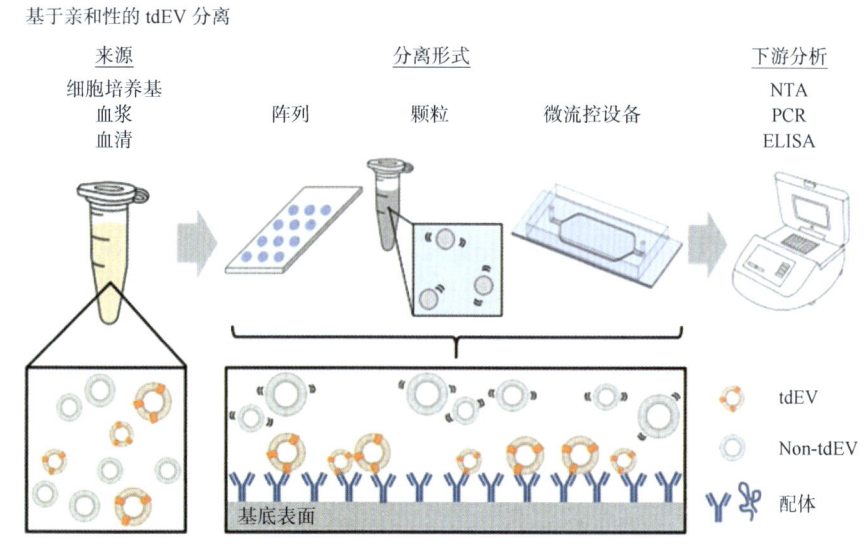

图 5-2　基于亲和性的tdEV分离

NTA：纳米颗粒跟踪分析技术；PCR：聚合酶链式反应；ELISA：酶联免疫吸附试验；tdEV：肿瘤来源细胞外囊泡；non-tdEV：非肿瘤来源细胞外囊泡

5.3.1　载玻片和多孔板：微阵列

与酶联免疫吸附试验（ELISA）等传统免疫测定类似，靶向EV的配体能够以阵列形式固定在载玻片或多孔板表面。这种基于阵列的系统可同时进行多样本和多条件的实验，有利于EV的高通量分离和（或）检测。在Jorgensen等[42]的早期研究中（图5-3A），他们在环氧硅烷包被的载玻片上印制了由21种靶向细胞表面抗原和癌症抗原的抗体组成的微阵列，用于对血浆样本中的EV进行多重表型分析。每个印制点都包括与单个目标结合的捕获抗体以及针对所有EV的混合荧光检测抗体（抗CD9、CD63和CD81），用于确定每个目标蛋白的EV捕获水平。在对7名健康捐献者的血浆样本进行检测时，观察到不同靶蛋白的荧光水平各不相同，表明该平台能够检测EV蛋白谱的异质性。Zhou等[28]的另一项研究（图5-3B）开发了一种基于96孔板的tdEV成像平台，通过二十八烷酸（一种能够捕获EV的长链脂肪酸）和荧光染料标记探针（存在tdEV时可以与之特异结合和发荧光）对各个孔进行了功能化处理。该平台可用于区分tdEV和非癌症来源EV，能够对不同细胞系和患者血清样本来源的tdEV，以及药物治疗下的tdEV进行分型。其他研究展示了不同的检测方法，包括使用等离子纳米材料对tdEV进行等离子定量，如检测抗体偶联的金纳米颗粒[19]或以纳米孔为基底的功能化金膜[36]。

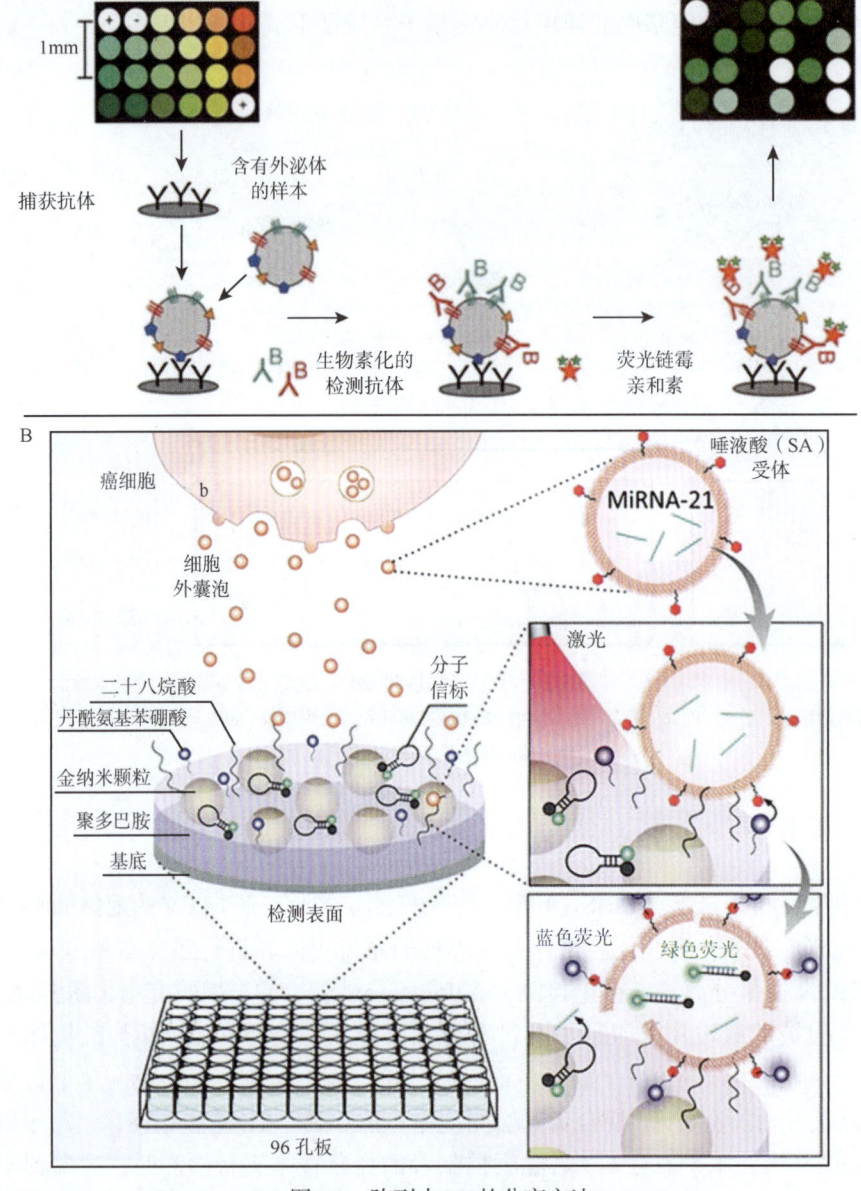

图 5-3　阵列中 EV 的分离方法

A. 使用定制的蛋白质"EV阵列"分离和检测EV（转载并改编自参考文献[42]）。B. 基于金纳米颗粒（GNP）和聚多巴胺（PDA）在96孔板中分离和检测EV。荧光（fluorescent，FL）染料、DAPB和分子信标（molecular beacon，MB）用于靶向miRNA和唾液酸（sialic acid，SA）受体，以实现EV的可视化（转载并改编自参考文献[28]）

5.3.2　基于颗粒的分离

使用配体偶联磁珠对EV亚群进行富集或选择性分离是一类被广泛研究的技术。由于溶液中的颗粒具有流动性和分散性，固定在颗粒上的配体可能比固定在固体基底上的配体有更快的EV结合速度。因为在固体基底上，配体的固定局限于容器的液体和固体边界[56]。通过离心可以很容易地把颗粒从溶液中分离出来。对于磁性颗粒，可以通过外部磁铁的作用暂时将其富集并固定，从而便于弃去上清液。尽管已应用多年[33]，但这种方法至今仍处在积极开发之中。该系统的几个组成成分可能会因各种因素而变化，如磁珠、配体和连接体。如下所述，这些组分为系统赋予了多种特性，如特异性、分离能力、可逆性及原位传感功能。

磁珠标记EV是一种常见的方法。由于可以商业购买，许多研究团队报道使用链霉亲和素包被的磁珠进行肿瘤特异性EV分离。文献中广泛报道采用的磁珠包括美天旋（Miltenyi）的MicroBeads[44, 45, 49, 57, 58]以及赛默飞（ThermoFisher）的Dynabeads[44, 47, 50, 53]。常见的EV富集模式包括分离总EV群体，然后对感兴趣的亚群进行免疫磁分离[44-53]。一些研究团队报道从血清[59]或细胞培养基[60]中成功进行了直接的免疫捕获分离。"磁珠-EV"偶联颗粒的分离主要有两种方法。受MACS和美天旋产品线的启发，一些实验使用磁柱分离法获得了成功[45, 49, 52, 59]。另一种方法是固相磁性分离后进行洗涤[48, 51]和洗脱[44, 47, 53, 57]或裂解[50]。

Zhang等对磁珠标记进行了一个新颖的应用（图5-4A）[40]。该团队使用与CD63或糖蛋白MUC1结合的末端修饰生物素的核酸适体，分别对普通或乳腺癌特异性EV进行初始标记。尽管使用链霉亲和素磁珠与生物素化抗体已被频繁报道，而使用核酸适体结合的磁珠则是一种新兴的方法。该团队证实使用核酸适体可以实现EV的无损释放。将具有互补序列的DNA链添加到核酸适体上，通过展开和失活核酸适体而释放EV。研究结果表明，用细胞培养基测试时，其回收率为78%；用临床血浆样本测试时，捕获率为60%，释放率为20%。此外，还利用释放的EV进行了细胞摄取和伤口愈合试验，以证明它们在释放后仍具有生物功能。另一项研究使用磁性颗粒和基于镍纳米孔的装置来分离EV[61, 62]。这项研究利用一种新型磁珠分离方法证明了即时检测应用的可能性。磁性分离装置（ExoTEN-PO）的特点是在商用的聚碳酸酯膜上进行了镍铁合金化。这使膜具有顺磁性，当置于外部磁场中时，可分离磁珠（图5-4B）。虽然商用磁珠被广泛使用，但有些研究人员有特殊需求，需要定制。内部磁珠的定制合成可满足特定的要求，如尺寸[51]、新型材料[60]或特定形态[19]。

除了磁珠标记外，功能化颗粒与EV结合后也可产生可检测信号用于现场检测[19, 28, 63-65]。Zhou等[28]开发了以金和聚多巴胺为核壳（GNP@PDA）的纳米颗粒，其表面涂有二十八烷酸用于与EV结合，以及丹磺酰氨基苯硼酸（DAPB）和Cy3标记的发夹DNA分子信标用于癌症来源EV的多重荧光检测。与EV混合后，GNP@PDA纳米颗粒通过二十八烷酸插入脂质层与EV表面结合。在正常状态下，由于分子信标上附着有金核心、聚多巴胺外壳和猝灭剂，DAPB和Cy3被猝灭；而在激光照射下，由于金纳米颗粒的光热效应诱导局部膜破裂，DAPB和Cy3通过各自的解离发出荧光。DAPB从GNP@PDA表面解离并与EV表面的唾液酸连接受体结合，而分子信标与EV内互补的miRNA-21链结合后展开。Boriachek等报道了另一种新方法，该方法结合了免疫磁分离以及采用载金多孔铁纳米颗粒的原位金传感[60]（图5-4C）。这种方法可以直接使用细胞培养基进行快速分离，无须任何预处理。

其他研究使用EV结合磁珠和流式细胞术进行分析（图5-4D）[64, 66, 67]。流式细胞术是一种新兴的EV鉴定、分离和富集技术。与EV免疫磁分离相似，流式细胞术分离方法也是将EV与乳胶微球结合。免疫标记的荧光探针靶向常见的EV表面标志物。进而采用流式细胞术对EV-磁珠复合体进行分析。这种方法已被进一步用于EV亚群的富集，包括肿瘤来源EV亚群的富集[68,69]。在相关研究团队确定了直接表征和分选未结合囊泡的方法后，靶向EV的流式细胞术的研究取得了快速进展[70-75]。流式细胞术有助于实现基于表面蛋白表达以外特征的tdEV的富集，从而阐明以前难以检测的EV亚型[73]。

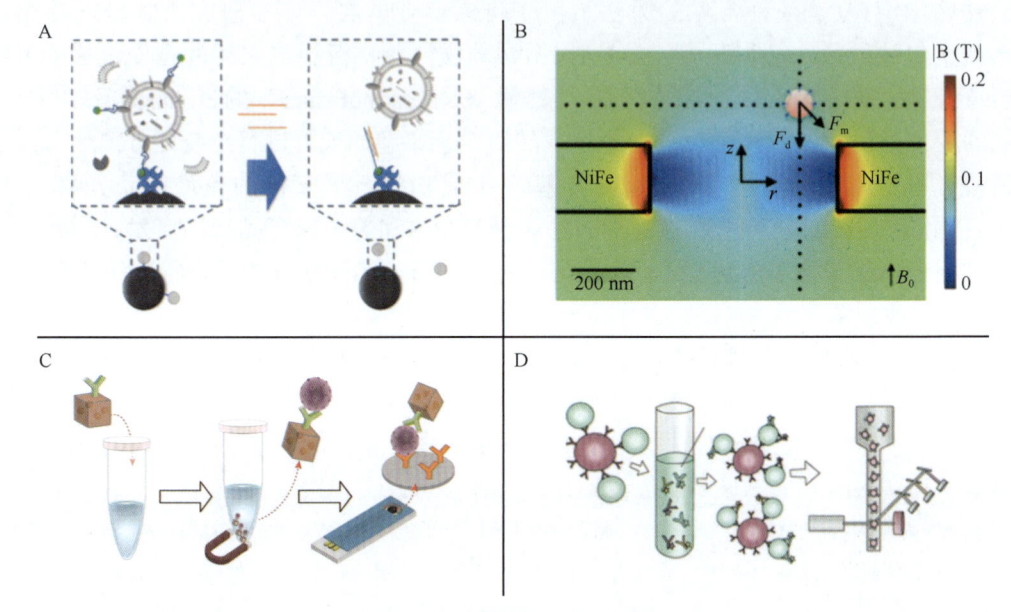

图 5-4 基于颗粒的EV分离方法

A. 核酸适体捕获EV的无损伤释放［转载并改编自参考文献[40]，版权归美国化学学会所有（2021年）］。B. 用有限元法模拟捕获磁性标记的tdEV［转载并改编自参考文献[62]，版权归美国化学学会所有（2021年）］。C. 负载金的纳米多孔氧化铁纳米酶作为混合EV捕获和检测的替代方法。要注意与载金纳米抗体连接的抗体（绿色）。第二步展示了使用外部磁铁捕获，然后连接到微孔板上进行光学检测［转载并改编自参考文献[60]，版权归美国化学学会所有（2021年）］。D. 利用光学活性颗粒，使用标准设备对EV进行流式细胞术分析[81]。将与EV结合的磁珠预先孵育，然后用荧光标记的抗体进行二次免疫染色。如本章5.3和5.5所述，EV磁珠-荧光复合体可以用流式细胞仪进行分析

5.3.3 微流控设备

随着人们对芯片实验室（lab-on-a-chip）技术的兴趣增长和研究取得进展，最近的研究已经可以通过微流控设备进行tdEV的分离和检测。配体可在微流控通道内功能化并形成一个捕获区，含有目标EV的流体可被引导通过捕获区进行分离。还可以采用多种结构和操作设计来提高分离的性能，如纳米或微型图案化通道、纳米结构材料集成和内嵌性的下游应用。

有几项研究表明，通过流体操纵增加EV与配体的结合率可以提高分离效率。纳米和微型图案化通道[16]（图5-5A），如锯齿状微柱和人字形图案[31,33,34,54]，会引起混沌混合或涡流，从而增加EV与功能化表面接触的机会。在Reátegui等[31]的研究中（图5-5B），在捕获胶质母细胞瘤来源EV时，人字形结构的装置比包含平面通道的装置有约60%的捕获量提高。其他研究沿着通道设计了一系列圆形图案，其横截面积的增加会降低流速，从而

提高结合效率[30, 37]（图5-5C）。

也可以在具有高表面积的纳米结构材料上进行配体的功能化，例如将硅纳米线[33, 34, 54]和填充颗粒[16, 31, 76]集成到微流控通道中。这种修饰增加了可固定在表面的配体数量和密度，从而提高了可结合EV的效率和总体容量。Dong等通过光刻和湿法蚀刻，在通道内制造出类似肠道微绒毛的密集硅纳米线，然后用抗体进行功能化[34]。从分离的EV中提取RNA的回收率如下：在长10～15μm的硅纳米线上提高到82%，在平坦硅表面和长1～2μm的硅纳米线上分别是31%和62%。在Zhang等的另一项研究（图5-5D）中，研究人员利用微流控工程化的胶体自组装技术（colloidal self-assembly，CSA）获得了以填充的纳米粒子作为基底的纳米图案化的人字形结构[76]。除了大块人字形结构引起的有效混合和质量传递外，纳米图案化的微结构还具有高表面积，可产生大量功能化抗体（与平面基底相比增加了3.25倍）和较低的近表面流体动力阻力（由流体通过其孔隙的局部排水导致），以上协同促进了EV与表面的快速结合。

微流控分离技术面临的一个挑战是，压力驱动流体产生的高剪切应力可能会阻碍EV与锚定配体的结合，这通常会限制设备在低流速和长操作时间下运行。对于与目标蛋白亲和力相对较低的配体来说尤其如此，因为在这种情况下，剪切应力水平会对结合反应产生较大的影响。为了克服这种局限性，一些研究采用了双组分分离EV的方法，即在EV样本中预先混入用另一种具有高亲和力和特异性的常见分子标记的配体[34]，如能与亲和素家族蛋白（亲和素、链霉亲和素和中性亲和素）高效反应的生物素[34]，或点击化学基团，如四嗪（tetrazine，Tz）和反式环辛烯（*trans*-cyclooctene，TCO）[30, 33, 54]（图5-5E）。一旦EV与标记配体结合，它们会通过一个微流控装置，该装置采用相应分子做了功能化处理，而这些分子可与标记分子不可逆结合从而实现分离。标记的EV与功能化表面之间的高亲和力使该装置能够在更宽的流速范围内工作，提高结合效率，减少非特异性结合。它还可以减少配体的消耗，相比于昂贵的抗体，这将有利于降低总成本。它的另一个优点是，在同时使用相同平台的设备时，可以通过改变配体来靶向不同的EV[30]。

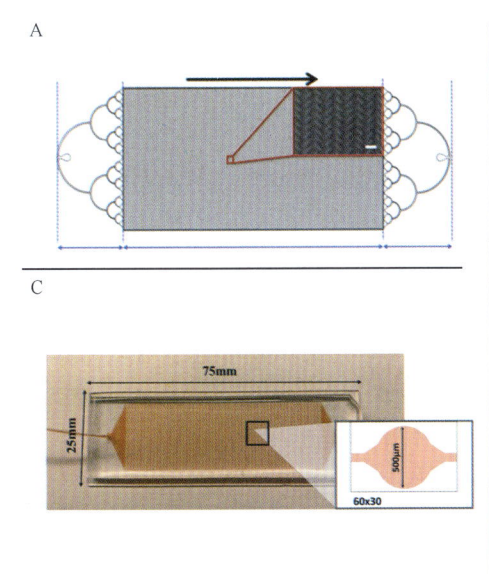

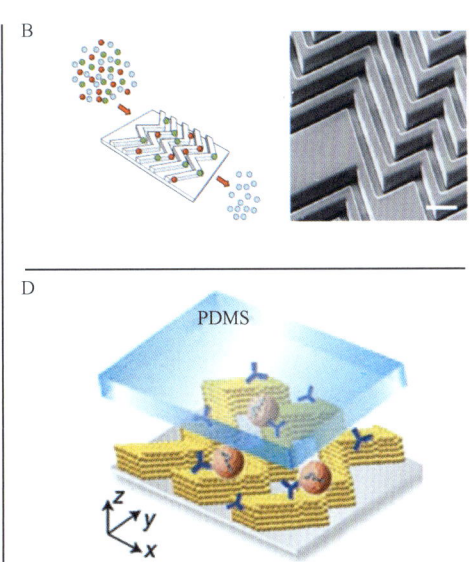

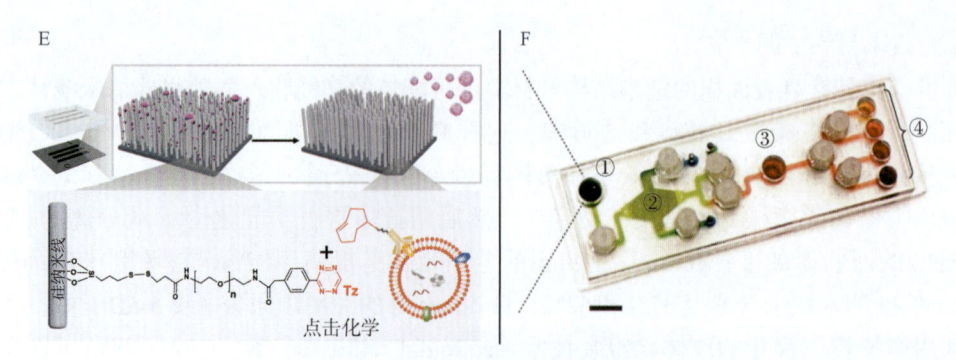

图 5-5　基于微流控的 EV 分离方法

A. 微流控 tdEV 分离平台的 CAD 示意图[16]。请注意，如箭头所示，流体从左向右流动。入口处的微图案作为微混合器起作用。B. 人字形结构纳米混合器扫描电子显微镜图像和相关的作用方法[31]。C. ExoChip 的 tdEV 分离装置[37]。请注意圆形微流控图案，整个芯片上有 60×30 模式的图案。D. 用于高灵敏度 EV 检测的自组装三维人字形纳米图案芯片[76]。E. 在 PDMS 微混合器中使用硅纳米线和点击化学 EV 标记可实现高灵敏度的 EV 捕获[33]。其中，上图显示了微流控 PDMS 混沌微混器（最左侧）和硅纳米线阵列。下图显示了抗体标记的 EV 和纳米线的点击化学偶联。F. 芯片上集成了 EV 分离、RNA 提取和实时 RNA 分析[32]。在部件 1 中进行 EV 富集，然后在部件 2 中进行 RNA 捕获，部件 3 为 RNA 储库，在部件 4 中进行 qPCR 反应。PDMS：聚二甲基硅氧烷

近期的研究常会将上述特征结合起来，以最大限度地提高分离性能。不同的下游应用，如 RNA 提取和分离，以及现场检测方法[15, 20, 76, 77]，也可以集成到芯片中以增加其高级功能（图 5-5F）。

5.4　分离性能评估

某种技术或设备的分离性能可以通过不同的性能指标从多个方面来呈现。虽然在 tdEV 研究中使用了普遍接受的术语和定义，如效率和纯度，但也经常会被调整，以准确反映系统的功能。在这种情况下，需要说明这些术语是如何被定义的，以及使用了什么方法得到的这些术语。

分离效率是最常用的 tdEV 分离指标。它通常分为捕获和释放效率，前者用于评估系统分离 EV 的效果，后者是在必要时评估释放捕获 EV 的后续步骤。捕获效率是指分离出的 EV 与分离前原始样本中 EV 相比的百分数。释放效率适用于可以从捕获状态释放 EV 的系统。释放 EV 的百分比基于分离到的 EV 数量或 EV 的原始数量。通过在分离前后使用纳米颗粒追踪分析技术（nanoparticle tracking analysis，NTA）[37, 40]或可调电阻式脉冲传感（tunable resistive pulse sensing，TRPS）[31]测量 EV 数量，一些研究已经得出了分离效率。虽然 NTA 能直接显示 EV 的数量，但这种方法的缺点在于，大多数 NTA 测量设备只有在操作容器内的 EV 达到一定浓度时才能进行精确测量。EV 裂解后进行 RNA 水平定量作为一种替代的间接方法也可用于效率的计算。在这种情况下，回收率或产量这样的术语也通用于 RNA 提取或浓缩技术之中。已知存在于 tdEV"货物"中的 RNA 序列可通过基于聚合酶链式反应（PCR）技术进行定量测量，如定量 PCR（quantitative PCR，qPCR）和微滴数字 PCR（droplet digital PCR，ddPCR）[33, 76]。分光光度计/荧光计（如 Qubit）测量的总 RNA 浓度也可用于计算效率[34]。另一种间接方法是基于吸光度测量技术，用荧光染料、显色

染料标记EV。有研究采用DiO（3,3′-dioctadecyloxacar）对EV进行染色[37,76]，用染料偶联抗体标记[20]和下游化学荧光ELISA[32]进行分离前后溶液吸光度的测量和比较。在Zhang等的研究中[76]，荧光检测和RNA定量两种方法用于系统捕获效率的判定并做了比较。利用分离前后测量的DiO染色EV荧光强度的差值计算效率，卵巢癌细胞系（SKOV3）来源EV的效率估计为84.1%。用ddPCR测量洗脱EV的管家基因 GAPDH 转录mRNA水平得出的效率值略低（76.5%），这可能是因为EV洗脱和RNA提取中的额外步骤造成了RNA损失。

在另一项研究中，Sun等将来自细胞培养的EV添加到血浆样本中，制成了人工EV血浆样本[33]。这些样本含有已知数量的目标EV，模拟了未知数量目标EV的患者样本。他们从男性肝癌细胞系HepG2中分离出了EV。这些EV呈性别决定区Y基因（sex-determining region Y，SRY）阳性和普通基因C1orf101阳性。随后，将HepG2来源的EV掺入来自健康女性供体的血浆中，该血浆中天然存在的EV为SRY阴性且C1orf101阳性。采用流经微流控装置前后的SRY基因转录本计数的比值来计算回收率，由此得到的回收率为94.6%。

特别是对于tdEV的分离来说，分离所得EV的纯度是评价其是否实际为目标EV的关键指标。通过比较阳性和阴性样本的分离性能来确定特异性，而通过将分离的tdEV与已知的"纯"tdEV模板进行比较来获得纯度[30]。在上述使用对照人工血浆样本的研究中，纯度是通过检测普通基因C1orf101和SRY基因转录本之间的比值，并将其除以预先评估的HepG2细胞EV特异性比值1.95来获得[33]。这样计算是因为健康供者血浆EV的污染会增加C1orf101的转录本数量。虽然不同的系统可能需要不同的方法，但为了在各个研究之间进行准确可靠的性能评估和比较，未来还是需要建立统一的标准。

5.5　结论

尽管EV吸引了大量的研究关注和探索，但仍有很多未知之处。随着研究工具和方法的不断成熟，我们研究这类纳米级颗粒的能力也在不断提高。目前，血流中的高浓度纳米颗粒干扰了在单囊泡颗粒度上分析囊泡分子组成所需的高通量、高灵敏度方法。在没有单囊泡技术的情况下，在一个EV亚群上所做的总体性方法（bulk methods）可用于从统计学上推断其中任意单囊泡构成。当然，这种方法需要有能力从异质性囊泡混合物中分离出目标EV亚群。本章总结了基于表面分子富集tdEV的强大且特异的方法。随着靶向更高特异性表面分子（如单克隆抗体或配体）方法的进一步开发，所富集群体的纯度也会相应提高。新的高通量方法（如微流控设备或纳米流式细胞仪）在富集时可以不断扩大规模，从而使囊泡分析和检测更加方便、快捷。最后，细胞生物学的进步使人们更加确信，EV的来源、组成和内含物的表征将有助于准确、无创地检测疾病特征。

（闵　力　杨　涛译）

扫码见第5章参考文献

第6章 循环肿瘤细胞与肿瘤来源外泌体

A. Nanou, P. Beekman, A. Enciso Martinez, L. W. M. M. Terstappen

摘　要　循环肿瘤细胞（CTC）和肿瘤来源细胞外囊泡（tumor-derived extracellular vesicle，tdEV）的增加与癌症患者不良临床预后直接相关，这种现象是与预期一致的。然而，CTC和tdEV都具有患者间和患者内的异质性，同时关于CTC或tdEV的表型如何预测预后和疗效仍有谜团尚未解开。在过去的20年里，涌现了多种鉴别CTC和tdEV的方法，其中一些方法已经在临床上进行了评估，而有的则没有。在后者这种情况下，我们只能猜测这些技术的输出是什么，以及它们如何转化，以便更好地了解肿瘤转移过程并更有效地指导癌症患者治疗。在此，我们将回顾采用CellSearch系统鉴别CTC和tdEV时的信息，讨论如何初步尝试对tdEV做进一步分型并探索其潜在应用。

关键词　肿瘤来源细胞外囊泡；原癌小体；肿瘤微囊泡；细胞外囊泡；循环肿瘤细胞；液体活检；外泌体

6.1 引言

血液中癌细胞的发现可以追溯到1865年，当时Thiersch注意到恶性细胞偶尔会侵入肿瘤附近的静脉和淋巴管[1]。1869年，在对一名播散性癌症患者进行尸检时，Ashworth在其血液中观察到了一些细胞，这些细胞与癌组织中的细胞类型相同[2]。在19世纪和20世纪，血液中存在的癌细胞引起了外科医生的兴趣，值得注意的是，这种情况在早期和晚期的患者中均可观察到，所以他们提出了一个疑问，即手术本身是否会导致疾病的传播[3-8]。随着20世纪末自体外周血干细胞移植应用于实体瘤患者，人们担心移植物中癌细胞的存在可能为转移的发生提供了种子[9-11]，所以开始着力开发检测血液和白细胞分离产物中罕见癌细胞的技术[12-14]。这导致了一些可能的探索，不仅是观察血液中癌细胞的存在，还可以对CTC进行计数、分型并探索其应用。随后开发的CellSearch系统结合了免疫磁富集、荧光标记、显微镜检测和半自动图像分析[15]，使得CTC的临床应用探索成为可能[16-18]。这种"液体活检"的前景近期被认为是21世纪癌症领域最重要的里程碑之一[19]。

A. Nanou・L. W. M. M. Terstappen(✉)　e-mail: l.w.m.m.terstappen@utwente.nl
Department of Medical Cell BioPhysics, University of Twente, Enschede, The Netherlands
P. Beekman
Department of AMBER, University of Twente, Enschede, The Netherlands
A. Enciso Martinez
Department of BioElectric signaling and Engineering, University of Twente, Enschede, The Netherlands

6.2 CTC与tdEV用于实时液体活检

长期以来肿瘤标志物被认为有助于诊断癌症、确定治疗方案和监测癌症。图6-1描绘了CTC及tdEV侵入血管，与其他血液成分混合，并外渗出血管的过程。从血液组分的复杂混合物中提取CTC和tdEV，然后对其进行计数和分型，有望实现实时液体活检。

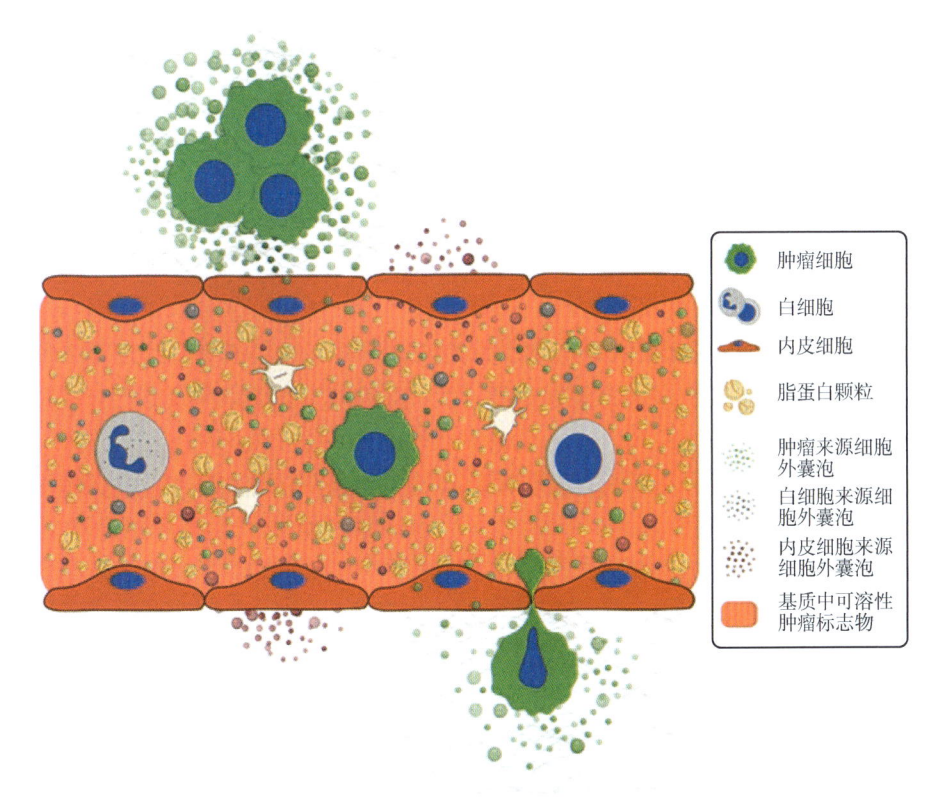

图6-1 包含肿瘤细胞、白细胞、血小板、脂蛋白颗粒、肿瘤来源细胞外囊泡、白细胞和内皮细胞来源细胞外囊泡及可溶性肿瘤标志物（包括蛋白质和循环肿瘤DNA）的血管示意图。血管由内皮细胞与外界分隔，肿瘤细胞和肿瘤来源细胞外囊泡可以通过内皮细胞进出血管

常用的可溶性肿瘤标志物包括CA15-3、CA27.29、CA19-9、CA125、CEA和PSA。与可溶性标志物和影像诊断相比，尽管CTC是总生存率和治疗反应的更强大的预测标志物[20, 21]，但它们尚未取代临床上传统的疗效评价指标。与其他生物标志物相比，CTC有望成为一个真正的实时液体活检标志物，因为它们在数量足够的情况下可以反映肿瘤的表型和基因型异质性，并可以揭示分子组成随时间和不同治疗过程的变化情况，这个前景值得研究者在CTC领域做更多的投入。现已证明在第一个治疗周期后CTC的持续检出是无效治疗的指标，但这并不意味着早期转换为其他替代治疗方案会改善预后。转移性乳腺癌就是一个明显的实例，通过CTC能够准确识别其中治疗无反应的患者，但单臂研究的结果显示患者换用替代化疗方案后并没有获益[22]。很遗憾，这项研究导致保险公司对CTC

的承保出现了显著下降，尽管该检测本身在两个组中均清楚、成功、准确地预测了治疗反应性。最近，STIC试验展示了CTC在制定治疗决策方面有价值的直接证据，在该试验中，CTC可以指导从化疗和内分泌治疗之间做出选择[23]。更多进行中的研究揭示了CTC的潜力，在有治疗靶点时它可以提供更可靠的指导，从一个无效治疗尽早转换为可能临床获益的治疗。

最初的研究表明转移性乳腺癌中CTC的存在与患者预后有强烈关联[16]，在该研究发表之后，关于CTC的报道呈指数级增长并在近几年达到了平台期（图6-2）。有研究发现，从血浆中肿瘤来源的DNA中也可以获得肿瘤的信息[24-29]，而tdEV已成为一个新的兴趣领域，从图6-2中可以看到相关报道越来越多。

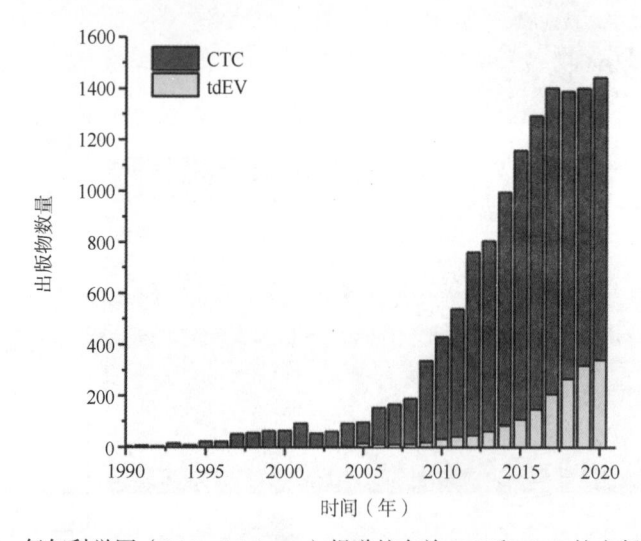

图6-2　每年科学网（Web of Science）报道的有关CTC和tdEV的出版物数量

当然，当从患者中能够分离出具有活力的CTC并成功预测治疗反应时，可以获得癌细胞的完整基因组和蛋白质组，这会优于从循环肿瘤（ct）DNA和tdEV中获得的有限信息。然而，当无须或不可能从CTC中获取额外信息时，使用ctDNA和tdEV将会是首选。tdEV只是在近期才得到了确认，人们发现了它们的膜组成及其内含组分并揭示了其相关功能。我们知道可能存在几个tdEV亚群，每一个亚群在转移过程中都有不同的作用。在这个方向上，目前已经证实tdEV亚群上表达特定的整合素会决定其所靶向的受体细胞，进而决定了肿瘤向特定器官转移[30]。尽管在过去10年中有大量关于CTC和tdEV的报道，但因为CTC和tdEV所使用的定义千差万别，对相关结果的解释也相当困难。

6.3　CellSearch中CTC的定义

在最初的CellSearch临床研究中，对CTC的定义仅限于如下细胞：表达VU-1-D9抗体识别的EpCAM及C11和a.53B/A2抗体识别的细胞角蛋白，缺乏表达抗体HI30识别的CD45。然而，在前列腺癌患者的CTC中发现，CK+、CD45-、DAPI+目标物在形态学表现上差异很大，其中许多识别的细胞呈现为凋亡[31,32]。因此，在启动最初的临床研究之前，先制定一个共识：CK⁺、DAPI⁺目标物以缩略图的形式呈现给判读者，在经过人工判读后确定哪些将会被计数为CTC。这导致CellSearch中被定义为CTC的CK⁺、DAPI⁺、CD45⁻目标物具有大于4μm的细胞核，且细胞质（细胞角蛋白）与细胞核（DAPI）重叠。

6.4 CellSearch中CTC定义的拓展

在对IMMC38研究[33]中生成的荧光图像进行回顾性人工复核时，对CK⁺、DAPI⁺目标物的形态学外观与去势抵抗性前列腺癌患者生存率之间的关系进行了研究，结果显示所有EpCAM⁺、CK⁺、CD45⁻目标物均与生存有关[24]。ACCEPT图像分析程序（https://github.com/LeonieZ/ACCEPT）[34]提供了可以对临床研究中大型荧光图像数据集中具有不同特征的目标物进行确认和自动化计数的机会。采用该方法，EpCAM⁺、CK⁺、CD45⁻目标物中的DAPI亚群被定义为tdEV，与各种癌症中的CTC相比，这类tdEV的负荷与生存同样的相关性[29,35]。然而，需要强调的是CTC和tdEV的不同定义确实会对检测有影响，在与临床结果相关联时会产生不同水平的显著性，如图6-3和图6-4所示。

在自动计数后，会针对总生存率生成相应的Kaplan-Meier曲线，根据检测到的事件频率将患者队列进行四分位数分组。根据图6-4所示的单变量Cox回归分析计算风险比（hazard ratio，HR）及其95%置信区间（confidence interval，CI）。尽管生存和所有阳性事件（CK、CTC、tdEV和CTC片段）之间的强烈相关性是可以看到的，但其显著性水平会因各定义的不同而有所差别。关于CTC和tdEV伪影，并未观察到其与总生存率有显著相关性。

当HER2被纳入作为CellSearch检测CTC的附加标志物时，可以使用ACCEPT软件程序在转移性乳腺癌患者的血液中检测CK⁺及CK⁻的CTC和tdEV。在商业化的CellSearch软件中，并没有将CK⁻ CTC和tdEV呈现给判读者，因此它们并没有被注意到。与HER2⁺、CK⁺ CTC和tdEV相比，这些HER2⁺、CK⁻ CTC和tdEV的出现与其临床结局分别有相似的显著性，增加了评价的可靠性以及可评估患者（有可检测的CTC和tdEV）的数量[36]。这一观察结果提示了一个问题，即由于缺乏细胞角蛋白表达，还有多少更具"临床相关意义"的CTC和tdEV亚群被漏检，这亟待进一步研究。对CellSearch CTC定义的主要批判之一在于它对EpCAM表达的依赖性。EpCAM的表达水平在同一种癌症和不同癌症之间肯定是不同的，并且在癌细胞的上皮-间质转化过程中可能被下调甚至丢失。然而，EpCAM⁻CTC的出现并不意味着其与不良预后相关。例如，与相同患者血液中的EpCAM⁺、CK⁺ CTC相比，EpCAM⁻、CK⁺、CD45⁻ CTC与转移性非小细胞肺癌和前列腺癌患者的总生存率缺乏相关性[37,38]。人工智能的自动化数据分析正在彻底改变医疗方式，并将在癌症研究中迅速展现其重要性。对于临床相关CTC和dEV的识别，深度学习算法的引入已经显示出其潜力，可以优化我们对目标物的分类，并进一步鉴别以前未被识别的亚群[39]（图6-5）。

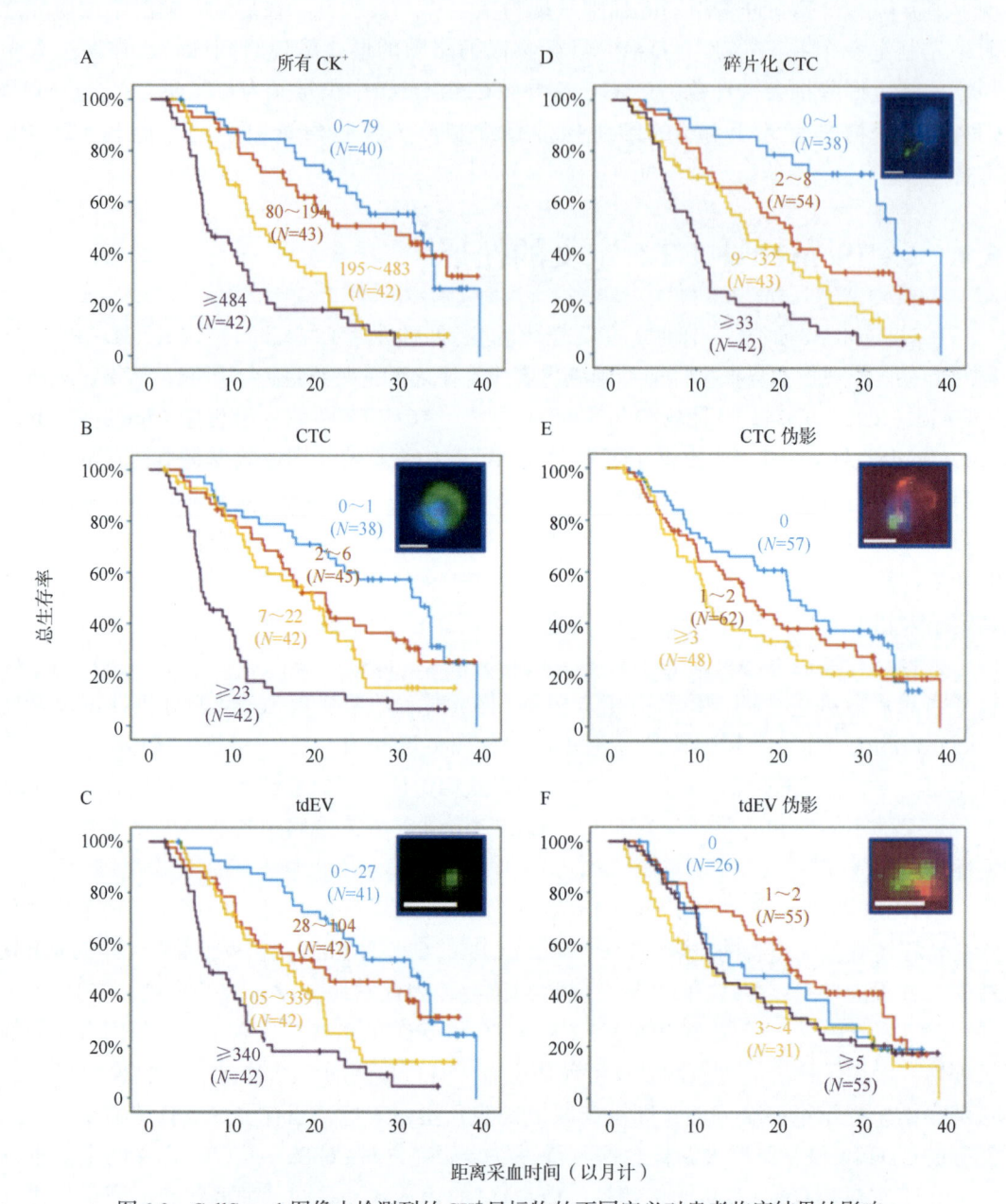

图 6-3 CellSearch图像中检测到的CK⁺目标物的不同定义对患者临床结果的影响

针对IMMC38研究[33]中纳入的167名转移性去势抵抗性原发性癌症患者,使用ACCEPT软件处理其新治疗开始前的CellSearch图像数据集,应用所有CK⁺事件(图A)、CTC(图B)、tdEV(图C)、碎片化CTC(图D)、CTC伪影(图E)和tdEV伪影(图F)的门对每个患者的相应事件进行计数。每个门内的缩略图示例显示在每个图的右上角。根据检测到的事件数量,患者队列被构分为四组。在CTC伪影的情况下,患者被分为三组,因为其中1/3的患者没有检测到CTC伪影。总生存率对应的Ka-plan-Meier曲线被构建出来,表明CK⁺事件(图A)、CTC(图B)、tdEV(图C)和碎片化CTC(图D)负荷的增加与不良预后相关,而CTC伪影(图E)和tdEV伪影(图F)负荷则不相关。垂直标记代表删失患者数据

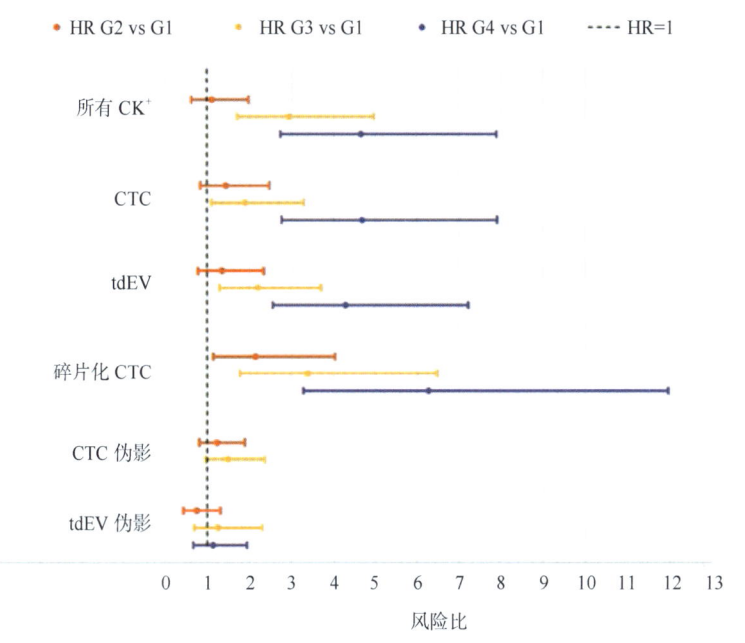

图6-4 与参考患者组1(G1)相比,患者亚组2～4(G2、G3、G4)的HR及其95%CI的森林图

G1组包括不同定义的CK⁺事件数量最低的患者,如图左侧所示,它对应图6-3的浅蓝色Kaplan-Meier曲线。G2、G3和G4组分别对应图6-3的红色、黄色和紫色Kaplan-Meier曲线。对于CTC和tdEV伪影,与参考组G1组相比,G2～G4组并没有经历更高的风险。对于其余CK⁺类别,与参考组相比,负荷增加的患者会经历更高的风险。碎片化CTC的HR最高,其次是所有CK⁺事件、CTC和tdEV

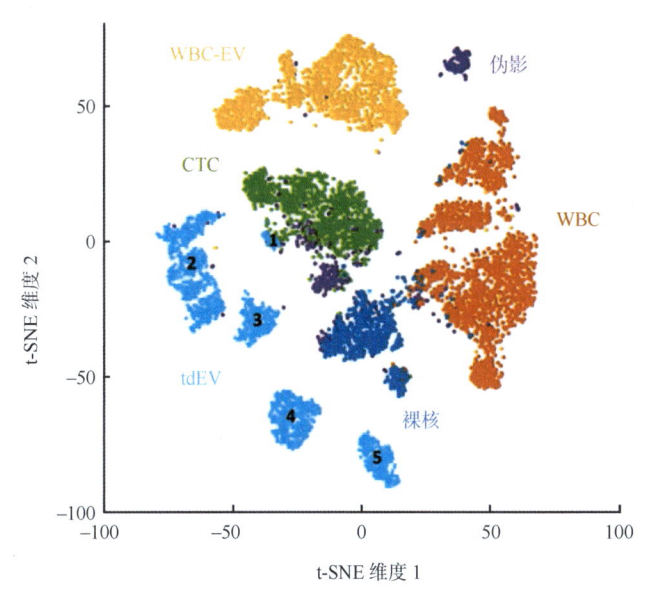

图6-5 二维t-SNE图展示了在转移性癌症患者的CellSearch图像验证数据集之中通过深度学习对缩略图进行分类

该数据集包含1301个CTC、2327个tdEV、2944个白细胞(WBC)、1804个白血细胞来源的细胞外囊泡(WBC-EV)、812个裸核和726个其他目标物[39]。在CellSearch图像中,WBC-EV被鉴定为一个单独的类别[40]。在该图谱中,CK⁺、DAPI⁻、CD45⁻的tdEV(浅蓝色)聚集在5个不同的簇中,表明这一种类中存在一定程度的异质性,尚需进一步研究

6.5 鉴别血液中CTC和tdEV的挑战

自从引入CellSearch系统以来，大量新技术被用于改进CTC检测和提取治疗相关的信息[41-50]。然而，由于缺乏CTC定义的共识，以及CTC的差异检测和定义与临床结果相关性的证据水平不一，因此很难评估每种技术的优点。尽管验证各种方法进行CTC分离、检测和分型的努力是有价值的，可以在各个研究机构中确定其稳定性，但其并未提供证据表明所检测到的CTC具有临床相关性[51-54]。

对CellSearch生成的图像进行回顾性分析，发现了CK[+]、CD45[−]的目标物，将其归为tdEV[29, 55]。从450名转移性结直肠癌患者的血细胞成分中一起分离tdEV和CTC，之后采用CellTracks分析仪Ⅱ（10×/0.45NA）进行成像，使用开源的ACCEPT软件进行自动分析，发现这些tdEV的直径在2～14μm，其中90%低于9μm[56]。然而，需要意识到，细胞外囊泡（EV）是具有磷脂膜的细胞衍生颗粒，其直径从30nm到几微米[57-62]，并且由于CellSearch系统在做免疫磁性EpCAM富集之前就丢弃了血浆成分，因此大多数EV被丢弃了。富含EpCAM的tdEV在血浆中的频率是多少，以及它们的含量是否也与不良预后有关都有待研究。然而，采用我们目前的方法，在93名健康献血者的7.5mL血液中几乎没有检测到CTC[15]，而在同一健康献血者中，每7.5mL血液中tdEV的正常检出数是0～20[35]。这些检测到的tdEV究竟是来源于健康上皮细胞、异常细胞，抑或是CellSearch方法的伪影，目前仍有疑问。显然，我们需要更深入地了解这些tdEV，以便做出明智的决策，改进tdEV的定义并找到其最佳的应用。

CTC和tdEV鉴定的两个主要挑战如下：①用单一的定义识别其异质性；②与血液中存在的其他目标物相比，其出现频率较低。第一个挑战是制定标准，判断目标物是CTC还是tdEV。与tdEV相比，CTC的细胞性质和大小使其更容易确定。然而，基于抗原表达或物理特征（如大小和密度）的选择仍将导致一部分CTC被排除在外。tdEV的情况更为复杂，EV的大小范围很广，其中绝大多数直径低于200nm，由于可用的抗原表位数量有限，很难同时检测EV及其表面表达的起源特异性蛋白。此外，物理特征（只在tdEV上出现，而在其他细胞来源的绝大多数EV中不出现）的缺乏使基于尺寸和密度的分离技术效率低下。第二个挑战是CTC和tdEV与血液中的其他细胞和EV群体相比含量更低。血液是一种复杂的介质，富含各种成分且浓度范围很大，如图6-6A所示（未考虑分子种类）。就细胞成分而言，含量最丰富的种类是红细胞（red blood cell，RBC，约10^9/mL）、血小板（platelet，Plt，约10^8/mL）和白细胞（white blood cell，WBC，约10^6/mL），CTC的数量要低很多个数量级（仅在极端情况下从0到10^4/mL不等），这说明分离CTC是具有挑战性的。除浓度外，所有血液成分的大小和密度如图6-6A所示[35, 63-70]。与其他血液成分相比，CTC和tdEV的含量极低，因此需要一个预富集步骤。3种不同富集方法对所得富集样本中血液成分浓度的影响如图6-6所示，基于EpCAM、尺寸和密度的富集分别见图6-6B、C和D。

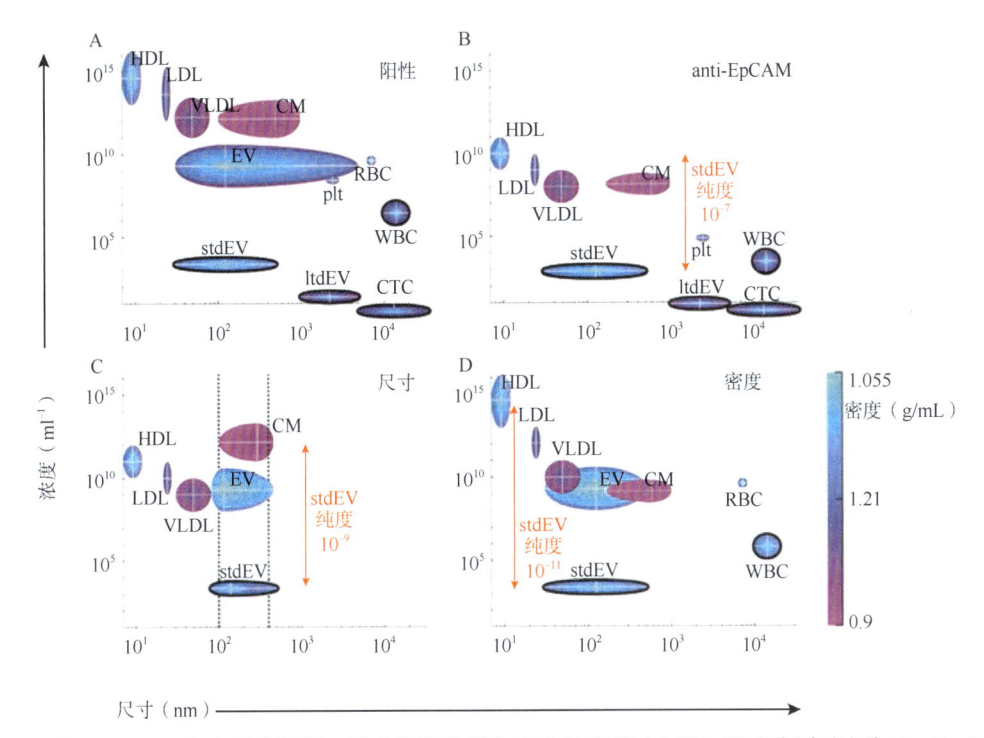

图6-6 基于EpCAM免疫磁珠富集、尺寸排阻色谱和离心处理前（A图）后（分别对应为B、C、D图）典型血液成分的大小、浓度和密度分布

点状轴（白线）表示这些分布的模式。顶点表示范围的上限或下限。颗粒的尺寸分布是沿着水平维度给出的。垂直维度显示了不同患者群体中检测到的浓度范围（忽略浓度的尺寸依赖性）。密度的范围由颜色梯度给出。假设密度为正态分布，除EV（扩展到包括ltdEV）和CM（非参数）之外，假设典型样本中的尺寸分布和患者群体中的浓度分布为对数正态分布。纯度定义为stdEV的近似颗粒所占百分比，通过最丰富组分的浓度与stdEV的浓度之比获得。HDL. 高密度脂蛋白、LDL. 低密度脂蛋白、VLDL. 极低密度脂蛋白、CM. 乳糜微粒、EV. 细胞外囊泡、RBC. 红细胞、Plt. 血小板、WBC. 白细胞、stdEV. 小尺寸肿瘤来源细胞外囊泡、ltdEV. 大尺寸肿瘤来源细胞外囊泡、CTC. 循环肿瘤细胞

6.6 免疫磁性富集

CellSearch图像数据采用基于EpCAM的富集。使用CellSearch系统，约0.1%的WBC非特异性残留存在于捕获成分中[40,71]。通过额外的荧光标记可以将CTC和dEV与其他组分区分开。偶见也会做EV的免疫富集，然而这会限制其下游分析的可能性。这些错综复杂的分离方法经常会被忽视。共分离组分的数量会超过EV很多个数量级，这意味着通常超过99.9%的被研究颗粒并不是EV。鉴于亚微米颗粒的检测（如通过光学）也有很多困难，有必要遵循MISEV指南，通过多种方法对待研究组分的真伪进行确认[77]。

6.7 基于大小和密度的分离方法

tdEV富集主要因脂蛋白而变得复杂，这些脂蛋白是含量最丰富的血液颗粒组分。这是一类传输非极性物质的颗粒，大小从7nm到900nm不等。随着尺寸的增加，它们的密度降低，因此可细分为高密度脂蛋白（HDL，7～12nm）、低密度脂蛋白（LDL，

21～27nm）、极低密度脂蛋白（VLDL，30～80nm）和乳糜微粒（100～900nm）。tdEV的分离通常是基于其尺寸采用过滤和尺寸排阻色谱（size exclusion chromatography，SEC），或基于其密度采用超速离心（ultracentrifugation，UC）[72-76]。在尺寸排阻色谱中，将样本放置在填充有多孔颗粒的凝胶的柱上进行洗脱。其孔隙仅可被小于特定尺寸（通常为70nm）的颗粒进入；较大的颗粒不能进入其中并且直接流过间隙。因此，较小的颗粒洗脱得更慢。通过仅收集最初洗脱的组分，与更小的（脂）蛋白有关的tdEV可以被富集。然而，乳糜微粒和一部分极低密度脂蛋白会被共分离。在该程序之前可以通过低速离心或膜过滤去除细胞成分。尺寸排阻色谱的回收率一般为60%[74]。超速离心利用重力富集tdEV。鉴于亚微米颗粒的低沉降速度和布朗运动对这些颗粒的影响，需要很高的离心力和长时间的处理才能有效沉淀EV。EV可与其他物质（主要是血小板和HDL，WBC可以提前滤出）发生共沉淀，因为它们的密度范围有重叠，其回收率通常很低，在10%或更低的级别。SEC和UC的组合并不常用，除非是在纯度比回收率更重要的研究之中[74, 75]。

6.8　我们为什么要使用CTC和tdEV，我们想从中学习什么

在使用CTC和tdEV评估时，需要仔细解读。即使用相同的技术分离CTC和tdEV，关于其组成的不同定义也会与临床结果和健康个体血液中的特定背景有一定的关系。因此，目前迫切需要了解分离和表征CTC和tdEV的目的，从而开发满足正确要求的相应技术，并开展相应的临床研究。下面，将列出CTC和tdEV的一些潜在临床应用以及一些基本要求。

相关目的如下。

（1）癌症的筛查：对于该应用，CTC或tdEV需要在转移之前就存在，情况确实如此[78]。然而，对于各种实践目的来说，检测这种罕见事件所需的血液体积太大。对于tdEV来说，其含量预计比CTC高出3个数量级左右；然而，在任何个体之中都会观察到较高背景的其他亚微米颗粒，因此需要开发敏感的技术，采用肿瘤特异标志物来富集和鉴定tdEV，以便最终区分实际患癌高风险的个体。开发连续检测CTC或tdEV的CTC检测技术可能有助于克服这一障碍[79, 80]。

（2）评估非转移性疾病患者的预后：在诊断时疾病是否已经扩散仍然是关键问题，它基本上决定了患者的预后。除了存在明显的转移性疾病外，一部分患者还会有无法被现有技术检测的（最小的）转移性疾病。对患者原发肿瘤进行基因分型[81, 82]并检查前哨淋巴结中存在的癌细胞[83]可以帮助我们更好地进行疾病分期。原发性肿瘤的基因分型可以对患者进行风险分类，确保进行不同的辅助治疗。然而，这些测定不能提供证据证实是否存在微转移。在乳腺癌患者骨髓中检测到这种微转移会清楚地表明它们与更高的复发风险相关[84, 85]。同样，在原发性结肠癌和乳腺癌患者中出现CTC与疾病复发的显著增加密切相关[86, 87]。尽管有这些发现，但上述提到的实践均没有用于疾病的临床分期。从技术角度来看，现有的CTC检测平台并没有足够的特异性，不能以超过99%的置信度来确定检测到的CTC确实是癌细胞。在大多数阳性病例中，检测到一个或两个CTC，不能提供足够高质量的DNA以满足从基因技术层面证实被鉴定的目标物确实为癌细胞。越来越多

的研究表明，tdEV可能在肿瘤散播前就存在于循环中，甚至可能对此有贡献[30, 88, 89]。然而，与大量存在的其他亚微米颗粒相比，tdEV的颗粒浓度相当低，特别是在早期阶段。即便如此，确定具有潜在不同功能的tdEV亚群仍将是一个挑战。在此背景下，在能够提升tdEV特异性和灵敏度之前，需要对其做更多的了解，并设计方法对其进行富集和检测。然而关键问题仍然是，"真实"CTC或tdEV的检测是否确实会在临床上转化用于原发疾病的分期，在其真正出现的时候是否与治疗效果有关。

（3）评估转移性疾病患者的预后：转移性疾病患者中CTC和较大tdEV的出现可以清楚地将队列分为预后较好和预后较差的两组。因此，人们认为可以将其纳入经典分期系统，其中Ⅳ期患者将被细分为有CTC和无CTC的患者。关于此应用，已可使用"CellSearch"CTC和tdEV的最佳定义。图6-3和图6-4展示了一个使用去势抵抗性前列腺癌患者队列的示例，在该示例中，简单使用该定义即可提供生存的最大差异。但问题仍然是，有或无CTC的患者应该分别给予何种治疗，关于这些方面的首批研究已有报道[22, 23]。

（4）评估对治疗的反应：在最初的CTC研究中，在开始治疗前和每个治疗周期后抽血进行CTC评估。在转移性乳腺癌、前列腺癌和结肠癌中，通过CTC来预测治疗反应要优于传统的评估方法[17, 20, 33, 90-92]。如何最好地使用CTC计数来评估治疗反应仍在研究中[93-95]。有一点是明确的，治疗后CTC计数越低，对患者越好。因此，治疗的目标应该是尽可能将CTC降至零。tdEV还没有被广泛研究作为评估疾病反应的方法，与评估治疗反应相比，在评估预后时对于tdEV的实际定义可能有所不同。CTC和tdEV的进一步分型，即基因分型和表型，可能有助于更好地评估治疗反应。

（5）确定患者是否会从靶向治疗中受益：很重要的是，该治疗的靶点是否可以在CTC或tdEV上进行评估。为此，应提供足够数量的CTC或tdEV，以确定携带特定靶标的CTC和tdEV的百分比。此外，该靶点应该具有疾病特异性，在健康人的EV上不出现。尽管许多研究表明，CTC可用于靶向治疗的评估，但尚未有对照研究证实CTC上出现治疗靶点可以实际预测该治疗的反应。

除了探索CTC和tdEV作为液体活检的临床实用性外，它们还组成了一个重要的工具，用于转移机制的研究和认识，后续可以开发所需的工具对抗转移。CTC和tdEV已经从肿瘤中逃逸并进入血液循环的事实表明它们脱离了原发灶和内皮屏障，形成了转移。CTC要想穿透内皮屏障，进入循环，并在转移部位渗出血管，需要保持活力（代谢活跃或休眠），具有特定的表型和基因型特征，能够进出血管，逃脱免疫监视，并重新开始增殖。然而，很大一部分CTC会经历凋亡[31]，这使得分离和研究存活的CTC变得更加具有挑战性。诊断性白细胞去除术（diagnostic leukapheresis，DLA）[96]的引入显著提高了获得足够数量活CTC的能力，为研究转移铺平了道路[97, 98]。虽然CTC外渗在高渗透性血管中是有利的，例如在骨和肝中，但癌细胞的通信机制（如dtEV所介导的）要求CTC穿过连续的血管和基底膜。甚至在CTC循环之前，肿瘤就可以释放tdEV，它不仅可以将转移特征传递到其他细胞，还可以在转移部位创造一个支持肿瘤生长的微环境。所谓的转移前生态位（premetastatic niche，PMN），可能由tdEV引发。例如，通过诱导血管渗漏，然后重塑细胞外基质（extracellular matrix，ECM），并与其他细胞（如基质细胞和免疫细胞）相互作用，所有这些最终都有助于CTC的外渗和癌细胞在PMN的定植[30, 89]。

越来越多的研究表明，EV 参与了恶性转化、肿瘤进展和散播相关的细胞通信[99]。已有的证据表明，癌细胞不仅释放 tdEV，而且这些 tdEV 可能影响 Hanahan 和 Weinberg[99] 所描述的所有癌症特征。据报道，恶性转化会产生更多的 tdEV[100]。这可能会增强 tdEV 中所包含的活性癌基因的转移，这些基因被释放到细胞周围，并通过循环到达其他组织[99,100]。因此，tdEV 可能是肿瘤发生和转移的潜在推手[101]。例如，研究表明，tdEV 能够将癌细胞的特征转移到正常成纤维细胞和上皮细胞[99,102]。然而，tdEV 在尺寸、组成和内容物方面极其异质，有关其潜在功能的研究才刚刚开始[88]。另一个例子是通过 EV 在神经胶质瘤细胞之间转移表皮生长因子受体（EGFRvⅢ）的致癌变体，这会导致受体癌细胞的形态变化并增强其非贴壁依赖生长，从而促进癌基因的传播[103]。研究显示，EV 中组织因子（tissue factor，TF）的转移与 TF 相关侵袭性表型在乳腺癌细胞中的传播有关[104]。癌细胞之间通过 tdEV 转移的四次跨膜蛋白 CD151 和 Tspan8 已被证明参与了 ECM 降解、基质重编程和上皮-间质转化（EMT）[105]。在结肠癌中，含有 miR-1246 的 tdEV 将巨噬细胞重新编程为支持肿瘤的巨噬细胞，最终促进了肿瘤的生长和转移[106]。

6.9 扫描电子显微镜揭示 EV 的形成

癌症患者血液中检测到的 CTC 和 tdEV 很可能是从一个（原发性）或多个（转移性）肿瘤部位进入血液循环的。相对很大比例的 CTC 会发生凋亡，这引发了一个问题，即这种凋亡是发生在肿瘤部位还是循环系统中。同样，尚不清楚在血液中检测到的 tdEV 是来源于 CTC 还是来源于肿瘤部位。当全部或部分凋亡 CTC 来源于肿瘤部位时，这些部位周围的脉管系统必须是渗漏性的，因为这些细胞将无法利用活细胞的特征使其穿透脉管系统。当我们想要更多地了解转移进程时，可以研究分离到的 CTC 和 tdEV。为了更好地了解 CTC 和 tdEV，建立了一个方案，对出现在 CellSearch 卡盒中的 CTC 和 tdEV 进行扫描电子显微镜（scanning electron microscopy，SEM）分析[107]。为了揭示 EV 的形成机制并更全面地了解在 CTC 和 tdEV 中的发现，对来源于前列腺癌肿瘤细胞系 PC3 和 LnCAP 及白细胞进行了 SEM 成像。

图 6-7 展示了典型 SEM 图像的例子，分别是粒细胞（图 6-7A）、淋巴细胞（图 6-7B）和单核细胞（图 6-7C），与粒细胞相比，淋巴细胞和单核细胞的膜挤压更明显[108]。tdEV 可以通过凋亡肿瘤细胞的起泡、多泡体与质膜的融合和膜的直接出芽而脱落。在前列腺癌细胞系 LNCaP 和 PC3 的细胞中观察到了这三个过程，分别如图 6-7D、图 6-7E 和图 6-7F 所示，并且在每个图的右上角用示意图进行了描绘。在成像的培养细胞中可以容易地观察到凋亡和活性肿瘤细胞的 tdEV 形成（图 6-7D 和图 6-7F）。从 PC3 细胞膜上观察到的通过空泡释放更小的 tdEV（肿瘤来源的外泌体）只是一种猜测（图 6-7E）。在培养的肿瘤细胞中观察到的现象是否与患者来源的 tdEV 相关还有待确定。我们的观察结果是，从前列腺癌患者血液中分离的 tdEV（图 6-7G）与从非凋亡 PC3 细胞中出芽形成的 tdEV 是有相似之处的（图 6-7H）。

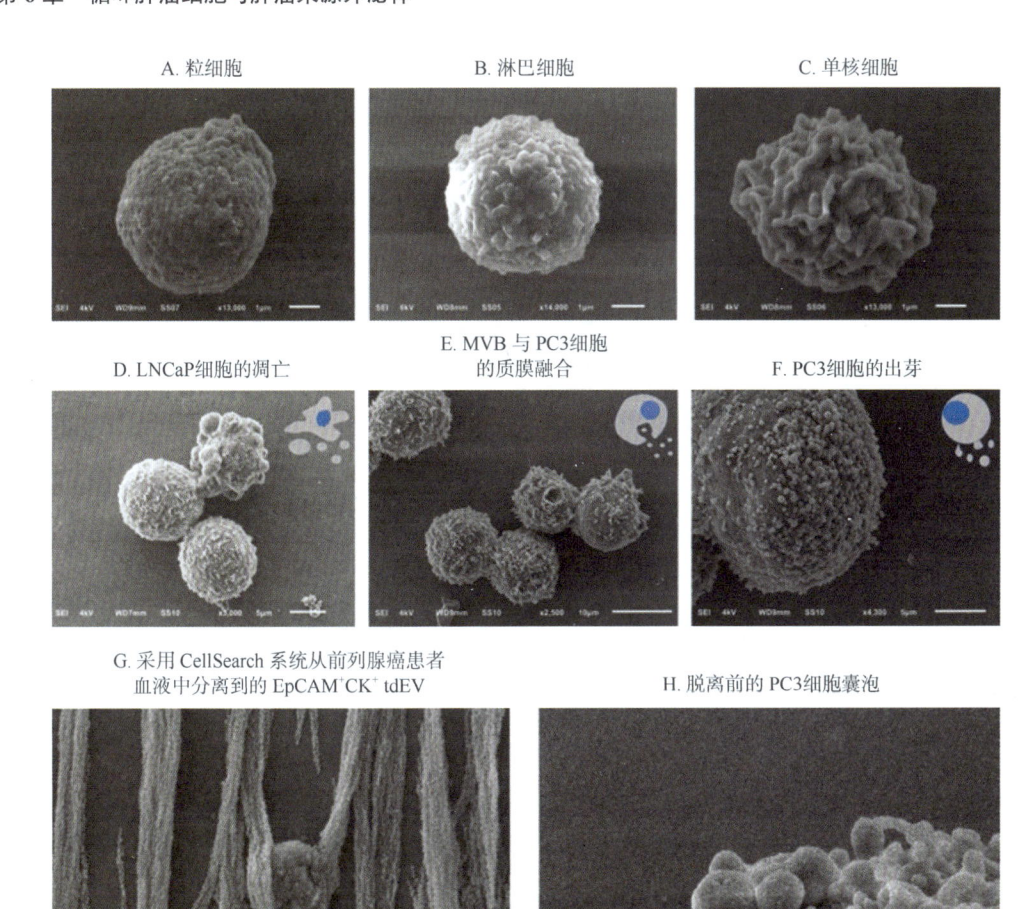

图 6-7　扫描电子显微镜图像

首行图片显示的是一位健康捐献者经荧光激活细胞分选（fluorescence-activated cell sorting，FACS）之后的粒细胞（A）、淋巴细胞（B）和单核细胞（C）；中间图片显示的是来自LNCaP和PC3肿瘤细胞系的细胞，表明EV是通过细胞凋亡被动形成（D），或通过多泡体与质膜融合主动形成（E），以及膜的直接出芽而形成（F）。末行图片显示采用CellSearch从一位前列腺癌症患者中分离的tdEV的SEM图像（G），以及PC3细胞中正在出芽的具有类似外观的EV（H）

　　CellSearch图像中识别的tdEV在其表面至少表达EpCAM，并有细胞角蛋白作为内含物。然而，根据来源细胞的EpCAM和CK表位密度，并非所有通过起泡或出芽释放的EV都具有足够的EpCAM抗原表位被CellSearch分离出来，或具有足够的CK被CellSearch的荧光显微镜检测到。多泡体与细胞表面膜融合后排出的外泌体在其膜表面可能没有足够的EpCAM或细胞骨架蛋白内含物。因此，使用CellSearch方法只能检测到一小部分tdEV亚群，而其余的绝大多数都被遗漏了，但即便这样它仍然非常重要，因为它们携带的RNA和蛋白质在细胞间通信中发挥着重要作用。事实上，tdEV确实存在于血浆组分中，并且在使用CellSearch系统进行EpCAM富集后能够被检测到（图6-8B）。为了进行比较，CellSearch系统处理的同一患者的血细胞组分的荧光图像如图6-8A所示。

在CTC和tdEV的研究领域，许多研究聚焦在基因构成上，相关结论来自CTC和tdEV群体的发现而非其个体。尽管这种方法得出了有价值的见解，但重要的细节只能在单个CTC/tdEV层面上进行揭示；否则，这些细节就会保留在群体的"噪声"中。对单个CTC和tdEV进行遗传和表型特征解析的研究正在推进之中。

A. 富含 EpCAM 的血液组分　　　　　　B. 富含 EpCAM 的血浆组分

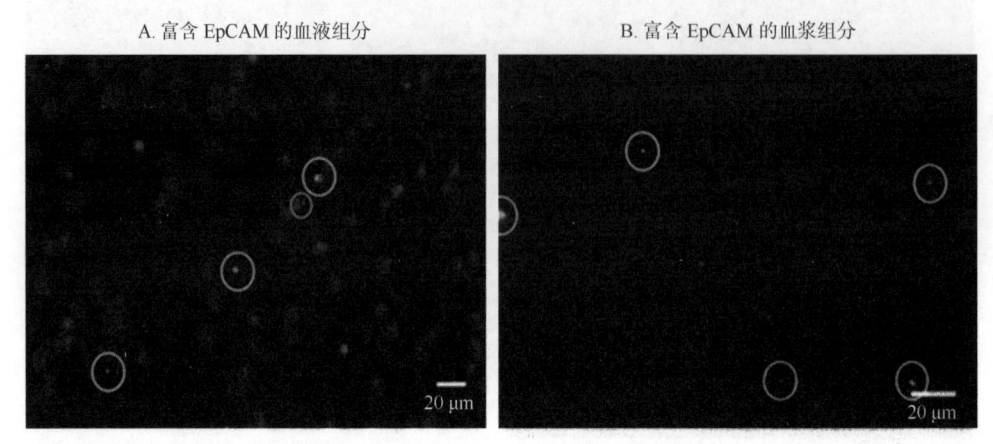

图6-8　CellSearch处理的一例转移性前列腺癌患者中富含EpCAM的血液组分（图A）和富含EpCAM的血浆组分的DAPI（蓝色）和细胞角蛋白（绿色）荧光图像。白色圆圈为包含CK^+、$DAPI^-$、$CD45^-$的tdEV

6.10　单个肿瘤来源细胞外囊泡的分型

越来越多的证据表明，血浆中的tdEV可能被用作癌症生物标志物，这促使开发新技术或改进传统技术用于EV的鉴定和分型，以应对其极高的异质性。这些工作具有挑战性，因为包括tdEV在内的EV都非常小，且在物理特性（如尺寸和折射率）及生物分子组成（如膜组成以及蛋白质和核酸含量）方面非常具有异质性。因此，评估物理特性（如尺寸）的技术应该能够测量小到30nm和大到9μm的EV。类似地，揭示生物分子组成要求相关技术能够对各种浓度（一般很低）的各类生物分子进行分型。特别是EV的小尺寸及其低含量的分子会导致EV的整个亚群被忽略，因此迫切需要具有更高检测灵敏度的分型技术。在某些情况下，可以通过采用一次分析多个EV的方法（即批量分析）来克服该局限。然而，这种技术检测的是一簇EV的物理或生物分子特征的平均值，而不能反映样本内可能存在的异质性或区分稀有群体，如tdEV，因此需要采用高分辨率的单粒子分析技术。

EV特定亚群（如tdEV）的鉴定主要依赖EV的生物分子组成，如EV膜上的蛋白质表达以及含有的蛋白质和核酸。由于tdEV是由癌细胞释放的，tdEV的分子特征谱可以部分反映其亲代细胞的分子特征。因此，通过单个EV的成分分型，我们可确定其组织/细胞来源。更具体地说，要鉴定体液中的tdEV，可以采用两种通用方法。

（1）受监督的分型：在该方法中使用已知的标志物组合来特异性靶向tdEV，如使用荧光标记的抗体靶向可经荧光检测的蛋白（EpCAM、CK和PSMA）。

第 6 章　循环肿瘤细胞与肿瘤来源外泌体

（2）不受监督的分型：在该方法中不需要事先了解tdEV的生物分子组成，但事实上，可以通过一些技术（如振动光谱法或质谱法）对EV分型而获得这些信息。一旦对EV进行分型后，就可以确定tdEV与其他粒子之间的差异，后续可用于tdEV快速检测。

不受监督分型技术的一个实例是将光学捕获和拉曼光谱结合起来用于评估单个EV的整体生物分子组分[109, 110]。这种方法使用激光在显微镜下捕获悬浮粒子。与EV相互作用的光被散射并进一步被检测，以确定单个EV被捕获的时刻，并获得反映被捕获EV的化学成分的光谱指纹。因此，这种方法可以根据其化学成分的差异，以无标记的方式区分颗粒群体。图6-9显示了从拉曼光谱的主成分分析中得出的散射图，该拉曼光谱对应激光束中捕获的特定来源的单个颗粒。每个点代表一个单独的颗粒。这里的分析包括出现在两名前列腺癌患者（P1和P2）和一名健康供体（healthy donor，HD）的血浆样本中的亚微米颗粒。脂蛋白颗粒（即LDL、VLDL和CM）作为参考品纳入分析之中，同时也分析了

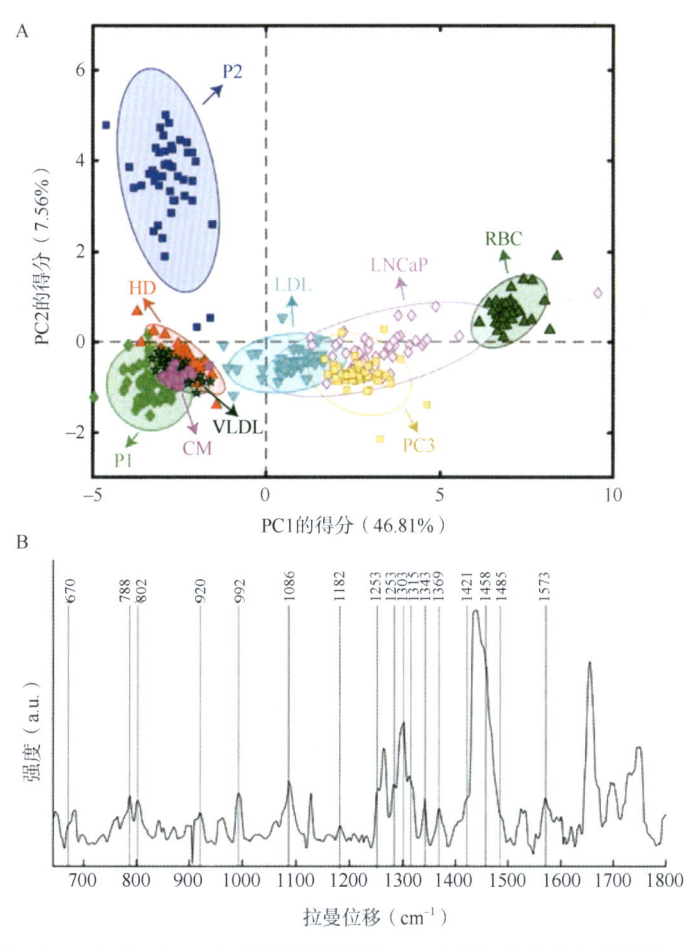

图6-9　A. 主要成分1（PC1）和2（PC2）的得分散点图，显示了血浆中的各种颗粒。在对每个颗粒的拉曼光谱进行主成分分析后，每个点表示投射在二维上的单个颗粒。对于每个群体，显示了47个粒子。P1和P2分别为患者1和患者2；HD，健康供体；CM，乳糜微粒；VLDL，极低密度脂蛋白；LDL，低密度脂蛋白；PC3、LNCaP和RBC，分别来自PC3⁻、LNCaP⁻和红细胞的EV。椭圆表示95%置信区间。B. 来自患者2（P2）的颗粒的平均拉曼光谱。所有标识的拉曼条带都对应核酸的分配。改编自参考文献[112]

来源于RBC、LNCaP和PC3细胞的EV。与脂蛋白颗粒相比，颗粒之间的主要差异之一是EV中的蛋白质贡献更高[111]。此外，由于患者2（P2）的颗粒中存在核酸，其血浆中鉴定的颗粒明显与其他样本分开聚集（图6-9B[112]）。然而，患者1（P1）中的颗粒并非如此，其与健康供体中存在的颗粒和脂蛋白颗粒部分重叠。对于这两名患者，有一些不与脂蛋白颗粒或PC3、LNCaP和RBC来源的EV聚集在一起的颗粒（亚）群体，这说明血浆中还存在其他亚微米颗粒，值得对其进行鉴定和进一步分型。该实例表明，癌症患者血浆中亚微米颗粒的组成可能会反映癌症中所发生的临床相关变化，并且可以推断，不同的浓度和（或）颗粒组成可以提供关于治疗效果的信息。

无论使用何种方法，tdEV的鉴定和表征要求相关方法能够做到：①检测小但尺寸范围宽的颗粒；②对这些颗粒进行分型；③区分EV和非EV颗粒，如脂蛋白颗粒；检测相关的tdEV用于癌症诊断、预后和结果预测。到目前为止，还没有一种单一的技术被证明可以对所有相关tdEV进行鉴定和分型，但一些有互补作用的技术结合起来有望做到这一点。目前有两项平行的"赛道"正在进行：一项是对tdEV的异质性进行表征和捕获，另一项是开发新的方法，更好地满足tdEV分型的要求。

6.11　CTC和tdEV的展望

CTC分型的最大障碍是大部分患者的采血管样本中并没有CTC，这阻碍了癌症的分型和随后做出最佳治疗选择的明智决定。使用更大的血容量，无论是通过DLA还是通过体外静脉循环进行连续捕获，都可以解决这一限制。毫无疑问，需要进一步的技术进步才能将这一概念引入常规临床场景。一个有吸引力的替代方案是使用tdEV来对癌症进行分型并监测患者的治疗，因为与CTC相比，tdEV似乎出现频率更高。在患者样本的血细胞碎片中出现tdEV会与临床结果密切相关，该发现类似于CTC，构成了进一步研究血浆成分中tdEV的有力论据。但是同样在这一点上，还需要技术进步来检测和研究血浆中的亚微米颗粒成分，并将tdEV与其他EV和非EV颗粒区分开来。此外，不同tdEV亚类的存在使得在开发高通量的检测和分析平台将tdEV用于临床之前，有必要首先解决一些基本问题。

致谢　本工作由荷兰科学研究组织的CANCER-ID 14198项目支持。

（何帮顺　付沛文　译）

扫码见第6章参考文献

第二部分

技术开发

第7章 数学肿瘤学：整合多模态临床和液体活检数据用于生存预测

Libere J. Ndacayisaba，Jeremy Mason，Peter Kuhn

摘　要　肿瘤多参数诊断及其特征分析技术所产生的临床和液体活检数据具有复杂的多模态性，这为利用不同研究和不同机构数据库的大型数据集开发新的预测性数学模型提供了一个令人振奋的机会。此外，将液体活检与单细胞检测技术进行综合分析可以提供循环肿瘤细胞（CTC）和肿瘤微环境细胞在形态学、基因组学和蛋白质组学等多个维度的数据，可以更深入地解析肿瘤生物学的时空特征。然而，不同癌症中心和卫生健康体系之间的数据缺乏统一标准和相互缺乏协调沟通，经常导致临床数据集的数据量少、不一致和不完整。在液体活检中，标本通常便于采集，但数据集的规模有限，且缺乏与之匹配的临床数据。整合多模态肿瘤数据的方法对于建立稳定可靠的预后预测模型至关重要。本章介绍了在处理缺失和稀疏数据、整合多维度临床数据和多组学液体活检数据以提高机器深度学习生存预测模型的准确性和稳定性等方面所面临的方法学的挑战和进展，并强调人工智能与液体活检的融合在未来精准肿瘤的治疗反应和生存预测中具有关键作用。

关键词　数据整合；液体活检；生存预测；深度学习；多模态数据；生成对抗网络

7.1　引言

液体活检和当代多组学定量方法的重大突破使我们能够更深入地认识肿瘤生物学，同时也产生了大量的多参数数据。与此同时，数学建模、机器学习和人工智能（artificial intelligence，AI）的理论进步增强了我们预测患者预后的能力。这些方法在现代生物医学中的应用将彻底改变癌症治疗模式，使精准肿瘤治疗有望成为现实。在美国国家癌症研究所（NCI）的癌症检测和诊断研究战略计划中，AI和液体活检被予以优先权[1-3]；美国食品药

L. J. Ndacayisaba・P. Kuhn (✉)　e-mail: pkuhn@usc.edu
Convergent Science Institute in Cancer, Michelson Center for Convergent Bioscience, University of Southern California, Los Angeles, CA, USA

Programs in Biomedical and Biological Sciences, Keck School of Medicine, University of Southern California, Los Angeles, CA, USA

J. Mason
Convergent Science Institute in Cancer, Michelson Center for Convergent Bioscience, University of Southern California, Los Angeles, CA, USA

USC Institute of Urology, Catherine & Joseph Aresty Department of Urology, Keck School of Medicine, University of Southern California, Los Angeles, CA, USA

品监督管理局（FDA）批准了多种基于血液的分子检测产品[4]和人工智能技术应用于临床[5,6]，以上都充分体现了这些技术和科学进展的重要性。

AI是智能体（intelligent agent）的理论发展和实践应用，通过算法学习，它能够针对某项具体任务来模拟人类大脑的逻辑和认知[7-9]。自阿兰·图灵（Alan Turing）提出"学习机"概念[10]以及进一步由约翰·麦卡锡（John McCarthy）描绘AI特征以来[11]，该领域已发展成为数学、计算机科学和工程学中一个重要研究领域，其应用已扩展到计算生物医学领域，尤其是数学肿瘤学。目前，多数AI工具在临床的应用是在组织病理学和放射学领域，在计算机视觉和图像处理理论进展的驱动下，机器学习和深度学习方法已在该领域取得了巨大成功。相比之下，在更加复杂的疾病时空特征和患者预后（如治疗反应和生存）方面，预测性数学模型的成就相对滞后。尽管如此，近期仍有团队探索利用队列级数据来确定癌症转移扩散趋势[12-14]，预测总生存期和无进展生存期[15]。

为保障此类模型的稳定可靠，不仅需要基本的患者人口统计学和临床变量，还需要对人体、组织、细胞和分子等水平的肿瘤生物学特征进行量化，以便在患者个体中解释肿瘤间的异质性和潜在特征关系中的固有变异性。例如，循环肿瘤细胞（CTC）中的细胞内蛋白表达与肿瘤组织的代谢状态之间有何关系？这极大地拓展了临床诊断、预后及预测模型长期以来所依赖的有限患者变量集。近期，基于液体活检进行肿瘤特征分析的技术进步在各个尺度上推动了大量癌症患者相关生物和疾病数据的产生，进而激发了复杂数学模型的开发，以便在诸多事件中（如正常状态下和治疗压力下的疾病发生和进展）找到关键的驱动因素，同时也引领了机器深度学习生存预测模型的开发[16-18]。

根据NCI的定义，液体活检是一种采用血液样本，对某个肿瘤相关成分进行鉴定、分离、检测和分析的方法[19]，除血液外，该方法也可应用于其他可能存在类似成分的体液样本。这些新的微创方法具有采集时间短、样本采集成本低等优点，无须进行侵袭性的组织活检即可进行全面的肿瘤分子分析，并且适合对患者进行动态监测[20-24]。此外，这些大量的多组学数据可以来自多种类型的标本：既有一般常见标本（如外周血），也有与研究疾病密切相关的特殊标本（如前列腺癌和多发性骨髓瘤的骨髓穿刺物，视网膜母细胞瘤的眼房水）。体液样本中主要的可分析成分包括CTC、游离核酸（DNA和RNA）、胞外囊泡和代谢分子等[25]。研究证实，对CTC的特征分析既可重现起始肿瘤（原发或转移）的异质性[20,21]，也能展现在微环境压力或治疗干扰下癌症演化的独特基因组克隆性[26-28]。因此，在通过单细胞生物学阐明癌症特征基础时，CTC成为重要的待测物之一[29]。

全面分析CTC的方法有很多种，包括逆转录聚合酶链反应（reverse transcription polymerase chain reaction, RT-PCR）、荧光原位杂交（fluorescence in situ hybridization, FISH）、二代测序（next-generation sequencing, NGS）和阵列比较基因组杂交（array comparative genomic hybridization, aCGH）等，但最常用的是免疫荧光法[25]。对感兴趣的单个细胞，综合性的分子分析可生成形态学、基因组、蛋白质组、代谢组、转录组及表观遗传等图谱数据，在空间和时间上提供具有更高分辨率的肿瘤生物学信息[30,31]。

新兴的大型液体活检多模态数据集为患者描述符（descriptor）添加了多尺度分辨率，并推动私人组织、学术和政府机构共同努力建立专门的数据库用于研究。癌症血液分析谱集（Blood Profiling Atlas in Cancer, BloodPAC）[32,33]由时任美国副总统拜登的"癌症登月计划"（Cancer Moonshot Initiative）项目团队发起[34]，这是一项针对学术界和商业机构的关于液体活检平台数据要素、数据管理和存储标准化的最早倡议[34, 35]。这些多中心液体活检数据集包含丰富的肿瘤生物信息，结合人口统计学和临床数据，可以提高预测患者预后的准确性。

本章旨在强调AI与液体活检的结合如何为癌症检测的未来和精准肿瘤学的实现带来希望。我们介绍了预测数学肿瘤学的研究进展，重点是将多模态和多尺度液体活检数据整合到用于生存预测的机器深度学习模型中。为引导读者，本章首先以数据为导向，讨论人口统计学和临床数据的要素与结构，介绍对不同医疗系统来源的数据进行整合所面临的相关挑战。接下来，讨论了最近出现的多模态液体活检数据集，并提出在数据稀疏性、规模和维度等方面的挑战，因为这关系到如何开发出稳定可靠的患者预后预测模型。随后介绍了在开发预测性数学模型时处理缺失、稀疏和高维数据的方法，深入探讨了生成对抗神经网络（generative adversarial networks，GANs）。接下来利用乳腺癌的多中心临床数据以及转移性前列腺癌中整合的临床和单细胞形态-蛋白基因组液体活检数据对建立预测机器和深度学习模型的概念进行验证讨论。最后，本章总结讨论了通过液体活检数据与预测性数学建模的整合改善患者预后的未来前景。

7.2 多中心人口统计学特征与临床数据的整合

为应对肿瘤学中多机构数据整合的挑战，需要集中考虑解决不同临床中心和医疗系统之间缺乏统一标准和相互协作的问题，这会导致数据的零星、不完整，需要采用合适的方法对混合的多模态数据类型进行插补。

7.2.1 多中心人口统计学与临床数据的非标准化和零星不完整性

癌症患者数据通常由人口统计学和临床相关因素组成，这些因素描述了患者、肿瘤和特定时间点的治疗情况。患者特征大多是常见的描述性数据，如年龄、性别、种族和民族，以及在临床上易于常规收集的可测量数值，如身高、体重和血压。与疾病和治疗相关的具体特征通常根据原发癌（如乳腺癌、肺癌和前列腺癌）的不同而有差异，但通常都包括诊断时的疾病分期、肿瘤大小和分级、淋巴结活检状态和特定的组织学分类（如乳腺癌的导管亚型、肺癌中的腺癌亚型、膀胱癌中的尿路上皮亚型等）。此外，还包括转移部位、具体的干预措施、治疗方式（如化疗、放疗、靶向治疗等）以及相应日期（如诊断、进展、死亡和最后一次随访）。

这些人口统计学和临床变量中包含预后和预测标志物，在特定治疗路径下，可根据患者现在或未来表现用于临床决策制定。然而，受各种因素影响（如病程长短、患者可能因各种原因改变居住地、不断变化的疾病复杂性、亚专科需求及各种合并症），在收集患者、肿瘤和治疗等变量（数据要素）时，数据录入往往存在一定程度的缺失和不一致。此外，部分来于医疗系统方面的差异，大多数癌症患者是在社区医疗中心确诊的，有部分患者是在较大的学术性癌症中心确诊的[36-38]，这导致收集到的数据不一致。另外，许多重症患者即使是在学术性癌症中心做主要的治疗决定，为方便起见，他们仍优先选择在当地的医疗中心进行随访，这会导致在数据收集方法中坚持标准和变量的一致性成为挑战，不论是在患者个体层面还是队列研究中，均会造成进一步的脱节[39]。医生有可能会错过日常随访，忘记或漏记测量数据（如身高、体重），或者患者也可能会拒绝报告某些信息（如种族、药物和乙醇的使用）。除了会错过癌症相关的监测和（或）护理的随访外，非肿瘤专家的定期随访（医生检查）也可能会错过，然而这些对于数据收集非常重要，能够提供一个更加完整的患者数据矩阵。此外，由于疾病进展的复杂性（如转移、肿瘤治疗反应）和治疗模式（如药物类别、副作用等）的多样性，疾病本身固有的异质性也会造成数据缺失，而所有这些都与不断变化的新型疗法息息相关。

过去十年，为提高电子病历（electronic health records，EHR）的效用，改善患者预后，人们采取了许多措施，首先是医疗保险和医疗补助服务中心（Centers for Medicare & Medicaid Services）鼓励有意义地使用电子病历[40,41]。随后，《21世纪治愈法案》确保患者可以访问自己的数据，并为不同EHR来源（如全科医生、泌尿科医生、心脏病医生等）数据之间的互操作性创造条件[42-44]。然而，尽管做了这些努力，现有的专科医疗记录与通用健康记录系统，以及与原有数据库之间仍不兼容，导致了多层次的互操作性问题[45,46]。在数据录入和记录方法方面，机器可读性的缺乏会不可避免地增加内在差异，尤其是在医生和临床工作人员录入的分类数据方面（例如，没有预设值的自由文本区域，如评论框）。此外，报告机构会根据其偏好而使用不同的人口统计学和临床术语[例如，种族：黑种人与非裔美国人；体重：磅与公斤（千克）]。类似地，机构对诊断指南和肿瘤分析技术的偏好也会影响数据要素的一致性。同一生物标志物，如乳腺癌中的HER2状态，可通过FISH或免疫组化（immunohistochemistry，IHC）进行测量[47]。更多讨论详见7.6。在一个多中心乳腺癌数据集中，纪念斯隆-凯特琳癌症中心（Memorial Sloan Kettering Cancer Center，MSK）优先关注1975～2013年间收集数据中的肿瘤解剖数据要素，而MD安德森癌症中心（MD Anderson Cancer Center，MDA）则关注患者数据要素。合并这些数据集的一个后果是，数据源子集所独有的变量会造成不包含这些变量的数据集的数据缺失。虽然合并多个数据集在技术上比较简单，但由于前面提到的数据不一致性和不完整性，以及考虑到这些数据变异来源会对建立稳健的临床预测模型造成影响，这使得合并数据集变成了一项棘手的任务。一般来说，人们只使用不同数据集间共有的变量，但随着数据源增多，这将降低合并数据库的规模和可行性，从而使下游分析变得毫无意义。因此，我们介绍并讨论了处理多中心多模态数据缺失的方法学进展，也介绍了关于整合液体活检数据到数学模型中的挑战的进一步应对方法。

7.2.2　混合数据类型中的插补

由于前面提到的不同来源数据之间缺乏互操作性和标准化，因此迫切需要开发一种方法流程来处理不同来源数据集中的缺失值问题。此外，由于预测模型需要数据集的一致性[48,49]，处理缺失数据有两种主要选项：移除含缺失值的患者和（或）变量，或者从可用数据中插补缺失值。插补是指利用研究中的其他数据估计或外推缺失数据。鉴于人口统计学和临床数据集已经很小且有限，移除患者或变量将显著影响这些数据所构建模型的准确性和临床应用[49,50]。插补缺失值可以采用以下几种方式，常用的方法包括均值插补（所有可用值的平均值）、替代插补（使用未纳入患者的值）、热甲板法（从相似患者中随机选择）、冷甲板法（从相似患者中有组织地选择）、回归插补（根据可用值的回归预测）、随机回归插补（根据随机法对可用值进行回归预测），以及插值或外推（根据对同一患者的其他观察值进行估计）[50,51]。最优化的方法取决于数据本身，许多研究团队应用了多种统计和机器学习算法来完成这项任务[50,52]。一些常用工具包括knnImpute[53]、MICE[54]和missForest[55]。在我们建模过程中，已经对这些方法进行了基准测试，发现在处理混合数据类型中的缺失值时，missForest在高维和低维数据情况下均是可重复的稳健方法，其结果可用于构建生存预测模型。

7.3 综合分析中液体活检数据的稀疏性、规模和维度

液体活检数据本身具有多模态和多尺度的特点。要想通过液体活检以足够的分辨率揭示肿瘤的生物学特性，需要采用多种技术来生成形态学、基因组学、蛋白质组学、转录组学、表观遗传学和代谢组学数据[29]。尽管公共领域中可用的数据集有限，本部分将重点探讨由高清晰度单细胞检测（high-definition single-cell assay，HDSCA）工作流程所生成的液体活检数据，这是下一代形态蛋白基因组学技术，可用于液体活检多种待测物的综合分析。这项技术整合了基于显微镜的图像分析和用于稀有细胞检测与聚类的计算方法。作为实时分析专用数据科学基础建设的一部分，这些数据被整合到一个定制的SQL数据库中，旨在改进后续分析流程，并促进相关数据与数学建模、预测性机器和深度学习的整合。

7.3.1 利用HDSCA全面分析CTC

HDSCA是一种综合的工作流程，能够用于无细胞和基于细胞的分子分型。Thiele等[56]以及Springer出版的《肿瘤液体活检》[57]将HDSCA描述为一种高通量的CTC分析技术（图7-1A）。简而言之，HDSCA基于"不遗漏任何细胞"的原则，已在多种上皮来源的癌症中得到验证，包括乳腺癌[27,59,60]、前列腺癌[59,61,62]、肺癌[63-66]、胰腺癌[59]、结直肠癌[67]、黑色素瘤[68]、视网膜母细胞瘤[69]，以及血液系统癌症，如多发性骨髓瘤[70]。HDSCA技术已经得到全面的验证[59,71,72]，并商业化为Epic Sciences平台。虽然HDSCA尚未被FDA批准为510(k)或上市前批准的产品，但已通过CLIA/CAP临床合规性验证，并被批准作为州一级的实验室自建检查项目（laboratory developed test，LDT），目前可用于前列腺癌中AR-V7的鉴别[62,73-77]。HDSCA的核心点在于，从样本进入实验室到数据分析的整个过程中，它都可以记录每个待测物的完整监管链。这一流程包括接收包装好的样本、分离血浆中的游离核酸、将有核细胞铺展到载玻片上、必要时进行冷冻保存、进行特定研究的免疫荧光染色，以及通过全自动显微镜进行扫描。由于整个细胞群体是单独分布在载玻片上的，这为单细胞水平的下游分析提供了可能。

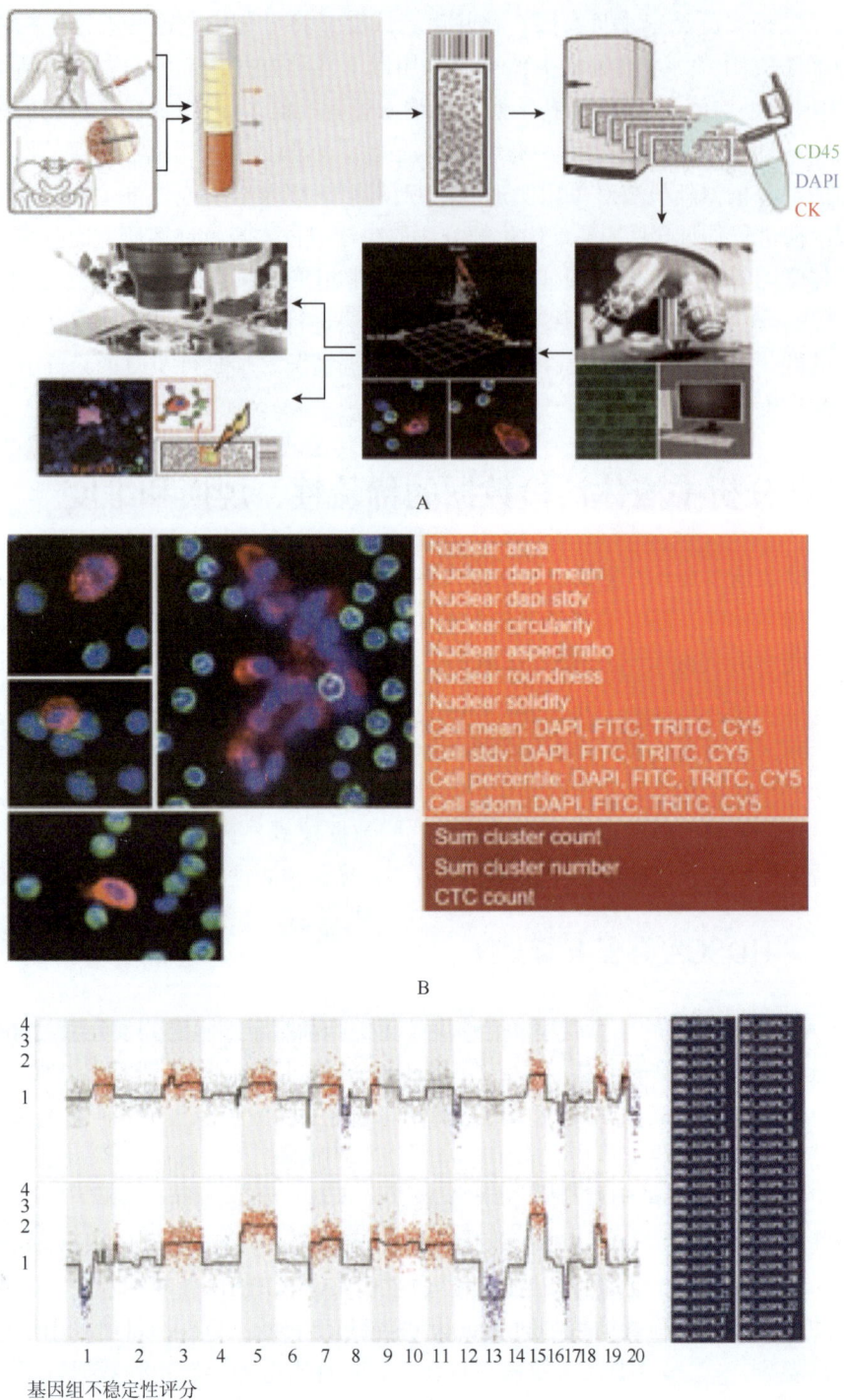

88　循环肿瘤细胞：液体活检技术进展

基因组不稳定性评分
大片段迁移评分：染色体断裂

C

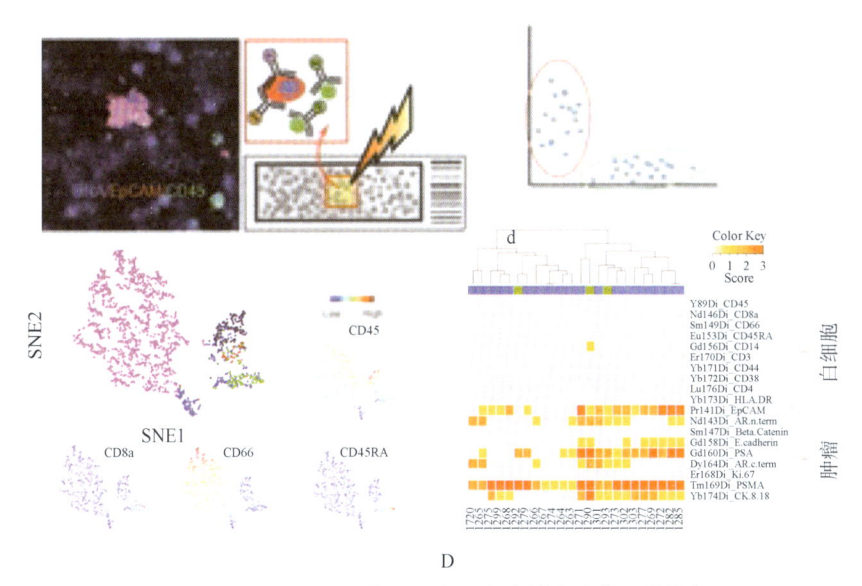

图7-1　HDSCA工作流程产生的多模态液体活检数据

A. HDSCA工作流程及数据生成中的监管链。B. CTC的形态测定数据，包括单个CTC和CTC簇的计数、细胞形态学（细胞及核的大小和形状）以及标志物表达。C. 基因组学数据包括每个测序细胞的染色体水平扩增和缺失，以及不稳定性评分和LST值。D. 通过成像质谱流式术（imaging mass cytometry，IMC）获得的蛋白质组学数据，以每对重金属同位素及其结合抗体的离子数来衡量，对应的是一个靶点的多重组合，包括细胞膜、细胞质和细胞核的标志物

此外，HDSCA的适应性和灵活性使其成为一种液体活检数据生成技术，广泛适用于多种疾病领域和样本类型。除了作者团队工作主要关注的外周血和骨髓抽吸物之外，HDSCA还能够分析其他液体样本，近期已被证实可以拓展至房水[69]、脑脊液和腹腔液。这种多功能性使得HDSCA能够对CTC、肿瘤微环境细胞、细胞外囊泡（如外泌体、癌小体等）[78]、游离核酸、血小板和其他分泌分子进行多种待检物的分型，从而为肿瘤生物学提供多尺度的丰富数据集，增加预测建模的生物分辨率。目前，结果中的主要关注点已呈现在本章中，通过HDSCA生成的多模态数据的主要类别是被鉴定的CTC的产物，即计数、单细胞形态学、基因组学和蛋白质组学。

7.3.2　形态计量学：CTC的免疫荧光检测、鉴定和计数

单细胞的形态计量学特征是通过EBImage[79]生成的，主要是基于细胞的荧光成像。这些特征包括标志物表达、细胞及核的形状和偏心率，用来描述细胞的生物物理和细胞特征。稀有事件检测和分类算法利用了这些细胞形态学数据，从载玻片上的其他有核细胞中鉴定出CTC，并得出计数值（图7-1B）。

7.3.3　基因组学：单细胞和游离DNA的拷贝数变异分析

由于每张载玻片上每个细胞的坐标都保持不变，因此可以对其进行重新定位、移除和基因编码，以便进行基因组分析。按照标准化方案对目标CTC进行分离测序：如前所述[26,27]，先进行全基因组扩增（whole genome amplification，WGA），然后制备用于

DNA测序的文库。单细胞测序数据通过基因组学处理流程，生成染色体DNA拷贝数变异（copy number variation，CNV）数据，该数据包括染色体的缺失和扩增，进一步确定CTC的克隆性。汇集的染色体数据也可用于不稳定评分和（或）大片段迁移（large-scale transition，LST）测量和分析[80,81]。遵循标准化流程，并经过与单细胞相同的基因组学处理流程，液体活检样本中被捕获的肿瘤的突变图谱可以与细胞一起进行分析[27]（图7-1C）。

7.3.4 蛋白质组学：针对单细胞亚细胞特征的多重成像质谱流式技术

采用靶向多重成像质谱流式术（imaging mass cytometry，IMC）进行单细胞的亚细胞分析，在载玻片上一个400μm×400μm的感兴趣区域（region of interest，ROI）内，应用40重Maxpar金属标记抗体组合进行染色[82,83]。一个ROI通常包含200～300个细胞，其中既包括目标CTC（感兴趣细胞），也包括周围的白细胞。在对ROI进行激光剥蚀后，经等离子体炬电离，根据金属离子的质量差异通过测量飞行时间对金属离子进行定量。通过基于像素的图像重建和随后的图像分割生成离子计数，即蛋白表达的读数。利用自动化门控技术，可以得出包含单细胞表型的数据，从而区分细胞的亚群，描述单细胞的类型和状态，从而有助于理解循环系统中及肿瘤微环境中的肿瘤生物学信息[83-85]（图7-1D）。

7.4 多模态和多尺度液体活检数据的整合与增强

肿瘤数据在维度和尺度上的异质性给数据整合带来了挑战，尤其是在预测患者预后方面。多模态测量数据包括个人和人口统计学信息、肿瘤生理学数据、组织病理学图像和肿瘤组织残留细胞的亚细胞特征。疾病状态的其他测量数据包括血细胞计数、代谢数据、CTC计数，以及通过靶向基因测序和癌症抗原分析获得的分子生物标志物数据。另外，也可对血液、尿液、骨髓穿刺液、脑脊液、腹腔液等各种体液样本进行细胞和分子特征的检测。这些测量结果从各种尺度对患者的疾病进行真正全面的分析，产生覆盖多个维度的数据。

7.4.1 多模态数据整合方法的需求

现代肿瘤学的全面分析具有多尺度和高维度的本质，这为建模和预测带来了挑战，需要将计算方法与所产生的多参数数据进行整合。此外，数据是在患者治疗过程中的多个时间点收集的。对于存在转移性疾病的患者，样本是在不同的生理和解剖部位采集的。癌症的这种时空特性又增加了数据整合的复杂性。虽然在肿瘤学中正在探索和使用多模态数据的整合方法，并在构建预测模型中显示出潜在的应用前景[86-90]，但这些工作尚未在液体活检领域应用于生存预测。

7.4.2 增强数据以解决液体活检稀疏性的需求

为了提高预测效力，数学肿瘤学建模需要大量的患者队列。这一点对于机器深度学习尤为重要，需要大量数据进行数据展示的算法学习，以揭示数据空间内的复杂关系，从而具有稳健、可重复和临床有用的预测能力。因此，建模的主要挑战之一在于整合不同研究来源的数据集，以获得足够数量的患者数据进行训练和测试。当不同研究和临床机构使用不同的数据收集技术和实验设计，报告不同的数据要素时，就会产生数据稀疏性问题，导致合并数据集中出现空白或"缺失数据"。这种情况在液体活检研究中尤为明显，因为到目前为止，探索级别研究中的队列规模相对较小，这就需要新的数据整合方法，其中数据增强最为有用。数据增强是一种通过分布抽样或合成数据生成来扩展数据实例或要素的过程，可以在保持给定队列数据分布不变的前提下，增加学习空间的代表性[91]。

7.4.3 使用生成模型和信息几何学进行数据增强

数据增强方法涉及深度学习、生成模型、信息几何学和概率理论等多个领域。多伦多大学的一个团队开发的GANs是利用深度学习进行数据增强的一个成功案例。GANs的基本结构由两个多层感知器组成：一个生成模型和一个判别模型，它们以极小极大化的双玩家对抗博弈方式运行，将训练数据与真实合成数据集中数据的分布情况进行映射[92]。可以将这两个神经网络之间的对抗游戏比作这样一个情景，其中一个伪造者在制造假币，而执法人员则在努力找出假币，该游戏成功与否取决于对货币精细特征理解的最大化。

除了Goodfellow等提出的理论框架之外，NVIDIA的计算机视觉团队发布了一种实用的工具，即通过GANs的一个优化鉴别器（discriminatior）可以成功实现人脸的模仿，并在生成"深度伪造"（产生逼真的图像和视频）的创作中广泛应用[93-95]。GANs在生物和医疗领域的应用最近才开始出现，尤其是在计算组织病理学中用于病理组织图像的扩增、清理和增强，以便解决分类问题[6, 96, 97]。

与经典的数字病理学不同，液体活检数据并不完全基于图像，因此GANs在液体活检数据上的应用仍然缺乏。所以，我们探索这种方法在数据增强中的可行性，特别是在小样本队列情形下。此外，基于神经网络的模型缺乏可解释性，限制了它们在生物医学任务和信息几何学方法中的应用。贝叶斯推断模型更适合这些任务，凭借其在统计解释方面的优势，能够提升生成模型的实用性[98]，促进Copulas函数和条件生成模型在数据增强领域的应用[99, 100]。Copulas函数是源自Sklar定理[101]的多元函数，用于模拟数据的概率分布，适用于合成数据的生成[102, 103]。Copulas函数可以用于多变量和拓扑高斯建模[104, 105]，作为生成深度神经网络的一部分[106, 107]，用于样本外数据生成。

使用合成数据库[108]，我们对6种不同的合成数据生成模型进行了基准测试，包括高斯共轭算法、Copula GAN、CTGAN[109, 110]和TVAE，发现高斯共轭算法模型在抽样一个更大的综合数据集方面表现最佳，该数据集可以保留真实液体活检队列数据的分布情况。

7.5 用于生存预测的机器深度学习方法的进展

生存分析和建模是一种基于潜在变量及其对目标结果的风险贡献来测量和预测事件发生时间（也称为生存时间）的统计方法[111]。在医学和肿瘤学中，距离死亡的时间是最重要的时间，目前各种线性和非线性方法被开发和优化用于生存数据建模。Kaplan-Meier 估计器是一种单变量线性方法[112]，已经成为生存分析的主要方法[113]。虽然线性生存分析方法在完整和小型队列中效果良好，但在高维、非线性和删失数据集中进行生存建模需要专门的生存预测技术。Kaplan-Meier 估计器的扩展，如大卫·R. 考克斯爵士（Sir David R. Cox）[114]等的工作，推进了该领域的发展，可以考虑协变量之间的关系和风险函数，特别是在多变量的环境中。

7.5.1 经典机器学习在生存预测中的应用

分类和回归预测方法在生存分析中的应用继续为用于多变量和多模态删失数据集新技术的发展铺平了道路。除采用利奥·布雷曼（Leo Breiman）的随机生存森林（random survival forest，RSF）模型[115]作为生存预测的集成方法[116-118]外，支持向量机[119]和贝叶斯等技术[120,121]的其他回归和分类算法也已经被用于生存预测[122,123]。在肿瘤领域，复杂和大型数据集的出现以及将它们用于患者预后预测的需求说明某些传统机器学习模型还存在不足。

7.5.2 生存预测深度学习模型的进展

过去30年，深度学习加速取得成功，进一步推动在多模态数据集中应用人工神经网络对非线性表达（non-linear representation）进行稳健学习的发展，其灵活性使得处理大量删失数据和应用非线性风险函数进行生存预测成为可能。复杂异质性和多参数数据集需要采用非线性生存预测方法，以处理患者多模态协变量之间的复杂关系。Faraggi-Simon网络开创性地将深度学习方法应用于非线性生存预测[124]。此后，已有多种神经网络架构被采用[18]。

7.5.3 以 DeepSurv 为例：架构和超参数

DeepSurv 是由 Katzman 及其同事[125]提出的一种深度前馈神经网络模型，由交替连接（alternating connected）和剔除（dropout）层组成，患者的基线数据由此传播。多层感知器架构执行 Cox 比例风险（Cox proportional hazards，CPH）模型[126]，并将生存和风险函数作为输出层的一部分。总之，这些进步显示了人工智能领域与肿瘤生存预测之间的日益融合，并为其用于探索液体活检数据的使用打开了大门。在研究工作中，我们尝试将液体活检也融入这些令人兴奋的多学科方法中，以优化患者预后的预测。在接下来的内容中，我们将在多机构数据整合、液体活检与临床数据整合的背景下，将机器深度学习生存模型与 CPH 模型进行比较。

7.6 基于两个乳腺癌队列的多中心人口统计学和临床数据的生存预测

为了说明多中心数据整合在生存预测方面的能力，我们利用来自纪念斯隆-凯特琳癌症中心（MSK）[12]和得克萨斯大学MD安德森癌症中心（MDA）[14]的两个不同人口统计学和临床数据集。这两个数据集均由早期乳腺癌患者的数据组成，这些患者在确诊时未发生转移，但最终进展为转移性疾病。

7.6.1 MSK和MDA数据集的患者数据、整合和插补

MSK数据集包含1975～2009年间诊疗的446名患者，其中有44个相应变量。MDA数据集包含1980～2016年间诊疗的3735例患者，其中有23个相应变量。两组数据均包含患者的年龄、明确的手术日期（如病灶切除术、乳房切除术）、组织类型、雌激素受体（estrogen receptor，ER）状态、孕激素受体（progesterone receptor，PR）状态、人表皮生长受体2（human epidermal growth receptor 2，HER2）状态、淋巴管侵犯情况、转移发生的日期和部位、最后一次随访日期及生存状态（死亡与存活）。此外，这两组数据还包含有关靶向治疗、化疗和激素治疗的信息。MSK数据集包含原发肿瘤部位（左侧与右侧）、大小、组织学分级和手术边缘等信息，而MDA数据集则包含种族、绝经状态和体重指数等信息。

在合并这两个数据集之前，我们采取了一些步骤来确保兼容性。首先，MDA数据集出于患者隐私考虑不提供具体日期，因此MSK数据集的所有日期都被转换为"诊断后天数"。其次，一些转移部位被简化为更一般的分类，以便用相同的术语进行分组（例如，胸内淋巴结→远处淋巴结）。最后，对ER、PR和HER2状态等共同变量的值进行了调整，以确保术语的一致性（如Positive、Pos、+）。表7-1列出了模型中使用的变量，这些变量是根据其预先确定的临床意义以及是否都包含在两个数据集中来选择的。需要注意的是，有些变量只在一个数据集中有，但被认为太重要而不得不包含在内。新合并的数据集包含4181名原发性乳腺癌患者，17个变量，总缺失率为1.8%（图7-2）。值得注意的是，由于使用了两个数据集中一个数据集所独有的变量，数据缺失率增加了13.6%（MSK，2个变量产生10.5%的缺失率；MDA，5个变量产生3.1%的缺失率）。缺失值采用missForest方法进行了插补，图中可见插补前后的分布情况。

表7-1 在构建生存预测模型中，使用乳腺癌合并数据集以及单独使用MSK数据集、MDA数据集的人口统计学变量和基线临床变量列表（统计表展示的是缺失值插补前的数据）

	总计	MSK	MDA
年龄（岁）			
中位数（最小值～最大值）	48（19～96）	48（23～80）	48（19～96）
种族，例数（%）			
白种人	2611（62.4）	—	2611（62.4）
黑种人	533（12.7）	—	533（12.7）
西班牙裔	427（10.2）	—	427（10.2）
亚裔	120（2.9）	—	120（2.9）
其他	44（1.1）	—	44（1.1）
绝经状态，例数（%）			
绝经前	1823（43.6）	—	1823（43.6）

续表

	总计	MSK	MDA
绝经后	1847（44.2）	—	1847（44.2）
体重指数（kg/m²）			
中位（最小值~最大值）	27.1（14.3~61.9）	—	27.1（14.3~61.9）
肿瘤大小（cm）			
中位数（最小值~最大值）	2（0.1~12）	2（0.1~12）	—
组织类型，例数（%）			
导管癌	3174（75.9）	12（0.3）	3162（75.6）
浸润性导管癌	432（10.3）	353（8.4）	79（1.9）
小叶癌	255（6.1）	0（0.0）	255（6.1）
混合型	179（4.3）	17（0.4）	162（3.9）
其他	86（2.1）	9（0.2）	77（1.8）
侵袭性小叶癌	38（0.9）	38（0.9）	0（0.0）
病理分级，例数（%）			
G1：分化好	5（0.1）	5（0.1）	—
G2：中分化	83（2.0）	83（2.0）	—
G3：分化差	263（6.3）	263（6.3）	—
组织学部位，例数（%）			
左侧	216（5.2）	216（5.2）	—
右侧	224（5.4）	224（5.4）	—
临床分期，例数（%）			
Ⅰ期	704（16.8）	—	704（16.8）
Ⅱ期	1671（40.0）	—	1671（40.0）
Ⅲ期	1360（32.5）	—	1360（32.5）
ER 状态，例数（%）			
阳性	2381（56.9）	325（7.8）	2056（49.2）
阴性	1606（38.4）	118（2.8）	1488（35.6）
PR 状态，例数（%）			
阳性	1803（43.1）	222（5.3）	1581（37.8）
阴性	2123（50.8）	197（4.7）	1926（46.1）
HER2 状态，例数（%）			
阳性	766（18.3）	82（2.0）	684（16.4）
阴性	2646（63.3）	342（8.2）	2304（55.1）
核分级，例数（%）			
Ⅰ级	96（2.3）	—	2.7（0.1）
Ⅱ级	992（23.7）	—	28.3（0.7）
Ⅲ级	2413（57.7）	—	68.9（1.6）
淋巴管浸润，例数（%）			
阳性	1765（42.2）	188（4.5）	1577（37.7）
阴性	2239（53.6）	163（3.9）	2076（49.7）
炎性乳腺癌，例数（%）			
是	307（7.3）	8（0.2）	299（7.2）

	总计	MSK	MDA
否	3874（92.7）	438（10.5）	3436（82.2）
总生存期（年）			
中位数（最小值～最大值）	5.2（0.4～33.7）	8.4（1～33.7）	4.9（0.4～31.6）
生存状态，例数（%）			
已故	2901（69.4）	273（6.5）	2628（62.9）
删失	1280（30.6）	173（4.1）	1107（26.5）

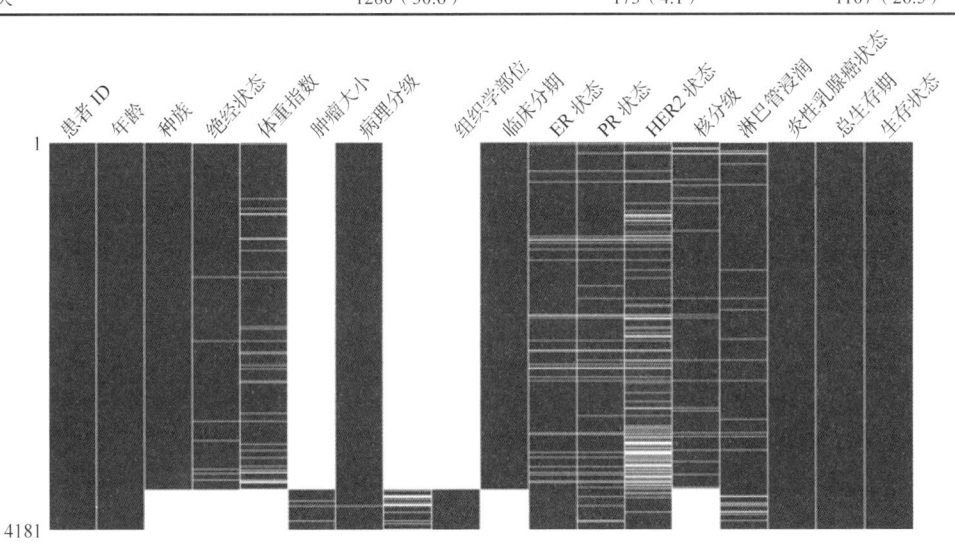

图 7-2　纪念斯隆-凯特琳癌症中心和 MD 安德森癌症中心乳腺癌整合数据集的缺失数据图

7.6.2　使用 CPH、随机生存森林和 DeepSurv 进行生存预测

为预测总生存期，我们首先将数据分成 3 个子集，分别用于模型的训练（64%）、验证（16%）和测试（20%）。然后，使用 DeepSurv 构建一个前馈神经网络来预测每位患者的生存风险[125]。接着，对初始模型进行训练，并利用超参数对模型进行优化。模型的性能和预测准确性采用哈雷尔（Harrell）一致性指数（concordance index，c-index）[127]和负对数似然（negative log-likelihood，NLL）进行评价。c-index 是衡量模型预测性能的指标，其范围从 0（无一致性）到 1（完全一致性）。NLL 由损失函数计算，随着模型的学习和预测错误的减少，NLL 值随迭代次数的增加而减少。随后，根据输入变量对模型准确性贡献的重要性对输入变量进行排序。这种重要性是以基线随机生存森林（RSF）模型中准确率下降的平均值来衡量的。

图 7-3A 展示了与 CPH 模型、RSF 和实际情况（实际患者生存 Kaplan-Meier 估计）相比 DeepSurv 模型的预测风险。如图所示，CPH 模型优于深度学习模型（更接近真实值；c-index = 0.712）。这两个模型都优于 RSF。深度学习模型在训练时的 c-index 值为 0.705，NLL 为 6.97，而 RSF 的 c-index 值为 0.706。根据 RSF 估算，对模型预测最重要的变量是患者诊断时的临床分期、ER 状态、PR 状态、核分级和肿瘤大小（图 7-3B）。

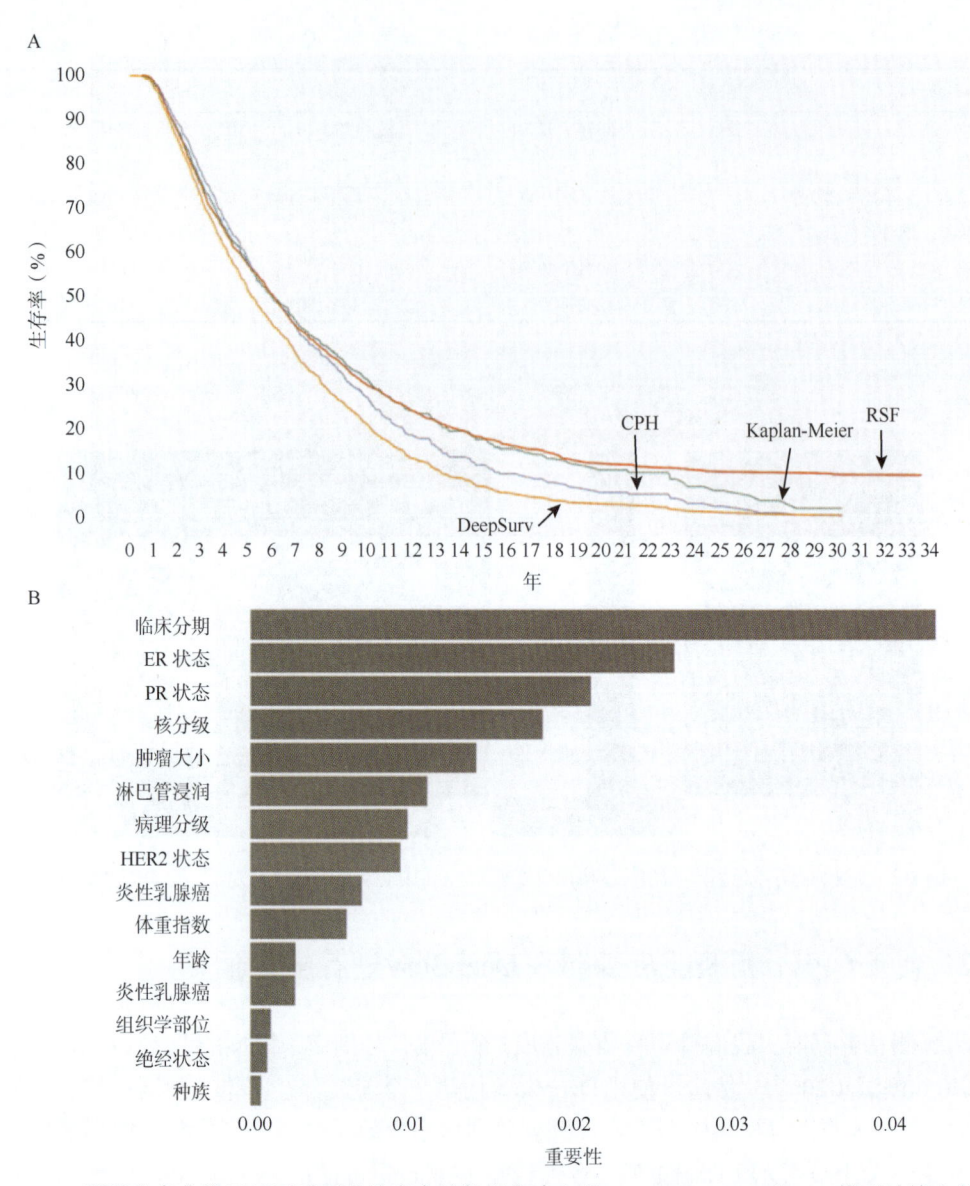

图7-3　A. 预测生存曲线显示了采用乳腺癌合并数据集建立的DeepSurv、CPH和RSF模型计算出的生存率随时间的变化情况；B. RSF生成的特征重要性显示了预测总生存期的重要变量的排序

如果分开来看，从单个数据集建立的模型与组合数据集建立的模型表现类似。仅使用MSK数据集（446名患者；12个独特变量），DeepSurv模型（c-index = 0.709）的表现优于CPH模型（c-index = 0.702）和RSF模型（c-index = 0.662）。同样，仅使用MDA数据（3735名患者；15个独特变量）时，DeepSurv模型的c-index值为0.706，而CPH和RSF模型的c-index值分别为0.704和0.697。

7.6.3　DeepSurv在单个数据集和合并数据集中的表现优于RSF和CPH

在单个数据集和合并数据集中，3个模型表现类似，其中DeepSurv和CPH的表现优于

RSF，但准确率差别很小。这一观察结果与Katzman等的基准测试结果一致，DeepSurv的表现优于RSF[125]。CPH与DeepSurv性能接近是因为DeepSurv是CPH模型在前馈神经架构中的应用，满足CPH模型中的理论风险比例假设[126]。

这些结果表明，尽管不同临床机构的数据收集存在差异，但当用我们提出的框架对数据进行合并和插补后，DeepSurv模型的性能仍然保持稳定。相反，RSF模型在单一数据集和合并数据集间准确率差异（即特征和实例规模的变化）很大，而深度学习架构能更有效地处理数据集规模的变化。

此外，RSF给出的变量重要性排名中，排名靠前的特征参数为不同尺度变量的混合参数，如患者级别的参数（临床分期）、疾病分子特征的生化检测指标（ER和PR状态）以及基于组织的病理学信息（核分级和肿瘤大小）。这些结果表明在预测模型中利用多模态数据的重要性，多模态数据可从多个维度（包括基于细胞和非细胞的液体活检数据）利用广泛的疾病特征变量来扩展特征空间。

7.7 整合前列腺癌队列中的人口统计学、临床和液体活检数据进行生存预测

根据上述提到的结果，我们猜测将液体活检数据添加到人口统计学和临床数据中，可以提高仅由人口统计学和临床数据所建立的生存预测模型的精度和准确性。于是，将HDSCA形态基因组液体活检数据与前列腺癌队列中的临床数据相整合，开发了原理验证模型。在这里，生存模型基准测试（DeepSurv、CPH、RSF）的结构和架构与上一节中的模型相似，可重复性也保持一致。

7.7.1 患者数据、插补和增强

得克萨斯大学MD安德森癌症中心（MDA）开展了一项随机、开放、评价卡铂与卡巴他赛联合用药疗效临床研究，该研究的个体层面数据被用于研究这一假设（NCT01505868）[128,129]。该试验纳入之前接受过治疗的转移性去势抵抗性前列腺癌（mCRPC）患者。整个研究共有170名参与者，其中1人未接受治疗；只有68名参与者提供外周血样本进行HDSCA分析。169名参与者中有92名接受卡铂联合卡巴他赛治疗，77名参与者仅接受卡巴他赛单药治疗。在初次筛查访视时，在采集液体活检样本之前收集了参与者的人口统计学信息和临床变量数据（表7-2）。

表7-2 整合前列腺癌数据集的生存预测模型中使用的人口统计学变量和基线临床变量列表
（统计表展示的是缺失值插补前的数据）

	总计	临床	临床+液体活检
治疗组，例数（%）			
卡巴他赛	77（45.6）	47（46.5）	30（44.1）
卡巴他赛+卡铂	92（54.4）	54（53.5）	38（55.9）
年龄（岁）			

续表

	总计	临床	临床+液体活检
中位数（最小值~最大值）	61（42~84）	61（42~79）	61（43~84）
种族，例数（%）			
白种人	129（76.3）	75（74.3）	54（79.4）
非洲裔美国人	24（14.2）	16（15.8）	8（11.8）
西班牙裔	12（7.1）	7（6.9）	5（7.4）
亚裔美国人	3（1.8）	2（2.0）	1（1.5）
北美原住民	1（0.6）	1（1.0）	0（0.0）
身高（cm）			
中位数（最小值~最大值）	177（156~190）	177（156~190）	177（160~190）
体重（kg）			
中位数（最小值~最大值）	91（56.6~152）	88.2（56.6~141.2）	93.4（61~152）
体重指数（kg/m^2）			
中位数（最小值~最大值）	28.8（17.6~47.7）	28.45（17.6~47.7）	29（19.5~46.4）
根治性前列腺切除术，例数（%）			
是	67（39.6）	33（32.7）	34（50.0）
否	88（52.1）	54（53.5）	34（50.0）
Gleason 评分，例数（%）			
2+3	2（1.2）	2（2.0）	0（0.0）
3+3	9（5.3）	5（5.0）	4（5.9）
3+4	10（5.9）	7（6.9）	3（4.4）
3+5	2（1.2）	1（1.0）	1（1.5）
4+3	15（8.9）	9（8.9）	6（8.8）
4+4	20（11.8）	11（10.9）	9（13.2）
4+5	65（38.5）	36（35.6）	29（42.6）
5+4	8（4.7）	3（3.0）	5（7.4）
5+5	9（5.3）	5（5.0）	4（5.9）
确诊时的转移状态，例数（%）			
诊断时位于局部	62（36.7）	36（35.6）	26（38.2）
新发转移	48（28.4）	30（29.7）	18（26.5）
前列腺特异抗原（ng/mL）			
中位数（最小值~最大值）	30（0~4847.1）	35.5（0.1~4847.1）	20.4（0~681.6）
ECOG 体能状态评分，例数（%）			
0	43（25.4）	23（22.8）	20（29.4）
1 或 2	126（74.6）	78（77.2）	48（70.6）
总碱性磷酸酶（IU/L）			
中位数（最小值~最大值）	124（36~1434）	140（36~1434）	120（40~1080）
骨碱性磷酸酶（IU/L）			
中位数（最小值~最大值）	32（5.1~692）	36（5.2~692）	29（5.1~316）
乳酸脱氢酶（U/L）			
中位数（最小值~最大值）	539（165~8595）	551（165~8595）	498.5（239~2171）

续表

	总计	临床	临床+液体活检
尿 N 端肽（nmol/mmol）			
中位数（最小值~最大值）	48（7~790）	51（9~777）	39（7~790）
白蛋白（g/dL）			
中位数（最小值~最大值）	4.1（2.4~5.1）	4.1（2.4~5.1）	4.1（3.2~4.8）
血红蛋白（g/dL）			
中位数（最小值~最大值）	12.1（8.4~34.1）	11.95（8.4~15.2）	12.15（8.4~34.1）
白细胞计数（#/L）			
中位数（最小值~最大值）	6.8（2.2~16.6）	6.4（2.2~13.4）	6.9（3.7~16.6）
骨转移，例数（%）			
是	155（91.7）	94（93.1）	61（89.7）
否	14（8.3）	7（6.9）	7（10.3）
淋巴结转移，例数（%）			
是	72（42.6）	43（42.6）	29（42.6）
否	97（57.4）	58（57.4）	39（57.4）
内脏转移，例数（%）			
是	42（24.9）	23（22.8）	19（27.9）
否	127（75.1）	78（77.2）	49（72.1）
AVPC 特征（临床），例数（%）			
阳性	45（26.6）	4（4.0）	41（60.3）
阴性	34（20.1）	7（6.9）	27（39.7）
AVPC 特征（IHC），例数（%）			
阳性	12（7.1）	2（2.0）	10（14.7）
阴性	14（8.3）	2（2.0）	12（17.6）
无进展生存期（月）			
中位数（最小值~最大值）	5.4（0.7~31）	5.2（0.7~31）	5.45（1.3~19.2）
进展情况，例数（%）			
进展	160（94.7）	93（92.1）	67（98.5）
删失	9（5.3）	8（7.9）	1（1.5）
总生存期（月）			
中位数（最小值~最大值）	17.4（1.5~71.1）	16.7（1.5~69.2）	20.25（4.2~71.1）
总体状况，例数（%）			
已故	156（92.3）	92（91.1）	64（94.1）
删失	6（3.6）	2（2.0）	4（5.9）

每位患者的人口统计学信息和临床变量包括年龄、种族、ECOG体能状态评分、Gleason评分、既往转移部位和血液生物标志物。与mCRPC相关的其他常见临床变量也被纳入其中。

液体活检变量包括基于通道阳性/阴性的细胞表型计数及基因组学（大规模移位和不稳定性评分）。在所有临床和人口统计学变量中，数据缺失率为11.7%（图7-4）。在考虑液体活检变量时，数据缺失率为58.0%，很大程度上是因为101例患者没有液体活检数据。所有缺失变量都经missForest进行了插补。插补后，利用高斯共轭算法（Gaussian Copula）创建了一个包含10 000名患者的合成数据集，这与美国mCRPC患者的发病率大致相当[130, 131]。

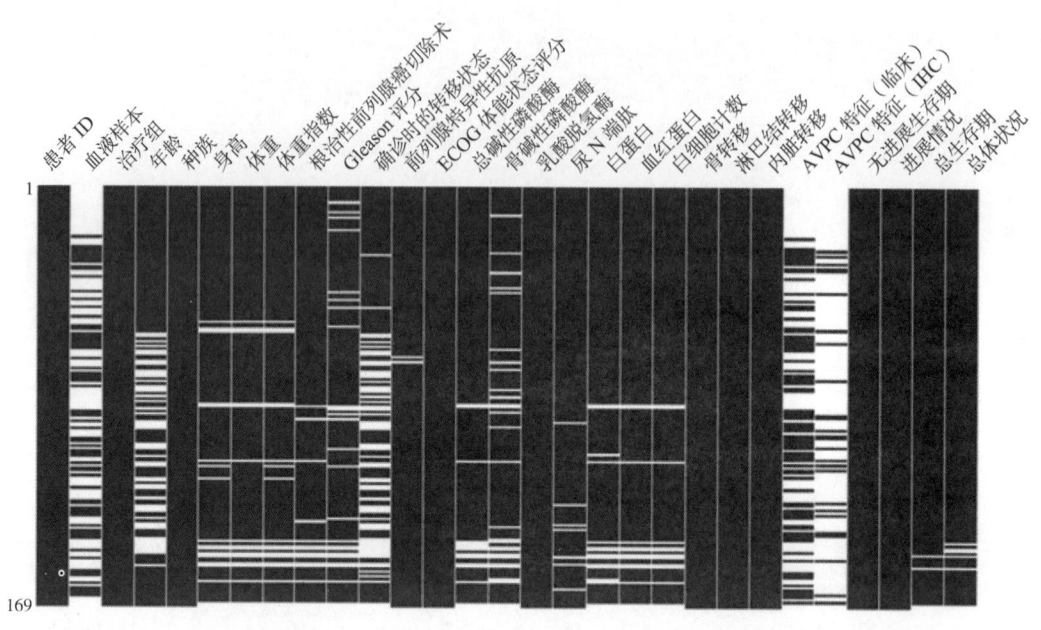

图7-4　用于生存预测模型的前列腺癌数据集中相关人口统计学和临床变量的缺失数据图

7.7.2　使用CPH、RSF和DeepSurv进行生存预测

为预测该mCRPC队列的总生存期，将包含人口统计学、临床和液体活检变量的增强数据集分成训练（80%）和测试两个子集（20%）。169名患者的原始数据集被用作验证集。首先，只利用人口统计学和临床数据建立CPH、RSF和DeepSurv模型，然后通过调整超参数对模型进行优化。与之前一样，DeepSurv模型的预测准确度采用c-index和NLL进行评估。根据输入变量对RSF模型准确性贡献的重要性进行排序。

图7-5A显示只利用了临床数据和人口统计学数据以及真实情况（实际患者生存的Kaplan-Meier曲线）建立DeepSurv、RSF和CPH模型的风险预测情况。深度学习模型得到的c-index为0.680，NLL为7.95。对应的CPH模型和RSF模型得到的c-index分别为0.683和0.667。图7-5B显示由RSF测量的每个预测因子的重要性排序。对模型预测最重要的3个变量分别是患者的乳酸脱氢酶（lactate dehydrogenase，LDH）、血红蛋白和白蛋白水平。

为研究液体活检数据对预测模型的附加益处，接下来将这些液体活检变量与人口统计学和临床数据一起建立模型。与之前的模型一样，增强数据集被分成两个子集，分别用于训练（80%）和测试（20%），原始数据集用作验证集。我们建立了CPH、RSF和DeepSurv模型，并调整了超参数，然后将该模型预测结果与实际患者生存的Kaplan-Meier曲线

第 7 章 数学肿瘤学：整合多模态临床和液体活检数据用于生存预测　　101

进行比较（图 7-5C）。深度学习模型得到的 c-index 值为 0.697，NLL 为 7.94。相应的 CPH 模型和 RSF 的 c-index 值分别为 0.925 和 0.739。图 7-5D 显示了 RSF 所测量的每个预测因子重要性排序。对模型预测最重要的变量是患者 7 号染色体上的平均 LST 缺失、LDH 水平、2 号染色体上的平均 LST 缺失、17 号染色体上的平均扩增不稳定性评分和血红蛋白水平。将这些指标与仅由人口统计学模型和临床数据模型生成的指标进行比较，发现加入液体活检参数后，DeepSurv 模型和 RSF 模型的一致性都有所提高（分别为 0.680 *vs.* 0.697 和 0.667 *vs.* 0.739）。但在 CPH 模型中，虽然加入液体活检数据后确实提高了一致性，但如图 7-5C 所示，整合模型显然不适用于这些数据。

7.7.3　整合生存预测模型优于仅基于临床数据建立的模型

这项建模研究将多模态液体活检数据与人口统计学和临床数据进行整合，证明了在需要数据增强的小型 mCRPC 队列中将单细胞分辨率的数据添加到生存预测模型中的可行性和实用性。

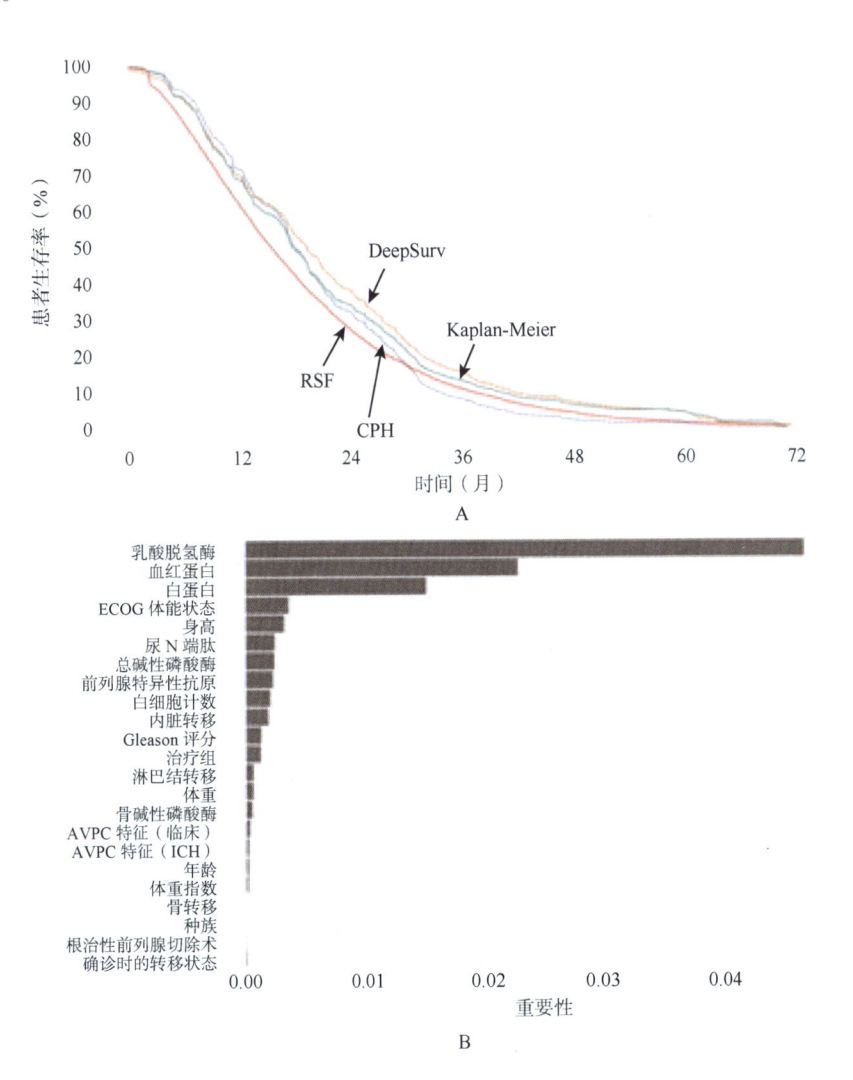

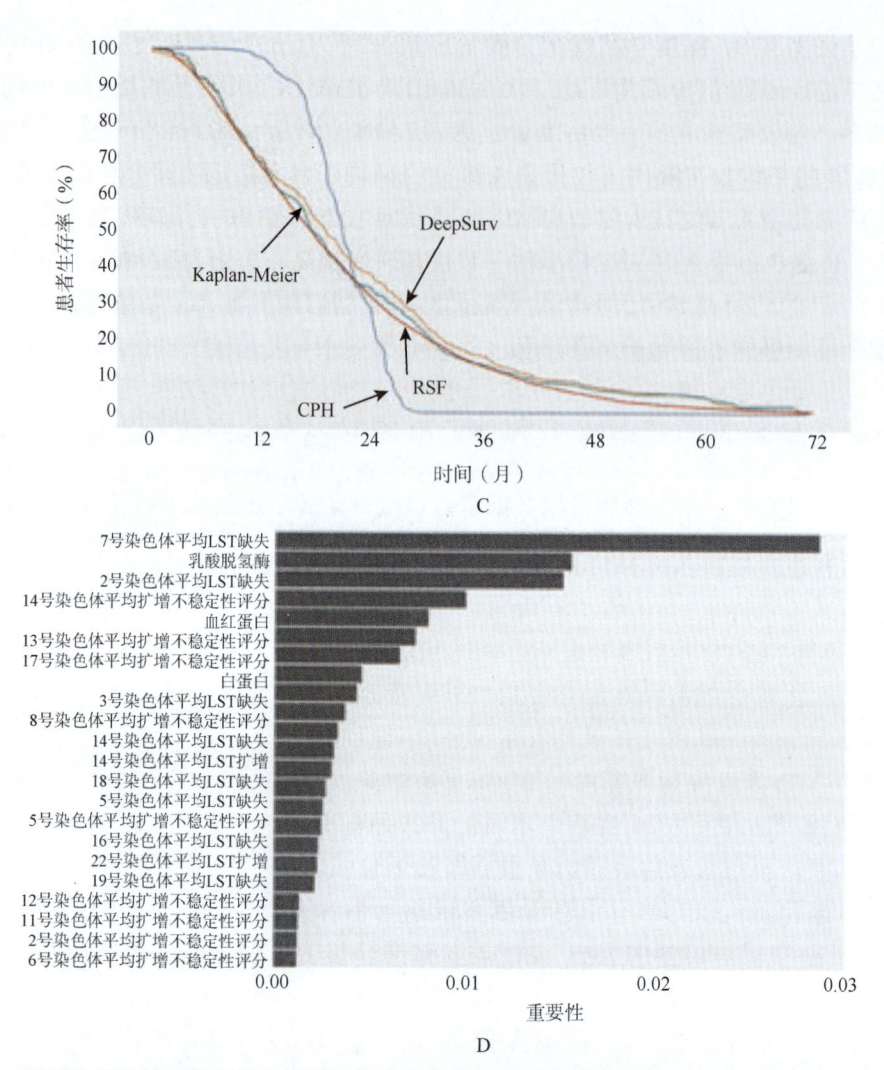

图7-5　A. 预测生存曲线显示根据人口统计学和临床前列腺癌数据建立的DeepSurv、CPH和RSF模型计算出的随时间变化的生存率。B. RSF生成的预测总生存率方面最重要的变量。C. 预测生存曲线显示根据人口统计学、临床数据和液体活检前列腺癌综合数据建立的DeepSurv、CPH和RSF模型计算出的随时间变化的生存率。D. RSF生成的预测总生存率方面最重要的变量

在RSF变量重要性中，排名靠前的特征使我们认识到将液体活检数据纳入模型中的功效。虽然在仅以人口统计学和临床数据构建的模型中，乳酸脱氢酶、血红蛋白和白蛋白水平是最重要的特征，但在整合数据模型中，平均基因组HDSCA液体活检特征的重要性却超越了上述特征。实际上，前50个特征中只有6个是非液体活检变量，且大多数（$n = 40$）是平均不稳定性评分和平均LST。这一观察结果表明，液体活检形态-基因组特征在预测总生存期方面具有非常重要的作用。总之，我们在一个小型mCRPC队列中应用高斯耦合对数据进行增强，并应用missForest对数据进行插补，从而为液体活检提供了一个多模态数据整合框架，这些结果提示需要进一步探索和开发理论与实践方法，以便在肿瘤学的各个疾病领域中将大量的人口统计学和临床数据集与较小且有限的液体活检数据集稳健地结合起来。

7.8 结论与未来展望

为强调数学和计算机科学的现代方法如何利用稀疏多模态临床数据和液体活检数据建立和解释队列和个体患者的模型，我们介绍了数学肿瘤学建模的进展，特别关注的是，与仅基于人口统计学和临床数据的模型相比，液体活检数据被纳入新的机器深度学习生存预测模型之后如何稳健地提高模型的准确性。整合了多种待测物的液体活检数据可将算法学习空间拓展到细胞和亚细胞水平，从而为模型增加更深层次的生物学分辨率。

精准肿瘤学的未来将有赖于液体活检的前沿进展，以及临床可用的数学肿瘤学的发展，其将多模态和多维数据集整合到肿瘤时空进展演化的定量评估之中[132]。在液体活检方面，随着技术的成熟以及通过公共或私人数据库和数据存储库可以获得更大规模的数据集，对先进的数据管理方法、强大的数据共享存储以及跨机构和研究团队共享的需求将会变得越来越大，同时还伴随着数据要素标准化的需求，以便优化数据交换和机器可读性[24,133]。在预测数学肿瘤学中，AI方法与机制模型相结合的进展将推动理论生物学的实验验证[134]，并促使液体活检数据的应用成为癌症检测、疾病监测和治疗反应预测中不可或缺的组成部分。迁移学习[135-137]将成为从稀疏液体活检数据集中建模的重要工具[138]，因为它允许跨平台和建模任务的共享和预训练模型的重复使用。实施联合学习（federated learning）[139]可通过访问跨数据共享平台和数据存储库来构建和优化预测模型[140]，这对生物医学的应用非常重要，因为需要对不同机构间的数据进行同质化处理并解决数据互操作性和标准化的挑战。深度学习中的显式模型解释（explicit model interpretation）仍然是一个需要进一步研究和发展的开放领域[141]，鉴于可解释的AI在生物学和医学领域的重要性，迫切需要在这一领域取得更多进展，以激励医疗行业从业者采纳和适应整合预测模型[142]。

最后，随着液体活检技术和数学肿瘤学模型的不断成熟与接近临床应用，肿瘤学家和临床团队将在下一代数学模型的开发和验证中发挥不可或缺的作用，以优化精准肿瘤学并改善癌症患者预后。一旦整合了临床数据和液体活检的数学模型强大到足以在临床用于预测个体患者预后的程度，实施适应性疗法[134,143,144]和基于病情发作的治疗有效性（episode-based treatment efficacy）[145]都将成为现实。在临床实践中，除了能够发现新的血液生物标志物外，此类预测模型还能在新药和新适应证的临床试验中为运行该临床试验的药物研发企业和制药公司提供有价值的信息。

致谢 感谢所有参与本研究的患者。本研究得到了以下机构或个人的全部或部分资助：Adelson医学研究基金会多发性骨髓瘤研究项目No. 04-7023433（L.N.、J.M.、P.K.）；乳腺癌研究基金会No. 20-089、诺华制药公司（L.N.、J.M.、P.K.）；南加州大学泌尿学研究所（J.M.）和NCI南加州大学诺里斯综合癌症中心（CORE）5P30CA014089-40（P.K.）。

（汤晓华　张海伟　译）

扫码见第7章参考文献

第8章 微流控、循环肿瘤细胞捕获、分析和扩增

Vera Mayo, Siddarth Rawal, Richard J. Cote, Ashutosh Agarwal

摘 要 癌症仍是全世界范围内导致发病和死亡最常见的原因。尽管筛查方法和更好的全身治疗已使得癌症相关死亡率下降，但转移性疾病患者大多仍无法治愈。许多新型疗法（多数是高度靶向的）的开发为更好的癌症管理提供了希望。然而，现实情况是，即使是这些新型疗法，仍然是在癌症越早发现的患者中治疗效果最好。我们回顾了基于液体活检的癌症早检技术，这些技术有望让临床医生更好地管理癌症患者，降低死亡率。

1869年，Thomas Ashworth发现远处转移扩散是通过循环系统发生的。他在一名转移性疾病患者血液中，用显微镜观察到与原发肿瘤具有相似形态的细胞。这一发现已催生了一个快速发展的领域，即液体活检。液体活检的临床应用有望实现癌症早期检测，实时监测治疗效果，完善癌症分期，早期发现肿瘤复发，发现未来可能的治疗靶点，更好地了解耐药性机制，以及可能实现个体化的靶向治疗。

关键词 微流控；CTC捕获；CTC扩增；CTC培养；器官芯片

8.1 液体活检

液体活检主要是对3种不同的目的成分进行取样和分子分析，即：①循环肿瘤细胞（CTC）[10]；②循环肿瘤相关核酸[DNA、RNA、microRNA（miRNA）、小干扰RNA（siRNA）等][11, 12]；③主要存于外周血或其他生物体液中的细胞外囊泡（EV）[13]。在本章中，我们将重点介绍CTC技术、循环肿瘤DNA（ctDNA），以及采用CTC作为生物标志物进行分析的研究进展。

8.2 CTC捕获和分型

由于CTC能够深入了解肿瘤转移级联进程，并有可能转化为指导癌症诊疗管理的临床检测，因此CTC捕获和分析技术的开发获得了极大的推动力[9]。众所周知，即使在肿瘤早期阶段，也可在患者循环系统中发现CTC[3, 7, 14, 15]。然而，CTC是一个罕见的群体，这导致分离和检测这些细胞成为一项挑战。通常，每毫升外周血中只有不到1个CTC。目

V. Mayo, A. Agarwal (✉) e-mail: A.agarwal2@miami.edu
Department of Biomedical Engineering, University of Miami, Miami, FL, USA
S. Rawal, R. J. Cote
Department of Pathology and Immunology, Washington University in St. Louis School of Medicine, St. Louis, MO, USA

第 8 章 微流控、循环肿瘤细胞捕获、分析和扩增

前已经开发和商业化很多不同的CTC捕获平台。虽然CTC的捕获因系统而异，但大致分为以下几种类别：基于亲和力的免疫捕获、基于物理特性（大小、密度或电荷）的捕获以及两者的组合[10, 16-18]。我们已在本书其他部分回顾了几种广为人知的CTC检测方法和技术，在这里将对其中一些方法和技术做简要总结[10]。

基于亲和力的技术是利用CTC表达的表面抗原来富集CTC，因此被称为阳性富集。绝大多数阳性富集技术是通过EpCAM来进行捕获[19, 20]。另外，一些技术是通过去除血细胞而留下CTC，这种阴性分选的操作是利用了白细胞上广泛表达的CD45抗原[21, 22]。无论采用阳性富集还是阴性富集，这些捕获抗体通常被偶联到磁珠上以进行分离[23]。一些CTC检测系统利用捕获柱或样本盒[19, 24]来完成CTC分离，而另一些系统已经开发出抗体功能化的微流控芯片，当血液从中流过时可以捕获CTC[20, 25]。然而，这种方法有很大的局限性，因为只能从患者的血液中捕获一部分CTC，通常只是EpCAM阳性的细胞[26, 27]。肿瘤细胞所展示出来的异质性会导致抗原表达的高度变异，因此这会导致一些EpCAM表达非常低或没有表达的上皮肿瘤细胞（如肾癌）可以逃避捕获[28]。此外，由于EpCAM是一种上皮细胞生物标志物，这限制了分离源自非上皮肿瘤（如黑色素瘤和肉瘤）的CTC以及经历上皮-间质转化（epithelial-to-mesenchymal，EMT）变成癌症干细胞（cancer stem cell，CSC）的CTC的能力[8, 27, 34, 35]。或者，可以采用一个逆向的步骤，使用CD45抗体来去除白细胞，而留下CTC。基于亲和力与微流控系统相结合的平台可能会受到可处理样本体积的限制。但即使样本处理量很小，所需的处理时间也可能会很长，通常需要1小时以上，有些甚至需要几小时。例如，CTC-iChip可以在1小时内处理8mL全血，但需要1小时的初始设置，因此，8mL样本需要2小时[36]。

应用生物物理特性的技术利用了细胞密度、大小、电荷等特性或这些特性的组合。基于密度分离细胞的一种知名方法是Ficoll-Hypaque分离法[37]，它可以分离红细胞与有核细胞，肿瘤细胞会保留在有核细胞成分内。肿瘤细胞比血液中的细胞更大[39]，大小也被作为一种生物物理特性用于细胞富集[38]。在我们实验室中，开发了一种基于大小的用于CTC富集的微过滤器，可以在滤器上直接进行检测和分析[40]。微过滤器技术（CyteCatch）比基于亲和力的分离技术效率更高、速度更快，只需要6分钟的处理时间和额外2～3分钟的前处理时间。此外，微过滤器还可以捕获肿瘤微环境中的其他感兴趣的稀有细胞，如癌症相关的成纤维细胞[41]，并可用于CTC的分子分型[42]。基于细胞大小的过滤技术还有ISET（Rarecells）和Screencell，两种技术之间的主要区别在于微过滤器的结构和材料[43]。其他基于细胞大小的技术采用了微流控系统，该系统在血流通过芯片上阶梯形结构时只允许较小的血液细胞成分通过（Parsortix）[44]，或者使用了惯性聚焦将CTC捕获在涡流中（Vortex Bioscience）[45]。最后，介电泳（Apocell）技术利用了细胞的变形性和电学特性来对细胞进行分选并分离CTC[46]。虽然有许多公司已经将其平台商业化，并在世界各地的多个实验室中使用，但市场上只有一个被FDA批准的平台，即CellSearch，这是一种基于EpCAM抗体的磁性分离技术[10, 47]。

一旦CTC被富集，就可以使用各种方法从可能也被捕获的非肿瘤背景细胞中鉴定CTC。这些方法包括CTC的细胞形态学分型、检测肿瘤特异性生物标志物的免疫组化或免疫荧光（immunohistochemical/immunofluorescent，IHC/IF）染色、实时聚合酶链反应

（real-time polymerase chain reaction，RT-PCR）或微滴数字PCR（ddPCR）。IHC和IF染色是一种基于抗体的CTC检测，使用上皮细胞特异的生物标志物，如细胞角蛋白（cytokeratin，CK）[48]，或肿瘤起源特异性标志物。CK常与非肿瘤标志物（如CD45）联合起来对背景血液细胞（非CTC）进行鉴定和阴性分选。此外，可使用其他的抗体进行多重IHC/IF染色，可同时对多个感兴趣的标志物进行显影和鉴定。CTC的其他分子分型方法包括荧光原位杂交（FISH）及RNA和DNA测序等。这些研究能为CTC的致癌特征提供更深层次的认识，并有助于了解这些CTC的转移潜力，从而进一步了解肿瘤转移级联进程。

8.3 CTC的全基因组分析

靶向治疗的联用使癌症治疗获得了极大的进展。重要通路及其构成的鉴定，以及具有预测价值的特定分子的变化特征，已经带来了癌症患者个体化治疗的改善。随着对分子靶点和生物标志物的了解不断深入，在实施抗癌治疗之前，可能有必要对癌症组织、转移部位和CTC中的大量基因组变异进行基因组分析。一旦多靶向药物或靶向治疗的联合在临床上可行，基因组分析可能有助于优化治疗方案。这种分析可能需要对大量基因和基因组合进行二代测序，或对许多转译产物进行分析。然而目前这些技术仍然有限。例如，无论标志物结构（即蛋白质、mRNA、DNA等）如何，可以分析的标志物的数量是有限的。尽管全组学分析可能为肿瘤转移、肿瘤异质性和疾病生物学提供大量信息，但目前的分析在很大程度上是实验性的。就目前而言，对特定变异的分析可能在确定治疗策略方面有具体的临床作用。开发能够确定大量临床相关生物标志物的技术仍是当务之急。

尽管近年来肿瘤特异性基因组变异（如拷贝数改变或突变）主要是在血浆游离DNA上进行分析，但很多研究也在对CTC进行分析。由于CTC中产生的信息更有针对性，因此预期从这两个来源所获得的信息可能有所不同。然而，CTC分离效率的技术局限性和对稀有细胞进行全基因组分析的困难限制了CTC基因组研究的数量。在一项早期研究中，Paris等证明，使用EpCAM抗体富集CTC后，CTC的拷贝数分析可以将其与其他没被丢弃的单核血细胞区分开来。在去势抵抗性前列腺癌患者中检测到的CTC谱与其配对的实体瘤DNA相似[49]。Magbanua等[50]通过CTC的CGH数据集和先前发表的原发性肿瘤CGH[51]数据集之间的比较分析，发现了CTC特异的基因组变异，他们聚焦于一个重要的治疗靶点，即在CTC中具有潜在靶向作用的HER2。

8.4 CTC的突变分析

目前，对转移阶段的癌症患者开展遗传变异（可以预测靶向治疗的疗效）的突变分析通常是在原发性肿瘤上进行的。然而，如果能够分析实际的转移性疾病将更有吸引力，而CTC可为这种分析提供样本来源。目前与治疗选择相关的突变分别是结直肠癌中的*RAS*（KRAS和NRAS）或*BRAF*，或肺腺癌中的*EGFR*[52,53]。Punnoose等证明能够在捕获的CTC中检测*KRAS*突变，以预测对靶向治疗的反应[54]。Maheswaran等成功在转移性肺癌患者的CTC中检测到 *EGFR* 突变[25]。Yang等[55]和Mostert等[56]也在结直肠癌患者外周血CTC中检测到 *KRAS* 突变。雄激素受体突变是导致晚期前列腺癌去势抵抗的机制[57]。Jiang等[58]建立了一种方法，可以在前列腺癌患者的CTC中检测这种突变。CTC富集和靶向测序技术的进步已经使CTC的基因组分析成为可能。

8.5 突变以外的CTC分析

现在各种研究已表明，可以在转录水平上进行CTC分析，但更受到关注的是表观基因组和miRNA的分析。Smirnov等是最早尝试在结直肠癌、前列腺癌和乳腺癌患者中进行CTC全基因表达分析的研究团队之一[59]。与正常对照相比较，能够在患者中区分出一组CTC特异基因的表达水平。

由于表观遗传学事件是调节发育和分化的基础，评估CTC的表观基因组改变被认为是理解癌症转移生物学的关键。到目前为止，只有少数研究评估了CTC中的DNA甲基化，试图将CTC的出现与循环DNA的甲基化状态联系起来[60-62]。我们最近已经证明能够成功地从CTC分析中选择甲基化标志物，并确定了几个与乳腺癌患者预后相关的候选标志物[63]。

8.6 癌症干细胞

在各种恶性肿瘤中支持"癌症干细胞（cancer stem cell，CSC）模型"的实验证据越来越多[64]。CSC模型假设在肿瘤细胞层级的顶部存在一小部分癌细胞；这些CSC有维持肿瘤形成和生长、自我更新和分化的能力。已鉴定出CSC的几种标志物，包括$CD44^+CD24^{-/low}$表型和在乳腺癌和其他癌症中表达的ALDH[65, 66]，以及非小细胞肺癌和脑肿瘤表达的CD133[67, 68]。

在乳腺癌中（可能也包括其他癌症），鉴定CSC的不同特性和分子生物标志物可能有助于开发更有效的治疗方法和新的治疗靶点[69]。一般而言，隐匿性微转移的存在是原发性肿瘤患者在接受明确局部治疗后使用全身辅助化疗的理论基础[70]。CSC在骨髓中的隐匿性播散可能会导致部分早期乳腺癌患者辅助化疗的失败[71]。几项体外研究表明，推定的乳腺CSC对常规治疗策略（包括放疗和化疗）都具有抗性[72-74]。因此，在CTC中鉴定乳腺癌CSC可能是一项评估其恶性潜力和确定新的治疗靶点的有希望的策略。这种方法的一个主要障碍是目前关于CTC表型的认识有限，而且CSC通常仅占富集CTC中的一小部分。

8.7 散播中的CSC

对包括大量早期患者在内的9项既往乳腺癌研究数据的汇总分析显示，骨髓中出现弥散性肿瘤细胞（disseminated tumor cell，DTC）与预后不良有关。令人惊讶的是，相当大比例的DTC患者在诊断后10年或更长时间内有不错的生存结果[75]。造成这种结果的一个潜在原因可能是DTC能够在远处器官中保持休眠状态。基于先前的观察，我们假设

CSC不仅存在于原发肿瘤中，而且可能是那些从原发乳腺癌转移到远处部位的最有效和最致命的细胞。为了验证这一假设，我们开展了一项研究，分析了ACOS-OG Z-00010试验招募的乳腺癌患者的DTC，推定的CSC表型为CD44$^+$CD24$^{-/low}$。被检查患者中的大多数DTC为推定的CSC表型[71]。这项研究首次证明，DTC/CTC主要由CSC组成，而原发性和转移性肿瘤中只有不到10%的细胞具有CSC表型[71, 76]。这一发现具有重要的生物学意义，它表明在转移过程中会富集乳腺CSC[77]。因为ACOS-OG Z-00010试验中是早期Ⅰ期和Ⅱ期的乳腺癌患者，其中只有3%患者的骨髓样本呈DTC阳性，所以这个发现更加重要[78]。

此后的几项研究也证实了这些发现。Reuben等[60]使用流式细胞分选技术，对高危乳腺癌患者的骨髓抽吸物进行了前瞻性分析，发现DTC中CSC的比例很高。Theodoropoulos等采用类似的方法发现，67%的转移性疾病患者存在CTC，其中35%的CTC呈现出CSC表型（CD44$^+$/CD24^{low}）[61]。在另一项流式细胞术研究中，Wang等分析了不同分期乳腺癌患者的外周血，结果显示，推定CSC比例的增加与更高的肿瘤分期有关[62]。上述发现进一步强调了需要可靠的CTC富集方法，以便进行分子分型的细化。

8.8 上皮-间质转化

进展为上皮-间质转化（EMT）表型被广泛认为是一个促成肿瘤转移的因素，肿瘤细胞进行EMT的能力对于局部侵袭和通过内渗进入血流之中至关重要[79]。EMT与一组特异的遗传变异有关，这些变异能导致肿瘤细胞运动性增加，变成一种侵袭性表型。这些变化的典型特征是失去上皮钙黏素（E-cadherin）表达，随后β-catenin从细胞膜转定位到细胞核，波形蛋白（vimentin）表达增加，产生基质金属蛋白酶，各种EMT诱导转录因子如Twist、Snail和Slug的表达上调[80]。因此，EMT为CTC如何在原发肿瘤中内渗到达循环系统，并随后从循环系统外渗到远处继发部位的肿瘤定植点提供了潜在的机制基础。一些研究评估了EMT相关标志物在CTC中的表达。在一项转移性乳腺癌患者的研究中，Aktas等通过RT-PCR进行评估，发现在62%携带CTC的患者中，CTC群体至少表达3种EMT标志物（Akt2、PI3K和Twist1）中的一种。EMT阳性CTC患者更有可能对姑息性化疗、抗体或激素治疗无效[81]。Kallergi等通过免疫荧光法评估EMT标志物Twist和vimentin在CTC中的表达，发现在77%的早期乳腺癌患者中存在vimentin/Twist阳性CTC，而转移性疾病患者的比例为100%[82]。最近一项研究对11名乳腺癌患者的CTC表型进行了连续监测，该研究发现间质表型CTC更有可能与疾病进展相关。在一名指示患者中，作者能够证明上皮和间质表型间的可逆转变分别对应治疗有效和疾病进展[83]。

最近，有研究发现EMT表型和CSC表型之间存在重叠。EMT转录因子过度表达会增加CSC[84-86]，因此EMT可能会推动肿瘤播散并增加CSC自我更新，从而促进肿瘤转移。另外，肿瘤细胞的可塑性及其转化和获得间质特性的能力可能来源于CSC[87]。我们最近发现，CSC是上皮性的，与原发耐药患者中培养出的原代肺癌细胞的间质性完全不同[88]，EMT与CSC表型之间的关系进一步复杂化。

8.9 CTC微环境

最近的研究表明，除了CTC外，在外周血中也可发现其他肿瘤微环境细胞。目前已知的是，基质细胞在肿瘤进展转移中起到了关键作用[89-92]，并与不良临床预后相关[93]。癌症相关成纤维细胞（cancer associated fibroblast，CAF）是构成肿瘤微环境（tumor microenvironment，TME）的重要成分，在乳腺癌等肿瘤的基质细胞中占大多数[94]。CAF不仅存在于原发肿瘤的TME中，也存在于转移前和转移龛中[95]。在小鼠肿瘤转移模型中证实，肿瘤将CAF带到继发肿瘤部位，在这里CAF会促进CTC的定植和生长[96]。这表明，与TME细胞相互作用的环境是CTC存活、增殖以及逃避免疫监视所必需的[97, 98]。然而，由于缺乏可以同时分离和研究这些多种细胞类型的合适平台，因此阻碍了对这一现象的深入理解和研究。之前提到的微过滤器技术CyteCatch，通过从患者血液中捕获活的CTC、TME细胞及这些细胞组成的细胞簇，能够支持这种多细胞分析[41, 99]。在一项Ⅳ期（转移性）乳腺癌患者的初步研究中，对患者血液样本中的循环CAF（cCAF）和CTC进行捕获和计数，发现只有在Ⅳ期（转移性）乳腺癌患者中才能找到cCAF，但在治愈的Ⅰ期乳腺癌患者未发现，而在这些患者中均可检测到CTC[41]。Jones等在前列腺癌患者的血液样本中也有类似发现，他们找到了循环的成纤维样细胞，这些细胞被鉴定为CK$^-$/CD45$^-$/vimentin$^+$[100]。最近，我们也使用该平台在小鼠异种移植模型的小鼠血液中捕获和计数CTC及cCAF。

除了CAF，在循环系统中也发现了肿瘤相关巨噬细胞（tumor-associated macrophage，TAM）[101]。循环免疫细胞，如细胞毒性T细胞（cytotoxic T cell，Tcyt）在肿瘤抑制中发挥重要作用，而其他免疫细胞，如骨髓来源的抑制细胞（myeloid-derived suppressor cell，MDSC）、调节性T细胞（regulatory T cell，Treg）和TAM，则在肿瘤促进作用中发挥重要作用（见综述[102]）。MDSC被募集到肿瘤和转移瘤附近，并积极抑制Tcyt，这种免疫反应抑制导致肿瘤生长和转移增强（见综述[103]）。在小鼠乳腺癌模型中，MDSC的缺失会导致肿瘤生长的减少和肿瘤转移的抑制[104]。采用MDSC标志物S100A8和我们的平台[104]，已经证实在转移性同源乳腺癌小鼠的血液中存在S100A8阳性细胞。

8.10 CTC簇

数以百万计的细胞从原发性肿瘤中单独脱落，或以通常3~100个细胞（有时可超过100个细胞）的聚集体形式脱落，这些聚集体被称为CTC簇、循环肿瘤微栓子（tumor microemboli，CTM）或循环微转移灶[1, 105, 106]。研究发现，乳腺癌中发现的CTC簇与CTC的数量一样，其存在与无进展生存期降低和预后不良相关[107-110]。在小鼠乳腺癌模型中发现，CTC簇比单个CTC具有更高的转移能力[111]。此外，有研究表明，多克隆的乳腺癌转移是由包含角蛋白14阳性CTC的CTC簇所引起的[110]。最近的数据表明，CTC簇里也有CSC，且CSC簇比没有CSC的CTC簇更具转移性[112]。有趣的是，在这些研究中，CSC表现出上皮/间质的混合表型。Hou等[113]在转移性肺癌患者中发现了CTM。在该研究中，证实单个CTC表达细胞凋亡相关标志物的比例高于CTM。这些发现表明，肿瘤细胞在循环中的集体移动可能为肿瘤提供了生存优势。

我们证实cCAF可以与CTC成簇，也可以彼此成簇。在人类乳腺癌异种移植小鼠模型和基因工程自发性乳腺癌小鼠模型中，使用我们的微过滤器平台可以从100μL小鼠血液中捕获单个CTC和cCAF及大量cCAF/CTC簇。我们已经建立了体外细胞簇分析方法，也可以用我们的平台捕获这些簇。不管是小鼠血液还是体外细胞簇分析，均使用我们的自动化平台FaCTChecker捕获CTC和cCAF。

因此，可能不是只有CTC的簇会导致转移性肿瘤定植；相反，包含CTC及其肿瘤微环境细胞（包括cCAF）的簇才是转移的驱动因素。鉴于最近有证据表明至少有一部分CTC会在上皮和间质状态间转化[83]，它们具有干细胞特性和可逆调节能力[114]，对CTC和CTC/基质细胞簇中的这些过程进行功能分型是至关重要的。开发提高CTC和CTC簇检测灵敏度和效率的新技术将有助于CTC侵袭性、攻击性、可塑性和致瘤潜力的功能分型。功能分型反过来也将有助于进一步阐明肿瘤细胞的播散机制。

8.11　CTC扩增

肿瘤转移是癌症的核心事件，占癌症相关死亡率的90%[2, 115]。在目标组织度过潜伏期之后[117]，CTC会成为所有远处复发转移的起始细胞[116]。因此，CTC监测和分型可以更早、更特异地预测患者预后和治疗效果[105, 118-121]。更好地理解CTC如何开始和形成临床转移，特别是在骨等关键部位，对制定精准治疗策略至关重要。目前，绝大多数CTC研究都依赖于静态细胞培养，该方法几乎不支持分离的CTC，不能做扩增。由于CTC是一个罕见的细胞群体，从患者血液中分离出来的数量非常少，这使得只有很少的细胞可供研究。因此，CTC的详细研究迫切需要对其做扩增。在过去的3年里，很少有以创建CTC细胞系为目标的CTC扩增的报道[122-128]。这些研究通常：（a）要求血液中有较高的起始CTC数量；（b）培养效率低；（c）使用非贴壁或低贴壁培养条件；（d）以较小的体积建立初始的培养细胞。目前已成功的培养包括建立了1个结肠癌（从30例患者中）的CTC细胞系[122]，1个前列腺癌（从17例患者中）的细胞系[123]，6个乳腺癌（从36例患者中）的细胞系[125, 126]。最近的研究报道了很多成功的短期培养，采用了更少起始数量的CTC与癌症相关成纤维细胞[124]和CTC簇[127, 128]共培养。此外，肺癌CTC的异种移植注射也可以导致这一群体的扩增[129]。虽然有局限性，但最新方法的成功有力地表明，肿瘤微环境可能对CTC培养的维持至关重要[130]。

根据Stephen Paget的"种子和土壤"假说，当提供有利环境时，某些癌症会优先转移到特定的器官。因此，CTC就像"种子"一样，在遇到合适的"土壤"时开始生长[131, 132]。所以，CTC与继发部位特定局部环境的相互作用使其转移到该特定器官。例如，为了实现骨转移，CTC必须经历各种表型变化，并经历以下过程：①脱离原发肿瘤；②从原发部位局部侵袭和迁移；③内渗到循环系统；④外渗到骨髓；⑤定植和破坏骨骼（图8-1）。转移到骨需要入侵的CTC与局部人骨髓间质干细胞（human bone marrow mesenchymal stem cell，hBM-MSC）、分泌性成骨细胞[133]、内皮细胞和薄壁组织[122]之间密切相互作用。这

第8章 微流控、循环肿瘤细胞捕获、分析和扩增

种相互作用与转移性肿瘤的命运有关[122,123]。CTC的分型和计数可以更早、更特异地预测预后和治疗效果[105,118-121]。然而，CTC是一种罕见和难以捉摸的细胞。无法稳定可靠地对其群体做扩增和增殖，导致其临床应用仍然有限[122-128]。目前，还没有一个体外系统能够提供相似的体内条件和相互作用。体外模拟骨微环境可为CTC的扩增提供"天然"的栖息地。

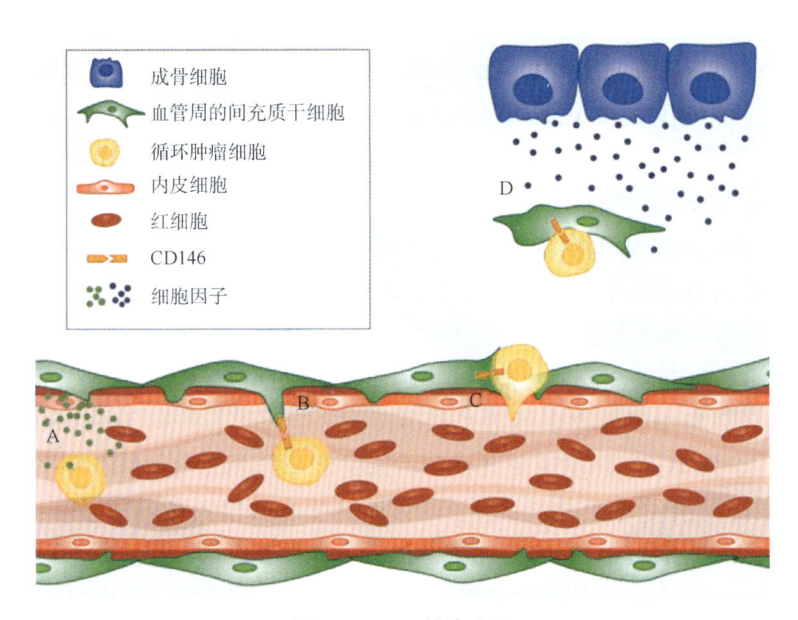

图8-1 CTC外渗入骨

（A）表达CXCR4的CTC沿着由成骨细胞、内皮细胞和周细胞建立的Sdf-1梯度，（B）通过CD146锚定，（C）外渗到骨微环境中，然后（D）作为细胞复合物推进到薄壁组织，在这里它们与周围的成骨细胞相互作用

肿瘤转移的第一步是肿瘤细胞脱离原发灶。为了实现这一点，肿瘤细胞经历了上皮-间质转化（EMT）。通过获得间质样表型，它们失去了上皮极化和表面黏附蛋白[134]，如E-cadherin[135]。而且，在这种状态下它们能够通过分泌基质金属蛋白酶（matrix metalloproteinase，MMP）来溶解一些细胞外基质[136]，使它们能够通过内渗迁移到循环系统中成为CTC[137]。转移细胞所经历的形态变化和循环系统中不友好的非黏附环境要求CTC展示出复杂的防御机制对抗细胞凋亡[135]。然而在循环系统中，CTC不仅要承受来自免疫系统的攻击[138]，还要承受流体剪切应力[139]。

CTC一旦进入血液循环，血液流动和分子信号决定了它们将在哪里形成继发性病变，尤其是像乳腺癌这种特别容易产生骨转移的癌症[140]。在这种情况中，细胞最有可能定植到胸椎，因为这里接收来自乳房的静脉引流[141]。然而，通过趋化因子的复杂信号转导也是乳腺癌细胞转移到骨的必要条件。关于乳腺癌CTC归巢到骨，最被了解和最重要的信号通路之一涉及基质衍生因子-1（stromal-derived factor-1，Sdf-1）和C-X-C基序趋化因子受体4（C-X-C motif chemokine receptor 4，CXCR4）。Sdf-1是由成骨细胞、内皮细胞和周细胞产生的一种趋化因子[140]，是侵袭性CTC表面受体CXCR4的配体（图8-1A）。相比于正常乳腺上皮细胞，人乳腺癌细胞系包括原发性乳腺癌细胞和转移性肿瘤的细胞都表达更

高水平的CXCR4[142]。此外，与肾脏或肠道等其他器官相比，在淋巴结、肝、肺和骨髓等常见继发性肿瘤部位都有更高水平的Sdf-1 mRNA编码[143]。Sdf-1通过与CXCR4结合促进归巢，也能提高CTC活性相关的信号通路[144]。

骨髓中有管腔宽阔的静脉窦，将骨髓与循环系统的其余部分连接起来。这种大容量的管腔与其他组织的窦状管腔不同，不会困住CTC；它们只是使其移动明显减缓，因为血液在静脉窦中的流动非常缓慢。一旦慢下来，它们就会附着在脉管壁上[145]。在这个阶段，内皮细胞通过持续表达P-选择素和E-选择素而发挥重要的作用，使CTC黏附到骨髓中[140]。CTC激活内皮细胞渗透血管并通过N-钙黏着蛋白和β1-整合素使其与外渗细胞结合[146]。活化的内皮细胞也会分泌MMP，尤其是MMP-2，它们通过降解血管周围的基底膜和细胞外基质来促进CTC外渗[147,148]。其他信号分子如VEGF通过破坏内皮细胞连接来协助这一过程[135]。在外渗过程中，CTC通过使细胞变窄和再排列从而在内皮细胞之间迁移，不会对内皮造成永久性损伤[149-151]。骨髓窦腔中的内皮细胞呈窗孔状，这为CTC的渗出提供了较弱的屏障[146]。另外一群特殊的细胞，即排列在血管外面的周细胞可以稳定CTC。然而，最近发现周细胞通过细胞表面分子CD146在CTC外渗入骨的过程中发挥了关键作用（图8-1B）。周细胞和CTC均表达CD146，使这些细胞物理连接在一起，周细胞可伴随CTC，从窦状血管周围间隙（图8-1C）进入到骨内的薄壁组织[152,153]（图8-1D）。

一旦CTC侵入骨，成骨细胞会通过各种生物现象（包括化疗耐药性[117,154,155]）的调控来决定CTC的未来，要么驱使它们进入休眠状态（即不活跃状态）来"关闭"它们（即静息），要么"打开"它们以增殖并诱导血管生成（即血管生成开关）。然后，乳腺癌细胞劫持了高度保守的调节骨骼内稳态的生理机制。因此，维持骨细胞群体和ECM组成的成骨细胞和破骨细胞之间的平衡被破坏，癌细胞因此能够定植并破坏骨组织[135]。

8.12 微生理系统

因为传统的静态培养无法阐明细胞在3D异质环境中的行为和相互作用，目前体内和体外模型都无法正确重现人体生理系统。由于缺乏灌注系统，很难在体外重现使细胞极化、决定运输功能，并产生浓度梯度的血管剪切力或间质流动[156]。另一方面，动物模型也存在伦理、高成本和实验时间长等问题[157]，且不能准确地代表人体的代谢和信号转导机制。此外，一些罕见病没有适合研究的动物模型[156]。这一点已被新药临床试验的高失败率所证实，原因是意想不到的副作用或缺乏疗效[158]。微生理系统（microphysiological system，MPS）也被称为器官芯片，通过重建器官或组织的生物功能提供一种解决方案。通常，MPS会考虑到环境的特性，让细胞在通道、孔或腔室中生长，以重现其在体内的生物学和生理功能[159]。

传统的细胞培养方法提供了既定的材料和培养方案，标准化的定量和pH、CO_2和氧气的维持，以及广泛可获得的分析方法。然而，它们是由刚性的材料和固定的结构制成，不能适应灌注或化学梯度，需要消耗大量试剂，并且所提供大多数检测都是终端检测[159]。另一方面，MPS允许装置设计和实验的灵活性；灌注自动化；实时、非终端分析；以及有望与其他下游平台直接对接。此外，MPS只需要少量或单个细胞和较小的体积，这会节省试剂，但也需要非常精确的下游分析方法。MPS的其他挑战包括缺乏标准化的流程和材料以及需要复杂的设计和功能控制。

尽管MPS是一个更复杂的平台，但是我们所能得到的最接近人体生理情况的平台。MPS融合了基本的细胞培养方法、尖端的组织工程技术和微流控原理，重现了可以预测整个器官行为的生物学最小功能单元。通过这个平台，在精确控制维持一个足够简单的系统时可以提取与生理相关的信息[160]。微加工技术使培养平台更能贴近体内的尺寸和结构。当与微流控结合时，微流控技术可以在一定区域和体积内精准控制物质的运输，可用于自分泌和旁分泌信号的研究，因为可以保持生理性的培养基-细胞比率以及这些信号的正确浓度[156,161]，而且它们也可以通过灌注实现培养基补充，同时维持体内水平的剪切应力。对流流动可以用来研究自分泌和旁分泌信号，而层流流动被用于阐明趋化梯度的影响[161]。

8.13 MPS的设计参数

为了设计和制造MPS，首先必须确定要重建器官或组织的关键特征。这些特征可能包括来自微环境的几何、生物或力学信号；可能是特定细胞亚群（如内皮细胞的剪切应力）或整个器官（如拉伸）所经历的刺激。一旦确定了需要重建的关键特征，就可以利用微加工技术以受控的方式将其纳入进来。随后，根据期望的位置和要测量的功能输出，将细胞引入系统之中[157]。

为了获得最准确的再现，在决定纳入哪些关键特征时，必须考虑被再现的特定组织或器官[160]。下面列出了一些必须仔细考虑的重要参数。

（1）细胞来源——人类原代细胞可以说是代表人体器官和组织的最真实的细胞，因为它们已经呈现出功能性的成熟表型；然而，确认这些细胞非常具有挑战性，有时甚至是不可能的。即使有时可以获得，也难以在传代过程中一直保持原代细胞基因型和表型特征的同时对其进行扩增。因此，通常需要其他细胞来源以构建MPS。一种选择是典型的容易获得和扩增的但缺乏表型保真度的人类细胞系。而另一种选择是也易于扩增的特异的诱导性多能干细胞（iPSC）；然而，对于大多数细胞类型来说，仍缺乏稳定的分化实验流程，即使是最成熟的公认流程也会产生不成熟的表型。因此，要根据需要重现的组织和所需获得的特定细胞群体，来决定使用哪种细胞源[160]。

（2）基质——当试图重现体内ECM时，基质的选择是至关重要的。其化学和物理性质对细胞和组织功能都有重要影响[162-164]。水凝胶一般会被用作基质，因为它们的化学组成可以在细节上进行调整。就其化学组成而言，天然水凝胶通常提供其自己的黏附位点，而合成水凝胶需要通过吸附、共价连接或静电相互作用来激活[161]。在物理性质方面，水凝胶的孔隙度和刚度对组织和器官的再现也起着重要作用。根据不同的设计，孔隙度可能需要考虑到物质传输，特别是当细胞被水凝胶包裹其中时[161]。基质的刚度会通过力学转导通路来影响黏附斑的数量，进而影响细胞黏附、运动和分化等[165,166]。

（3）刺激——MPS可以被设计为能够提供广泛的仿生刺激，如电刺激、拉伸、流体剪切应力、光学信号和生化信号刺激等。

（4）制造材料——制造MPS时有许多选择。聚二甲基硅氧烷[poly(dimethylsiloxane),

PDMS］是最广泛使用的MPS制造材料。PDMS有生物兼容性、柔韧性、易于使用、光学透明和可高压灭菌等优点，但它有一个主要缺点：会吸收疏水分子，如氧和许多药物。因此，它可能会与系统相互作用并影响所获得的测量结果[160]。聚甲基丙烯酸甲酯［poly（methyl methacrylate），PMMA］也被称为丙烯酸树脂，是一个很好的替代品。PMMA是一种经济的选择，有良好的力学和物理性质及高透明度[167]。最重要的是，它是完全生物惰性的，不会与培养或测量物质相互作用。

（5）制造方法——根据所要使用的材料和系统所需的特征类型，有多种制造方法可以考虑，下一节将详细讨论。

8.14 MPS的制造方法

目前有各种各样的微加工方法。所使用的材料和所要求的特征将会决定所使用的最佳方法。下面讨论的制造方法可以单独使用或结合使用，以期获得所需的MPS。

（1）光刻技术——紫外光被用于将图案从光掩模转移到涂有光敏光刻胶的基板上。根据所使用的光刻胶类型，紫外线可以使覆盖或未覆盖的区域被溶解。虽然大多数细胞可以接种在基板上，但光刻技术通常用于创建一个压印，该压印可用于软光刻[161]。

（2）软光刻技术——一种为微流控开发的技术，目的是在聚合物上创建微结构[161]。以下是一些常见的方法。

- 微流控图案化——临时微通道会将涂层溶液引导到表面的特定区域，一旦获得图案化涂层，它们就会被移除[168]。
- 模板辅助图案——使用一个模板，将细胞只种植在未被覆盖的区域。细胞将保留在它们模式化的几何形状中，此时模板被移除，如果需要，可以接种另一种类型的细胞。通过这种方式，不同的细胞群可以在基板上形成图案，而无须使用化学表面修饰[169]。
- 微接触印刷——使用一种由软材料制成的印章，在基板的精确区域内递送特定分子[170]。为了做到这一点，所使用的分子需要对基板材料比对印章材料有更强的亲和力[161]。
- 生物打印——使用喷墨打印机将嵌入水凝胶液滴中的分子或细胞传递到基板表面[171]。

（3）3D打印——提供了一个简单的制造流程，因为它能让使用者将生物成分（如生长因子和细胞）与ECM成分（如高度确定的水凝胶）结合在一起，同时仍然能够打印聚合物外壳（在外壳中完成成分结合）[159]。

（4）减法快速成型——通过研磨或使用激光，从初始材料块中去除不要的部分，留下通道和孔之类的微图案。

（5）注塑成型——将熔化的材料注射到钢模具中，以生产MPS所需的部件。许多材料可用于注塑成型，其中热塑性聚合物是使用最广泛的。

（6）热压——在真空下，将具有所需微观结构的模具镶件压入高于玻璃温度的聚合物中[172]。

8.15 外渗模型

尽管过去几年出现了大量富有洞察力的新型癌症研究平台，但患者的预后和生存率并没有得到改善[173]，这很可能是由于现有的体外模型和动物模型与人类乳腺癌骨转移的生理复杂性之间缺乏关联。为了弥补这一差距，MPS被用来重现肿瘤转移现象，更具体地说，以更高的保真度重现肿瘤细胞外渗。这些模型使得特定的人类细胞内和细胞外要素以及物理信号（原位成像）的使用成为可能[151]。

Chaw等利用PDMS制作了一个MPS，用于研究变形性对外渗CTC的影响。该设备包括一个变形室和一个侵袭/迁移室[174]（图8-2A）。不同的人类癌症细胞株被放置到储存室中，流体被推动通过10μm宽的间隙以诱导细胞变形。然后利用FBS梯度将细胞迁移到一排30μm的间隙中。这些间隙要么是裸露的，涂有基质胶，要么是涂有基质胶同时含有人微血管内皮细胞。结果表明，变形会降低细胞活力和增殖，但不会降低细胞运动性。此外，基质胶和微血管内皮细胞都能独立抑制细胞向侵袭/迁移室的移动。Sdf-1常被用于诱导细胞外渗。图8-2B展示了一个PDMS微流控脉管的系统，其中含有种满了人真皮微血管内皮细胞的多孔聚酯膜，夹在两个通道之间[175]。将MDA-MB-231细胞流过顶部通道，而趋化因子Sdf-1流过底部通道。Sdf-1的暴露会增加黏附在内皮细胞上的癌细胞数量，这表明血管外细胞分泌的趋化因子可将CTC吸引到继发位点。另一个被报道的PDMS MPS是由3个主要单元组成的。每个单元有一个主通道，与5个较小的侧通道相连接[176]（图8-2C）。主通道内填充HUVEC细胞，而侧通道则充满了呈现趋化因子梯度的基底膜提取凝胶。这一系统允许癌细胞的实时可视化，并显示Sdf-1可以推动癌细胞聚集体外渗。一个类似的MPS被制造用于研究趋化因子梯度如何影响癌细胞外渗[177]（图8-2D）。其中有填充了HUVEC细胞的CTC悬液流动通道，并通过6个趋化因子注射通道与一个趋化因子水凝胶通道连接（Sdf-1在基质胶中）。MBD-MB-231细胞在Sdf-1梯度存在时会迁移，而CXCR4（Sdf-1受体）表达非常低的MCF-7细胞，无论趋化因子梯度如何都不会迁移。Kuhlbach等开发了一个由3个部分组成的平台，用于研究CTC的外渗。在两个PDMS通道之间有一个聚对苯二甲酸乙二醇酯（polyethylene terephthalate，PET）多孔膜[178]（图8-2E）。顶部通道单独接种了原代内皮细胞来模拟血管，而底部通道被用作迁移细胞的储存器。把该装置夹住，采用注射泵使不同的人类癌症细胞系流入顶部通道。内皮细胞表现出紧密的屏障功能，通过活细胞显像观察到癌细胞在流动条件下会紧密黏附在内皮层上。然而，通过细胞跟踪并没有记录到细胞的迁移。Cui等使用软光刻技术在硬的SU-8多孔膜下设计PDMS细胞收集微室[179]（图8-2F）。他们在膜上接种原代人内皮细胞以形成内皮层，并将MDA-MB-231或MCF-7细胞注射到上方的流动通道中，使它们在不同的剪切应力水平下向下迁移到细胞收集微室中。该系统可以对迁移细胞进行回收、定量和进一步分析。Zervantonakiset等开发了一个PDMS平台用于研究癌细胞通过内皮细胞的迁移[180]（图8-2G）。该平台包含由柱子隔开的三条通道。第一个通道填充了内皮细胞以形成细胞单层，中间通道填充ECM水凝胶并注入了Ⅰ型胶原蛋白，第三个通道接种肿瘤细胞。所有细胞均为人类细胞系，而透明的PDMS允许进行实时荧光成像，其结果显示癌细胞向内皮层迁移。该设备的修改版也可以追踪整个外渗过程中的癌细胞运动，可以看到癌细胞如何损害内皮层的屏障功能[181,182]（图8-2H，I）。后来Chen等对该平台进行了改进，使其包括可以自组装的血管网[183]（图8-2J）。该平台有五条平行的通道。两个外部通道以及中央通道为其他两个通道提供培养基。其中一个通道含有ECM中的成纤维细胞，以提供旁分泌信号，而另一个通道含有悬浮在纤维蛋白原和凝血酶中的HUVEC细胞，4天后可形成微血管系统。然后通过培养基通道将MDA-MB-231细胞注射到脉管系统中，并观察到它们在内皮细胞之间迁移。

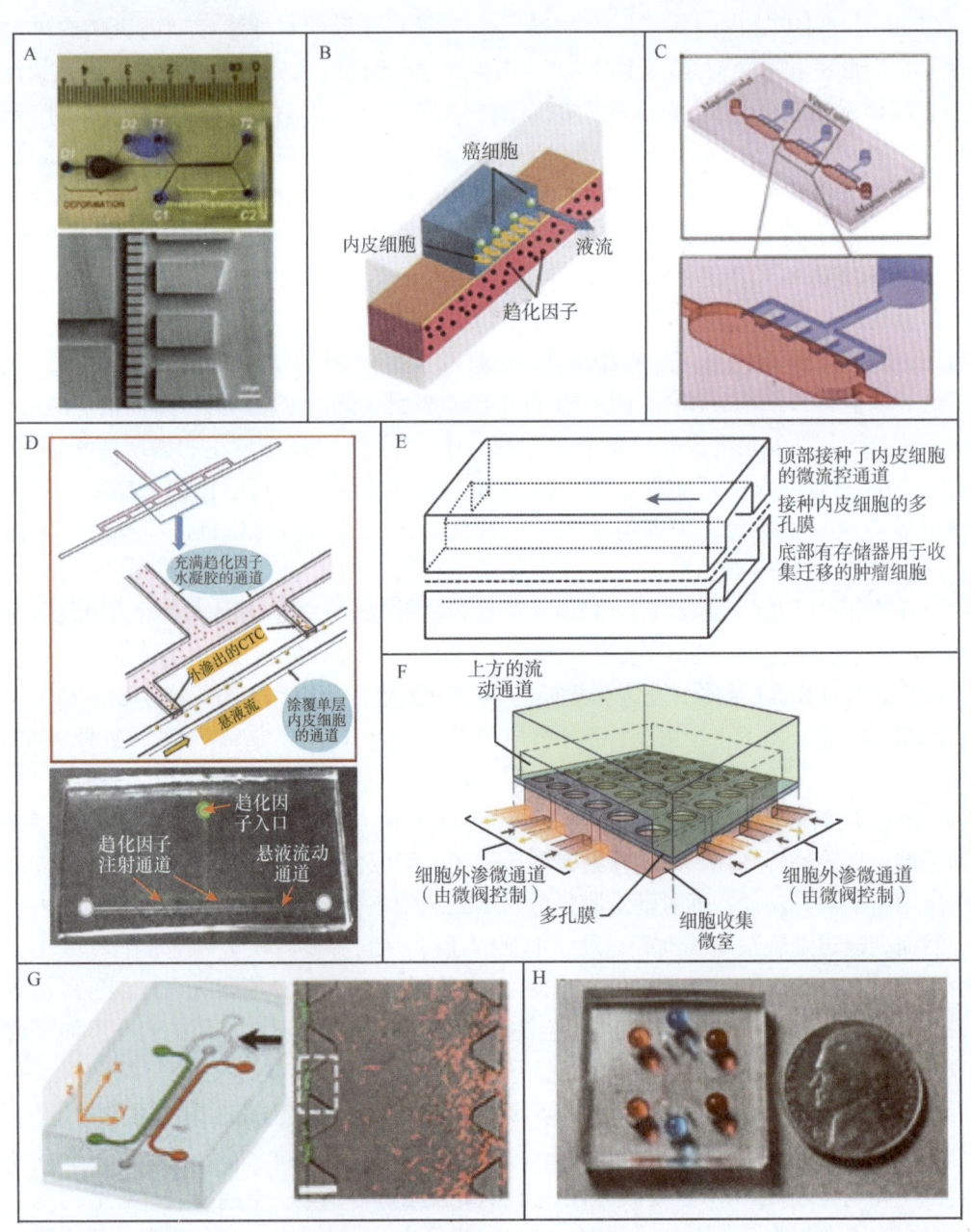

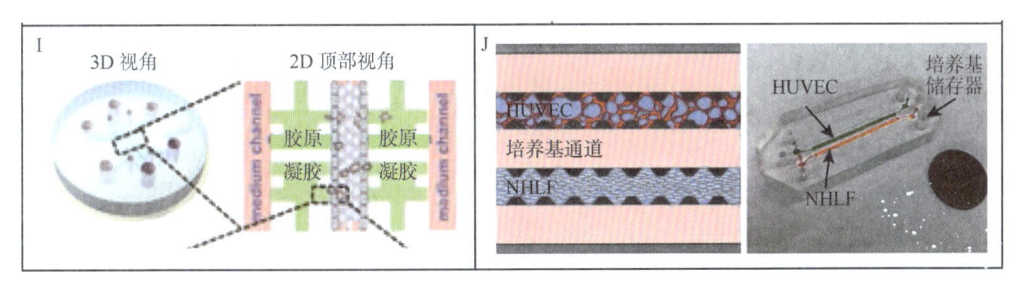

第 8 章　微流控、循环肿瘤细胞捕获、分析和扩增

图 8-2　细胞外渗体外模型

A. 研究细胞变形影响 CTC 外渗的 MPS[174]。B. 接种了聚酯膜的 PDMS 系统，用于研究 Sdf-1 对细胞外渗的作用[175]。C. 利用水凝胶趋化因子梯度来吸引癌细胞通过内皮的装置[176]。D. 研究 Sdf-1 在不同种类癌细胞系中作用的类似装置[177]。E. 在两个通道之间包含多孔膜用于观察癌细胞迁移的平台[178]。F. 由微室组成的 PDMS 装置，放置在植入内皮细胞的多孔膜下，对迁移的癌细胞进行观察和定量[179]。G. 一个不同的平台，由柱子隔开三个通道，通过 ECM 水凝胶连接[180]，有两个修改版，可以（H）追踪细胞运动[181] 和（I）观察癌细胞如何损害屏障功能[182]。J. 可以自组装血管网的 MPS[183]

8.16　乳腺癌细胞外渗到骨的模型

尽管现在已经有许多细胞外渗模型，但专门模拟乳腺癌细胞外渗到骨组织的平台很少。Bersini 等使用新版本的 Zervantonakiset 平台来专门研究乳腺癌骨转移[184]（图 8-3A）。将原代人骨髓间质干细胞接种在中央通道中，在注入 Ⅰ 型胶原蛋白之后诱导其分化为成骨表型。MDA-MB-231 细胞被注射到培养基通道中，在这里它们会黏附在内皮上并最终迁移到中央通道中。骨分化细胞增加了细胞外渗率和迁移距离。此外，阻断 MDA-MB-231 细胞上的 CXCR2（一个 CXCL5 受体）会使细胞外渗迁移降到基线水平，表明基质细胞分泌的 CXCL5 可能在迁移中起关键作用。同样，Mei 等开发了一种检测骨细胞力学刺激对乳腺癌骨转移影响的 PDMS 微流控组织模型[185]（图 8-3B）。该装置具有两个主要的平行通道，分别接种了两个细胞系：一个是小鼠骨细胞系 MLO-Y4，另一个是可以形成管腔的 HUVEC 细胞系。通过它们之间充满水凝胶的通道，两个通道可以互相交流。通过振荡的液体流动对骨细胞进行力学刺激，将 MDA-MB-231 癌细胞系接种于管腔中并跟踪 3 天。结果表明，骨细胞的力学刺激会降低癌细胞的外渗能力。最后，Marturano-Kruik 等开发了一种血管周围龛芯片，其中含有 MSC 和内皮细胞（种植在脱细胞小牛骨 ECM 中）[186]（图 8-3C）。接种了 ECM 的 PDMS MPS 芯片能进行 3 次独立重复。这个装置支持受控的间隙流和氧梯度。暴露于设备内部间隙流的标记 MDA-MB-231 细胞呈现出更慢增殖速率特征的耐药表型。

尽管这些特殊的细胞外渗模型为我们了解癌细胞如何外渗到骨提供了出色的平台，但由于模型的简化是不可避免的，它们仍然缺乏体内进程的多个层面的因素。然而，PDMS 和细胞系的使用增加了另一层因素，这些都是可以也应该避免的。本章还介绍了一种无 PDMS 的 MPS，除了 MDB-MB-231 之外，该 MPS 中还专门填充了 3 种不同的原代人类细胞群体（内皮细胞、血管周细胞和成骨细胞）。

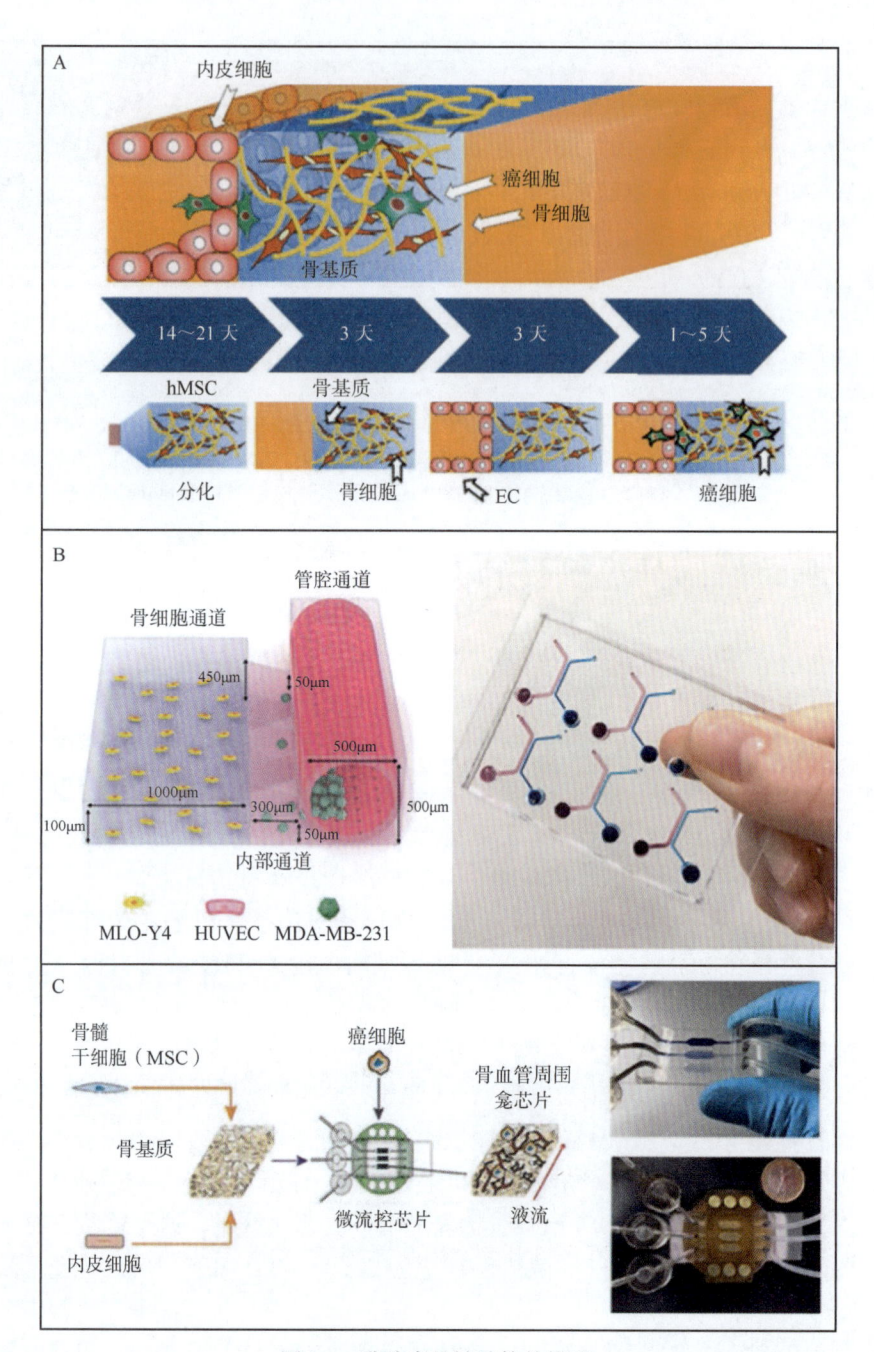

图 8-3 乳腺癌骨转移体外模型

A. Zervantonakiset 等设备的修改版包含了可让癌细胞外渗侵入的骨基质[184]。B. 带有两个平行通道的 PDMS 系统，用于研究骨细胞上的力学刺激对癌细胞的影响[185]。C. 龛芯片含有去除细胞的骨 ECM，能进行 3 次独立重复来研究癌细胞的增殖率[186]

8.17 未来展望

尽管有许多 CTC 从原发肿瘤中脱落，但只有少数 CTC 会存活并成功在远处器官定植，形成远端转移。体外培养扩增这些难以捉摸的细胞将创造一类新的生物样本，可用于更详细的精准分析。它将提供一个重要的新工具，支持导致转移的级联事件相关的假设驱动问题，作为高通量平台用于筛选可能会阻止这一过程的新型疗法，是精准癌症管理方面的关键进展。众所周知，CTC天生具有异质性的增殖能力，正如不同的Ki67（在增殖细胞中表达的抗原，但在静息细胞中是缺失的）[187, 188]和干细胞标志物[189]表达所显示的那样。因此，回收捕获CTC的方法必须与特定分子靶标的存在无关，才不会人为地降低CTC的异质性。

我们非常成功地将基于细胞大小的策略用于CTC分离[42]，采用槽型过滤器可进行活CTC的捕获和长期培养[40, 193-195]，并报道了可以从微滤器表面捕获并通过温度敏感性释放活的CTC[99]。聚N-异丙基丙烯酰胺[poly（N-isopropylacrylamide），PIPAAm]是一种可在32℃的溶解温度下发生可逆低临界溶解温度（lower critical solution temperature，LCST）相变的聚合物。在我们的设计中，在室温（低于32℃）下用PIPAAm包被的微滤器进行CTC捕获，然后再把微滤器置于37℃的培养基中实现细胞释放。在该温度下，PIPAAm聚合物层会变得疏水，从而释放出因静电力附着的细胞。在采用培养的癌细胞证明这个释放可行之后，我们继续评估热释放对非小细胞肺癌患者所建立的有条件重编程细胞的影响。即使是掺入血液时，这些细胞也可以被槽型过滤器捕获到，热释放，并再次成功培养。捕获和随后的释放对细胞的活力和功能都没有影响，因此表明该流程可适用于人类癌细胞[99]。在这些研究进展的基础上，我们正在评估可重现转移龛（如骨骼）的组织工程微环境，这种微环境可能有助于维持CTC的培养，甚至对其进行扩增。各种恶性肿瘤来源的CTC被吸引到骨髓中，因为这里可以提供肥沃的环境以建立继发的转移性肿瘤。骨转移过程需要侵入的CTC与位于血管周围龛具有间质表型的基质细胞、薄壁组织及MSC来源的分泌型成骨细胞之间的密切相互作用[196]。这种相互作用和由此产生的细胞间交流与转移性肿瘤的命运有关。因此，靶组织微环境的体外重现可以为CTC的茁壮成长提供"自然"栖息地。

8.18 结论

CTC、TME细胞和CTC簇为实时监测疾病进展和治疗反应提供了独特的机会，而且还可能为癌症的早期检测、疾病复发监测、药物开发提供了方法，这是更接近个体化治疗的阶段。开发越来越敏感的技术，特别是不依赖EpCAM的方法，以及能对这些细胞进行可靠的分子和功能分型的技术，将为我们研究一些机制提供线索，了解癌细胞如何对治疗产生耐药性，以及如何扩散到远处器官。近年来，随着RNAScope和PhenoCycler等高度多重检测方法的推出，CTC及其伴随细胞的分型将会进一步揭示对于肿瘤生物学机制，尤其是转移级联反应的认知。这些知识将在癌症管理中发挥关键作用，并可能实现高度复杂的个体化医疗，从而降低发病率和死亡率。同时，开发整合性的CTC培养和研究平台将会成为一个特别强大的工具集，用于发现新的疗法和进行精准癌症管理。

（范万鸿　张开山　译）

扫码见第8章参考文献

第9章 用于液体活检的分子检测的开发与验证

Evi Lianidou, Athina Markou, Areti Strati, Aliki Ntzifa

摘 要 循环肿瘤细胞（CTC）分析在癌症患者的预后、治疗选择及监测方面具有重要作用。本章将聚焦CTC分子检测的开发与验证，阐明用于CTC富集、分离和检测的主要技术的原理。重点关注CTC分子分型检测的主要原理及应用并介绍用于CTC单细胞分析的主要技术，CTC分子检测提供了独特的机遇和挑战。进一步介绍CTC分子检测的临床应用研究，聚焦于乳腺癌、前列腺癌和非小细胞肺癌。最后，讨论当前迫切需要的CTC分析全过程步骤中的标准化和质量控制问题，从分析前样本处理一直到CTC中分子生物标志物检测的最终结果。制定标准进行CTC分析的质量控制及实验室间的环比研究是目前的迫切需求。为此，非常需要联合科研、临床、技术等多方相关人员共同协作努力。聚焦于液体活检分析标准化的国际组织的建立可以保证我们朝着实现这个目标的正确方向前进。

关键词 液体活检，循环肿瘤细胞，分子检测，单细胞分析，循环生物标志物，质量控制

缩略词

AR	雄激素受体	EFLM	欧洲检验医学联合会
ARMS	扩增阻滞突变系统	EGRF	表皮生长因子受体
AR-V7	AR剪接变体7	ELBS	欧洲液体活检协会
BCT	采血管	EMT	上皮-间质转化
BrCa	乳腺癌	EpCAM	上皮细胞黏附分子
cfmiRNA	循环miRNA	EV	细胞外囊泡
CK-19	细胞角蛋白19	FACS	荧光激活细胞分选
CNV	拷贝数变异	FAST	流体辅助分离技术
CRPC	去势抵抗性前列腺癌	FDA	食品药品监督管理局
CSC	肿瘤干细胞	HD-SCA	高分辨率单细胞分析
CTC	循环肿瘤细胞	IBC	炎性乳腺癌
ctDNA	循环肿瘤DNA	IFCC	国际临床化学联合会
ddPCR	微滴数字PCR	ILSA	国际液体活检标准化联盟
DFS	无病生存期	ISET	基于尺寸的细胞过滤技术
DLA	诊断性白细胞去除术	ISLB	国际液体活检协会
EDT	雌激素剥夺治疗	LBD	配体结合域

E. Lianidou (✉) · A. Markou · A. Strati · A. Ntzifa   e-mail: lianidou@chem.uoa.gr
Analysis of Circulating Tumor Cells, Lab of Analytical Chemistry, Department of Chemistry, National and Kapodistrian University of Athens, Athens, Greece

第 9 章 用于液体活检的分子检测的开发与验证

LCM-µWGBS	激光捕获显微切割和全基因组亚硫酸氢盐测序技术	OS	总生存期
		PBMC	外周血单核细胞
MALBAC	多重退火和环状循环扩增	PCa	前列腺癌
MBC	转移性乳腺癌	PFS	无进展生存期
MCA	微腔阵列	RBC	红细胞
MET	间质上皮转化	RNA-Seq	RNA 测序
MIQE	实时定量 PCR 实验发表的最低信息标准	RT-qPCR	逆转录定量 PCR
		scRNA-seq	单细胞 RNA 测序
MRD	微小残留病变	SOP	标准操作流程
MSP	甲基化特异性 PCR	TKI	酪氨酸激酶抑制剂
NAPA	MaME-PrO 辅助的扩增阻滞突变系统	TNBC	三阴性乳腺癌
		WES	全外显子组测序
NGS	二代测序	WGA	全基因组扩增
NSCLC	非小细胞肺癌		

9.1 引言

液体活检在肿瘤学领域引起了人们极大的兴趣，它已经成为个体化医疗的强大工具，在研究和患者管理方面具有重要的意义。通过极小的侵入性操作，液体活检可以实时监测肿瘤演变并对患者进行随访。液体活检提供了独特的机会，能够以微创的方式监测连续样本中的肿瘤基因组变化，从而捕捉疾病的异质性。液体活检具有极大临床应用潜力，为临床医生提供了新的工具，用于肿瘤患者的临床管理、疗效预测、复发检测及肿瘤基因组随时间演变的追踪。基于液体活检的检测手段能提供精准、快速的基因分型，可助力几乎所有实体肿瘤患者的突变定向治疗的选择，已有足够的临床验证可使其纳入常规临床实践[1-3]。

液体活检是对 CTC 和循环中肿瘤来源的材料进行分析，如 ctDNA、cfmiRNA 和 EV。CTC 和 ctDNA 分析已被证实对癌症患者的预后、治疗选择和监测具有重要影响，而最新的数据也显示了其在早期癌症诊断和检测 MRD 中的潜力。图 9-1 所示是以 CTC、ctDNA 和液体活检为关键词在已发表文章的题目和摘要中检索近 21 年来液体活检相关文章的信息（更新日期为 2022 年 1 月 14 日）。

澳大利亚病理学家 T. R. Ashworth 在 1869 年首次提出在外周血中存在 CTC。CTC 是进入外周血的完整癌细胞，被认为是多种类型癌症开始转移的发动者，它们在预测各种类型实体瘤患者的 DFS、PFS 和 OS 方面的临床应用潜力已在各种临床研究中得到证实[1-3]。CTC 计数可以评估肿瘤预后，最新研发的技术还可以检测 CTC 上的蛋白生物标志物，从而预测治疗反应。而且，鉴于 CTC 包含完整的癌基因组，在治疗期间分离有活性的 CTC 可以提供一个合理方法评估耐药的突变谱。本章将聚焦用于 CTC 分析的分子检测的研发和验证，探讨其在液体活检中的应用（图 9-2、图 9-3 和表 9-1）。

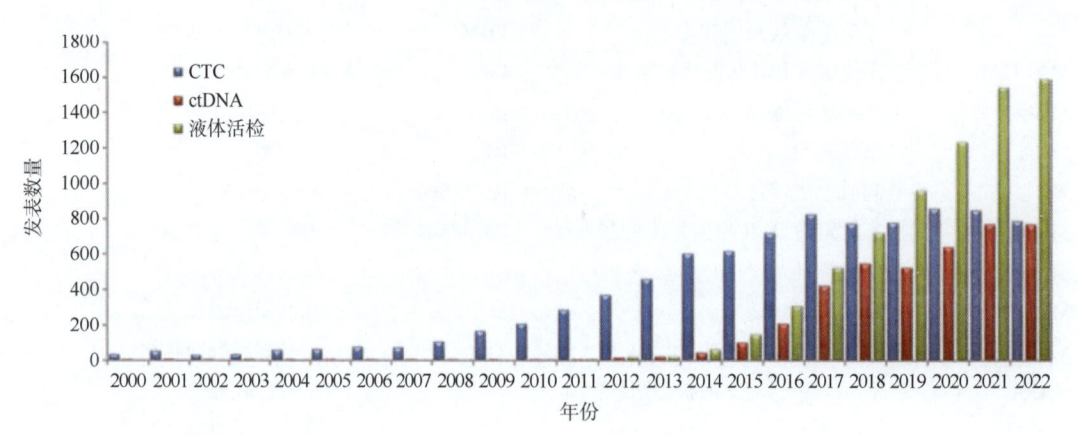

图9-1 根据关键词CTC、ctDNA和液体活检在发表文章的标题和摘要中检索，显示了近21年来液体活检相关文献的发表情况（更新日期为2022年1月14日）

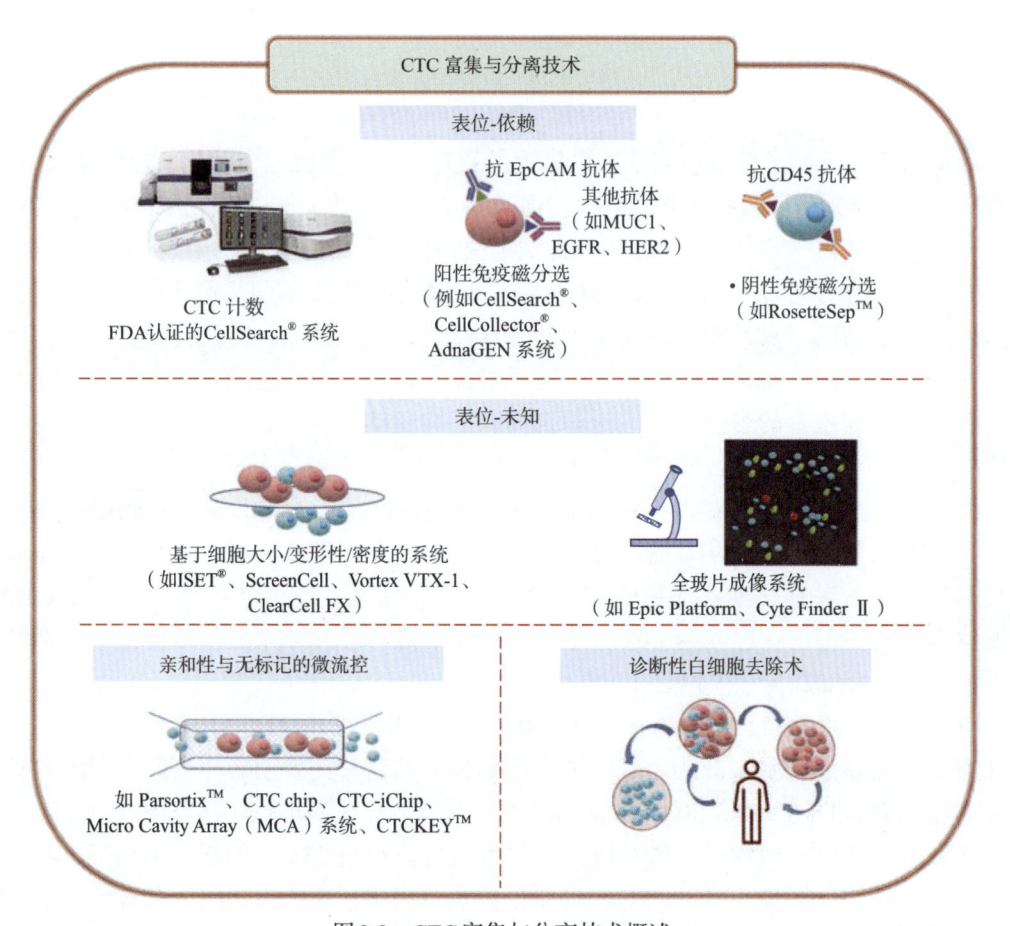

图9-2 CTC富集与分离技术概述

第 9 章　用于液体活检的分子检测的开发与验证

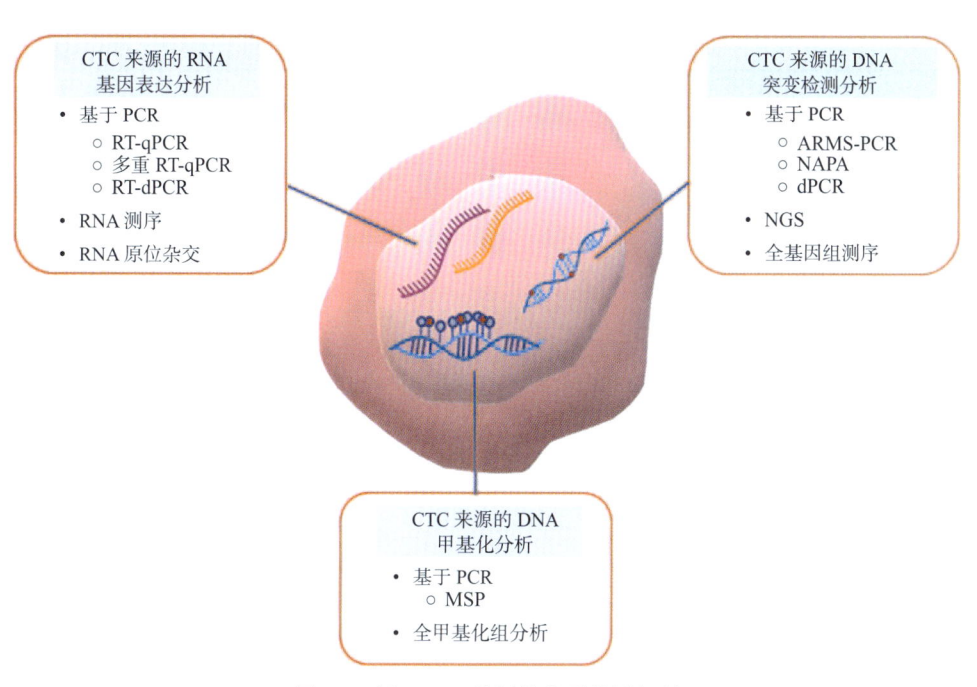

CTC 来源的 RNA 基因表达分析
- 基于 PCR
  - RT-qPCR
  - 多重 RT-qPCR
  - RT-dPCR
- RNA 测序
- RNA 原位杂交

CTC 来源的 DNA 突变检测分析
- 基于 PCR
  - ARMS-PCR
  - NAPA
  - dPCR
- NGS
- 全基因组测序

CTC 来源的 DNA 甲基化分析
- 基于 PCR
  - MSP
- 全甲基化组分析

图 9-3　用于 CTC 分析的分子检测概况

表 9-1　用于早期乳腺癌 CTC 的分子分析

患者数量/健康捐献者数量	基因靶点	检测方法	CTC 富集方法	阳性率/临床相关性	参考文献
148 例可以手术治疗的乳腺癌患者/54 例健康女性捐献者	*CK-19*	巢式 RT-PCR	密度梯度离心法（Ficoll）	36/148（24.3%） DFS：$P<0.005$ OS：$P<0.006$	[103]
77 例早期乳腺癌患者（Ⅰ~Ⅱ期）/89 例女性健康捐献者	*CK-19*	RT-PCR	密度梯度离心法（Ficoll）	24/77（31.2%）	[45]
160 例早期乳腺癌患者/62 例女性健康捐献者	*CK-19*	RT-PCR	密度梯度离心法（Ficoll）	33/160（20.6%）	[43]
167 例淋巴结阴性的乳腺癌患者辅助治疗前/89 例女性健康捐献者	*CK-19*	RT-PCR	密度梯度离心法（Ficoll）	36/167（21.6%） DFI：$P<0.00001$ OS：$P<0.008$	[104]
119 例早期乳腺癌患者在他莫昔芬给药期间为 ER 和（或）PR 阳性	*CK-19*	RT-PCR	密度梯度离心法（Ficoll）	22/119（18.5%） DFI：$P=0.0001$ OS：$P=0.0005$	[105]
437 例在辅助化疗开始前和结束后早期乳腺癌患者/89 例健康捐献者	*CK-19*	RT-PCR	密度梯度离心法（Ficoll）	179/437（41.0%） DFS：$P<0.001$ OS：$P=0.003$	[106]
312 例在前两年随访中没有出现疾病复发的早期乳腺癌患者/89 例健康捐献者	*CK-19*	RT-PCR	密度梯度离心法（Ficoll）	163/312（52.2%） DFS：$P=0.001$ OS：$P=0.001$	[107]
1132 例治疗前和治疗后早期乳腺癌患者	*CK-19*	RT-PCR	密度梯度离心法（Ficoll）	$n=483$（42.67%） OS：$P<0.001$ DFS：$P=0.045$	[108]

续表

患者数量/健康捐献者数量	基因靶点	检测方法	CTC富集方法	阳性率/临床相关性	参考文献
41例三阴性乳腺癌（41例治疗前/26例治疗后）患者	PSA、PSMA、AR-FL、AR-V7	多标记RT-qPCR（AdnaTest, Qiagen）	针对EpCAM、EGFR和HER2的阳性免疫磁分选	15/41（37%）PFS：P=0.002 OS：P=0.015	[109]
51例早期三阴性乳腺癌患者/20例健康捐献者	AKT2、ALK、AR、AURKA、BRCA1、EGFR、ERCC1、ERBB2、ERBB3、KIT、KRT5、MET、MTOR、NOTCH1、PARP1、PIK3CA、SRC和GAPDH	多标记RT-qPCR（AdnaTest, Qiagen）	针对EpCAM、EGFR和HER2的阳性免疫磁分选	4/39（10%）16/21（76%）PFS：P=0.01	[10]
100例早期乳腺癌患者/19例健康捐献者	CD24、CD44、ALDH1、TWIST1	RT-qPCR	针对EpCAM的阳性免疫磁分选	TWIST过表达 DFI：$P<0.001$ OS：P=0.006	[48]

9.2 CTC富集和分离的主要技术

许多技术已经被开发并验证用于CTC富集、检测和分子分型。分离步骤非常关键，因为这些技术需要从背景中区分肿瘤细胞并对其进行富集，以便用于下游分析。CTC具有高度异质性，而且EMT和MET在肿瘤转移形成中起着重要作用。目前已经开发了多种基于CTC大小和可变形性的新型"非标记"的CTC富集技术[1,4,5]。下面将详细介绍用于CTC富集、分离和检测的主要技术原理。

9.2.1 表位-依赖

CTC计数（CellSearch）：CellSearch®系统（Menarini）已被广泛应用于多种癌症的CTC分析。根据CTC的物理和生物学特性，已开发出许多用于捕获和分离CTC的技术；但目前CellSearch是唯一获得FDA批准的CTC检测和计数平台[6]。

阳性免疫磁分选：EpCAM被广泛用作CTC富集的主要膜标志物。最近的研究表明，EpCAM的表达对具有转移能力的CTC至关重要，而且在EMT过程中可能不会完全消失[7]。许多用于CTC分子分型的分子检测方法都是基于EpCAM的阳性富集[1-5]。一项基于EpCAM进行CTC检测的新方法使用了功能化医用金属丝（CellCollector®GILUPI），可以从大量外周血中进行CTC的体内分离。采用金属丝处理30分钟能够筛选的血量为1.5～3L。该金属丝包被了EpCAM，被这个功能化的金属丝捕获到的CTC可采用传统的荧光显微镜通过免疫-DNA荧光原位杂交染色进行观察，或通过下游的分子检测进行分析[8]。采用多种抗体组合靶向CTC表面标志物的阳性免疫磁分选也取得了成功，具体的标志物根据癌症类型还有待研究，如EpCAM、MUC1、EGFR、HER2等，这种方法已用于市售的AdnaGen系统（Qiagen）[9-11]。

阴性免疫磁分选：RosetteSep™免疫密度梯度细胞分离系统通过将非目标细胞与样本中的红细胞（RBC）交联，在密度梯度离心过程中从全血中分离CTC。该系统主要用于荧光EPISPOT检测，这是一种功能性检测，可通过检测有功能的单个上皮癌细胞所分泌/释放/脱落的蛋白，在单细胞水平上检测和分析有活性的CTC[12,13]。

9.2.2 表位-未知

基于大小：不同肿瘤类型的CTC大小差异显著，因此在设计和优化基于大小的分离方法时应充分考虑这一点[14]。作为这类系统的一员，Parsortix™细胞分离系统（ANGLE plc）是一个微流控平台，在其设计上不依赖标志物捕获CTC，可根据细胞大小和变形性富集细胞，并通过自动染色进行细胞鉴定，随后从设备中回收（收集）细胞。利用这种不依赖表位的系统，已经证实可以分离出极高纯度的活性CTC，它们可用于分子和功能分析[15]。使用健康捐献者的血液掺入培养的细胞系，以及使用3个下游的分子分型技术对该系统的线性、灵敏度、特异性进行了并行评估[16]。另外一项研究评估了该系统是否能够通过RT-PCR检测到稀有转录本并去除多余的白细胞。结果表明，这个工作流程通过有效去除污染细胞，大大改善了靶细胞的整体分子分析，为CTC的分子分型提供了巨大的前景[17]。ISET®（基于尺寸的细胞过滤技术）（Rarecells）系统基于抗体-非依赖的全血过滤法进行CTC和微栓的分离。与大多数白细胞相比，各种类型的CTC尺寸更大，该系统正是依赖这一点，目前已被证实能够成功捕获具有异质性表型谱的CTC。多项研究对该系统发现血液中隐性癌细胞的能力进行了评估。举例如下：研究表明，尽管乳腺癌细胞相对其他癌细胞体积较小，但ISET仍能通过过滤收集到乳腺癌细胞，这种方法的灵敏度和特异性与采用RT-qPCR所获得的效果相当[18]。另一项研究采用ISET调查了从接受化疗的非小细胞肺癌（NSCLC）患者中分离的CTC上PD-1/PD-L1的表达情况。结果表明，在转移性NSCLC患者中一线化疗前后都能检测到PD-1(+)和PD-L1(+)的CTC，而且治疗前PD-1(+)CTC的高表达与患者的不良临床预后有关[19]。

全玻片成像系统：最近，人们研发出了可用于液体活检分析和多重组织成像的全玻片成像系统。RareCyte®是一种基于多通道系统的高速免选择平台，被优化用于稀有细胞的检测和分析。该系统以CyteFinder Ⅱ仪器为基础，可检测单个细胞或组织的微小区域；通过集成的机器学习算法，可在无人值守的情况下扫描多达80张玻片，检测候选细胞并对其进行排序，以供用户审阅[20]。最近，有研究将该系统与基于细胞大小的平台［流体辅助分离技术（fluid-assisted separation technology，FAST）］进行了比较，结果表明，将这两种技术组合可实现最高的CTC捕获率[21]。更小的CTC在通过过滤系统时更有可能被FAST遗漏，而CTC大小不同则细胞表面标志物表型也不同。Epic Platform（EPIC Sciences）是另一个被开发用于CTC的无偏倚检测和分子分型的平台，该平台在CTC计数和整合下游功能（包括蛋白质表达的多参数单细胞分析，细胞形态和单细胞基因组学）方面的性能已得到广泛评估[22]。

9.2.3 亲和性和无标记的微流控

基于微流控的平台已被开发出来,以避免由于CTC异质性(表达或不表达EpCAM)而引起的分子偏差。微流控在CTC捕获及其下游分析方面发挥了关键作用,许多此类技术都报道了CTC捕获的高灵敏度和特异性[23]。2007年,Nagrath等首次描述了首个微流控平台("CTC芯片")的开发情况[24]。据报道,这个平台在精确控制的层流条件下,通过目标CTC与包被抗体(EpCAM)的微柱相互作用,无须预先标记或处理样本,就能从外周全血样本中高效且有选择性地分离出有活性的CTC[24]。该系统的新版本CTC-iChip基于抗原非依赖的微流控技术,使用了定性侧方移位、惯性聚焦和磁泳技术,分拣速度高达每秒10^7个细胞[25]。在头颈癌患者的CTC检测中评估了一种用于CTC富集的螺旋微流控芯片,结果表明在疾病早期和晚期阶段均有效,且能显示CTC簇的存在[26]。这一领域最近报道了一种用于CTC单细胞表型分析的集成微流控装置,它可以在全血中进行自动化的CTC分选,之后进行连续的单细胞表型分析,具有高纯度的细胞分选和高通量的处理能力[27]。还有一种基于细胞大小和免疫表型,整合了CTC单细胞分离和分析的微芯片[28]。一种称为"迷宫"的高通量微流控技术,可以克服单细胞分析技术的低输入限制,该技术被特意开发出来用于在CTC的单细胞水平上同时分析突变和基因表达谱[29]。另一种微流控装置Celsee PREP100®(Celsee Diagnostics)可从血液样本中富集和提取CTC,首先采用前列腺癌细胞系对该装置的潜力进行评估,收集捕获的细胞并使用PCR扩增测序法对其进行分析,随后又成功分析了转移性前列腺癌患者的临床血液样本[30]。微腔阵列(micro cavity array,MCA)系统(日立公司)是一种集成微流控装置,可根据肿瘤细胞的大小和膜变形能力来富集肿瘤细胞,而非根据表面抗原的偏倚分选。利用该系统,可对MCA富集的CTC裂解液进行分子分型[31]。CTCKey™是另一种近期开发的用于CTC分析的微流控装置;该装置由两部分组成,先得到富集CTC的血液,再用任意CTC分离装置进一步选择性分离CTC。尽管存在低输入量的限制,该装置能将大量原始血液中的CTC高度浓缩到较小体积中,从而使下游分离和鉴定方法能对更多的血液进行检测[32]。LPCTC-iChip是一种超高通量微流控设备,它能快速分拣整个白细胞分离产物中的60多亿个有核细胞,将CTC分离能力提高了两个数量级,该系统提供了一种无创分离CTC的技术,可分离出足够数量的CTC以供多种临床和实验应用,其原理是通过常规的白细胞去除术从大量血液中初始富集单个核细胞,然后对未标记的CTC进行快速流动的高梯度磁性分选[33]。最近报道了一种通过去除血液成分(包括红细胞、血小板和白细胞)来富集CTC的阴性分选方案,该技术可进行下游的单细胞分析,包括肿瘤特异转录本的RNA-Seq、ATAC-Seq、DNA甲基化和微滴数字PCR(ddPCR)、染色和广泛的图像分析,以及对患者来源的CTC进行体外培养[34]。

9.2.4 诊断性白细胞去除术

用于CTC分析的诊断性白细胞去除术(diagnostic leukapheresis,DLA)作为一种临床

第 9 章 用于液体活检的分子检测的开发与验证　　127

安全方法已经首次问世,即使在非转移性癌症患者中也能可靠高频地检测CTC[35]。DLA以连续离心为基础,从外周血中以1.055～1.08g/mL的密度收集单个核细胞。由于上皮细胞具有相似的密度,DLA在收集目标单个核细胞的同时也收集了CTC[36]。通过DLA获得的CTC可用于肿瘤的分子分型[37]。另一项研究结合了DLA和微流控富集(Parsortix™系统)技术,从转移性乳腺癌患者体内获得了大量有活性的CTC[38]。

9.3　用于CTC检测和分子分型的分子检测方法

继富集方法后,其他多种方法也被用于CTC分子分型,包括基于成像的方法(如经典的免疫细胞化学、免疫荧光),以及基于CTC中核酸分析的分子检测方法〔如RT-qPCR、多重RT-qPCR、ddPCR、BEAMing和二代测序(next-generation sequencing,NGS)〕[1,2,39]。下面将重点介绍用于CTC分子分型的分子检测方法的主要原理和应用。

9.3.1　CTC基因表达分析的设计、开发和分析验证

9.3.1.1　RT-qPCR

目前,对于如何最好地操作和解释实时定量PCR(quantitative real-time PCR,qPCR)实验还缺乏共识。实时定量PCR实验发表的最低信息标准(Minimum Information for Publication of Quantitative Real-Time PCR Experiments,MIQE)指南以结果的可靠性为目标,有助于确保科学文献的完整性,促进实验室之间的一致性并提高实验的透明度[40]。MIQE指南描述了评估qPCR实验所需要的最低信息标准。

2013年发布的数字PCR实验发表的最低信息标准(Minimum Information for Publication of Digital PCR Experiments,dMIQE)指南对于dPCR的实施也非常重要,该指南关注仪器、软件和应用方面的进展,并使人们能够更好地了解dPCR技术的潜力[41]。引物是任何PCR检测的关键组成部分,是决定检测特异性、灵敏度和稳健性的主要因素。尽管出版了许多指南,但许多已发表的检测方法的实际设计往往并不完善:引物缺乏其所声称的特异性,它们可能需要在结合位点与二级结构竞争,引物二聚体的形成可能会影响检测的灵敏度,或者它们只在狭窄的温度范围内才能结合[42]。作为例子,我们提到了一项研究,在评估早期乳腺癌患者外周血阳性样本的细胞角蛋白-19(cytokeratin-19,CK-19)mRNA检测中,通过生物信息学设计CK-19的高度特异性引物,避免了污染基因组DNA的扩增,从而降低了假阳性的发生率[43]。如果引物不是设计在外显子连接处,RNA制剂中存在的污染性gDNA可能会导致基于RT-PCR分析的假阳性。在RNA序列中没有外显子内含子连接的情况下,微量gDNA通常与RNA的共同提取也可能会产生假阳性信号,因此DNA酶处理步骤对于避免假阳性结果非常重要[44]。一种CK-19 mRNA的定量RT-qPCR检测法已经被开发并得到了分析验证,可用于乳腺癌患者外周血中CTC的高通量连续监测[45]。对于单靶点RT-qPCR检测,当需要在CTC中分析多个基因靶点时,一个主要问题是可用样本量通常非常有限。对92名乳腺癌患者和28名健康人经阳性免疫磁分选得到的CTC中对CK-19、MAGE-A3、HER-2、TWIST1、hTERTα$^+$β$^+$和乳腺球蛋白基因转录本进行单靶

点RT-qPCR检测，结果表明RT-qPCR具有高度的灵敏度和特异性，而将其中33个样本与CellSearch进行直接比对后发现，RT-qPCR较CellSearch给出了更多的阳性结果[46]。

9.3.1.2 多重RT-qPCR

多重RT-qPCR检测法的优势在于它能对少量液体活检材料中的多个不同基因转录本同时进行检测和定量。要实现这一点，需要通过生物信息学对所有配对的引物和探针（杂交或水解）进行精心设计，以防止其重叠，同时需要仔细优化PCR条件，以获得高灵敏度和高特异性。如果这些要求都能够满足，则多重RT-qPCR方法会很容易操作，而且成本低、通量大、周转时间短，容易实现自动化。基于这些优点，多种多重RT-qPCR检测法已经被开发用于CTC的基因表达检测。一个针对14个基因：*KRT19*、*EpCAM*、*CDH1*、*HMBS*、*PSCA*、*ALDH1A1*、*PROM1*、*HPRT1*、*TWIST1*、*VIM*、*CDH2*、*B2M*、*PLS3*和*PSA*（上皮标志物、干细胞标志物和EMT标志物）的高灵敏度的多重RT-qPCR被开发并用于高危前列腺癌（prostate cancer，PCa）患者体内分离CTC的分子分型检测。有研究采用相同的抽血方法，将该方法检测到的基因表达与使用3种基于蛋白质的独立检测方法（CellSearch®、PSA-EPISPOT和免疫荧光）检测到的CTC进行了比较。该研究的结果表明，每位患者所捕获到的CTC的基因表达都具有高度异质性。EMT标志物阳性率在治疗前很低，治疗后有所增加，而上皮标志物在治疗后趋于减少[47]。有研究利用多重RT-qPCR对早期乳腺癌患者EpCAM⁺ CTC中TWIST1（EMT相关）和CD24、CD44及ALDH1（干细胞转录本）的表达情况进行分析。对患者进行5年以上的随访后报道，*TWIST1*过表达、*CD24*⁻/低*CD44*高、*CD24*⁻/低*ALDH1*高的特征对DFI和OS均有预后价值[48]。在转移性乳腺癌中，联合使用单重RT-qPCR（检测EMT标志物*TWIST1*和上皮标志物*CK-19*）和多重RT-qPCR（检测干细胞标志物*CD24*、*CD44*、*ALDH1*和受体*ESR1*、*PGR*、*HER2*、*EGFR*）可提供OS的预后信息[49]（表9-2和表9-3）。

表9-2 转移性乳腺癌中CTC的分子检测

患者数量/健康捐献者数量	基因靶点	检测方法	CTC富集方法	阳性率/临床相关性	参考文献
298例转移性乳腺癌患者化疗前后	*CK-19*	RT-qPCR	使用Ficoll进行密度梯度离心	化疗前199/298（66.8%）化疗后148/298（49.7%）OS；*P*=0.003	[111]
45例转移性乳腺癌患者/20例健康捐献者	*KRT19*、*FLT1*、*EGFR*、*EPCAM*、*GZMM*、*PGR*、*CD24*、*KIT*、*PLAU*、*ALDH1A1*、*CTSD*、*MK167*、*TWIST1*和*ERBB2*	多标记RT-qPCR检测	针对EpCAM、EGFR和HER2的阳性免疫磁分选	26/45（58%）CTC阳性	[11]

第 9 章 用于液体活检的分子检测的开发与验证

续表

患者数量/健康捐献者数量	基因靶点	检测方法	CTC 富集方法	阳性率/临床相关性	参考文献
27 例 HR 阳性和 HER2 阴性的转移性乳腺癌患者（在疾病进展时和随后的两个放射学分期时间点）	AKT2、ALK、AR、AURKA、BRCA1、EGFR、ERCC1、ERBB2、ERBB3、KIT、KRT5、MET、MTOR、NOTCH1、PARP1、PIK3CA、SRC、plusCD45 和 GAPDH	多标记 RT-qPCR 检测	针对 EpCAM、EGFR 和 HER2 的阳性免疫磁分选		[121]
27 例转移性乳腺癌患者/6 例健康捐献者	ALDH1、CD24、CD44、CK19、HER2、hMAM、HPRT、MAGEA3、PBGD、PDCD4、PTEN、SNAIL 和 VIM	MLBA	针对 EpCAM、EGFR 和 HER2 的阳性免疫磁分选	20/27（74%）	[112]
73 例转移性乳腺癌患者/40 例健康捐献者	PIK3CA 热点突变（E545K、H1047R）	等位基因特异性非对称快速 PCR、熔解曲线分析和 ddPCR	针对 EpCAM、EGFR 和 HER2 的阳性免疫磁分选	35/73（47.9%）	[117]
122 例转移性乳腺癌患者/30 例健康捐献者	ESR1 甲基化	实时 MSP	针对 EpCAM、EGFR 和 HER2 的阳性免疫磁分选	26/112（23.3%）	[64]
46 例转移性乳腺癌患者/19 例健康捐献者	CD24、CD44、ALDH1、TWIST1、ESR1、PGR、HER2、EGFR、CK-19	多重和单重 RT-qPCR	针对 EpCAM、EGFR 和 HER2 的阳性免疫磁分选	TWIST：1/46（2.2%） CD24：21/46（45.7%） CD44：12/46（26.1%） ALDH1：4/46（8.7%） ESR1：6/46（13%） PR：4/46（8.7%） HER2：8/46（17.4%） CK-19：10/46（21.7%）	[49]
23 例转移性乳腺癌患者/19 例健康捐献者	CK8、CK18、CK19、ERBB2、TWIST1、VEGF、ESR1、PR 和 EGFR CD44、CD24、ALDH1、VIM 和 CDH2、PIK3CA 突变 ESR1 甲基化	多重和单重 RT-qPCR	针对 EpCAM、EGFR 和 HER2 的阳性免疫磁分选	PIK3CA 突变：2/7（28.6%） ESR1 甲基化：3/15（20.0%） 至少有一个基因：8/13（61.5%）	[119]
12 例转移性乳腺癌患者的 76 个单一和合并的信息性 CTC	体细胞突变和拷贝数变异（CNA）	二代测序	针对 EpCAM、EGFR 和 HER2 的阳性免疫磁分选		[122]

续表

患者数量/健康捐献者数量	基因靶点	检测方法	CTC富集方法	阳性率/临床相关性	参考文献
47例转移性乳腺癌患者	PIK3CA突变状态	Sanger测序	基于细胞大小的系统		[54]
19例转移性乳腺癌患者/5例健康捐献者		RNA测序	基于细胞大小的系统		[123]
13例转移性乳腺癌患者	转录组分析	单细胞RNA测序	基于细胞大小的系统		[96]
23例Ⅳ期患者26例局部乳腺癌患者的术前样本/20例健康捐献者	转录组分析	单细胞RNA测序	基于细胞大小的系统		[116]
3例ER阳性MBC患者的71个单个CTC和12个WBC	L536R、Y537C、Y537N、Y537S和D538G ESR1突变	ddPCR	基于细胞大小的系统	CTC评分与总生存期相关（P=0.02）	[115]
32例炎症性乳腺癌患者	ESR1中14个热点突变	MALBAC和Sanger测序	基于细胞大小的系统		[118]
46例转移性luminal乳腺癌患者	TP53、RB1、PIK3CA和（或）ERBB2突变	二代测序	基于细胞大小的系统	治疗期间CTC阳性率：81.2%	[57]
20例转移性乳腺癌患者	CTC转录组的综合分析	Sanger测序，全基因组mRNA芯片	基于细胞大小的系统		[113]
5例转移性乳腺癌患者	PALB2、MYC、EpCAM、VIM、ALDH1A1	RT-qPCR	基于细胞大小的系统	CTC≥1个：65%至少1个BC相关标志物（ERBB2、ESR1、PALB2）：60% OS：P=0.011 PFS：P=0.001	[114]

表9-3　前列腺癌中CTC的分子检测

患者数量/健康捐献者数量	基因靶点	检测方法	CTC富集方法	阳性率/临床相关性	参考文献
108例高危前列腺癌患者/36例健康捐献者	KRT19、EpCAM、CDH1、HMBS、PSCA、ALDH1A1、PROM1、HPRT1、TWIST1、VIM、CDH2、B2M、PLS3和PSA	多重RT-qPCR	体内（EpCAM）富集	至少1个标志物：74/105（70.5%）	[47]
10例局部高危前列腺癌患者（21个单个细胞）	遗传变异（SNV+插入缺失）和拷贝数变异（CNA）图谱	单细胞全外显子组测序（WES）	基于过滤的CTC分离技术		[124]

续表

患者数量/健康捐献者数量	基因靶点	检测方法	CTC 富集方法	阳性率/临床相关性	参考文献
62 例转移性去势抵抗性前列腺癌患者/10 例健康捐献者	CK19、AR-FL、AR-V7、AR-567es	多重 RT-qPCR	针对 EpCAM 的阳性免疫磁分选	AR-FL：64/69（92.3%） AR-V7：34/69（49.3%） AR-567es：16/69（23.2%） AR-总计：62/69（89.9%）	[125]
62 例转移性去势抵抗性前列腺癌患者/10 例健康捐献者	CK-8、CK-18、TWIST1、PSMA、AR-FL、AR-V7、AR-567 和 PD-L1 mRNA 甲基化研究：GSTP1、RASSF1A 和 SCHLAFEN	多重 RT-qPCR	针对 EpCAM 的阳性免疫磁分选	CTC 阳性：57/62 OS：CK-19（$P=0.009$） PSMA（$P=0.001$） TWIST1（$P=0.001$） GSTP1 甲基化（$P=0.001$）	[126]
81 例前列腺癌患者	AR、c-met、c-kit 和 TYMS、TWIST、PI3Kα、Akt2	多重 PCR	AdnaTest EMT-2/干细胞分选	AR 检测与更短的疾病特异性生存相关（45.0 个月 vs 20.4 个月）	[127]
41 例去势抵抗性前列腺癌患者	AR、ARV7	AdnaTest AR 检测	AdnaTest EMT-2/干细胞分选		[128]
19 例去势抵抗性前列腺癌患者	KLK3、AR-FL、AR-V7	RT-qPCR	体内（EpCAM）富集密度梯度离心	CTC≥1 个：19/23（86.2%） ARV7 mRNA：12/26（46.2%）	[129]
26 例前列腺癌患者	ARV7、CK-19	RT-qPCR	CellSearch	19/50（37.5%）	[130]
50 例转移性去势抵抗性前列腺癌患者	PIM-1、ARV7	RT-qPCR	针对 EpCAM 的阳性免疫磁分选	CTC 阳性率：27/41（66%）	[131]
41 例转移性去势抵抗性前列腺癌患者	78 个与前列腺癌相关的靶基因	多重 qPCR	针对 EpCAM 的阳性免疫磁分选		[132]
41 例转移性去势抵抗性前列腺癌患者	96 个基因	RT-qPCR	基于微流控石墨烯氧化的装置（氧化石墨烯芯片）		[133]
28 例转移性去势抵抗性前列腺癌患者/15 例健康捐献者	整体基因表达	RT-qPCR 和 Agilent 科技（阵列）	针对 EpCAM 的阳性免疫磁分选		[134]
11 例转移性去势抵抗性前列腺癌患者的 179 个单个 CTC		全外显子组测序	过滤器激光捕获显微解剖，自我种植微孔芯片，荧光活化细胞分选	至少 1 个标志物：74/105（70.5%）	[135]

为了提高待检 cDNA 产量，进而提高 CTC 中可被分析的基因靶点数量，还采用了一个转录本特异的 cDNA 预扩增步骤（加入了几个 PCR 循环）；然而，在这种情况下，基因表达的定量分析是无法实现的。商业化的 AdnaTest（Qiagen）已采用这种方法对三阴性乳腺癌（triple-negative breast cancer，TNBC）患者中 18 个基因（AKT2、ALK、AR、AURKA、

BRCA1、EGFR、ERCC1、ERBB2、ERBB3、KIT、KRT5、MET、MTOR、NOTCH1、PARP1、PIK3CA、SRC、GAPDH用作参考基因）的mRNA谱进行研究[10]。采用类似的方法，在来自45名转移性乳腺癌患者和20名健康捐献者（HD）CTC的RNA材料中对46个基因的表达情况进行了检测；14个基因（KRT19、FLT1、EGFR、EPCAM、GZMM、PGR、CD24、KIT、PLAU、ALDH1A1、CTSD、MKI67、TWIST1和ERBB2）在CTC⁺和CTC⁻患者之间有显著表达差异[11]。在NSCLC患者中，使用基于细胞大小的微流控装置（Parsortix™，ANGLE plc）富集CTC后，可以通过qPCR评估上皮肿瘤干细胞（epithelial cancer stem cell，CSC）、EMT和肺相关标志物的表达（表9-4）。

表9-4 非小细胞肺癌患者中CTC的分子检测

患者数量/健康捐献者数量	基因靶点	检测方法	CTC富集方法	阳性率/临床相关性	参考文献
53例早期非小细胞肺癌患者/10例健康捐献者	MCT4、CK-8、CK-18、CK-19、TWIST1、VIM	RT-qPCR	Parsortix™（基于细胞大小）系统	14/53（26.4%）	[136]
91例肺癌患者 10例良性疾病患者/10例健康捐献者	EGFR突变	ARMS-PCR和dPCR	靶向EpCAM的阳性免疫磁分选	CTC阳性率56/91（%）	[138]
24例非小细胞肺癌患者/6例健康捐献者	EGFR突变	EntroGenct EGFR分析	涡流技术		[139]
48例在不同时间点接受奥西替尼治疗的非小细胞肺癌患者	EGFR突变	晶体数字PCR	Parsortix™（基于细胞大小）系统	11/64（17.2%）	[140]
42例伴有远处转移的非小细胞肺癌患者/16例健康捐献者	NOTCH1、PTP4A3、LGALS3和ITGB3	RT-qPCR	靶向EpCAM的阳性免疫磁分选	PFS：NOTCH1（P=0.034）PTP4A3（P=0.003）LGALS3（P=0.044）ITGB3（P=0.046）OS：ITGB3（P=0.006）	[142]
126个CTC汇集 56个单个CTC细胞	ALK变异	NGS	DEPArray		[143]
48例在不同时间点接受奥西替尼治疗非小细胞肺癌患者	CK-8、CK-18、CK-19、VIM、TWIST-1、AXL、ALDH-1PD-L1和PIM-1	RT-qPCR	Parsortix™（基于细胞大小）系统	上皮标志物：30/81（37%）间质/EMT标志物53/81（65.4%）干细胞标志物：24/81（29.6%）	[142]
32例治疗后的转移性KRAS突变的肺腺癌患者	KRAS突变	微滴数字PCR	ISET	26/32（82%）	[144]

预扩增特异性基因后，应用水解探针，如EpCAM、BPIFA1、FAM83A、PTHLH、ERBB3、TWIST1、NANOG、PROM1、MET、UCHL1、TERT、CDH5和GRP，进行qPCR。这种在CTC基因转录水平上进行的多标记分析展示了肿瘤干细胞相关转录本在疾病诊断初期和疾病进

展时的预后价值。

9.3.1.3 RT-dPCR

数字PCR（digital PCR，dPCR）是一种高灵敏度、高精确度的工具，可对多种临床样本中的核酸进行绝对定量检测。微滴数字PCR（ddPCR）是用液滴形式进行的一种数字PCR，目前仅有少数用于研究CTC中癌症生物标志物的表达。最近报道了一种新型二重RT-ddPCR方法的开发和验证，对CTC中的*PD-L1*和*HPRT*（作为参考基因）转录本进行同时定量。在71例头颈部鳞状细胞癌（head and neck squamous cell carcinoma，HNSCC）患者和20份HD的外周血样本中，使用基于大小的微流控装置（Parsortix™）富集CTC后，采用上述方法进行分析。与RT-qPCR结果比较时，发现上述方法提高了诊断灵敏度。但对接受免疫疗法的癌症患者的CTC进行实时监测时，应对该方法的临床实用性进行前瞻性评估[51]。

9.3.2 CTC突变检测分子方法的设计、开发和分析验证

目前，基因突变已被用作各类癌症治疗反应的标志物，但由于CTC稀少且有高度异质性，CTC中的基因突变检测具有挑战性。因此需要高灵敏度、高特异性和高可靠性的检测方法，能够用最小的样本量检测到更多的突变。这些检测方法主要使用等位基因特异性PCR技术，如扩增阻滞突变系统（amplification-refractory mutation system，ARMS），或将ARMS PCR与非对称PCR、高分辨率熔解曲线分析[52]以及NAPA（NaME-PrO辅助的ARMS）进行结合[53]。工作流程通常包括在同一血液样本中富集和分离与患者匹配的EpCAM^高和EpCAM^低/阴性的CTC，分离出单个CTC，经过全基因组扩增之后采用扩增子法和Sanger测序法联合进行突变分析[54]。*PIK3CA*基因第9和第20外显子热点区域突变检测已对上述方法学进行了详细的验证，并且报道其能够成功评估CTC中*PIK3CA*的突变状态。单个CTC中*PIK3CA*突变的检测有望阐明HER-2靶向治疗的耐药机制[55]。CTC中*ESR1*突变的检测也是非常重要的，因为它可以作为雌激素受体阳性乳腺癌（estrogen receptor-positive breast cancer，ER⁺ BrCa）患者内分泌治疗耐药的生物标志物。针对此方向，目前已经开发出一些经过分析验证的高度敏感和特异的方法，例如NAPA测定[56]、二代测序（NGS）[57]和多重ddPCR[58]。分析灵敏度需要做到非常高，这主要是在体外测试，针对不同突变合成已知浓度的特异寡核苷酸，而后在患者和健康对照组的血浆样本中做进一步的验证实验。

9.3.3 CTC中DNA甲基化标志物分子检测的设计、开发和分析验证

表观遗传改变非常重要，现在已被认为是癌症的重要标志，因为它们可以在DNA突变之外影响基因表达[59]。DNA甲基化是最主要的表观遗传改变之一，与液体活检结合在一起会非常强大，可以发现具有临床重要性的循环表观遗传生物标志物[60]。然而，到目前为止，关于CTC的DNA甲基化标志物的研究很少，大多数为基于甲基化特异性PCR (methylation-specific PCR，MSP) 和CTC全甲基化组分析，如下所述。

9.3.3.1 甲基化特异性PCR (MSP)

实时MSP方法是针对目标基因中富含GC的启动子区（如肿瘤抑制因子、转移抑制因子、治疗靶标等）选定的DNA序列进行特异性引物设计。通过亚硫酸氢钠（sodium bisulfite，SB）反应将非甲基化的胞嘧啶转化为尿嘧啶，然后再通过PCR转化为胸腺嘧啶，在此过程中甲基化的胞嘧啶不受影响。在一个研究中，研究人员从EpCAM阳性免疫磁分选获得的乳腺癌CTC中提取DNA，然后用MSP检测其中甲基化和未甲基化的*CST6*、*BRMS1*和*SOX17*启动子序列；研究结果表明，可手术的和转移性乳腺癌中这些基因的DNA甲基化与对照人群有显著差异[61]。实时MSP显示，乳腺癌患者手术切除原发肿瘤后，CTC和循环游离DNA (cfDNA) 之间存在直接关联[62]。MSP还可以在原发性乳腺肿瘤和相关CTC亚群中评估乳腺癌转移抑制因子-1 (breast cancer metastasis suppressor-1，BRMS1) 启动子甲基化是否可以作为预后生物标志物[63]。一种高灵敏度和特异性的实时MSP可检测CTC和相应血浆ctDNA中的*ESR1*甲基化，并将其作为依维莫司/依西美坦治疗反应的潜在生物标志物，结果发现其结果与依维莫司/依西美坦治疗无效有关[64]。还有一种高度特异且灵敏的多重甲基化特异性PCR联合液珠阵列（multiplex methylation-specific PCR-coupled liquid bead array，MMSPA），可以同时检测3种肿瘤基因和转移抑制基因 (*CST6*、*SOX17*和*BRMS1*) 的甲基化状态。该方法已被开发并用于液体活检材料（CTC、相应的ctDNA) 和相应原发乳腺肿瘤的评估；这种方法有潜力拓展到大量基因靶点，并应用于不同的癌症类型[65]。一种单细胞方案，采用了琼脂糖包埋亚硫酸氢盐处理，该方法可以通过多重PCR (multiplexed-scAEBS) 研究多个基因座的DNA甲基化。该方法被开发用于同时分析单细胞中3个EMT相关基因 (*miR-200c/141*、*miR-200b/a/429*和*CDH1*) 的表达情况，应用于来自11名转移性乳腺癌患者和6名转移性去势抵抗性前列腺癌患者的159个单个CTC的分析，这些CTC通过CellSearch (EpCAM⁺/CK⁺/CD45⁻/DAPI⁺) 和随后的FACS分选分离。这项单细胞分析的数据显示CTC之间存在表观遗传异质性，提示肿瘤在血液转移期间EMT相关基因存在肿瘤特异的、活跃的表观遗传调节[66]。

9.3.3.2 CTC全甲基化组分析

研究者成功使用单细胞全基因组亚硫酸氢盐测序，在基因组水平上对通过Parsortix装置从乳腺癌患者和小鼠模型中分离出的单个CTC和CTC簇进行DNA甲基化组谱分析；结果表明，CTC簇中与干性和增殖相关转录因子的结合位点表现出特异性低甲基化，CTC簇与DNA甲基化的特异性变化有关，会促进干性和转移，而靶向簇的化合物可抑制癌症扩散[67]。还有一种工作流程，采用了激光捕获显微切割和全基因组亚硫酸氢盐测序技术 (laser capture microdissection-based CTC capture method and whole-genome bisulfite sequencing，LCM-μWGBS)，该流程最近被证实可以对肺癌患者经显微切割获得的CTC样本进行DNA甲基化的有效分析，采用这种流程发现了独特的"CTC DNA甲基化特征"，该特征与原发肺癌组织完全不同[68]。然而，亚硫酸氢钠转化会损伤DNA，不适合用于少量样本的靶向基因分析。SEEMLIS是一种基于甲基-CpG结合结构域蛋白2（methyl-CpG-binding domain protein 2，MBD2）的DNA富集的改良版，在一个基于半自动化排阻法的样本制备（exclusion-based sample preparation，ESP）平台上使用，可以稳健地、灵活地从少量样本中富集甲基化DNA。把甲基化敏感酶消化和基于ESP的MBD2富集技术结合起来，可以在高度不纯的异质样本中对GSTP1进行高灵敏度的单基因分析。在该研究中，基于ESP的MBD2富集还可以与靶向预扩增结合，在GSTP1和RASSF1的纯样本中分析多个基因，其灵敏度接近单细胞水平；在高度不纯的样本分析中，分析这些基因的灵敏度低至14个细胞。该方法在拥有不同CTC数量及纯度的前列腺癌患者的CTC中成功检测出了甲基化基因的特征，首次证实了该方法的潜在临床用途[69]。

9.4 单个CTC分离和分析系统

单细胞水平的CTC分析为肿瘤异质性提供了独特见解，而肿瘤异质性是癌症的标志[59]，也是肿瘤对治疗耐药的主要原因之一。这是专属于CTC的，因为ctDNA分析不能揭示这一类信息[70]。在DNA、RNA和蛋白质水平上进行CTC单细胞检测提供了独特的机会进行功能研究，以识别癌症患者中的转移启动细胞，或获得控制癌症治疗的预测信息[71]。有研究开发了一种单个CTC多基因谱分析的集成纳米平台；采用抗体偶联的磁性纳米颗粒标记单个CTC，然后将其捕获并送到Nanowell装置上进行RT-PCR[72]。最近微流控、免疫亲和富集技术以及测序平台的发展，使得各种恶性肿瘤中CTC的高保真富集、分离和全基因组测序成为可能。最新的综述提出了一种用于CTC单细胞分离和分析的尖端技术，特别介绍了CTC单细胞的生物学特征、临床应用和治疗潜力[73-75]。对患者来源的CTC进行体外培养或在体对其进行增殖有助于将CTC药物测试与单细胞分析结合起来，这对于在转移性乳腺癌中评估癌症化疗和免疫疗法的有效性以及开发新的癌症治疗来说极其重要[76]。

9.4.1 单个CTC分离系统

现在有许多商业和非商业的系统可以富集CTC，但是细胞的回收率通常很低。下面介绍一些当前在用的单个CTC分离系统。

DEPArray™（Menarini Silicon Biosystems）：是一种基于微芯片的数字分选仪，它结合了精确的微流控和微电子技术，通过图像精准地分离出单个CTC，之后可对其进行NGS的下游分析[77]。从该系统分离得到的单个CTC可以使用全基因组扩增（whole-genome amplification，WGA）/NGS流程进行基因组分析，从而得出拷贝数变异（copy number variation，CNV）。虽然WGA与低通量全基因组测序结合也可以用于全基因组CNV分析和局灶性致癌基因的扩增，但这种方法对于WES的突变分析不够敏感[78]。采用NGS分析DEPArray™分离的CTC和原发性肿瘤中50个主要癌症相关基因的突变状态，在CTC中检测到的突变可以作为BC早期转移扩散的基因组标志物进行评估[79]。

荧光激活细胞分选（fluorescence-activated cell sorting，FACS）：流式细胞术是分析和分选单个细胞的强大工具，由于血液中CTC的含量极低，需在流式分选之前进行预富集才能有效分离CTC。有一个基于磁性分离器和声学微流控聚焦芯片的系统与FACS和单细胞测序相结合用于单细胞的分析、分离和分选，这些细胞被直接加到含有单细胞转录谱分析试剂的96孔板中[80]。另外一个基于流式细胞仪从外周血中分离CTC和CTC簇的集成平台也被开发出来，它可以与全转录组分析或靶向RNA转录本定量相结合，同时利用了基于磁性微粒的白细胞去除和声学细胞原理，已通过来自基因工程胰腺癌小鼠模型的63个单个CTC对其性能进行了评估[81]。

ALS CellCelector™：能够从不同的上游富集技术处理过的血液中回收100%纯的单个CTC。这项技术可以从乳腺癌、前列腺癌、卵巢癌、结直肠癌、肺癌和脑癌的液体活检中分离出纯的单个肿瘤细胞或细胞簇，并对其进行后续分子分析[82]。在使用CellSearch®分离CTC之后，再用CellCelector™系统分离CTC可以实现CTC富集而不携带任何污染，从而能够在单细胞水平上进行后续高通量基因组分析[83]。

VyCAP：该单细胞分离系统被设计为以高回收率分离稀有单细胞，可以与单细胞下游分析技术相结合进行DNA或RNA的分子分析。该系统由一次性单细胞装置（将单细胞分布到分离芯片的孔中）和打孔系统（自动选择和分离单个细胞）组成，可被用于分离NSCLC中DLA产物来源的单细胞[84]。

AccuCyte®-CyteTM®（RareCyte）：是一种综合性、可重复性和高灵敏度的平台，在对显微载玻片进行上皮标志物的自动免疫荧光染色之后，从中收集、鉴定和回收单个CTC进行分子分析。AccuCyte®是一种基于密度的细胞分离设备，可以从血液中分离有核细胞并将其转移到显微镜载玻片上。CyteFinder™是一种用于载玻片成像的数字扫描显微镜。CytePicker™是一种用于CTC下游分子分析的单细胞回收装置，这些分析包括全基因组扩增、PCR和Sanger测序、全外显子组测序或基于阵列的比较基因组杂交[85]。

单细胞激光捕获显微切割：目前已开发了一种单细胞样本制备和基因组测序系统，它结合了生物物理富集和采用激光捕获显微切割的单细胞分离。这个系统将富集的CTC样本封装在水凝胶基质中，通过激光捕获显微切割提高单细胞分离的效率，并与下游测序兼容[86]。

高分辨率单细胞分析（high-definition single-cell analysis，HD-SCA）：其工作流程将整个CTC群体和罕见癌症相关细胞的检测与单细胞基因组分析相结合，该系统基于分子和形态学数据对细胞亚群提供了深入见解[87]。

单细胞分离微芯片和微流控技术：基于微流控的单细胞遗传分析方法存在操作复杂、通量低、设备昂贵等固有缺点，研究人员正在开发和评估基于单细胞分离微芯片和微流体的新系统。近日，在等温核酸扩增技术的基础上，研究人员开发出了一种结合CTC捕获和其分子表型分析的系统。据报道，用该系统捕获及分析的CTC可以保持基本生理活性，并可用于药物敏感测试[88]。另一种被开发的新型微流控平台基于两个微流控芯片的组合，在惯性流体力和流体动力学作用下运行，侧重于快速分离和选择性地从全血中回收批量的及单个CTC，用于下游单细胞分析[89]。

9.4.2 DNA水平的单个CTC分析

WGA是单个CTC基因分析的重要步骤，其中包括基于PCR的方法（GenomePlex

和Ampli1)、多重置换扩增(Repli-g)、杂交PCR以及基于多重退火和环状循环扩增(multiple annealing and loop-based amplification cycling,MALBAC)反应。研究表明,与GenomePlex和Ampli1相比,MALBAC和Repli-g WGA具有更广的基因组覆盖范围。而MALBAC与低通量全基因组测序相结合有更好的覆盖宽度、一致性和重复性,在全基因组CNV分析和检测局灶致癌扩增方面优于Repli-g。但是,这些WGA都不适合使用WES进行下游突变分析[78]。单个CTC的致癌谱有助于发现致癌突变异质性以及指导/调整癌症治疗。单个CTC测序包括富集、鉴定和基因扩增等步骤。近日,一种单微流控芯片技术问世,它可以在单细胞水平上全面实现血液过滤、CTC富集、CTC鉴定/分离、CTC裂解和WGA。经验证,这种新型微流控芯片可以对单个CTC进行基因分析,具有高准确度和可重复性[90]。另外一种被称为激光诱导微结构分离的光机械转移芯片测序(laser-induced isolation of microstructures on an optomechanically transferrable chip and sequencing,LIMO-seq)的技术用于单个CTC的WGS[91]。还有一种简单开放微孔阵列被开发出来用于单个CTC分析,其中包含26 208个核酸和单细胞基因分析单位,在微孔阵列上整合了细胞捕获、裂解、PCR扩增以及信号读取,从而实现快速简单的单细胞遗传分析。通过检测肺癌细胞系中的 *EGFR* 突变对该技术进行评估,发现其在肺癌患者个体CTC的异质性检测中表现良好[92]。最近,研究人员结合显微操作和基因组材料扩增,开发出了另一种能够从单个培养的黑色素瘤细胞中检测 *BRAF*^{V600E}/*NRAS*^{Q61R} 突变的方法[93]。

9.4.3 单个CTC转录组学

检测CTC基因表达谱的变化拓展了其临床价值和预后能力,确定了其指导治疗的作用。RT-ddPCR可以对基因转录本进行高灵敏度的绝对定量,而RNA测序(RNA sequencing,RNA-seq)则可以同时测量大量基因,理论上可以测量整个转录组[94]。大规模平行单细胞RNA测序(single-cell RNA-sequencing,scRNA-seq)从基因表达和通路调控分析上为解决细胞异质性提供了强有力的工具。CTC单细胞RNA测序被证明有助于研究CTC肿瘤异质性、转移和耐药机制。目前,CTC的单细胞RNA测序通常需要3个先决步骤:从全血中富集CTC,采用免疫染色和显微镜成像对捕获的细胞进行分型,以及通过显微操作分离单细胞。最近,出现了一种新的集成微流体芯片,它可以在单细胞水平上对CTC进行连续富集、分离和分型,从而有效地进行单细胞CTC的RNA测序[95]。有研究采用scRNA-seq对从乳腺癌患者体内捕获的CTC进行转录组分析,结果表明乳腺癌中CTC可以依据其增殖和上皮状态以及与外周血单个核细胞(peripheral blood mononuclear cell,PBMC)相互作用的潜在差异大致分为两种类型[96]。Hydro-Seq是一种新型可变化的流体动力学scRNA-seq条形码技术,用来进行高通量CTC分析[97]。最近,对乳腺癌患者和小鼠模型的单个CTC相关白细胞(WBC)及CTC-WBC簇内相应的癌细胞进行了单细胞RNA测序。结果显示,在大多数情况下,CTC与中性粒细胞相关,并且把这些中性粒细胞相关性CTC的转录组谱与单独CTC中的转录组谱相比较时,发现了一些差异表达的基因。这些结果表明,中性粒细胞和CTC之间的关联驱动了血流内的细胞周期,增强了CTC的转移潜力,为靶向这种相互作用的乳腺癌治疗提供了理论依据[98]。

另一种策略是使用商品化的WBC去除、微流体富集和RNA测序快速进行CTC的富集和转录组分析。该策略应用于晚期前列腺癌患者的血液样本时，癌症阳性对照患者富集到的样本簇的转录组和以前检测不到的前列腺特异转录本都变得容易检测。基因集富集分析提示了多种与PC相关的明显的信号通路，以及值得进一步研究的新通路[99]。对富集的单个未培养CTC和冷冻DLA样本中的培养CTC进行多重标志物RNA分析，可以为靶向治疗和治疗耐药相关的患者体内异质性提供重要见解[100]。整合先前发表的CTC/CTM的转录组数据集，构建了一个可以免费访问的网页数据库，称为ctcRbase（http://www.origin-gene.cn/database/ctcRbase/）。这个数据库的第一个版本包含7种癌症类型的526个CTC/CTM样本，CTC/CTM ctcRbase中的14 631个mRNA和3642个长链非编码RNA的表达信息可以免费获取[101]。

9.5 CTC分子检测分析在临床中的应用

CTC和ctDNA分析对癌症患者的预后、MRD检测、治疗选择和监测都有重要影响，最近的数据也显示了它在早期癌症诊断中的潜力。现在许多临床试验都包括一个液体活检组，功能研究主要基于CTC来源的细胞系和CTC来源的异种移植（CDX），为转移过程提供了重要的信息[102]。下面将重点介绍CTC分子检测分析在临床中的应用。

9.5.1 乳腺癌

9.5.1.1 早期乳腺癌

20年前有研究证明，在Ⅰ期和Ⅱ期乳腺癌患者开始辅助治疗前通过巢式RT-PCR对其外周血中CK-19 mRNA阳性细胞进行的分子检测具有独立的预后价值，CK-19可以作为不良临床结局的标志物[103]。这项研究之后，同一团队基于CK-19的一组高度特异的新引物开发并验证了一种CK-19 RT-qPCR检测方法，从而完全避免了污染性gDNA的扩增。该方法具有高灵敏度、高特异性和高通量的优点，已经应用于早期乳腺癌CTC的连续监测和定量分析[43]。基于该检测，外周血CK-19 mRNA阳性CTC的检测被认为是淋巴结阴性乳腺癌患者DFS和OS下降的独立预后因素，包括他莫昔芬辅助治疗之前[104]、治疗期间[105]以及辅助化疗完成后[106]的检测。应用同样的方法，证实在前5年的随访期间持续检测到CK-19 mRNA阳性CTC与可手术乳腺癌患者晚期复发和死亡的风险增加有关，提示存在化疗和激素治疗抵抗的残留病灶[107]。该结果在最近的一项研究中得到了验证，研究中纳入了1220例患者的系列样本进行分析，其中1132例有治疗前和治疗后的数据[108]。

采用多重标记RT-qPCR的AdnaTest EMT-2/Stem Cell Select（Qiagen）可以检测原发、非转移性、TNBC患者CTC中PSA、PSMA、全长雄激素受体（full-length androgen receptor，AR-FL）和AR剪切变体7（AR-V7）的表达。尽管在给予特定治疗后表达前列腺癌相关基因的CTC被清除，但通过PSMA⁺ CTC仍明显发现了具有高复发风险的患者。研究结果显示，AR-FL⁺ CTC和AR-V7⁺ CTC均与治疗失败相关，提示在该乳腺癌症亚组的原发环境中AR抑制可能不会成功[109]。CTC中基因表达的研究在未来可能有助于预测TNBC患者的个体化治疗。使用AdnaTest EMT-2/Stem Cell Select™对51例TNBC患者CTC中17个基因进行基因表达分析，然后进行mRNA分离、cDNA分析和多重标记RT-qPCR。结果表明，PIK3CA、AKT2、MTOR和耐药标志物AURKA及ERCC1在所有乳腺癌亚型中均有显著表达，而ERBB3、EGFR、SRC、NOTCH、ALK和AR只存在于TNBC中，20%的病例在治疗前后可以找到ERBB2$^+$/ERBB3$^+$ CTC。治疗前EGFR$^+$/ERBB2$^+$/ERBB3$^+$ CTC和治疗后ERBB2$^+$/ERBB3$^+$ CTC与较短的PFS显著相关。以铂类为基础的治疗会导致PFS的降低以及诱导治疗后CTC中PIK3CA的表达[10]。有一项研究在RT-qPCR的基础上评估了427例原发性乳腺癌患者中EMT表型CTC的预后价值。在18.0%的患者中检测到了EMT转录因子（TWIST1、SNAIL1、SLUG、ZEB1）的表达，从而在所有乳腺癌患者亚组中证实了CTC EMT的预后价值[110]。

9.5.1.2 转移性乳腺癌

采用实时RT-qPCR检测分析298例未经治疗的转移性乳腺癌（metastatic breast cancer, MBC）患者一线化疗前后样本的CK-19 mRNA。结果显示，化疗前后患者血液中CTC的检出率分别为66.8%和49.7%。据报道，MBC患者在一线化疗完成后CK-19$^+$ CTC的检出与不良生存相关，这可能是评价一线化疗的有用工具[111]。

通过PCR对46个基因进行预扩增和高通量基因表达谱分析，对MBC患者中的CTC预测治疗反应的效果进行了评价。EPCAM、KRT19、MUC1和ERBB2的阳性表达被定义为CTC阳性。根据该研究，14个基因（KRT19、FLT1、EGFR、EPCAM、GZMM、PGR、CD24、KIT、PLAU、ALDH1A1、CTSD、MKI67、TWIST1和ERBB2）在CTC阳性和CTC阴性患者中的表达有显著差异，其中KRT19识别CTC的能力是最强的[11]。有研究描述了一种新的液体微珠阵列方法的研究和验证过程。该方法基于多重PCR联合液体微珠阵列（multiplex PCR coupled liquid bead array，MLBA）测定和LUMINEX多参数检测系统，用于同时分析乳腺癌患者CTC中14个基因的表达。该测定对每个靶基因都具有高度特异性，并且不受用于多重检测的众多引物和探针的影响，是一种节省样本、成本和时间的分析方法[112]。使用CTC阴性富集方案，从转移性乳腺癌患者中获得了更多种类的CTC表型；据报道，PALB2和MYC的高表达水平与较差的预后相关，并且具有EpCAM^{高}VIM^{低}ALDH1A1^{高} CTC特征的患者表现出更短的OS和PFS，这表明具有上皮-干细胞特征的CTC是最具有侵袭性的表型[113]。另一项研究也报道了这一点，该研究在MBC中评价了在EpCAM（+）CTC中干细胞标志物（CD24、CD44、ALDH1）、间质标志物（TWIST1）、受体（ESR1、PGR、HER2、EGFR）和上皮标志物（CK-19）的预后意义。使用单重RT-qPCR检测TWIST1和CK-19，多重RT-qPCR检测干细胞标志物和受体。这项研究的结果表明，EpCAM（+）CTC中的联合基因表达分析为MBC提供了预后信息[49]。另一项研究通过IE/FACS从5名MBC患者的PB中分离出高纯度的CTC，并通过基因表达进行分析，结果表明该研究具有可行性。RNA经过线性扩增并通过cDNA微阵列进行基因表达谱分析。无监督层次聚类分析显示，CTC谱与更具侵袭性的原发性乳腺肿瘤亚型聚集在一起，很容易与外周血及正常上皮区分开来。差异表达分析显示CTC中的细胞凋亡下调，来自MBC的CTC与原发肿瘤相比有明显更高的复发风险评分[114]。

目前已知的是，*ESR1*基因配体结合域（ligand-binding domain，LBD）的突变会导致乳腺癌患者对雌激素剥夺治疗（estrogen deprivation therapy，EDT）产生耐药性。最近的数据表明，LBD热点区域以外的突变也可能导致EDT的耐药性。对*ESR1*突变进行单细胞CTC分析可以识别接受EDT后进展的患者，从而早期转向其他内分泌治疗或其他治疗方案而能获益[57]。在MBC患者的CTC单细胞水平分析*ESR1*基因突变，发现CTC是较易获得的生物标志物，可对之前被证实为ER-MBC且接受内分泌治疗正在进展的患者进行监测和个体化管理[115]。除了突变之外，在CTC和相应血浆ctDNA中评价了*ESR1*甲基化能否作为依维莫司/依西美坦治疗反应的潜在生物标志物，据报道其与治疗无效相关，这一发现提示仍需要进一步评价其作为潜在液体活检生物标志物的效果[64]。还有研究表明，在治疗过程中量化CTC来源的ER信号可以识别出一些对ER抑制没有反应的患者，尽管其*ESR1*功能正常[116]。

在早期和MBC中，CTC（从CellSearch®系统中分离）和相应的血浆-ctDNA中均表现出高频率的*PIK3CA*热点突变，通过检测CTC和血浆-ctDNA，可以获得相互补充的信息。血浆-ctDNA和CTC之间*PIK3CA*热点突变的检出率和一致性在转移阶段更高，并且在治疗干预后，*PIK3CA*突变状态有显著变化[117]。当在MBC患者中使用CellSearch®（基于Ep-CAM）和Parsortix™（基于尺寸）分析同一份血液样本内单个EpCAM高及EpCAM低/阴性CTC的*PIK3CA*突变状态时，两类CTC中均检测出了*PIK3CA*热点突变[54]。

炎性乳腺癌（inflammatory breast cancer，IBC）确诊时已通常在晚期，且进展迅速。根据最近一项研究的结果，CTC可能是癌细胞的一种非侵入性来源，并且随着疾病的发展，可以从CTC中确定疾病进展的遗传标志物，且可发现IBC患者中的潜在治疗靶点。这项研究对32名IBC患者使用CellSearch分离CTC，对含有20个或20个以上CTC的样本应用DEPArray™分离出单个CTC。在治疗期间，在26名患者中至少1次检测出CTC，在单个CTC以及原发或转移性肿瘤样本中可以检测到相同的突变。不同CTC亚克隆的存在揭示了患者体内的CTC异质性，一些CTC还携带着突变和野生型基因的不同组合[118]。

在早期和转移性乳腺癌患者治疗前后，对其体内分离的CTC进行了基因表达、DNA突变和DNA甲基化的全方位分子分析。采用多重RT-qPCR检测CTC中*CK8*、*CK18*、*CK19*、*ERBB2*、*TWIST1*、*VEGF*、*ESR1*、*PR*、*EGFR*、*CD44*、*CD24*、*ALDH1*、*VIM*和*CDH2*的表达，采用ddPCR检测*PIK3CA*突变，采用实时MSP检测*ESR1*甲基化[119]。一项新的180个基因的ctDNA组合及其与CTC和CTC簇的相关性研究表明，CTC和CTC簇的检测与特定基因组图谱相关[120]。最近的一项研究证明，纵向多参数液体活检方法在MBA中是有用的，该研究采用27例激素受体阳性和HER2阴性MBC患者在疾病进展和后续两个放射分期时间点上的外周血样本，通过多重标记RT-qPCR分析CTC和EV的基因表达，并且通过靶向NGS分析cfDNA。结果表明，CTC中*ERBB2*或*ERBB3*的过表达与疾病进展显著相关。在随后的分期时间点检测出*ESR1*和*PIK3CA*变异体可以作为治疗成功的预测指标，更重要的是，这可能有助于指导治疗决策。这3种分析物在疾病监测方面各有独特的功能，彼此有互补性[121]。针对转移性乳腺癌患者中分离得到的CTC和相应转移组织进行体细胞突变和CNA的NGS分析可用于评估靶向治疗的耐药机制。结果显示，在配对的CTC和转移组织之间，至少有一个或多个优先的体细胞突变和CNV有85%的一致性，这表明配对转移组织和CTC的基因组分析具有互补性[122]。最近有研究提出，针对表位非依赖方法分离出的CTC进行全转录组RNA-Seq，可以作为宏转移灶活检的替代。针对新诊断的MBC患者所获取的肿瘤转移活检组织、CTC以及外周血进行RNA-Seq时，基因表达结果能将CTC、转移活检组织以及PB分成不同的组，尽管患者和样本类型之间存在异质性。与相应的转移灶和PB相比，CTC显示出更高的免疫肿瘤靶点的表达[123]。CTC及其并行PBMC的单细胞RNA测序鉴定出了两个CTC群体：一个富集了提示雌激素反应和增殖升高的转录本，另一个富集了具有增殖降低和EMT特征的转录本[96]。

9.5.2 前列腺癌

在局限性高危前列腺癌中，采用一个基于过滤的CTC分离技术与CTC免疫分型技术相结合来鉴定CTC。在激光显微切割和单细胞WES之前通过三维端粒谱分析显示，CTC中存在大量低强度的端粒信号，其遗传变异和拷贝数变异具有高度异质性；此外，还观察到患者体内CTC的变异。研究人员提出，在局限性高危患者中发现的频繁的CNA扩增可能在治疗耐药中发挥了关键作用[124]。有研究开发并验证了高灵敏度的多重RT-qPCR测定法，用其在108例高危前列腺癌患者和36例健康对照患者体内分离出的CTC中研究14种基因的表达，包括上皮标志物、干细胞标志物和EMT标志物。将CTC基因表达谱的结果与使用同一次抽血样本进行CellSearch®、PSA-EPISPOT和免疫荧光检测的结果进行比较。在每例患者捕获到的CTC中都观察到了基因表达的高度异质性。体内CTC分离与下游RNA分析的组合非常有前景，具有高通量、高特异性和超灵敏等优势[47]。

新型雄激素受体（androgen receptor，AR）信号转导抑制剂改善了去势抵抗性前列腺癌（castration-resistant prostate cancer，CRPC）的治疗。尽管如此，这些药物的作用往往是有时间限制的，最终大多数患者都会由于各种AR的改变而产生耐药。在转移性CRPC（mCRPC）中，雄激素受体剪切变体7（androgen receptor splice-variant 7，AR-V7）是一种非常有前景的液体活检预测生物标志物，可以显示新型雄激素受体信号转导抑制剂的原发性或获得性耐药。在mCRPC患者中使用多重RT-qPCR研究AR-FL、AR-V7和AR-567es在CTC和配对血浆来源细胞外囊泡中的表达模式，结果显示在所有病例中，AR剪切变体在CTC中的表达水平高于配对的细胞外囊泡。在EpCAM阳性的CTC中，AR-FL、AR-V7和AR-567es的表达水平存在显著异质性，这一发现的临床意义需要根据治疗反应做进一步研究[125]。有一项研究直接比较CTC和外泌体的基因表达与DNA甲基化水平，首次揭示了EpCAM阳性的CTC与血浆来源的外泌体相比有明显更高的阳性率[126]。

一项前瞻性研究纳入了81名接受治疗的前列腺癌患者，采用AdnaTest®前列腺癌检测试剂盒（Qiagen）对不同阶段的前列腺癌进行CTC的分子分析，包括CTC中表达的癌症干细胞转录本（AdnaTest StemCell）和EMT转录本（AdnaTest EMT），以及已知可以促进前列腺癌进展的其他基因。研究结果表明，AdnaTest前列腺癌检测试剂盒主要在转移性疾病患者中显示阳性结果。晚期疾病患者CTC中表达AR和TYMS是经常性事件，而仅一小部分患者表达*c-met*和*c-kit*基因[127]。在另一项研究中，使用更新后的AdnaTest®对之前被AdnaTest®确定为CTC阳性的41名CRPC患者的CTC富集样本的AR表达做了回顾性分析。采用BioMark™平台回顾性分析了与CRPC治疗决策相关的27个基因表达的组合，包括AR全长（AR full length，ARFL）和AR-V7。AdnaTest®在75%的CTC阳性样本中（在CRPC确诊时和第3个多西他赛治疗周期后采集）检出了AR mRNA。AR的检出与CRPC确诊时更短的DFS有关；在两个分析时间点上，在38%的ARFL阳性样本中发现了AR-V7。根据该研究的结果，通过AdnaTest®检测CTC富集样本中的AR表达可能有助于预测患者的生存，而这些AdnaTest® CTC富集样本也可以用于高通量qPCR[128]。在一项初步研究中，将3种液体活检方法组合为1种多维分析法，提高了肿瘤相关信息的总体灵敏度。该方法：①采用基于mRNA的原位封闭探针分析进行CTC的计数和分型；②采用RT-qPCR检测裂解全血中的AR和AR-7；③采用浅层全基因组血浆测序检测AR扩增。这种组合方法在89%的患者中提供了肿瘤相关信息[129]。研究人员还开发了另一种基于高敏感和高特异qPCR的检测方法，即使样本储存24小时后，也可以从低至单个AR-V7⁺/K19⁺细胞中检测出AR-V7和角蛋白19转录本。其临床可行性已经得到26例前列腺癌患者血液样本的验证[130]。

最近的分子分析显示，*PIM-1*在mCRPC患者EpCAM阳性的CTC中表现出过表达，而*PIM-1*是一种参与细胞周期进展、细胞生长、细胞存活和耐药的癌基因。这是一个有趣的发现，因为*PIM-1*在许多类型的癌症中被激活，目前被认为是一个非常有前景的癌症治疗靶点[131]。在另一项研究中，采用多重qPCR评估前列腺癌患者CTC中前列腺癌相关靶基因（*n*=78）的表达，结果显示70%的样本中存在*AR*表达，67%的样本中存在Wnt信号。该结果表明，了解CTC的分子图谱在进展性前列腺患者中可以用于预测临床结局[132]。在41例mCRPC男性患者中，采用石墨烯芯片分离CTC，然后采用RT-qPCR检测96个基因的表达。采用多变量分析确定与OS、PSA进展和放射学临床进展最密切相关的基因，所获得的初步特征包括干性基因的高表达以及上皮和间质基因的低表达[133]。对9例mCRPC患者的CTC进行全基因表达分型，发现有50个基因在患者的CTC中有特异性表达。在28例mCRPC患者的队列中得到验证的6个选定基因（*HOXB13*、*QKI*、*MAOA*、*MOSPD1*、*SDK1*和*FGD4*）对于患者管理具有临床意义。一个有趣的发现是，该CTC信号的水平与MYC的调节有关，这是与mCRPC的生物学密切相关的基因[134]。采用3种不同的CTC分离策略（激光捕获显微切割、自种植微孔芯片和荧光激活细胞分选）分析mCRPC中的CTC，发现CTC可以提供对转移突变多样性的独特认识，也能发现匹配的转移活检组织在基因组分析中未被诊断的基因组异常。有研究对179份单个CTC样本、匹配的转移活检组织和阴性对照进行单细胞分离和WGA分析。根据CTC样本突变率的判读开发了一种专用方法以鉴定CTC特有的突变。共同突变主要在上皮细胞CTC中被检测到，且重复检测到。对其中两名患者进行了深入研究，发现用较少的CTC就足以检测到匹配的活检组织中1/3～1/2的突变。CTC特有突变在上皮和非上皮细胞中被检出，对细胞骨架、侵袭、DNA修复和癌症驱动基因均有影响。其中约41%的CTC特有突变预计对蛋白质功能有不利影响。有研究证实不同表型的CTC之间存在系统进化关系[135]。

9.5.3 非小细胞肺癌

在非小细胞肺癌（non-small cell lung cancer，NSCLC）中进行的CTC分子分析可以提供非常重要的生物标志物信息，用于评估治疗反应和揭示特定治疗的耐药机制。最近在早期NSCLC中，通过RT-qPCR方法对Parsortix（大小依赖的微流控装置）分离得到的CTC中的单羧酸盐转运蛋白4（monocarboxylate transporter 4，MCT4）的表达进行了研究。Kaplan-Meier分析表明，MCT4的过表达与PFS显著相关。这是很有意思的，因为MCT4可以影响肿瘤微环境中的乳酸盐含量，并进一步控制癌细胞的增殖、迁移和血管生成。这些结果支持MCT4在肿瘤转移过程中的作用[136]。

根据表皮生长因子受体（EGFR）的突变评估，EGFR酪氨酸激酶抑制剂（tyrosine kinase inhibitor，TKI）治疗表现出了惊人的临床获益。*EGFR*突变检测主要在肿瘤活检样本上进行，而肿瘤活检存在一定风险且并不总是成功的，其给出的检测结果也与检测时间点相关。继发性*EGFR*突变会导致第一代和第二代TKI的耐药，并导致使用第三代药物。为了检测继发性*EGFR*突变，需要对*EGFR*突变状态进行有效且无创的监测。2008年在转移性NSCLC的CTC中首次检测出了*EGFR*突变[137]。在这项研究中，利用等位基因特异性PCR对从CTC中提取的DNA进行*EGFR*突变分析，将其结果与同时分离的游离血浆DNA和原始肿瘤活检标本中的结果进行比对。此后，许多研究都在CTC中检测出了*EGFR*突变。有研究采用ARMS和dPCR方法进行CTC检测，结果显示：在61.5%的肺癌患者中检测到了CTC，但在良性肺部疾病患者和健康对照组内并未检测到[138]。另一项研究开发并优化了一个用于评价NSCLC患者同一血样来源的cfDNA和CTC的工作流程，该方法采用了富集CTC的Vortex技术和检测ctEGFR的EntroGen技术，对从CTC和cfDNA中检测到的*EGFR*突变情况与匹配的肿瘤组织进行了比对。尽管该研究患者队列的规模有限，但这个无创*EGFR*突变分析的结果是可喜的，这种联合工作流程是一种有效的方式，可以为NSCLC患者的治疗选择和治疗监测提供信息[139]。奥希替尼是*EGFR*突变NSCLC患者的有效二线治疗方案；然而，耐药的出现是不可避免的。研究人员利用晶体数字PCR技术（STILLA）对48例接受奥希替尼治疗的NSCLC患者在不同时间点的ctDNA和配对CTC中EGFR突变的百分比进行检测和定量。研究发现，ctDNA中的结果与相应的原发组织之间具有很强的相关性，而配对CTC中检测到的*EGFR*突变具有很高的异质性[140]。在奥希替尼治疗前、治疗一个周期后以及疾病进展时，富集的CTC中基因表达的改变说明存在大量VIM阳性CTC，提示在奥希替尼治疗过程中EMT起着动态作用；疾病进展时PD-L1表达的增加提示在奥希替尼耐药的*EGFR*突变NSCLC患者中使用免疫治疗是有理论背景的[141]。

结合CTC免疫分离和WGA分析，有研究发现NSCLC患者中EpCAM阳性的CTC的特异性表达谱与PI3K/AKT、ERK1/2和NF-κB通路介导的细胞运动、细胞黏附以及细胞间信号转导有关。NOTCH1成为连接活跃信号通路的驱动因子，在一个独立的NSCLC患者队列中，通过RT-qPCR进一步验证得出了简化的相关候选基因（*NOTCH1*、*PTP4A3*、*LGALS3*和*ITGB3*）。这些基因在CTC中的表达与PFS相关[142]。最近有研究结果强调了CTC在识别*ALK*重排患者耐药突变方面具有遗传异质性和临床实用性。研究人员在一小部分NSCLC患者中检测到了*ALK*重排，并为这些患者设计了特定的治疗方法；然而，患者对ALK抑制剂产生了耐药性。研究人员使用激光捕获显微切割、荧光激活细胞分选和DEPArray技术，从服用克唑替尼或洛拉替尼后病情进展患者中分离出单细胞水平的CTC，并对其耐药突变进行了研究。在克唑替尼耐药患者的CTC中主要发现了ALK非依赖性通路中各种基因的多种突变，包括*RTK-KRAS*（*EGFR*、*KRAS*、*BRAF*基因）和*TP53*[143]。KRAS是一种致癌驱动因子，在30%的NSCLC中发生突变，与不良预后有关。有研究报道，在*KRAS*突变的转移性肺腺癌中，使用ddPCR对ctDNA和配对CTC中的*KRAS*突变进行分析时，ctDNA比CTC要敏感得多[144]。

9.6 CTC分析的质量控制与标准化

尽管CTC分析提供了所有重要的临床信息，但这些检测尚未被纳入临床决策指南。目前迫切需要对CTC分析的所有步骤进行标准化和质量控制，并制定分析前样本处理和CTC检测的标准操作流程（standard operating procedure，SOP）。由于缺乏实验间检测的数据，这些技术的可重复性受到了质疑。实现标准化的一个重要步骤是建立CTC分析的外部质量控制方案；该步骤应该包括使用细胞计数和生物特征方面的"CTC标准"；然而这一点非常困难，因为CTC有高度异质性，而且不够稳定，所以标准的制定非常困难。

CTC分析标准化的主要内容是解决分析前的可变性以及制定样本处理的SOP。可以在不同的采集、处理和加工的条件下对CTC进行确认和分型，在每个步骤中确定优化条件，这对于实现高质量的分析至关重要。到目前为止，对CTC检测优化和下游分析的分析前研究还很有限。在EU/IMI CANCER-ID联盟中，研究人员在各种分析前和分析中条件下，利用掺入模型对标记非依赖的CTC富集系统（即Parsortix）进行了大量的掺入实验验证，并通过分析不同形式癌症患者的外周血样本，对结果进行了交叉验证[145]。在同一项研究中，通过比较5种不同采血管的回收率，评估了采血管对肿瘤细胞富集的影响以及采血时间对分析的影响。在所有被测试的掺入条件下，使用EDTA和TransFix®采血管采取的血液获得了最好的肿瘤细胞回收结果[145]。此外，Ilie等之前证实，在24小时和48小时后，Streck采血管比K3EDTA采血管有更稳定的CTC计数和CTC完整性[146]。去除血浆不会影响EDTA和Streck采血管的CTC回收；但TransFix采血管在没有大量溶血的条件下不能去除血浆，因此在这些管中需要分析全血[147]。TransFix采血管已被用于CTC的图像分析（采用荧光扫描显微镜），但其不适合基于RNA的研究[148]。Zavridou等对CTC基因表达分析的分析前条件进行了评估，结果表明，基于RNA的CTC分析会受到防腐剂（多数待测采血管都采用）的严重影响，除了使用普通的K2EDTA采血管时，而且分析必须在24小时（最多48小时）内完成[148]。

使用两种不依赖EpCAM的CTC富集策略，即基于Parsortix®技术或血细胞的免疫磁性去除技术（AutoMACS®），随后进行DEPArray™的单细胞分离，对NSCLC和肉瘤患者低温保存的PMBC与新鲜全血进行CTC回收和分型，对其效果进行评估；在单细胞水平上通过拷贝数变异分析评估表型和基因型；还采用dPCR对来自NSCLC冷冻PBMC的富集CTC样本进行靶向突变检测。据报道，使用无偏差的选择策略从纵向收集的PBMC中分离出的CTC可以提供更广泛的回顾性基因组/表型分析，从而指导患者的个性化治疗，为多中心研究的样本共享打下基础[149]。Rodríguez-Lee等利用高分辨率单细胞检测法研究了采血管类型和检测时间对CTC的计数和高内涵分型的影响，他们发现cfDNA采血管（BCT）中CTC水平较高、假阴性率最低[150]。虽然多种技术均可用于检测CTC，但目前还没有评估其技术性能的标准。最近，在CANCER-ID联盟的组织下，通过分析NSCLC细胞系的掺入血液样本，对5种CTC富集技术进行了比较，包括：CellSearch系统（Menarini Silicon Biosystems）、VyCAP Microsieves（VyCAP）、西门子过滤装置（西门子，原型未出售）、ParsortixVR（ANGLE）、RareCyte平台（RareCyte）[151]。研究发现，这几项技术在回收率方面没有明显的统计学差异，但西门子过滤装置的变异最小，其次是CellSearch系统[151]。

针对早期和晚期乳腺癌患者的血液样本，采用高分辨率的单细胞检测法评估了分析前条件对CTC计数和高含量分型的效果。对不同类型的采血管（cfDNA、EDTA、柠檬酸葡萄糖溶液和肝素采血管）进行了测试，并在24小时和72小时（分别代表最快和常规的国内运输时间）对检测时间进行了评估。其结果显示，24小时后在cfDNA采血管中检测到的CTC水平最高，假阴性率最低；而72小时后在同一类型的试管中，所有CTC亚群均有所下降[150]。

对CellSearch®富集后不久分离出的CTC进行分子分析可以提供另一层有价值的信息，具有潜在的临床用途，包括预测治疗反应。虽然CTC在富集后很容易通过CellSearch®分离出来，但CellSearch®分析一个患者样本（可能含有许多CTC）的过程既费时又费钱。有一种简单的方法可以将所有CellSearch®富集的细胞在-20℃的甘油中储存2年，不会对单个细胞的回收或被分离细胞的基因组完整性造成任何可测量的损失。按照这个步骤，一旦了解患者的转归后，即可通过CTC生物样本库进一步选择合适的样本进行深入分析[152]。

在另一项研究中，使用普通抗凝剂EDTA和柠檬酸的采血管与含防腐剂的采血管比较，测试了保护CTC特异性mRNA生物标志物的血液储存条件：采用掺入前列腺癌细胞的血样，在室温保存血液0、24、30和48小时后，根据AR-V7、总AR和EpCAM评估从这些试管中分离出CTC的效率。根据报道的结果，在所有储存管类型和时间下都能回收到掺入细胞，这些mRNA生物标志物在EDTA和柠檬酸采血管中储存48小时后仍很容易被检测到，但在含防腐剂的管中则检测不到[153]。

相同样本的不同CTC分析技术之间的比较数据均显示出较低的一致性。因此迫切需要对用于CTC分析和闭环研究的标准细胞系进行质量控制。

为实现这一目标，欧洲液体活检协会（European Liquid Biopsy Society，ELBS）、国际液体活检标准化联盟（International Liquid Biopsy Standardization Alliance，ILSA）、国际液体活检协会（International Society of Liquid Biopsy，ISLB）、国际临床化学联合会（International Federation of Clinical Chemistry，IFCC）和欧洲检验医学联合会（European Federation of Laboratory Medicine，EFLM）等多方组织都聚焦于开发可靠和可持续的诊断和预后工具，这将有利于患者的健康管理和保健。这些组织希望聚集该领域的大量研究人员、

临床医生和技术供应商，基于液体活检开发可靠和可持续的诊断和预后工具并对其进行标准化。CANCER-ID 联盟建立了一个平台用来评估欧洲多中心的CTC检测方法的技术有效性。这种熟练的多中心CTC富集技术评估在建立临床可用的（预）分析流程指南、确定相关技术在临床验证前的最少性能鉴定要求方面是非常重要的。该项目目前仍在ELBS的范围内运作[151]。由团体组织和基金会组成的ILSA已经意识到在全球范围的肿瘤实践中使用液体活检支持临床治疗决策和患者监管的重要性。ILSA制定了一个独立液体活检和标准化的项目，其目标和迄今为止的进展，以及用于该领域的各种开发工具和资源，已公布在一份白皮书中[154]。另一个重要方面是液体活检在癌症管理中的健康经济效益。除了CTC的临床应用研究外，将这些测试转化为临床实践还需要对健康经济效益进行系统性评估[155]。

9.7　结论：未来展望

在过去几年中，通过应用分子检测方法对CTC进行检测和分子分型得到了很多重要信息，集中在mRNA 水平的基因表达标志物、DNA 突变和DNA甲基化标志物。现在已经明确的是，在几乎所有类型的实体癌中CTC不仅稀少，而且有高度异质性，即使在同一患者体内也是如此。再加上可用于分析的CTC来源样本的数量有限，而且作为CTC生物标志物进行评价的目标基因靶点数量不断增加，这些都给CTC分析增加了大量分析性和技术性挑战。

分子检测作为多种CTC富集和分离系统的下游步骤，为CTC检测和分子分型提供了独特的优势：通过生物信息学设计实现了高灵敏度和特异性、高通量和相对低的成本。它们具有多重分析、易于操作、可用于定量质控系统等特点。多种类型癌症中的多项临床应用表明，分子检测通过识别CTC上与治疗相关的特定分子靶点，为临床提供了重要的临床相关信息，如mCRPC中的*AR-V7*、乳腺癌中的*PIK3CA*和*ESR1*突变以及NSCLC中的*EGFR*突变和*ALK*重排等。它们的高灵敏性为MRD的早期检测、分子靶向治疗的选择以及现有治疗耐药的早期检测提供了强有力的工具。

单个CTC分析增加了新一层的信息，因为它是了解CTC异质性的重要性和单个CTC潜在功能的有力工具，这些CTC在癌症扩散、转移和特定治疗反应中都有独特的优势。此外，通过CTC和ctDNA的直接比对发现，它们能够提供互补信息，尤其是在浓度很低的情况下，这说明全面的分子分析即使价格高也是对临床应用有利的。

尽管CTC分子分析取得了进步并能提供重要的临床信息，但它尚未被纳入临床决策指南。分子检测的分析验证，使用相同样本进行不同CTC分析技术之间的数据比对是非常重要的。这迫切需要CTC分析的所有步骤要做到标准化和有质量控制，从分析前的样本处理到CTC中分子生物标志物检测的最终结果。制定CTC分析的质量控制标准和开展实验室间的对比研究也是迫切的需要。为实现这一目标，特别需要研究人员、临床医生和技术供应商联合起来共同协作努力。聚焦液体活检标准化的国际组织的建立会确保我们处于正确的方向并实现这一目标。

第 9 章 用于液体活检的分子检测的开发与验证

致谢 本研究由欧盟和希腊国家基金通过"竞争力、创业与创新"运营计划[项目 RESEARCH-CREATE-INNOVATE（T1RCI-02935）]，以及 Stavros Niarchos 基金会（项目编号：16785）共同资助。

利益冲突声明 所有作者均无利益冲突。

（朱丽青　谢海啸　译）

扫码见第9章参考文献

第10章 循环肿瘤细胞增殖技术的最新进展

Jerry Xiao, Paula R. Pohlmann, Richard Schlegel, Seema Agarwal

摘 要 循环肿瘤细胞（CTC）是一群可以通过癌症患者的血液循环系统传播的细胞，它们在远处部位播种并形成转移瘤的种子。由于CTC的特殊作用，研究这类细胞群体可以极大推动对癌症转移的理解。CTC在预测总生存率方面的临床重要性已被多次证实。最近20年来，活性CTC体外培养和扩增方面的进展使研究者能够进一步对转移研究的前沿进行合理的探索。通过体外培养和体内CTC来源的异种移植（CDX）模型对CTC进行扩增，目前已经获得一些突破性发现，显著改进了以前使用的相对简单的转移模型。本章内容将聚焦于组织培养板和通过形成CDX进行CTC分离和培养的最新进展。本章将重点介绍CTC培养中的两个领域：其一是培养活的上皮细胞，其二是模拟CTC的异质性。接下来，将探讨生成体内CDX模型的方法。通过比较CDX与CTC培养系统，我们将突出每种方法的优缺点以及它们在转移模型谱中的适宜应用。最后，我们将展望CTC扩增在个体化医疗时代可能发挥的作用。

关键词 循环肿瘤细胞；转移；组织培养；异种移植

10.1 引言

1869年，澳大利亚医生Thomas Ashworth在一名转移性癌症患者的血液中发现了循环细胞，并观察到"在血液中看到与癌细胞相同的细胞可能有助于解释同一个体中存在多个肿瘤起源的概念"[1]。几乎130年后，随着聚合酶链反应（polymerase chain reaction，PCR）技术的出现，Thomas Ashworth的发现得到了进一步支持，通过PCR在多种癌症中检测到了CTC[2]。最终在1998年，Emilian Racila及其同事使用免疫磁性富集和流式细胞术，首次成功地从30名转移性乳腺癌患者中捕获了循环上皮细胞[3]。这些被Racila定义为核酸阳性、CD45阴性（CD45⁻）和细胞角蛋白（cytokeratin）阳性的细胞将一直作为所有CTC研究得以建立的基石。

在过去的20年里，关于CTC临床重要性的研究迅猛发展[4]。正如我们现在所知，CTC是癌症转移中的一个关键中间阶段。2008年，FDA正式批准了CellSearch®平台，这

J. Xiao
Lombardi Comprehensive Cancer Center, Georgetown University School of Medicine, Washington, DC, USA

P. R. Pohlmann
Department of Breast Medical Oncology, The University of Texas MD Anderson Cancer Center, Houston, TX, USA

R. Schlegel · S. Agarwal (✉) e-mail: sa1137@georgetown.edu
Department of Pathology, Center for Cell Reprogramming, Georgetown University, Washington, DC, USA

第 10 章 循环肿瘤细胞增殖技术的最新进展

是一种简单的试剂盒，能够从全血中识别和计数 CD45⁻、EpCAM⁺ 以及细胞角蛋白 8⁺、18⁺ 和（或）19⁺ 的细胞[5]。随后的临床研究均一再证明，CTC 能够作为转移性癌症患者生存的独立预测指标[5-9]。然而，尽管 EpCAM⁺ 依赖的分离方法相对普遍，但它们并非没有缺陷。虽然 CTC 计数被证明是监测疾病进展的有价值的临床指标，但其他人将 CTC 计数与二代测序技术结合，开始对 CTC 进行分子特征分析[10-14]。来自这些研究中的 CTC 上皮-间质可塑性的证据引发了人们对抗体依赖性分离方法能否充分捕获所有 CTC 的担忧，特别是考虑到体内证据，以间质为主的 CTC 亚群具有强化的转移能力[10, 15]。这些担忧催生了 CTC 分离方法的一个分支，即选择利用 CTC 与全血中其他细胞群体之间的预期物理差异进行分离[4]。这些基于物理特征的方法通常采用密度离心、尺寸分离、膜电导性和（或）其他物理特性将 CTC 群体与全血的其他成分（如红细胞和白细胞）分离开来[16]。

到了 21 世纪 10 年代初期，CTC 的计数和分型研究迅速巩固了 CTC 在临床上的重要性[17]。在此之前，计数和分离平台通常需要对 CTC 做固定和（或）透化，以进行免疫荧光染色和检测，这使得这些 CTC 不适合进行细胞培养[4, 18]。然而，在这些应用中，CTC 只能以回顾性和反应性的方式使用。例如，从患者的全血样本中分离 CTC 只能确定转移性疾病风险的增加或减少，但不能为临床医生提供可操作的信息来增加患者的生存机会。同样，尝试分析 CTC 中的耐药机制只能在患者已经接受治疗后进行。这样一来，CTC 将不能用于确定哪种治疗最适合提高生存率。在上述情况下，从患者中扩增可存活的 CTC 将为临床医生及其患者提供更多的可操作信息。捕获活的 CTC 用于下游分析的努力在 2013 年得到了证实，当时 Zhang、Marchetti 及其同事报道了从 3 名诊断为脑转移的乳腺癌患者中首次成功捕获并培养了 CTC 细胞系[19]。在此基础上，进一步尝试从各种癌症中捕获和培养 CTC 的研究相继被报道。截至撰写本文时，已有 15 篇论文报道了成功进行多次 CTC 体外培养（表 10-1）。

表 10-1 已报道的 CTC 培养

参考文献	癌种	建立的培养数	分离方法	培养基	培养条件
Zhang et al.[19]	乳腺癌	3	流式细胞仪（抗体依赖）	DMEM/F12 + 胰岛素（5μg/mL）、氢化可的松（0.5μg/mL）、2% B27、EGF（20ng/mL）、FGF2（20ng/mL）1% 连续 7 天；从第 8 天起使用 EpiCult-C 培养基 + 10% FBS、1% P/S	37℃ 5% CO₂
Sheng et al.[22]	胰腺癌	0	微流控芯片（抗体依赖）	DMEM + 10% FBS、1% PS	37℃ 5% CO₂
Zhang et al.[23]	非小细胞肺癌	14	微流控芯片（抗体依赖）	RPMI + 10% FBS、1% PS	37℃ 5% CO₂
Yu et al.[11]	乳腺癌	6	CTC-iChip（抗体依赖）	RPMI 1640 + EGF（20ng/mL）、bFGF（20ng/mL）、B27（1×）、抗生素-抗真菌剂（1×）	超低黏附板 37℃ 5% CO₂ 4% O₂

续表

参考文献	癌种	建立的培养数	分离方法	培养基	培养条件
Gao et al.[24]	前列腺癌	1	RosetteSep（抗体依赖）	未做说明	在生长因子减少的Matrigel(基质胶)中培养
Cayrefourcq et al.[25]	结肠癌	2	RosetteSep（抗体依赖）	DMEM/F12 + 胰岛素（20μg/mL）、1% N2、EGF（20ng/mL）、L-谷氨酰胺（2mmol/L）、FGF2（10ng/mL）、2% FCS 连续使用几天；然后使用 RPMI 1640 + EGF，FGF2，ITS	非黏附板 37℃，2% O_2
Khoo et al.[31]	乳腺癌	39	仅红细胞溶解	DMEM + 10% FBS + 1% PS	5% CO_2 20% O_2 激光照射微孔
Kolostova et al.[32]	卵巢癌 子宫内膜癌 宫颈癌	1 1 1	Metacell（尺寸过滤）	RPMI + 10% FBS	37℃ 5% CO_2
Brungs et al.[57]	胃食管癌	2	RosetteSep（抗体依赖）	高级 DMEM/F12 + EGF、FGF、N2 或高级 DMEM/F12 + 10% FCS	超低黏附板 "缺氧条件"
Rivera-Baez et al.[58]	胰腺癌	3	迷宫式微流控（尺寸过滤）	RPMI+10% 胎牛血清、抗生素（1.5×）	每个悬滴约 100 个细胞
Koch et al.[59]	乳腺癌	1	未说明	RPMI+10% FCS、1% P/S、1% L-Glu、1% ITS、FGF2（10ng/mL）、EGF（50ng/mL）、氢化可的松（0.1μg/mL）、霍乱弧菌毒素（0.2μg/mL）	37℃ 5% CO_2
Xiao et al.[36]	乳腺癌	12	Ficoll-Paque（密度过滤）	高级 DMEM/F12+B27（1×）、EGF（10ng/mL）、bFGF（20ng/mL）、肝素（10μg/mL）、Y-27632（10μmol/L）、腺嘌呤（25μg/mL）、L-Glu（2mmol/L）、抗生素-抗霉素（1×）	37℃ 5% CO_2
Camonaule et al.[37]	乳腺癌	36	RosetteSep（抗体依赖）	MammoCult 人类培养基试剂盒（含 0.4μg/mL 孕酮、0.4μg/mL B-雌二醇、4μg/mL 肝素、0.48μg/mL 氢化可的松、UltraGRO（5% v/v）、B27（4%，v/v）、bFGF（20ng/mL）、EGF（20ng/mL）、P/S（1%，v/v）	超低黏附板，低氧条件 =1%～2% O_2、37℃，持续一周后换为 37℃、5% CO_2
Hu et al.[65]	肝细胞癌	55	抗体依赖+密度过滤	DMEM+10% FBS	3D 细胞培养试验，Matrigel 与含有 CTC 的 DMEM 以 1:1（v/v）混合
Yang et al.[66]	结直肠癌 胃癌	23 15	仅溶解红细胞	F 培养基	37℃ 5% O_2 经过辐照的 J2s

与此同时，另一分支的研究专注于通过免疫缺陷小鼠的异种移植术形成CDX从而实现CTC的体外扩增[20]。与CTC培养相比，CDX模型为CTC提供了一个更接近它们在体内自然状态的微环境，消除了优化培养条件相关的困难，并减少了对人工体外培养系统的需求。在CDX中，可以通过在多代免疫缺陷小鼠中进行连续再植肿瘤来扩增CTC，生成无限量的CTC材料以供下游研究使用。在Andreas Trumpp和一组研究人员的努力下，首个CDX于2013年被报道，是使用从被诊断为转移性乳腺癌的患者体内分离出的CTC建立的[21]。考虑到从注入CTC到在小鼠体内成功形成肿瘤所需的时间较长，关于CDX的研究报道很少，但其前景可观。截至撰写本文时，已有11篇关于使用各种类型癌症的CDX模型的报道（表10-2）。

表10-2 先前报道的CDX模型

参考文献	癌症	原发性肿瘤形成	随访时间	患者CTC计数	转移形成
Baccelli et al.[21]	乳腺癌	6/118（5.1%）	6～12个月	>1109个	骨、肝脏、肺
Sun et al.[72]	肝细胞癌	3/10（30%）		约300个	未报道
Rossi et al.[74]	乳腺癌 前列腺癌	0/8（0%）	6.5～12个月	51～2866个/7.5mL	脾脏
Hodgkinson et al.[75]	小细胞肺癌	4/6（66.7%）	3～5个月	438～1605个/7.5mL	肺、脑
Girotti et al.[78]	黑色素瘤	6/47（12.8%）	2.5～5个月	未报道	肝、肺、肾、淋巴结、脑
Morrow et al.[76]	非小细胞肺癌	1/34（2.9%）	95天	>400个/7.5mL	未报道
Drapkin et al.[77]	小细胞肺癌	17/42（40.5%）	115天	>400个/7.5mL	未报道
Pereira-Veiga et al.[80]	乳腺癌	1/32（3.1%）	5个月	969个/7.5mL	未报道
Vishnoi et al.[85]	乳腺癌	3/3（100%）	未报道	未报道	肝脏
Faugeroux et al.[86]	前列腺癌	1/22（4.5%）	165天	19 988个	未报道
Rivera-Baez et al.[58]	胰腺癌	1/10（10%）	未报道	7～51个/7.5mL	肝脏、腹膜、胰腺
Stewart et al.[93]	小细胞肺癌	8/8（100%）	未报道	未报道	脑膜

基于CTC内部甚至是CTC与其对应的原发肿瘤和转移瘤的细胞间差异，近期的突破性研究进一步增加了建立稳健模型从患者全血中扩增活性CTC的需求[20]。鉴于最近通过体外和体内方法在扩增CTC方面的快速进展，我们认为本章重点介绍该领域的最新进展是非常及时和必要的。本章将首先介绍各种CTC体外培养平台。接下来，概述已报道的CDX模型，还将讨论扩增CTC的体外和体内平台的优缺点。最后，在癌症转移研究的背景下阐述能够扩增CTC的重要性。最终能够常规且稳定地扩增患者来源的CTC，不仅会为癌症转移研究开辟一个新的前沿领域，极大拓展研究人员理解这一复杂现象的能力，还会增强开发新型靶向治疗的能力和提高患者的生存率。

10.2 在组织培养板上体外繁殖CTC

在CellSearch获得FDA批准后，CTC分离平台不断迭代，以提高CTC捕获的效率和准确性。事实上，正是CTC分离平台不断发展、效率提升，才使得体外建立CTC培养成为可能。通常，建立CTC培养遵循同样的步骤：使用被诊断为转移性癌症的患者所采集的全血，①通过各种分离平台处理以获得活细胞；②使用优化的培养条件和培养基进行培养；③收获细胞以进行下游分析，如分子分型、持续扩增或治疗药物筛选。这些患者来源的CTC培养的结果通常会与其各自患者的临床时间线联系起来。在几乎所有情况下，如果使用未培养的CTC，生成的数据都不会达到相同的深度和广度，这凸显了扩大可操作的实验范围的重要性。在某些研究中，存活时间超过其各自患者的培养的CTC还可能提供潜在的治疗选择，但在患者临床进展期间并未测试该治疗选择。尽管只有少数研究报道了成功的CTC培养，但所有这些研究都将该领域推向了新的高度，突显了CTC培养的巨大潜力。

10.2.1　第一批CTC培养：2013～2015年

在首次报道的成功的CTC培养中，Zhang、Marchetti及其同事从38名被诊断为乳腺癌脑转移的患者中成功培养了3个CTC细胞系[19]。具体来说，该团队使用多参数荧光激活细胞分选（FACS）技术靶向患者全血中的EpCAM^{不明确}/CD45$^-$/ALDH1$^+$细胞进行CTC的捕获和富集[19]。在被检查的患者中，23名患者可通过CellSearch检测到CTC，8名患者的CTC（显示出了异常的EGFR扩增）是通过免疫荧光和荧光原位杂交分析的结合而检测到的，这在之前已发现与乳腺癌脑转移风险增加有关[19]。有趣的是，所有8名患者（其CTC携带EGFR扩增）的样本通过CellSearch均未检测到CTC[19]。从这些EGFR扩增的患者中，研究人员从3名患者中获得了活的CTC，使用干细胞培养基进行了一周的过渡期培养，然后在5% CO_2和37℃的条件下使用上皮细胞的定制培养基进行培养。有趣的是，在这样的培养条件下，EpCAM$^+$的CTC未能存活超过14天，而EpCAM$^-$的CTC则生长了超过20代。为了在这些乳腺癌CTC中鉴定出脑特异性的转移标志物，该团队随后进行了定量逆转录聚合酶链反应（quantitative reverse transcription-polymerase chain reaction，qRT-PCR），结果显示HER2$^+$/EGFR$^+$/HPSE$^+$/NOTCH1$^+$的扩增水平与具有脑转移性的MDA-MB-231BR乳腺癌细胞系相似[19]。当注射到免疫缺陷小鼠的尾静脉中时，注射后约6周内EpCAM$^-$脑转移性CTC亚群在约80%的小鼠中导致了肺和脑的转移。尽管有这些结果，但应注意，3名患者中的1名发展为有症状的脑转移。Zhang等的工作不仅首次报道了CTC体外存活，还反驳了许多基于抗体的CTC分离平台所采用的EpCAM$^+$标准。另一方面，这里遇到的低成功率将成为许多早期CTC培养中的一个普遍问题。

在Zhang的开创性工作发表之后，其他癌症中的首次尝试也在接下来的两年内被相继报道，如胰腺癌[22]、非小细胞肺癌（NSCLC）[23]、前列腺癌[24]和结直肠癌[25]等。尽管这些研究在培养条件上有所不同，但都采用了抗体依赖的分离方法来捕获CTC。特别设计的包被了EpCAM抗体的微流控设备可以从患者中捕获胰腺癌和NSCLC的CTC[22,23]。在这些样本中，可存活的细胞被提取出来并在各自的微流控分离平台上培养至少7天，然后释放，形成了12例胰腺癌和14例NSCLC的CTC培养。然而，尽管在培养中有细胞角蛋白阳性细胞，但在观察的4个月内，12个胰腺癌CTC细胞系均无扩增[22]。另一方面，NSCLC的CTC从第0天的少至1～11个CTC/mL扩增到第14天的7～385个CTC/mL，细胞数量平均增加了54倍[23]。扩增的CTC过表达细胞角蛋白8和18，以及NSCLC特异性基因*TTF-1*和*EGFR*，后者与NSCLC的淋巴结转移和化疗耐药有关。此外，在迁移实验中，扩增的CTC比作为对照的成纤维细胞显示出了1.5～13倍更高的侵袭能力。

与此同时，在最早的报道中，使用商业可获得的RosetteSep试剂盒处理被诊断为前列腺癌和结直肠癌患者的血样以进行CTC培养[24,25]。与当时的微流控设备不同，RosetteSep通过专有的抗体混合物使不被需要的细胞群体与血液中的红细胞交联。然后，在密度离心步骤中，这些不被需要的细胞群体与红细胞一起被沉降，而目标细胞群体则留在血浆和密度梯度介质之间的界面上[26]。使用前列腺特异性类器官培养条件，Gao及其同事成功地从一名CTC数量较高（>100个CTC/8mL血液）的患者中得到了一个CTC细胞系。与贴壁单层培养相比，前列腺癌的三维类器官培养可以从少至一个细胞生成，并且与体外上皮细胞的存活率增加有关[27]。有趣的是，在患者来源的CTC类器官系发现的33个突变中，只有23个在相应患者的淋巴结转移中被确认，作者当时认为这可能是培养过程中获得的突变。正如后来其他的CTC分子分型所揭示的，CTC中出现新突变是CTC的一种特性，可能是其转移能力增强的原因。突变不一致的证据（在CTC中出现原发肿瘤中不存在的突变）是首次被报道，领先Gao的工作几个月[28]。在首次前列腺CTC培养的几个月后，从两名结直肠癌患者中培养出了CTC，这两名患者通过CellSearch检测到的CTC数量均>300个CTC/7.5mL[25]。其中一个CTC细胞系在标准培养基和培养条件下能够生长超过2个月，每20小时数量翻倍[25]。值得注意的是，建立该CTC细胞系的患者对其所采用的治疗无反应，并在诊断后6个月因腹膜和肺部转移而死亡[25]。对该CTC-MCC-41细胞系的基因组分析发现了显著的染色体异常，包括细胞之间整条染色体的增减变化，再次提供了CTC内基因组异质性的"快照"，这在以前很少被研究[25]。

尽管这些CTC培养的最初报道利用了基于抗体的分离方法来捕获活细胞，但这些报道和其他描述CTC异质性的研究反对使用狭隘的基于上皮的定义来分离CTC。来自转移性乳腺癌的CTC单细胞RNA测序显示，CTC中存在一个上皮和间质的表达谱，从以上皮表达为主到以间质表达为主[10]。此外，体内表现出增强转移能力的单个CTC和CTC簇通常与间质表达增加相关，这表明这些以间质表达为主的CTC具有重要的功能[15,29]。因此，使用上皮依赖的标志物来分离CTC将无法捕获对研究转移具有特别意义的亚群。

为了应对非上皮表型CTC的相关发现，很多团队开始探索抗体非依赖的方法在培养前分离CTC[30-32]。例如，一个团队采用一种热响应平台来测试乳腺癌活性CTC的回收情况（而不是使用抗体来捕获CTC），该平台通过非特异的静电相互作用结合上皮癌细胞[30,33]。将微滤器置于37℃的培养基中即可将这些细胞释放出来[30]。另外一个例子提出了一种简化的培养平台，仅需要对被诊断为转移性乳腺癌的患者样本进行红细胞裂解即可[31]。这种方法提取了有核细胞，包括白细胞、间质干细胞和内皮细胞，以及目标的CTC群体[31]。到第8天，获得了单层培养，第14天形成了增殖性多层簇[31]。此时，研究人员观察到培养中出现了"小的"（≤25μm）和"大的"（>25μm）两种细胞群体[31]。"大的"细胞群体被确认是巨噬细胞，其数量将在培养过程中自然减少[31]。另一方面，"小的"细胞表现出可变的细胞角蛋白和波形蛋白表达，通常以簇的形式出现，包含一个高核/质比的细胞角蛋白⁺细胞核心，被表达CD45（一个常见的白细胞标志物）的细胞包裹[31]。

这种表型特别有趣，因为后来发现CTC与CD45$^+$血细胞的相互作用支持CTC在体内的存活[34, 35]。在我们和其他实验室报道之后的几年中，在CTC培养中观察到CD45$^+$细胞的现象再次被提及[36, 37]。纵向CTC培养的相关分析还发现，随着患者经受全身治疗的时间更长，培养中簇的形成频率更低[31]。

10.2.2　了解CTC的特性：2015～2020年

截至目前，用于分离和捕获CTC的技术种类有限，导致最初的大多数CTC培养依赖基于抗体的CellSearch或RosetteSep技术。这一节点在多种癌症中已成功报道了CTC培养，包括乳腺癌、胰腺癌、肺癌、结直肠癌、卵巢癌、子宫内膜癌和宫颈癌（表10-1）。然而，随着对CTC培养的深入研究，越来越清晰的是，CTC不仅仅是循环中的上皮细胞。尽管EpCAM$^+$CTC的计数可以常规用于患者总生存期的分层，但研究人员担心聚焦于上皮细胞将会排除CTC群体中具有重要功能的成分。一方面，预计大多数CTC会因恶劣的条件而死于循环之中[38]。例如，一份早期报道利用凋亡标志物M30和增殖标志物Ki67做双重染色，已经证实转移性疾病患者平均约有32.1%的CTC处于凋亡状态[39]。另一方面，存在一个小的但不容忽视的CTC亚群，它们可能更容易成功外渗并在转移龛定殖。2015～2020年间，更多的努力投入到对分离出的CTC做即时分子分析之中，希望能够对最有可能发生转移的CTC重要功能亚群进行识别和分型。

正如早期CTC培养的发现所预示的那样，这些努力带来了几个突破性的启示，包括发现CTC异质性可能会显著影响疾病管理[40, 41]。一项大规模前瞻性随机Ⅲ期试验评估了HER2阳性早期乳腺癌患者中CTC的HER2表型，发现几乎58%的受访患者中CTC的HER2状态存在样本内变异[41]。考虑到HER2通常用于确定患者是否有资格接受高效的HER2靶向治疗（如曲妥珠单抗），CTC中HER2的变异可能解释了70%的患者尽管接受了治疗仍会进展[41]。另外，在氟维司群或芳香化酶抑制剂（aromatase inhibitor，AI）治疗进展的转移性乳腺癌患者中，CTC的雌激素受体（estrogen receptor，ER）状态和BCL2表达的回顾性分析揭示了不同的ER表达，这可能与治疗反应有关[42]。在这些涉及CTC的研究之前，尽管已证明患者的原发肿瘤和转移组织之间存在表面受体的差异，但直到这时才在机制方面有足够的认识[43]。

除了表面受体的异质性外，CTC在表达转移相关基因（如 *NPTN*、*S100A4*、*S100A9* 和 *EMT* 因子）方面也展现出了细胞间的差异[44]。此外，CTC也表现出了空间异质性，根据CTC来源的血管区段的不同转录组特征可以证实这点[45]。此外，现在有强有力的证据表明，非编码调控RNA基因（如microRNA）在转移级联过程中起着至关重要的作用[46]。与基因表达类似，对转移性结直肠癌患者在化疗中的CTC应答进行纵向评估还揭示了几种CTC相关的miRNA（如miR-15b、miR-16、miR-21和miR-221）的表达波动，以前这些miRNA已被确定为潜在转移的miRNA[47]。在蛋白质组水平上，通过单细胞捕获和分析在15名黑色素瘤患者中揭示，接受BRAF或MEK抑制剂治疗后瞬时异质性会被抑制[48]。不幸的是，随着时间的推移这种异质性会重新出现，并且通常与患者治疗中的耐药性相关，表明CTC对治疗的适应或替代通路的进化会导致疾病的复发[48]。

最后，不出所料的是，CTC也表现出显著的基因组不稳定性，这是癌症的标志[49-51]。CTC和配对患者原发肿瘤的阵列比较基因组杂交和（或）二代测序经常发现突变不一致，研究人员发现CTC中的私有突变是一种普遍现象[49]。这些突变经常发生在重要的致癌/致瘤基因如 *KRAS* 和 *PIK3CA* 中[49]。最近，CTC中的非整倍性被提议作为一种与治疗效果和预后相关的检测指标[52]。有趣的是，对11名肺癌患者CTC的分析揭示了患者间存在保守的拷贝数变异（CNV）模式，表明转移过程选择了特定的CNV[53]。延续这种异质性的趋势，在一项为数不多的评估捕获CTC的表观遗传异质性的研究中，对诊断为转移性乳腺癌患者的单个CTC和CTC簇的DNA甲基化特征分析发现，干细胞因子（如OCT4、NANOG、SOX2和SIN3A）结合位点的簇存在低甲基化现象[54]。在另一项研究中，CTC中CST6、ITIH5或RASSF1未发生甲基化的患者有明显更长的无进展生存期，这说明评估CTC的表观遗传状态具有临床重要性[55]。这些发现与CTC在转录组水平上的干性发现一致，并进一步支持其作为转移种子的角色[56]。

随着越来越多的研究发表，研究人员对之前未知的CTC复杂性有了更清晰的认识。根据这些结果，显而易见的是早期培养CTC的努力可能是不正确的。第一个CTC培养时代的少量研究曾尝试对培养中的非上皮表型CTC进行鉴定和分型。事实上，随着有关CTC异质性报道的激增，第二个CTC培养时代开始了，它侧重于鉴定具有重要功能的CTC，而不是上皮细胞。

10.2.3 具有重要功能的CTC：2020年至今

研究人员强调了新发现的非上皮表型CTC的重要性，通过报道转移性胃食管癌患者来源的CTC首次成功进行长期培养从而开启了CTC培养的第二个时代[57]。通过缺氧条件和非黏附培养板的结合，Brungs及其同事在3周内从两名不同疾病阶段的患者身上得到了培养物：①来自远端食管高级别神经内分泌癌，尽管有广泛扩散疾病的证据，但通过基于EpCAM的捕获，其CTC数量较少，只有3个；②来自未经治疗且侵袭性较低的胃腺癌，其CTC数量较高，达到109个[57]。与之前的CTC培养相比，该文作者采用了一种基于抗体鸡尾酒的方法，重点排除表达某些蛋白的细胞，如CD36（一种与包括红细胞在内的许多配体结合的蛋白），而非富集上皮细胞[57]。CTC培养物迅速扩增，传代时间超过12个月，是当时报道的最稳定的CTC细胞系之一[57]。两种CTC细胞系还表现出与其肿瘤类型和分期一致的表型差异[57]。胃腺癌细胞系UWG02CTC表现出高EpCAM、细胞角蛋白和CD44阳性，而神经内分泌癌细胞系UWG01CTC则表现出弱/低细胞角蛋白和无EpCAM，但有突触素、CGA和CD56的高表达[57]。扩增后，研究人员不仅证明了培养的CTC在免疫缺陷小鼠体内具有形成肿瘤的转移能力，还进行了药物敏感性分析[57]。有趣的是，测试表明UWG02CTC对依托泊苷的IC_{50}值是其他胃食管癌细胞系的1/3，表明患者可能从依托泊苷治疗中获益[57]。此外，UWG01CTC细胞系在接受低剂量卡铂预处理后变得对放射敏感，这与之前报道的高级别神经内分泌癌对放射敏感的临床发现是一致的[57]。

转移性胰腺癌[58]和乳腺癌[59]的CTC培养也得到了类似的CTC异质性和功能性结果。利用基于尺寸的无标记微流控装置，胰腺CTC被分离出来并在悬滴中培养了14天[58]。由此产生的球形细胞在IF上表现出上皮细胞和EMT表达的转变，这与之前在CTC簇中观察到的间质样状态一致[58]。此外，胰腺CTC培养物对吉西他滨和氟尿嘧啶的药物敏感性也与其对应患者的反应一致[58]。一名患有双侧乳腺癌并伴有淋巴结和骨转移的患者也获得了长期的CTC培养物（CTC-ITB-01）[59]。单细胞的全基因组测序发现了广泛的拷贝数变异，包括与ER$^+$乳腺癌一致的16q染色体的整个区域的缺失[59]。全外显子组测序还发现，CTC-ITB-01培养物和患者转移灶（而非原发肿瘤）中存在相关致癌基因*PIK3CA*、*NF1*、*CDH1*和*TP53*的突变[59]。有趣的是，对CTC-ITB-01基因表达的通路分析显示，干细胞样行为通过激活NUMB通路而得到富集[59]。无论是否补充雌激素，CTC-ITB-01都能在培养过程中生长，这表明雌激素信号与细胞存活"脱钩"，为内分泌治疗耐药提供了理论依据[59]。最后，当时CDK4/6抑制剂治疗尚未用于患者的临床治疗，但使用CDK4/6抑制剂治疗患者对应的细胞系CTC-ITB-01后，细胞生长明显减少，这表明患者可能从治疗中获益[59]。

这些研究和其他非培养研究对CTC进行了分型，重点在于研究CTC间的异质性。考虑到并非所有CTC都会进入血液循环并在转移部位定植，应该做一些工作去了解成功和不成功定植的CTC的区别是什么。CTC的另一方面是异型外部细胞间相互作用的重要性，而迄今尚未有这方面的研究。在体内，CTC可作为单细胞或细胞簇存在，这些细胞簇不仅涉及其他CTC，还涉及血液中的其他细胞群，如白细胞[34,60]，甚至癌症相关的成纤维细胞[61,62]。由于这些细胞群的重要性尚不清楚，而人们希望分离出"纯净"的CTC细胞群并确定其特征，因此这些细胞群以前一直被排除在CTC培养之外。然而，考虑到它们对CTC在体内存活和转移能力的重要性，研究人员在体外忽视这些外部相互作用将是错误的。遗憾的是，只有在优化了不依赖抗体的全血处理方案后，才可能对这些与CTC同时存在的群体进行评估。

我们报道了在我们的实验室中从12名被诊断为Ⅲ/Ⅳ期转移性乳腺癌的患者中成功进行CTC的短期培养[36]。与先前的报道不同的是，我们利用了一种无偏倚的密度离心分离方法，从血浆和白膜层中分离出活细胞[36]。我们观察到培养的活力与共培养的具有黏附性的CD45$^+$细胞有关，这些细胞具有显著的细胞质[36]。这些细胞通常作为较小的、球形细胞角蛋白$^+$细胞（后来被鉴定为乳腺癌CTC）的锚定点[36]。在其他报道的培养物中，这是一种之前从未被展示的表型[36]。此外，我们实验室的未发表数据表明，从其他癌症类型中衍生的CTC培养物中也存在类似的表型。使用计算解卷积工具包，我们还确定这些混合培养物含有大量的中性粒细胞和单核细胞群体[36]。鉴于我们在多种类型癌症中的经验，我们推测这些体外CD45$^+$的癌症相关免疫细胞群体模拟了体内生物学环境，并且应被视为准确模拟CTC原生环境的关键[36]。肿瘤相关的中性粒细胞和巨噬细胞已被证明在化疗耐药或敏感中起作用，因此将它们纳入到培养之中将增强从CTC培养物中得出的任何药物敏感性分析，并提高这些筛查的准确性[35,63]。几个月后，我们的观察结果得到了独立验证[37]。使用完全不同的培养条件，研究人员从36名转移性乳腺癌患者中完成了短期的CTC培养[37]。免疫荧光染色将识别出大多数培养物中共居的CD45细胞[37]。此外，作者观察到，相比于外周血单核细胞（PBMC），CTC也过度表达CD36[37]。先前的研究表明，CD36阳性的髓系细胞与癌症干细胞或CTC的融合促进了肺癌的转移[64]。因此，针对CD45和CD36表达进行高分辨率成像可以用来判断这些标志物是否同时出现（提示存在混合的CTC-髓系细胞），或是相互排斥（提示存在两个独立的群体）。最后，与临床指标的关联表明，CTC培养中存在红细胞与患者预后较差有关[37]。通常，由于红细胞在癌症转移中的重要性较小，它们在任何CTC研究中都被尽可能地排除在外。考虑到它们相对于其他细胞的尺寸较小和在全血中的数量占主导，伴随着CTC意外捕获到红细胞是非抗体分离方法的一个常见缺点。尽管如此，以前并未证明红细胞会对CTC培养有明显影响[37]。相反，在培养中出现红细胞可能代表存在其他尚未阐明的临床相关指标。

最后，最近还报道了两项改变CTC培养基或细胞外基质的研究[65, 66]。到目前为止，大多数被报道的CTC培养大多采用了标准培养条件（即5% CO_2、37℃）。少数培养会采用低氧条件[31, 57]或专为低黏附性设计的特殊组织培养板[10, 25, 31, 57]。在这些低黏附条件下，细胞将会悬浮生长，模拟循环系统的自由流动状态。在培养基中，大多数情况下都使用基础培养基，添加癌症特异的小分子抑制剂或补充剂，如N2、B27、表皮生长因子、碱性成纤维细胞生长因子，以及胎牛或小牛血清（表10-1）。使用这些通用培养基配方的一个潜在原因是简化流程，从而减少技术障碍。

已经有研究表明，使用三维培养或专门的细胞重编程条件可以支持癌细胞在体外的生长[67]。在CTC培养中，研究人员利用条件性细胞重编程（conditionally cell reprogrammed，CCR）技术对胃肠癌患者中获取的CTC进行了培养[66]。CCR技术采用添加了ROCK抑制剂和霍乱毒素的培养基，并采用小鼠J2成纤维细胞的辐照饲养层以实现多种患者原发组织细胞的长期培养[67]。经过4周的培养，研究人员在81个样本的38个中发现了表达人端粒酶逆转录酶（human telomerase reverse transcriptase，hTERT）和黑色素瘤抗原编码基因（melanoma antigen-encoding gene，MAGE）的CTC簇[67]。随后，通过短串联重复（short tandem repeat，STR）分析确认了这些细胞系的特异性[67]。不幸的是，由于数据有限，目前尚不清楚CCR培养基条件是否会显著改变CTC的培养动力学[67]。最后，在另一项研究中，研究人员将捕获的肝细胞癌CTC嵌入三维Matrigel系统中[65]。在这个系统中，CTC为紧密排列的球体（直径小于100μm）生长长达14天[65]。大多数三维系统的缺点以及该研究短期限制的可能原因是营养物质传递到细胞通常存在扩散限制。值得注意的是，在所有HCC患者中均观察到了高比例的CTC球体，它们展现出了干细胞样表达，大多是EpCAM阳性，这与以前对CTC簇的观察一致。考虑到CTC簇的功能意义，三维培养可能是一种人工诱导CTC成簇的方法。目前尚不清楚能否在这些球体中完全建立CTC的异质性，还需要进一步研究以评估这些培养条件对CTC增殖的长期实用性。

10.2.4 CTC培养的未来

自2013年首次报道以来，CTC培养取得了显著进展。虽然早期的CTC研究主要集中在将理论上的上皮特征的癌细胞与其他血细胞群体进行区分，而后来的研究则强调捕捉CTC异质性的重要性。研究人员不再专门将CTC视为上皮细胞，相反，二代测序技术的广泛应用使研究者能够发现其他虽然小的但却重要的癌细胞亚群。从依赖EpCAM抗体捕获的方法转向能够更广泛地捕获全血中所有类型活细胞的方法，使得CTC培养的总体成功率显著提高（在CTC培养的早期阶段，247次尝试中有80次成功，而在后来的研究中，

253次尝试中有147次成功）。此外，随着CTC培养方法的标准化，研究人员开始在CTC细胞系中进行下游分析，如化疗药物筛选，逐步实现了几十年前首次提出的CTC研究的理论获益。

未能实现100%培养成功率的原因也有多种解释。CTC是血液中罕见的细胞群体，其数量可能低至每8.5mL血液中仅1个细胞[23,68]。在CTC数量较少的情况下，在处理和提取过程中这些稀有细胞可能会丢失掉。另外，CTC本质上是脆弱且通常发生凋亡的细胞群体。目前尚未研究这种生物特性上的凋亡倾向如何影响CTC培养的成功率。最后，从患者的任何原发组织得到长期培养物（包括CTC）一直存在变异性和困难，因为存在体外与体内环境的差异[67,69]。目前正在改进CTC培养的体外条件，以更好地模拟循环系统[36,65]。尽管存在这些问题，CTC培养的潜在益处远远超过其所面临的困难。随着研究人员对CTC生存环境的理解不断明确，更具代表性的体外环境有可能提高CTC培养的成功率。此外，在培养中捕获和增殖活细胞本身已显示出作为标志物预测患者预后的潜力[37]。未来需要进行相关研究，评估CTC培养动力学与患者总生存期及无进展生存期之间的关联。

10.3　CTC来源的异种移植

1969年，近交系、无胸腺"裸鼠"品系首次被用于人类肿瘤的移植培养[70]。不久之后，严重联合免疫缺陷（severe combined immunodeficiency，SCID）小鼠模型开始流行，最后形成了终代的NOD. Cg-*prkdcscidIl2rgtm1Wjl*/SzJ "NSG" 小鼠[71]。如今，在NSG小鼠中异种移植人体组织进行移植培养已成为实验室的主要技术。

在最初CTC培养的同时，也尝试开发CTC来源的异种移植（CTC-derived xenograft，CDX）（表10-2）。当时研究调查CTC与早期CDX的相关报道主要集中在计数或培养上，较少关注这一独特群体的功能。在第一篇CDX论文中，研究人员试图开发一种功能性的体内检测方法，以评估分离到的CTC的转移启动能力[21]。在此过程中，研究人员使用原发性人类luminal乳腺癌CTC偶然发现并首次被报道了CDX[21]。从包含110名进展性转移性乳腺癌患者的队列开始，研究人员使用RosetteSep去除造血细胞，之后将细胞移植到NSG小鼠的股骨髓腔[21]。在尝试的移植中，6只受体小鼠（接受了至少1109个CTC）在移植后6～12个月内形成了转移[21]。通过体积计算机断层扫描和组织学分析确认所有6只小鼠都形成了多发性骨、肺和肝转移，证实这些CTC具有启动转移的功能[21]。此外，所有骨、肺和肝转移与患者原发肿瘤具有相同的激素受体状态[21]。同时，对一名患者注射的CTC进行的FACS显示，它们高表达癌症干细胞标志物和骨归巢受体CD44、吞噬抑制受体CD47和酪氨酸激酶受体MET[21]。重要的是，病情进展后患者中检测到CD44+CD47+MET+ CTC的频率增加，凸显了这一表型在转移中的潜在重要性[21]。此外，CD44+CD47+MET+ CTC数量超过中位数的患者比阳性CTC较少的患者有明显更多的转移[21]。不幸的是，由于研究人员的目的是开发一种体外方法用于CTC的检测而不是增殖，因此没有进一步做CDX组织的移植。一项类似设计的研究分析了从正在进行治愈性切除的肝细胞癌患者中获取的CTC的致瘤性，也显示在NOD/SCID小鼠中皮下注射后在3/10的评估模型中形成了原发性肿瘤[72]。由此产生的CDX转移灶或原发组织再做异种移植对于确保转移模式的可重复性至关重要，特别是在常位异种移植的情况下，例如股骨髓腔注射。理论上CTC可以在任何部位种植，在无偏倚部位（如皮下）注射将充分捕捉这些细胞的转移能力。相比之下，CTC的常位注射可能会导致从周围宿主组织中提取纯化CTC群体的困难增加和转移模式的偏倚，增加CTC增殖的不必要步骤。确实，未来的研究将选择通过皮下注射来建立CDX。

CDX有一个特点是不能在CTC培养中复制的，即包含注射的CTC转移能力的信息。确实，CTC培养中的细胞活力并不一定与转移能力相关——事实上，常常有人认为，促进细胞增殖和生存的细胞机制通常与控制细胞侵袭、迁移和转移的机制不同[73]。另一方面，直接注射到免疫缺陷小鼠中的CTC不仅能够在异种移植部位增殖，还能够在小鼠体内转移，正如Baccelli观察到的那样[21]。因此，通过CDX增殖CTC，研究人员能够同时解决关于分离的CTC功能意义的问题。例如，尽管来自原发luminal乳腺癌患者的初始CDX模型导致了广泛的骨、肝和肺转移，但一个单独的团队通过皮下注射约50个来自转移性前列腺癌和乳腺癌患者的EpCAM$^+$/CD45$^-$ CTC，在长达12个月的随访中没有观察到在注射部位有原发肿瘤形成的证据[74]。然而，研究人员确实在所有小鼠的外周血中检测到人类CTC，并在6/8的脾脏中通过免疫组化分析发现了细胞角蛋白阳性的染色证据[74]。不幸的是，注射的CTC未形成原发肿瘤，这虽然令人担忧，但可能是由于高度移动和侵袭性的CTC群体的迁移。尽管CTC的一个重要角色是它们最终能够转移，但该团队注射的EpCAM$^+$ CTC可能并未捕获到转移启动细胞成分。注射中缺乏转移启动细胞可能会由于注射细胞数量少而进一步加剧。

早期的一项研究证实通过CDX可对CTC进行重复传代，研究人员从6名化疗敏感或化疗耐药的高分期小细胞肺癌（SCLC）患者中获得了纵向血液样本[75]。在他们的实验方案中，研究人员将600~2100个细胞（通过CellSearch估算）注射到NSG小鼠的侧腹部[75]。在移植后4个月内，6例患者中4例的注射部位检测到明显的肿瘤，肿瘤的倍增时间为5~21天[75]。在病理分析中，CDX显示了典型的SCLC形态和神经内分泌标志物（如突触囊泡蛋白、嗜铬粒蛋白A和CD56）的染色模式，与患者肿瘤的表现一致[75]。虽然没有观察到宏转移的证据，但在一个CDX模型的肺和脑中通过定量PCR检测到了微转移[75]。为了通过CDX传代CTC，当总肿瘤负荷达到1000mm^{3}时，将早期一代小鼠的肿瘤碎片重新移植到新的NSG受体小鼠中。在后期传代中没有关于转移模式的数据报道。CDX组织传代后，对第4代的CDX进行顺铂和依托泊苷治疗，证实其敏感性可以密切反映对应患者的治疗反应[75]。最后，CDX组织的基因组分析显示，CDX保持了SCLC的鉴定特征以及其各自患者原发肿瘤的特征，包括与治疗反应或耐药性相关的拷贝数异常[75]。两年后，同一研究团队发表了一项个案研究，详细描述了从一名未经治疗的NSCLC患者中形成CDX并对其进行分型的类似过程[76]。在该个案中，CDX是在患者死亡后建立和进行分型的[76]。用顺铂和培美曲塞治疗后，患者因出现进行性神经系统疾病症状而中止治疗，结果对肿瘤生长没有影响，这表明治疗可能仍未改善患者的预后[76]。

另一个研究团队也报道了应用SCLC患者（17/42例）的CTC形成CDX的情况[77]。CDX的多次传代并未改变其遗传保真度，这一点通过全外显子组测序和转录组分析得到了验证[77]。此外，所有代系对治疗的反应模式与其对应患者的肿瘤的反应相似[77]。遗憾的是，尽管先前的SCLC CDX已显示形成了广泛的转移，但这项研究并未观察到转移，尽管CDX的随访持续了至少6个月[77]。这一点尤其令人担忧，因为CTC的一个关键作用是其成功转移的能力[77]。给予更多时间是否会让CDX形成转移瘤仍然未知[77]。另一方面，对于预期中位生存期较短的癌症（如高级SCLC，9～11个月），可能更倾向于使用CTC的增殖情况进行药物筛选，而不是评估转移的形成[77]。理想情况下，CDX应该被允许生长到观察到转移为止。在这种情况下，CDX中的转移将作为一个指标衡量是否捕获到了具有功能性意义的CTC亚群；被测试的治疗应旨在靶向这一CTC亚群以减少转移，这是大多数研究病例中癌症相关死亡的主要原因。在实践中，考虑CDX对患者的效用还是癌症转移的长期研究。

研究人员还报道了黑色素瘤来源的CTC成功移植的第一批病例[78]。与平均需要49天才能达到100mm³的实体组织植入不同，CDX在注射后2～4周内即可形成明显的肿瘤，倍增时间为10天[78]。在所有的移植中都观察了广泛的转移，且原发肿瘤可以通过小鼠进行重复传代[78]。此外，黑色素瘤CDX对化疗的反应模式也被证实与患者的反应/耐药一致，这表明CDX具有临床相关作用[78]。鉴于药物开发的总体失败率高达惊人的96%，能更好地模拟复杂体内环境的模型（如CDX），可能会更有效地筛选治疗化合物并更好地预测患者的反应[79]。

除了预测患者反应外，CDX还有助于识别转移的分子驱动因子。使用一名基线CTC数量高达969个CTC/7.5mL的晚期三阴性乳腺癌（TNBC）患者的血样，研究人员于5个月后在第一个TNBC CDX中观察到了原发肿瘤的形成[80]。随后，将生成的CDX肿瘤移植到SCID小鼠中，生成了共3个CDX组织的生物复制品[80]。基于所有3个CDX组织与患者原发肿瘤的常见上调基因的通路分析显示了WNT通路的富集[80]。WNT通路已被确定为TNBC疾病的潜在生物标志物，与TNBC细胞中的纤连蛋白引导的迁移和侵袭有关[81,82]。然而，由于可用研究模型的数量有限，WNT信号转导影响TNBC转移的直接分子机制尚未确定。因此，TNBC CDX模型将会满足研究人员的关键需求，提供一种可再生的患者来源的材料，用于研究WNT通路。除了WNT通路外，CDX组织的差异基因分析还涉及几个在TNBC转移中高度上调的基因，包括*AURKB*、*HIST1H4A1*和*MELK*[80]。以前已经发现*AURKB*[83]和*MELK*[84]与TNBC生存有关，但与转移无关；该报道首次在TNBC转移中提到了*HIST1H4A1*。该报道聚焦于CDX原发肿瘤中出现的变异，没有提及CDX转移。虽然CDX原发肿瘤已经显示出增殖和形成肿瘤的能力，但它们的相关性受到细胞缺乏侵袭的限制。因此，从CDX原发肿瘤研究中获取的信息可能偏向于一种原本就存活和增殖的CTC亚群，但它们不一定能够内渗和外渗。相比较而言，第二个独立团队将来自3名患者的CD45⁻/CD105⁻/CD90⁻/CD34⁻/CD73⁻ CTC通过心内注射打到NSG小鼠体内后，也报道了TNBC CDX的形成[85]。令人好奇的是，所有3个CDX中肝转移的形成与对应患者的反应模式完全相反[85]。研究人员随后尝试通过心内注射切碎并消化的CDX来源的转移性肝组织来识别TNBC的肝转移特征[85]。对HLA⁺/CK⁺/CD44⁺/CD24⁻细胞群体的RNA测序和差异基因分析确定了肝趋向TNBC CTC的最终特征，由597个基因转录物（394个编码基因和203个非编码基因）组成[85]。最终，通过对其他患者来源的CDX进行交叉检查，可以进一步改进器官特异性转移特征的大规模筛选。在这些特征中鉴定的基因将引领研究人员的工作，为了解癌症转移提供重要数据。

虽然上述研究都使用类似的方案来增殖CDX，但最近的一篇论文探讨了通过建立永久的CDX来源细胞系而不是通过CDX组织的连续再植来进行增殖[86]。在注射约20 000个CTC后，165天内检测到了明显的原发肿瘤，其倍增时间约为6天[86]。从这些第一代CDX模型中，研究人员随后建立了一种倍增时间约为4天的永久性单层贴壁细胞系[86]。该CDX来源的细胞系被确认表达癌症特异标志物，并且在NSG小鼠和裸鼠中都有致瘤性[86]。有趣的是，除了CDX组织外，对患者原发肿瘤的8个不同标本的比较基因组分析显示出显著的突变异质性，相比于患者的原发肿瘤，只有32/205个突变在CDX来源的组织和细胞系间重叠出现[86]。使用CDX体内模型和CDX来源的细胞系进行的药物检测也忠实地反映了患者对多西他赛和安扎鲁胺的敏感性[86]。综上所述，该报道强烈支持创建CDX来源的细胞系用于药物检测。与体内传代不同，体外传代是一种更具规模的增殖CTC的选择。然而，人们对从异种移植组织中建立永久细胞系的方法充满了担忧，包括细胞系可能被宿主组织污染、体外操作会引入人工遗传变异以及可能无意中选择了更倾向于体外生长和生存的细胞克隆。在某些情况下，优化的培养条件据报道会促进永久细胞系的形成[67]。因此进一步评估CDX来源细胞系遗传保真度的研究是有必要的。

最后，像CTC培养一样，研究人员在建立CDX时遇到的常见困难是注射细胞的稀有性。例如，在形成原发肿瘤的CDX模型中，患者血液中检测到的最低CTC数量约为300个CTC/7.5mL血液（表10-2）。另一种可能提高CDX成功率的方法是注射前增加一个初始培养阶段[58]。研究人员使用短暂的14天培养期，从一名晚期胰腺癌患者中扩增CTC，产生了约10^6个CTC进行注射[58]。在注射后3~4周内检测到了明显的肿瘤，这比大多数以前报道中的触诊时间更快[58]。此外，在所有小鼠的肝脏和胰腺中观察到了与胰腺癌一致的宏转移特征（纤维增生反应）[58]。我们实验室的初步数据表明，CTC的初始培养支持CDX原发肿瘤的形成，从而更可靠地构建CDX。初始培养后的CTC可提高CDX成功率，这可能与培养过程中更具活力的CTC亚群的选择和扩增有关。需要进一步评估通过CTC培养和CDX模型给CTC亚群带来的变化，以解答这些问题。

10.4 解锁CTC的潜力

最终选择哪种CTC体外扩增方法取决于几个因素（表10-3）。与CDX相比，CTC培养更容易维持，除了初始分离阶段外，扩增和增殖所需的技术挑战要少得多。此外，CTC培养比CDX的维护成本更低，后者不仅需要对宿主动物投入资金，还需要在动物饲养及操作方面耗费大量的劳动和精力。此外，每7.5mL血液中仅1个细胞即可建立CTC培养，而CDX通常需要每7.5mL注射液超过400个细胞。通常，患者会为实验室检测和研究用途进行抽血——在这些情况下，研究人员不能依赖大量的血液来收集额外的CTC。CTC培养的另一个优势是准备细胞进行下游分析所需的时间更短；CTC培养通常可以在采集血液样本后14~30天内建立。相比之下，CDX需要注射到动物体内，可能需要3~6个月才能形成原发肿瘤。此外，即使原发肿瘤是明显的，也无法在动物安乐死之前从CDX中获得潜在转移瘤的信息，只能提供关于转移的有限见解。值得注意的是，CDX从动物注射到安乐死之间的长潜伏期表明，CDX可能更适合研究早期癌症，而不是晚期癌症，早期癌症的预期生存时间显著更长。对CTC的理解还处在早期阶段，评价早期癌症CTC的研究很少，分离方法在不断改进，也很少有研究人员有能力从早期癌症中捕获潜在的CTC进行培养或形成CDX。

表10-3　CTC培养与CDX的比较

	CTC培养	CDX
易于使用	简单	困难
花费	低	高
患者的药物敏感性	复制药物敏感性	复制药物敏感性
规模	易于扩展	难于扩展
模拟体内环境	不能模拟	更好模拟
起始细胞	很少	大量
延迟时间	短	长
测试转移功能	不能	能
遗传保真度	维持	维持

另一方面，CDX模型比CTC更受青睐的原因有如下几个。CTC的自然体内背景是复杂且动态的环境。我们对转移过程中重要参与者的理解经常随着新研究的出现而变化。在体外培养环境中，几乎没有方法能够准确地模拟转移。例如，尽管以前有证据表明$CD45^+$细胞在体内与CTC互动，但$CD45^+$白细胞及其支持CTC体外生长的作用仅最近才被证明[36,60,63,87]。在CDX模型中，异种移植的细胞可以自由存在于更适合模拟CTC自然体内背景的微环境中。通过开发人源化小鼠，这种宿主微环境可能会进一步改善，其在过去十年中迅速发展[88]。此外，CDX模型允许自然选择更易于转移的CTC亚群。从转移瘤中分离出的CTC可以与未能从原发肿瘤中逃脱的群体进行比较，以识别转移的关键遗传驱动因子。类似的注射常规癌细胞系并与转移瘤相比较的方法已被用于广泛识别器官特异性转移[89,90]。值得注意的是，这些研究使用的是从原发肿瘤建立的癌细胞系，这些细胞系由大多数不形成转移的异质细胞群组成。相比之下，CTC允许对转移进行更集中的研究，因为所有被捕获的CTC至少已经通过了转移的早期阶段。

能够体外扩增CTC对癌症研究人员来说将是一项重要技术。正如早期报道所预示的那样，成功扩增CTC将使研究人员能够进行药物筛选，以测试靶向转移性细胞群体的治疗药物。如果与早期癌症的CTC检测相结合，CTC培养和（或）CDX模型可以前瞻性地用于治疗方案的确定，这些方案将最有可能使患者受益。遗憾的是，CTC培养和CDX模型的一个限制因素仍然是缺乏高效的方法，目前的方法通常依赖一些罕见情况，包括较高的CTC数量。此外，关于CTC的起源也存在一些争议。虽然CTC通常根据其来源的原发肿瘤进行分类，但没有理由认为CTC不能从转移瘤中脱落。这些CTC随后是否有与新转移部位（例如，原发乳腺癌脱落的CTC与相应的转移性脑部结节）一致的表型尚未得到研究证实。尽管存在这些限制，CTC培养已经带来了几项重要贡献。在过去的十年中，对

CTC异质性理解的发展使研究人员能够捕获更多样化的患者来源CTC，以更好地理解转移的遗传驱动因子。患者的CDX和CTC细胞系表明，患者可能会从未被测试的化疗药物中受益，从而可能改善患者的生存[76]。与患者原发肿瘤相比，之前被认为与转移无关的通路和基因在其CTC中被发现是上调的[80]。

转移瘤的表型常与原发肿瘤不同，这增加了靶向转移性疾病的难度。例如，在乳腺癌中可以发生受体转换[43,91,92]。确实，在EORTC试验中，15例HER2⁻乳腺癌患者在入组时至少有一个HER2⁺CTC[92]。在结直肠癌中，已发现原发肿瘤和转移瘤之间存在 *KRAS* 突变和 *EGFR* 状态上的差异[43]。因此，通过培养或CDX扩增CTC将大大提高评估针对转移组织的靶向治疗效果。

在过去的十年中，CTC扩增的稳健和高效的方法已取得了巨大进展。使用无偏倚的方法进行CTC分离，以准确复制培养中的CTC异质性，这些努力显著提高了建立CTC培养的成功率。随着培养方案的标准化，研究人员最终将能够获得CTC。这一细胞群体与以前研究的任何其他细胞群体不同，它们是一个高度进展的细胞群体，已经完成了转移的早期阶段，它们中隐藏着转移的种子。随着更长期患者来源CTC资源的建立，那些能够成功外渗并定植转移部位的罪魁祸首的机制将被揭示。研究人员有一天可能会找到转移的遗传驱动因子，而在其研究过程中，CTC将发挥关键作用。

（胡志远　冯映华　译）

扫码见第10章参考文献

第三部分

生物学原理

第11章 循环肿瘤细胞的转录组分析

Monika Vishnoi，Debasish Boral，Dario Marchetti

摘 要 循环肿瘤细胞（CTC）作为致命性转移的"种子"，在癌症的早期阶段就进入了血流，促进了微转移病灶的形成，而其中一些最终会演变为转移性肿瘤。尽管CTC计数在预测转移性肿瘤的进展和对治疗的反应方面具有非常宝贵的价值，但由于我们对CTC的信号机制还知之甚少，靶向CTC的治疗仍是未来的目标。在本章中，我们描述了CTC的分离方法、细胞表面抗原和突变特征的验证以及CTC的全面转录组特征。

首先，我们强调了一些概念和通过转录组分析获得的CTC独特基因表达特征，显示CTC中含有大量有丝分裂不活跃的细胞。相反，与乳腺癌脑转移（breast cancer brain metastasis，BCBM）相关的CTC在Notch通路和免疫逃逸相关通路上的信号有所增强。其次，我们通过将富含CTC的细胞群注射到免疫缺陷小鼠（NSG）体内，建立了临床转移休眠的体内模型，揭示了mTOR信号在维持骨髓驻留乳腺癌细胞（bone marrow-resident breast cancer cell，BMRTC）休眠中的作用。再次，我们利用源自三阴性乳腺癌患者的CTC进行连续移植构建了肝转移模型，确定了整合素信号通路是肝转移的主要信号通路。最后，通过对黑色素瘤患者来源的CTC采用类似的策略和转录组分析，我们发现在临床前模型中选择性靶向USP7通路可减少微转移负荷。总之，这些研究证明了进行CTC转录组分析的可行性和可重复性。我们期待单细胞测序/特征条形码技术的出现将开启一个新的领域，推动CTC转录组学有重要发现，以解决目前未被满足的临床需求。

关键词 循环肿瘤细胞（CTC）；CTC转录谱；转录组分析；骨髓驻留乳腺癌细胞（BMRTC）；乳腺癌脑转移（BCBM）；转移性生态位；肿瘤休眠；恶性黑色素瘤；USP7

11.1 引言

从早期癌前病变到致命的转移性疾病的整个致癌过程中，循环肿瘤细胞（CTC）始终存在于外周血流中[1,2]。随着液体活检首次证明CTC作为转移性癌症患者（乳腺癌、前列腺癌、结肠癌）无进展生存期（progression-free survival，PFS）和总生存期（overall

---

M. Vishnoi
Department of Neurosurgery, Houston Methodist Research Institute, Houston, TX, USA

D. Boral
Center for Immunotherapy Research, Houston Methodist Research Institute, Houston, TX, USA

D. Marchetti (✉)　e-mail: dmarchetti@salud.unm.edu
Division of Molecular Medicine/Department of Internal Medicine and Department of Pathology, UNM Comprehensive Cancer Center, The University of New Mexico Health Sciences Center, Albuquerque, NM, USA

survival，OS）的独立预后指标的临床效用：通过显微镜观察和CellSearch™平台计数，基线测量＞5个CTC/7.5mL血液（乳腺癌和前列腺癌），＞3个CTC/7.5mL血液（结直肠癌）可预测转移性癌症患者的不良OS[3]，检测CTC和其他血液分析物（如ctDNA、外泌体、microRNA等）作为精准医学工具用于临床的"液体活检"概念在过去的二十年中得到显著扩展。自那时起，该领域取得了飞速发展，不仅见证了多个ctDNA/液体活检测试的开发和商业化应用，而且对于CTC的生物学认识也更加深入。关于CTC的检测和分析，需要采用富集平台通过多种参数在单细胞水平捕获CTC，或根据癌症特异细胞表面蛋白的表达或CTC特异性转录本来识别CTC[4]。总之，CTC研究为癌症进展以及治疗反应的检测和预测开辟了新的研究途径[4]。同样，通过利用患者的血液获取多层次的患者和样本特异性生物信息，以实时了解患者的癌症状态，这方面也取得了很大进展。在被采用的各种组学技术中，CTC的转录谱分析已占据显著地位，成为功能基因组学工具集中最先进的组学方法。从最初开创性地描述克隆细胞系中CTC的转录异质性和多样性以来，CTC转录组RNA测序的出现使得单细胞CTC分析进一步扩展，许多研究证明了该技术在CTC领域的强大功能[5]。例如，单细胞RNA测序被用于研究肝细胞癌、黑色素瘤、胰腺癌和乳腺癌中的CTC转录组信息[6-9]。与之相反的是，我们对于CTC的定植、CTC与远端器官微环境中细胞的交互作用、CTC增殖、外渗、器官侵袭和释放（再播种）回到血流中的信号机制的研究相对较少。此外，缺乏标准化的CTC转录组分析流程已成为一大障碍。在本章中，我们讨论了CTC转录谱分析所取得的进展，以及进行CTC全面转录组分析所面临的挑战[10]。我们基于当今转化癌症研究动态领域对这些话题进行讨论，并重点介绍了我们研究团队的一些旨在阐明CTC信号机制中核心原理的研究。

11.2 CTC表型

11.2.1 血液和其他生物体液中的CTC

肿瘤组织中CTC的浸润（或自我定植）是一个复杂的动态生物学过程，其中肿瘤组织释放异质性的CTC群体，使远处转移成为可能[11,12]。CTC的定植能力取决于感知肿瘤产生的吸引信号，适应自我定植并外渗以响应这些信号。Kim等证明了从转移部位扩散的CTC比从原发肿瘤扩散的CTC更具侵袭性，具有较高的转移负荷，并且在远端器官的播种效率极强[13]。此外，CTC的模式和播种能力受高表达基因（IL6、IL8、MMP-1、CXCL-1、fascin-1、细胞因子等）、增强的血管生成能力、中性粒细胞和巨噬细胞的招募以及药物治疗的影响[13-15]。阐明CTC招募和自我播种的功能对于探索肿瘤转移扩散的机制具有重要意义，并可能为晚期疾病的监测和靶向提供治疗获益（图11-1）[14,16]。

从原发肿瘤脱落的CTC将会：①在血管中循环；②在淋巴管和骨髓（bone marrow，BM）中处于休眠阶段；或③在远端器官播种以促进转移。在治疗前后的疾病进程中评估CTC的动态分子特征可能为CTC的实时转移生物学提供见解，并将有助于根据肿瘤突变情况选择适合患者的治疗方案[4,17-20]。来自商业CTC平台（如美国FDA批准的CellSearch™、DEPArray™、RareCyte™、Epic™、Parsortix™、ISET™等）的CTC检测已被用于CTC/

CTC簇的富集、计数和诊断，并且对于转移性疾病有可靠的预后价值[4, 17]。RNA测序结合单细胞生物学可提供定义CTC生物学的宝贵工具[4, 20]。

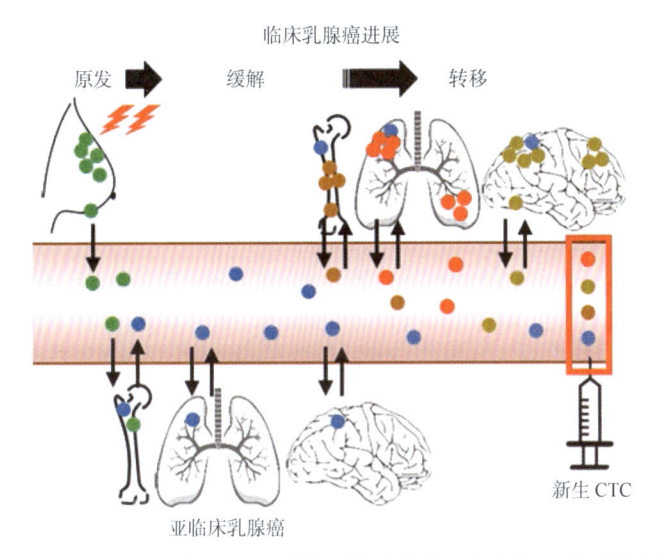

图11-1 临床和亚临床癌症进展过程中CTC的脱落和转移播种。红色框显示了来自临床诊断为转移性乳腺癌患者的新生CTC的组成成分

数字微滴PCR技术的最新进展具有高度敏感性，已被用于开发基于CTC的预后和诊断检测。例如，对17种乳腺癌特异性转录本和细胞内雌激素受体（ER）信号的数字化CTC分析，可监测早期治疗反应，并为治疗局部和转移性乳腺癌提供药物代谢动力学分析[21]。此外，在来自乳腺癌患者的上皮细胞黏附分子（EpCAM）阳性CTC中表达与上皮-间质转化（EMT）-干细胞相关的标志物[22]。在黑色素瘤中，19个多标记基因组合检测[*MCSP*（*CSPG4*）、*FAT1*、*FAT2*、*GAGE1*、*GPR143*、*IL13RA2*、*MAGEA1*、*MAGEA2*、*MAGEA4*、*MAGEA6*、*MAGEC2*、*MLANA*、*PMEL*、*PRAME*、*SFRP1*、*SOX10*、*TFAP2*、*TNC*和*TYRP1*]确定了CTC的表型和分子异质性。此外，结合ctDNA检测的CTC评分与黑色素瘤患者更短的OS之间存在强相关性[23, 24]。

休眠的CTC主要来自淋巴管和骨髓，淋巴管和骨髓可用于早期疾病监测或微小残留病变（minimal residual disease，MRD）检测[25, 26]。相反，脑脊液（cerebrospinal fluid，CSF）是高肿瘤负荷的脑转移癌和脑膜转移（leptomeningeal metastasis，LM）患者（脑膜和蛛网膜脑膜腔内转移）的增殖CTC的来源[27-29]。NCT01713699临床试验的结果也表明，CSF-CTC的恶性程度更强，当CSF细胞学检查在转移性实体肿瘤和其他LM疾病中无法得到明确结论时，CSF-CTC可作为额外的预后和诊断测量工具[30]。一项针对晚期乳腺癌患者的初步研究发现，与同一患者来源的白细胞相比，CSF-CTC的EpCAM、AGR2、TFF3、GRB7 mRNA水平更高，PTPRC/CD45 mRNA水平较低[31]。CSF-CTC与配对原发肿瘤的基因组分析表明，CSF-CTC的分子改变与原发肿瘤高度一致，但也具有反映疾病进展过程中肿瘤克隆异质性的额外遗传改变[32]。在乳腺癌患者中，CSF-CTC细胞的单细胞分析显示，这些细胞过表达syndecan-1/MUC-1标志物和干细胞标志物，反映了它们的侵袭性表型[33,34]。在肺腺癌脑膜转移（lung adenocarcinoma leptomeningeal metastases，LUAD-LM）中，1776个CSF-CTC的单细胞转录组分析结果揭示了以上皮-间质和增殖标志物表达为特征的独特分子特征。CSF-CTC中睾丸癌抗原（cancer-testis antigen，CTA）的表达定量分析结果显示了显著的患者间异质性，并被认为是靶向免疫治疗的潜在生物标志物[35]。CSF-CTC的分子特征分析有助于发现潜在生物标志物和治疗靶点，并且可临床转化用于诊断原发肿瘤的进化起源，量化手术切除和治疗后的MRD，预测和监测因治疗引起的疾病复发，并在晚期脑转移癌症中指导治疗决策（图11-1和图11-2）[27,36]。

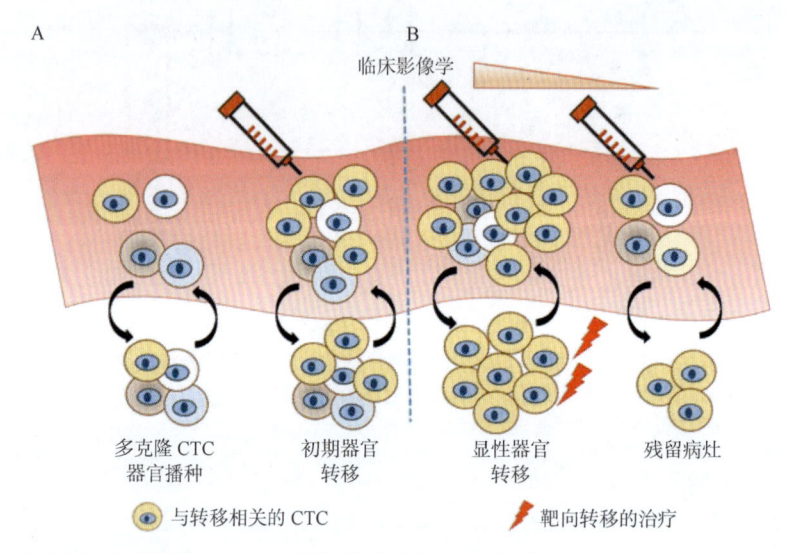

图11-2　在转移性癌症患者中CTC检测的转化视角。该模型展示了转移性CTC特征的临床意义
A. 转移相关CTC的计数可作为筛选工具用于检测器官微转移。B. 转移相关CTC的连续检测作为临床实用工具用于评估患者治疗反应（修改自文献[50]）

11.2.2　CTC的诊断和预后价值

肿瘤异质性是导致疾病转移和治疗失败的主要原因。在系统性疾病进展过程中，药物选择压力、肿瘤细胞的细胞可变性、适应性以及微环境作用影响了CTC的异质性，并为CTC生物学提供了全面实时的"快照"。由于组织活检取样数量有限且获取困难，因此无法对每个微转移和宏转移病灶进行全面分析。基于FDA批准的CellSearch™平台对CTC进行计数的SWOG S0500、IMMC38等多项临床试验证实了CTC检测在乳腺癌、前列腺癌和结直肠癌中的预后价值[3,37-41]。然而，这些基于CTC免疫表型计数的临床试验并未提供CTC生物学、MRD进展和药物治疗的相关信息。为克服CTC产量低的问题，研究人员正在积极探索各种方法，如使用导管、微流控芯片连续捕获CTC，以及使用CDX模型和3D类器官模型进行体内扩增。

在体外，对异质性EpCAM阴性uPAR/intβ1（乳腺癌CTC休眠轴）3D CTC-肿瘤球进行表征[40]。CTC-肿瘤球表现出基因组不稳定性，高表达增殖和胚胎干细胞标志物，以及与转移相关的特性，如黏附、增殖和侵袭，这些特性受CTC休眠轴表型的调控[42]。基于这些CTC亚群功能异质性的耐药机制研究可进一步用于开发采用药理学审计跟踪（pharmacological audit trail，PhAT）概念的CTC药物检测，并用于设计单药或联合疗法的早期临床试验，以供精准医学决策时使用[19]。3项独立的多中心临床研究表明，CTC中雄激素受体变体7（androgen receptor-variant 7，AR-V7）的核定位表达与患者预后不良相关，并描述了其作为临床预测标志物用于指导复发性去势抵抗性前列腺癌（metastatic castration-resistant prostate cancer，mCRPC）患者接受雄激素受体靶向治疗（androgen receptor-targeted therapies，AATT）[40,43-45]。在基因组、转录组、蛋白质组和代谢组等多维度评估CTC的时空动态变化是一种确定肿瘤异质性和选择合适治疗方案的无创替代方法。近年来空间生物学、单细胞分析和药物筛选工具的进展促进了高通量平台的发展，为监测MRD和分析导致肿瘤异质性和转移复发的CTC动态变化提供了机会（图11-2）。CTC的功能和表型脆弱性将有助于理解药物治疗的免疫耐受机制，并且作为标准的临床影像评估的补充，为MRD的精准治疗选择提供指导。

11.3 CTC的增殖和转移表型

CTC是非常脆弱、异质且稀少的细胞：即使是高度侵袭性的转移性疾病，从8mL患者血液中分离出的CTC通常为0~1000个[46,47]。这导致难以分离出高质量RNA以满足微阵列或测序研究的需求。其次，CellSearch™平台是CTC计数的金标准平台，其要求血样保存于含有福尔马林的专有固定剂中，这会降解RNA，使其无法用于后续的转录组分析。一些新的CTC分离平台通过使用内置"功能化尖端"捕获活CTC，克服了这一障碍[48]。然而，在没有CTC计数和成像检测的情况下，无法保证捕获的细胞代表纯CTC群体[49]。因此，尽管这些替代平台在检测CTC特异性mRNA转录本方面有很大的价值，但结果本质上是二元的（检测到或检测不到CTC转录本），且仍然难以实现全面的转录组分型。

为了克服这些挑战，我们使用多参数荧光激活细胞分选（FACS）技术，从转移性乳腺癌（metastatic breast cancer，mBC）患者中分离CTC[50,51]。我们的方法有几个优点。首先，通过六激光FACS，我们能够将多个参数纳入流式细胞术门控策略，从而依次去除DAPI$^+$（死细胞）、CD45$^+$/CD34$^+$/CD105$^+$/CD90$^+$/CD73$^+$（正常谱系）细胞，然后对CD44$^+$/CD24$^-$（干细胞样）和PanCK$^+$（上皮）CTC进行阳性筛选。其次，使用细胞表面生物标志物绕过了固定或渗透化血样，确保CTC的RNA含量不减少。最后，FACS是一项成熟的技术，不需要专门的培训，其结果可以在任何拥有维护良好的细胞分选仪的研究中心进行重复。因此，为了在血液采集和细胞分离过程中尽可能减少基因表达的变化，我们设计了一种简化的工作流程，在采集患者血液后24小时内，并在红细胞（red blood cell，RBC）裂解后2~4小时，从流式细胞分选仪中分离CTC，然后将样本直接置于RNA裂解缓冲液中（图11-3A）[50]。通过这种方法，我们从10例mBC患者的8.0mL血液中捕获了100~839个CTC，并分离出CTC mRNA，然后使用Affymetrix芯片进行全转录组微阵列分析（图11-3B）[51-54]。我们将CTC微阵列数据与31个已注释的原发性乳腺癌组织的基因表达数据进行比较，发现CTC普遍具有低转录活性及显著的基因下调（94%）（图11-3C）[50]。我们还发现CTC的核受体和多潜能相关通路活性增加，而蛋白质翻译途径和促生长信号通路活性减少。这些发现反映了细胞功能的增加，如细胞死亡、凋亡和细胞存活，以及与细胞增殖和侵袭相关通路活性减少。此外，通过剖析CTC基因特征与有或无BCBM（MRI可检测性作为既定标准护理和临床区分标准——所有10例患者均有系统性转移，但仅5例患者有脑转移，而另外5例患者没有）的关联，我们发现了一个独特的126个基因的特征表达谱，在这两个队列中表达存在差异（图11-3D）。通路分析显示，源自BCBM患者的CTC具有更高的Notch（ADAM17，RBPJ）和造血通路激活，以及免疫逃逸（CD86，CXCL8）和原发性免疫缺陷通路（IGHA1，TAP2）增强（图11-3E）。有趣的是，细胞迁移和趋化等细胞功能在脑转移患者队列中也增强，同时促炎性趋化因子（TNF、IL1β和NF-κB）和促有丝分裂生长因子（PDGF-BB）的表达也增加。

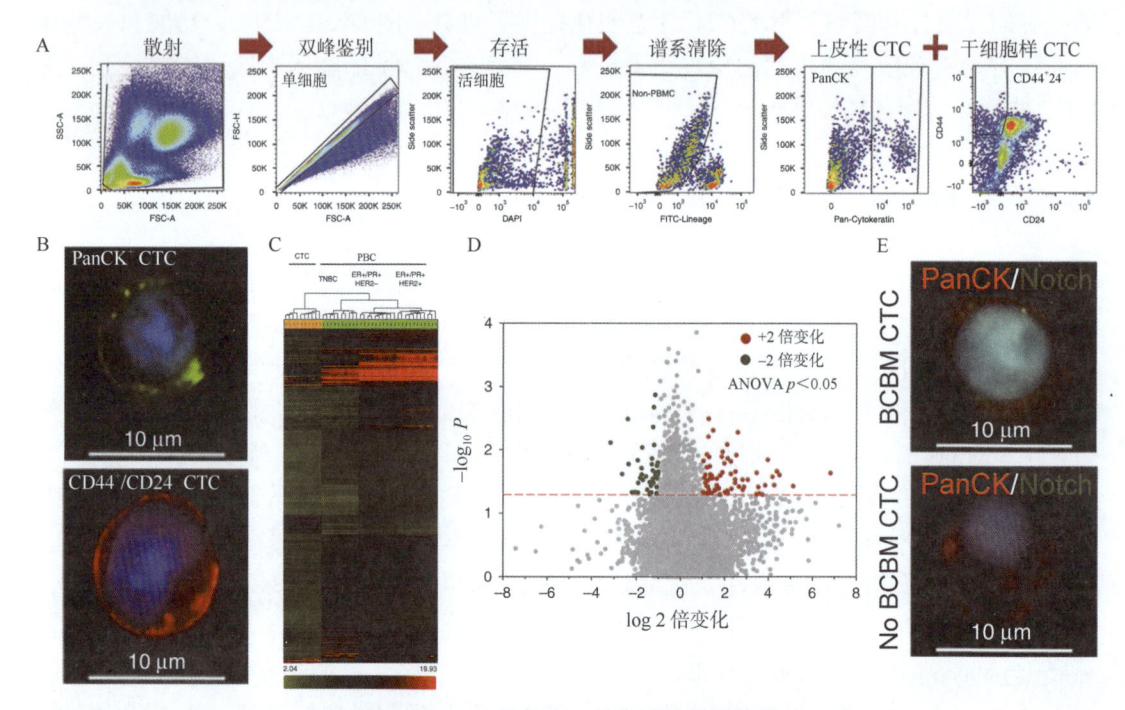

图11-3 mBC患者CTC的全面转录组特征

A. 多参数FACS门控策略，用于分离上皮性和干细胞样CTC。B. 使用生物标志物[PanCK（顶部图）和CD44$^+$/CD24$^-$（底部图）]在单细胞水平进行CTC免疫细胞化学染色，以进行阳性选择，验证FACS过程。C. 从mBC（橙色条）中分离出的CTC转录组特征与原发性乳腺癌（primary breast cancer，pBC）组织（绿色条）中的CTC特征明显不同。D. 火山图突出显示源自BCBM的CTC的126个基因特征。E. 与源自无BCBM的mBC患者的CTC（无BCBM CTC）相比，源自MRI可检测BCBM的mBC患者的CTC（BCBM CTC）中Notch受体表达增强（修改自文献[50]）

CTC的转移潜能取决于肿瘤的血管生成、肿瘤微结构以及疾病进展过程中外源性和内源性因素的时空动力学[4]。我们在三阴性乳腺癌（TNBC）中鉴定出一种不同于原发性乳腺癌的CTC分子特征[51]。不同的新生CTC、体外连续CDX衍生CTC和骨髓驻留肿瘤细胞（bone marrow-resident tumor cell，BMRTC）的基因表达谱在分子特性上表现出明显差异，这与它们各自的特定微环境（血液、骨髓和肝转移位点）有关，与CTC在循环中的播散和生存有关，也与它们从休眠状态向转移表型转变的过程有关（图11-4）。跨癌症整合分析鉴定出由CTC驱动的597个基因的特征，其与TNBC肝转移的外源性代谢功能相关，并且能够诱导CTC生长停滞和衰老表型（*MIR4450*、*MIR4466*、*MIR4737*、*MCM6*、

SLC17A2 和 *TUBB*)。通过对 TCGA 数据库的 256 例 TNBC 患者队列中进行扩展基因富集网络分析，我们发现了 22 个生存基因、16 个中心基因（*SQLE*、*CCT3*、*NCSTN*、*GBA*、*SSR2*、*YWHAZ*、*MTR*、*CHD1L*、*NUF2*、*SSR2*、*PIP5K1A*、*COPA*、*IDI1*、*HIST2H2AC*、*HIST2AA3* 和 *HIST2H4B*），以及 6 个预测性的癌症药物靶基因（*SQLE*、*CCT3*、*IDI1*、*GBA*、*MTR* 和 *NCSTN*)[51]。这些进展意义重大，鉴定出的药物候选生物标志物可以用于开发 CTC 药物检测，以指导标准化疗效果不佳的 TNBC 的治疗。

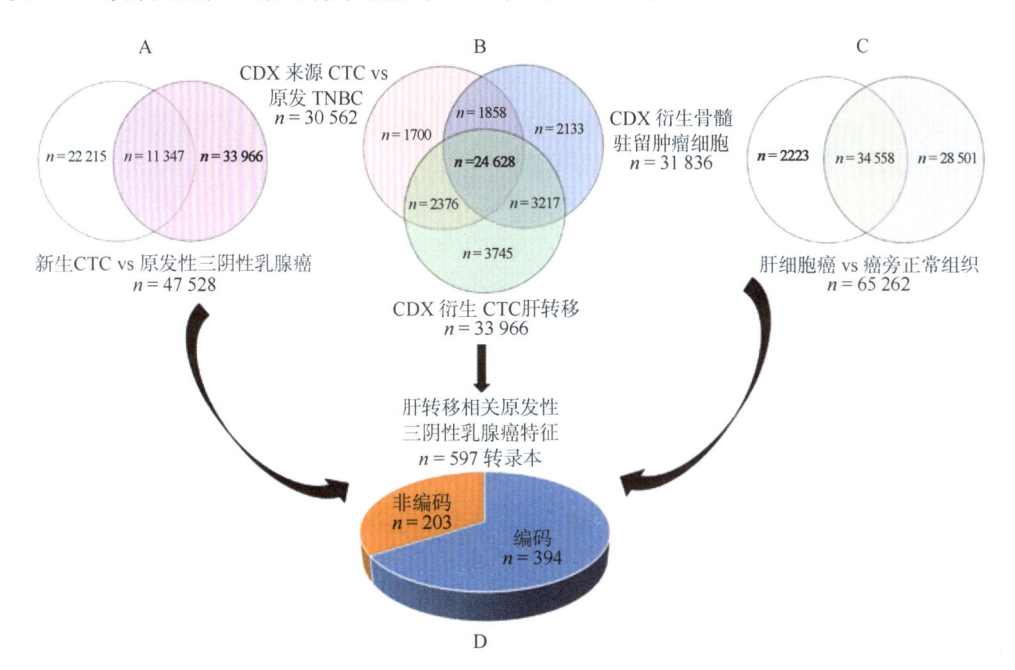

图 11-4　CTC 转录组分析以识别与肝转移相关 TNBC 分子特征。维恩图展示了使用 HTA 2.0 阵列芯片（Affymetrix，Inc.）的分析示意，以识别与肝转移相关的 TNBC 特征
A. 维恩图表示新生 CTC（GSE99394，*n*=4）与三阴性乳腺癌（TNBC）（GSE76250，*n*=31）之间的差异基因表达分析。B. CDX 来源细胞群体（CTC、BMRTC 和转移性肝脏）与 TNBC 和（C）肝细胞癌（hepatocellular carcinoma，HCC）、正常邻近组织（normal adjacent tissue，NAT）（GSE76297，*n*=57）的比较。D. 采用 A～C 图中以粗体显示的重叠基因识别 TNBC 患者中的肝转移相关特征（修改自文献[51]）

CTC 以单个细胞或 CTC 簇（同源或异源）形式扩散，既可以与原发肿瘤形成平行/期间发生，也可以根据疾病的纵向转移进展而传播[25]。Aceto 等证实，与单个 CTC 相比，CTC 簇在远处部位播种、定植方面具有更高的转移潜能[55]。此研究最准确地阐述了"种子与土壤"假说，其中 CTC 通过感知微环境驱动的信号进行迁移并获得转移能力[56]。此外，CTC 簇被确定与临床患者预后不良及患者生存期缩短相关[57,58]。同源 CTC 簇对比单个 CTC 的转录组分析揭示了 CTC 簇具有高增殖指数，上皮性低/间质性高的表型，以及 31 个与 CTC 干细胞更新能力相关的细胞间连接基因的表达，这些有助于转移的发生（图 11-5）。在这 31 个富集的 CTC 基因中，高表达的斑珠蛋白与患者不良预后相关，而抑制斑珠蛋白功能可降低 CTC 簇的转移能力[55,59]。对 2486 种 FDA 批准的化合物进行筛选，确定了两种 Na$^+$/K$^+$ ATP 酶抑制剂（哇巴因和洋地黄毒苷）可靶向 CTC 簇的可操作位点，使其解离为单个细胞，并通过重塑低甲基化 DNA 甲基化位点而抑制 CTC 转移能力[60]。CTC 簇

的表型异质性是由于存在非恶性细胞（免疫细胞和基质细胞），它们随CTC簇一起移动，为其在远处器官的存活和定植提供选择性优势[61]。因此，了解CTC在异质细胞簇中的病理生物学特征，提供它们如何与正常血液/免疫系统细胞互相作用（在血液中有效存活并在靶器官部位捕获）是至关重要的[41, 60, 61]。我们实验室在乳腺癌和黑色素瘤患者的外周血中鉴定出了多形核髓源性抑制细胞（polymorphonuclear myeloid-derived suppressor cell，PMN-MDSC）和CTC的异质细胞群[53]。这些异质细胞群具有独特的突变和分泌组特征，可用于估计活性氧物质（reactive oxygen species，ROS）的产生/水平，从而评估其预后和诊断价值。此外，转录组分析发现PMN-MDSC通过ROS-NRF2-ARE轴和Notch信号通路促进CTC存活（图11-5）。相反，CTC通过Nodal-Cripto信号轴诱导PMN-MDSC Ⅱ型促肿瘤表型，从而在远处生态位促进肿瘤细胞的转移，这一结果在CDX模型中得到证实[55]。Nodal介导的CTC/PMN-MDSC相互作用的药理学抑制减少了PMN-MDSC Ⅱ型促肿瘤表型，而自然杀伤（natural-killer，NK）细胞则通过调节CTC上皮/间质转化表型影响多克隆播种和转移生长[62]。

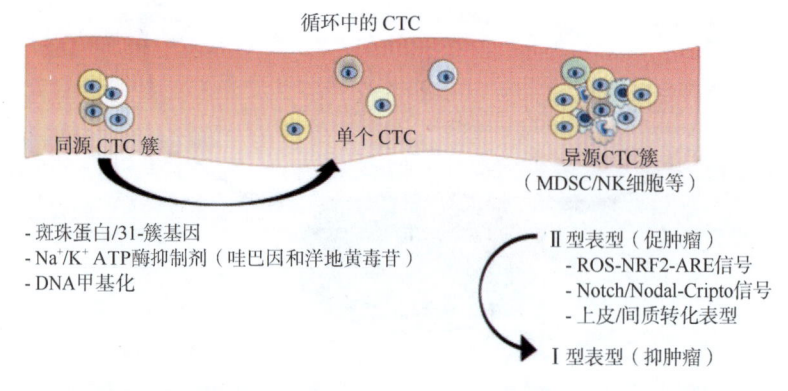

图11-5　CTC簇转录组分析确定了降低CTC转移能力的可治疗靶点

11.4　CTC的静息/休眠表型

11.4.1　骨髓驻留CTC

显性临床转移无法治愈，因此在症状出现之前识别并消除转移是至关重要的。例如，在原发性乳腺癌治愈的患者中，1/3会在之后的随访过程中出现转移复发的情况，其中78%的患者在5年内会因此死亡。转移扩散的病理机制在致癌过程的早期就已启动，这一过程被称为"转移播散"[1, 2, 63-65]。绝大多数CTC在循环中死亡，而有些以临床无法检测到的微转移形式存在于远处的器官中[66-68]。对于乳腺癌来说，普遍认为至少有一部分CTC会"归巢"并驻留在骨髓（bone marrow，BM）中，在这里，CTC不断积累基因组不稳定性，并逐渐获得定植于新的靶器官的能力[69-72]。最终，靶器官中的一些细胞增殖并发展为临床上可检测到的宏观转移[13, 73]。然而，尽管我们知道骨髓是休眠乳腺癌细胞的储存库，但维持BM驻留癌细胞（BM-resident cancer cell，RTC）静息状态的信号机制尚未阐明。为了填补这一机制的空白，我们采用了三管齐下的方法（FACS-CDX-FACS），开发并报道了第一个临床转移性休眠的体内模型。首先，从乳腺癌患者中分离出富含CTC的细胞群体；其次，将这些细胞注射到免疫缺陷（NSG）小鼠中；最后，在骨髓中归巢并形成休眠生态位后，使用与分离新生CTC相同的FACS方案从异种移植小鼠的血液（体外CTC）和骨髓（体外BMRTC）中重新分离这些人源细胞[52]。

之后我们对疑似体外CTC/BMRTC进行全基因组微阵列分析，并将它们的基因特征与新生CTC进行比较。我们发现体外BMRTC/CTC的基因特征大致相似。通路富集分析结果证实，体外BMRTC/CTC细胞群具有休眠表型，其特征是细胞增殖、侵袭和转移能力降低，以及总体蛋白质翻译机制减少[74-76]。有趣的是，我们发现这些比较转录分析中mTOR（与细胞存活和休眠有关的关键途径）信号增加，而其两个互补分支（mTORC2/mTORC1）却产生了相反的作用[44]。我们发现在体外细胞中，mTORC2和Wnt/β-catenin信号是最显著的激活信号通路[77-79]。mTORC2在细胞存活中起核心作用，尤其是在营养不足、饥饿的情况下；而Wnt是细胞干性和增殖的调控因子。未来的研究还需要探讨这两个途径是否存在交叉并协同作用以维持休眠癌细胞的生态位。

11.4.2　骨髓外远处器官中的CTC休眠状态

CTC的微环境由基质（成纤维细胞、细胞外基质）、免疫细胞（巨噬细胞、MDSC、NK细胞等）和血管成分（内皮细胞）组成[13,25,26]。在从原发/转移性肿瘤扩散过程中，CTC可以携带癌症相关成纤维细胞（cancer-associated fibroblast，CAF）或基质细胞（基质）一同扩散。这种相互依存的作用会释放外在/内在信号，以招募和激活免疫细胞。这决定了CTC是在循环中存活、在LV和BM生态位中保持休眠，或发展形成转移性生态位以促进CTC侵袭、播种和定植，导致肿瘤生长和进展[13,25,26]。

在黑色素瘤中，靶向致癌BRAF/Kit突变联合免疫检查点抑制剂有显著的临床效果[80]。然而，由于残留耐药细胞的存在，常常发生疾病的复发[81,82]。这些扩散的CTC侵入血管内、在循环中存活并到达远处部位进行播种和定植。我们通过阴性选择（CD45$^-$/CD34$^-$/CD73$^-$/CD90$^-$/CD105$^-$或Lin$^-$细胞）从黑色素瘤患者来源的外周血中分离出富含CTC的细胞群体[54]。异质性Lin$^-$CTC富集细胞群体表达黑色素瘤特异性细胞表面标志物（Melan-A和S100）、与临床病理相关的致癌突变（CDKN2A、NF1、KRAS、TP53、RB1、ATM和EGFR）以及与皮肤癌相关突变[XPA（c.-4A＞G）、ERCC1（p.Asn118Asn）、ERCC5（p.Gly1534Arg）]。Lin$^-$CTC富集细胞群的转录组分析显示了其独特的分子特征，即高表达黑色素瘤相关标志物（BAGE、MAGEA1、B4GALNT1、DCD、S100A3），以及与细胞存活和发育功能相关的通路信号上调，同时与细胞增殖和炎症相关的通路信号下调。我们扩增了Lin$^-$CTC富集的黑色素瘤细胞群体以构建CDX模型，并基于CellSearch™和DEPArray™系统在单细胞水平验证了它们的表型和肿瘤异质性。由于BMRTC细胞群在黑色素瘤发病过程中的临床相关性仍然未知，我们研究了体外BMRTC与CTC细胞群的差异性分子特征，并证实了由于血液与骨髓的生态位的不同而造成了两者独特的分子特征（图11-6A，B）[54]。我们发现去泛素化酶USP7是导致BMRTC在BM中长期存活的一个主要候选生物标志物，并且USP7调节原始CTC在远处器官生态位的转移能力（图11-6E，F）[54,83]。靶向USP7以消除或使BMRTC细胞群体保持在静止/生长停滞状态可能是一种克服或延缓转移发生的可行之策（图11-7）。此外，TCGA数据库的黑色素瘤患者队列中，USP7高表达

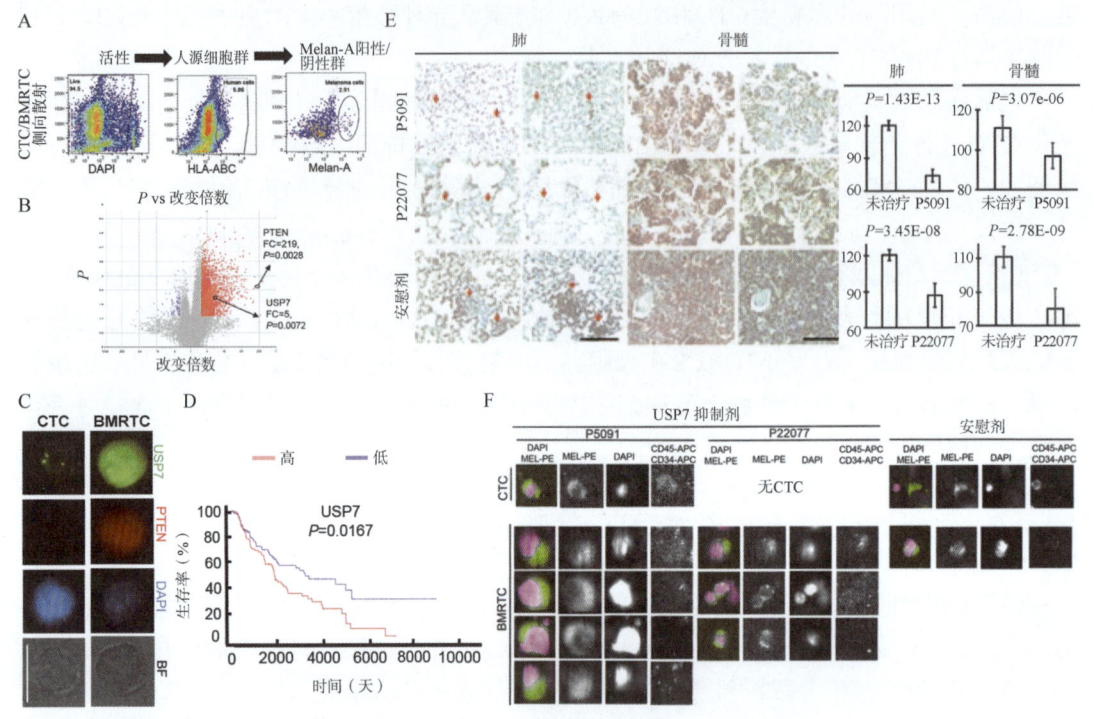

图11-6 采用CDX模型对黑色素瘤体外BMRTC/CTC细胞群进行全面分子特征分析，确定了USP7为候选生物标志物和USP7对微小残留病变的影响

A. 使用多参数流式细胞术门控从CDX模型的骨髓和血液中分离人类黑色素瘤细胞（DAPI阴性/HLA-ABC阳性/Melan-A阳性）。B. 使用Clariom D Human Array（Affymetrix）阵列分析黑色素瘤体外BMRTC与CTC细胞群体的差异基因表达（火山图）（患者数量=8）。C. 免疫荧光分析显示，BMRTC相较CTC，USP7-PTEN轴的表达增加（比例尺=10μm）。D. 使用TCGA数据库对皮肤黑色素瘤患者（n = 114）进行USP7基因表达的生存分析（KM图）（http://www.oncolnc.org/）。E. 基于使用USP7抑制剂或安慰剂处理的CDX模型来源的相同肺和骨髓区域连续切片，通过组织病理学定量Melan-A表达情况及USP7与PTEN的共定位，分析USP7抑制剂（P5091和P22077）对最小残留病灶的影响。红色箭头指示相应标志物的阳性染色（标尺=100μm）。F. 采用CellSearch™分析经过USP7抑制剂与安慰剂处理的CDX模型中的BMRTC/CTC细胞群（修改自文献[54]）

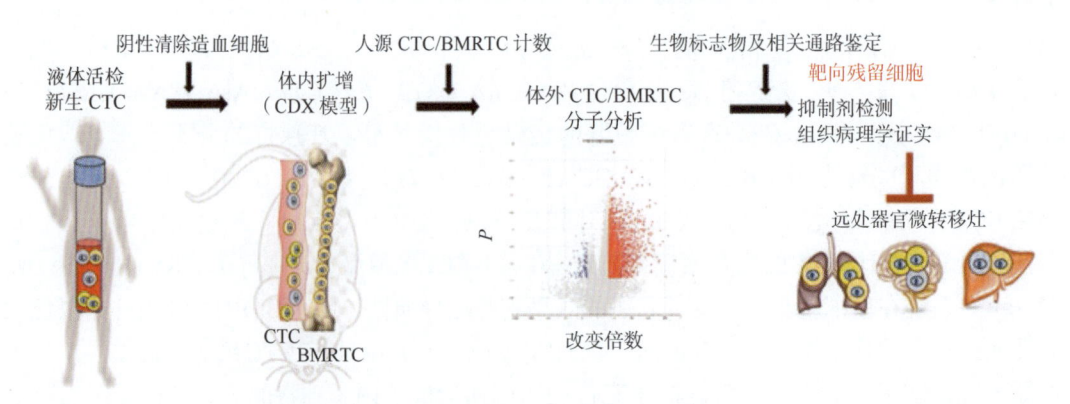

图11-7 新生CTC的转录适用性

通过阴性清除造血细胞以计数新生CTC，将其注射到CDX模型中进行扩增。选择性富集人源CTC（体外CTC和BMRTC）之后进行转录组分析，鉴定出候选生物标志物及相关通路，用于通过阻滞或消除残留细胞来靶向残留病变（修改自文献[54]）

与较短的总生存期相关，这表明USP7在早期疾病监测及使用USP7抑制剂治疗以消除残留病变方面有临床转化潜力（图11-6C和图11-7）[54,83-86]。

11.5 未来展望

利用高通量技术在不同层面研究癌细胞异质性已经取得了许多进展，包括对DNA、表观遗传事件或RNA的研究。从历史上来看，在鼻咽癌患者的血液中发现了来自Epstein-Barr病毒的循环游离RNA是首次报告的循环转录组作为液体活检生物标志物的证据[87]。随后，根据CTC代表癌症最小的"功能单位"，是致命转移性疾病的"种子"这一观点，在CTC领域取得了大量的基因表达分析成果[88]。对CTC转录组研究的格外重视还与CTC的高度异质性密切相关。许多研究表明CTC具有不同的特征和功能，可能与时间或空间特性相关，例如作为转移的前体，以及作为原发到转移、休眠到转移或转移到转移轴能力的推动者。

在这个组学蓬勃发展的时代，RNA转录组分析扮演着举足轻重的角色：转录组分析的改变提供了与潜在基因型变化同样独特的机会，可以将CTC表型与导致肿瘤进展的分子机制联系起来，并推动药物研发进程用于新的治疗目的。然而，仍然存在一些根本性的技术挑战，这些挑战不仅与CTC的广泛异质性有关，还与它们的稀有性和脆弱性有关。由于这些挑战的存在，探究CTC转录组的第一步要依赖有效的富集和筛选策略，这些策略利用了CTC与正常血细胞不同的生物和物理特性[88]。为了证明CTC高维度单细胞分析的可行性，并探索CTC的异质性程度，初步的CTC转录组分析结果不仅揭示了CTC的异质性，还允许将其与已建立的癌细胞系进行比较，得到的结果质疑了已建立的癌细胞系在药物发现中的适用性，从而促进了将CTC作为更好的药物发现和治疗模型（"液体活检"概念）[5]。

除上述研究外，还有许多研究报道了不同癌症类型中的CTC转录组分析，其中一些还显示出其直接的临床价值。例如，在去势抵抗性前列腺癌（CRPC）中，CTC转录信号显示AR-V7（一种缺乏配体结合域的雄激素受体剪接变体，持续处于激活状态）在CRPC患者中的表达可预测抗雄激素治疗的无效反应[43,89]。这些研究进一步被拓展，采用转录组检测CRPC耐药的额外机制，在雄激素受体（AR）抑制剂治疗期间进展的患者中评价了不同AR剪接变体和非经典Wnt信号的表达情况[90]。同样，单细胞RNA-Seq方法已被用于研究肝细胞癌、黑色素瘤、胰腺癌和乳腺癌中的CTC转录组[6,8,9,91]。这些方法对于揭示CTC细胞学和转录多样性背后的科学细节非常有效。然而，对于CTC解析的未来目标，CTC转录组并不能全面揭示EpCAM阳性、EpCAM阴性或EpCAM非依赖性CTC中同时发生的转录程序，与CTC可塑性和动态功能状态相关的转变，以及血液中所有肿瘤细胞（不仅包括CTC亚群，还包括"异常"PBMC）的完整图谱[54,88,92]。后者尤其适用于评估异质性转录状态以区分CTC/"异常"PBMC亚群与生物学程序的关联性，例如细胞干性、EMT/MET转化、可塑性和（或）CTC对治疗的适应性和抵抗性。应用10×Genomics（Chromium、Visium用于CDX）、Nanostring（GeoMix）和Vizgen（MerScope）等公司开发的空间分辨率单细胞转录组学平台对于解决这些开放性问题、阐明这些生物学程序及解析CTC异质性都具有重要意义。此外，由于已知的CTC基因组不稳定性、CTC与正常免疫细胞的相互作用（异质性CTC簇）以及动态变化的微环境空间差异，空间分析的需求非常迫切[52, 53, 62]。绘制不断变化的CTC状态和（或）异质性相互作用的连续过程（如逃避免疫监视）的图谱具有重要意义，可以阐明这些状态及其相互作用如何促进具有转移能力的CTC的"适应性"，以及如何促进CTC在血液和骨髓中或作为器官传播细胞存活下去[52]。这些信息可以通过与计算生物学统计和人工智能算法相结合加以利用，这对于解读信息密度极高的单细胞空间谱数据至关重要。同样，将CTC发现应用于临床场景是转录组分析的最终目标。如果不结合长期纵向监测，对CTC异质性的一次捕获不足以开发出具有临床实用价值的CTC检测方法，例如预测/预防转移发生、解决MRD、癌症进展和复发及治疗效果等。因此，通过下一代转录组学揭示CTC调控生物学的相关机制是未来需要探索的方向，这将有助于开发针对动态变化的CTC表型的联合治疗方案。

11.6 结论

CTC转录组学领域的过往发现和未来努力都强调需要对临床相关CTC的许多特性进行概念化，特别是补充和完善由FDA批准的CellSearch™ CTC检测提供的"经典"CTC定义。未来的发现和进展需要同时阐明多个CTC亚群在促进转移能力方面的多种特性和状态。CTC转录组分析在替代刻板定义方面高度可行，它更加灵活、更具适用性和更可靠，如果在实验上有挑战性的话，是关于什么是CTC以及CTC的功能如何这样的概念上的挑战。在基于CTC的液体活检中应用数字空间分析将超越EpCAM$^+$ CTC计数，是实现患者状态的精确预后评估和实时最佳治疗方案选择的关键。针对个体患者的定制化CTC生物标志物和CTC检测将为个体化癌症治疗带来创新的方法。

致谢 这项工作得到了NIH（项目编号：1 R01 CA160335和1 R01 CA216991）和雅芳妇女基金会（项目编号：02-2016-020和02-2017-005）给予D.M.的资助。我们对于Marchetti实验室的其他成员多年来对该项工作做出的贡献表示感谢。

作者贡献 MV、DB和DM撰写了手稿。所有作者均对手稿进行了修改，并对彼此的贡献进行了评论。所有作者都同意稿件中的内容。

利益冲突声明 作者声明没有利益冲突。

Dario Marchetti，肿瘤和分子生物学家，对患者分离循环肿瘤细胞（CTC）、CTC生物标志物进行分型的国际权威专家，将"液体活检"概念作为临床有用的工具应用于对抗癌症转移，尤其是脑转移。凭借对脑转移生物学的敏锐见解，他率先发现了脑转移的CTC特征和脑归巢/脑相关CTC的生物标志物特性（*Science Transl. Med.*, 2013; *Nature Comm.*, 2017; *Nat. Rev. Clin. Onc.*, 2017; *Cancer Research*, 2018, *Cancers*, 2020等）。作为一名成就卓著的科学家，Marchetti博士的著作包括185篇论文，其中79篇发表在神经科学和肿瘤学领域的同行评议期刊上。34年来他获得了许多奖项，并获得了联邦、州、机构和私人组织不间断的资助。他是最著名的癌症研究期刊的审稿人，也是众多编辑委员会的成员。他还担任特刊客座编辑，负责的内容涉及脑转移和CTC作为癌症诊断生物标志物。此外，他曾在NIH、DoD的拨款审查小组任职，并经常被邀请作为国家和国际机构的审稿人和顾问。Marchetti博士1979年毕业于意大利帕维亚大学。他曾在伊利诺伊大学芝加哥分校（1980～1982年）和得克萨斯大学加尔维斯顿分校医学系（1984～1986年）进行博士后工作。随后，他成为得克萨斯大学休斯敦分校的研究科学家（1986～1991年），MD安德森癌症中心的研究助理和讲师（1992～1999年），得克萨斯大学休斯敦分校的助理教授（1999～2001年），路易斯安那州立大学巴吞鲁日分校的副教授和终身教授（2002～2007年）。在加入新墨西哥大学健康科学中心/新墨西哥大学综合癌症中心之前，被贝勒医学院授予"Jack. L. Titus"教授（终身教授）称号（2008～2015年），在休斯敦卫理会生物标志物研究项目中心任教授兼主任（2015～2019年）。

（孙云帆　张泽凡　译）

扫码见第11章参考文献

第12章　通过单个循环肿瘤细胞测序和CDX分析了解肿瘤内异质性

Marianne Oulhen，Tala Tayoun，Agathe Aberlenc，Patrycja Pawlikowska，Françoise Farace

摘　要　肿瘤有高度的分子异质性，这是治疗耐药的基础，其根源是基因组不稳定性和表型的可塑性。循环肿瘤细胞（CTC）的血源性扩散被认为是转移到远处器官机制的主要形式。CTC的基因组和功能分型可能提供癌细胞生物学的信息，这些细胞促进了转移的形成并提供了疾病进展的路线。由于CTC整合了来自空间上不同转移位置的信息，它们可能会提示肿瘤内部的异质性和治疗耐药机制。本章中，展示了单细胞水平上的CTC分析如何为ALK阳性非小细胞肺癌（non-small cell lung cancer，NSCLC）的肿瘤内异质性和潜在治疗耐药机制提供重要信息。还提供了一个神经内分泌转化去势抵抗性前列腺癌（castration-resistant prostate cancer，CRPC）CDX模型的表型和基因分型。这个CDX模型是一个独一无二的工具，可以提高我们对于CRPC中谱系可塑性和驱动治疗耐药的遗传机制的理解。

关键词　循环肿瘤细胞；CTC来源的异种移植；间变性淋巴瘤酶-阳性非小细胞肺癌；耐药机制；肿瘤异质性；神经内分泌转化；去势抵抗性前列腺癌

12.1　引言

转移是大多数癌症相关死亡的原因。虽然原发肿瘤可以通过局部治疗治愈，但治疗后转移仍然是一个挑战。当前的努力集中于开发靶向治疗以及解密治疗耐药的潜在机制。经典的"种子和土壤"学说由 S. Paget 于 1889 年首次提出，认为转移起源于稀有的肿瘤细胞（或种子），这些细胞经历了脱离原发肿瘤，扩散到继发组织，并且在适宜的环境（或土壤中）中增殖等一系列步骤[22]。尽管转移过程没有被完全了解，但来

M. Oulhen · A. Aberlenc · P. Pawlikowska
Gustave Roussy, Université Paris-Saclay, "Rare Circulating Cells" Translational Platform, CNRS UMS3655 - INSERM US23 AMMICA, Villejuif, France
INSERM, U981 "Identification of Molecular Predictors and New Targets for Cancer Treatment", Villejuif, France

T. Tayoun · F. Farace (✉)　e-mail: francoise.farace@gustaveroussy.fr
Gustave Roussy, Université Paris-Saclay, "Rare Circulating Cells" Translational Platform, CNRS UMS3655 - INSERM US23 AMMICA, Villejuif, France
INSERM, U981 "Identification of Molecular Predictors and New Targets for Cancer Treatment", Villejuif, France
Univ Paris Sud, Université Paris-Saclay, Faculty of Medicine, Le Kremlin-Bicetre, France

第12章 通过单个循环肿瘤细胞测序和CDX分析了解肿瘤内异质性

自外周血的CTC所组成的"液体活检"的出现为转移的潜在生物学研究打开了新的窗口[12, 42, 44]。癌细胞必须经历一系列称为"转移级联"的步骤才能形成转移。在过去的几年里,级联转移的早期步骤(包括原发肿瘤的局部侵犯,接着是CTC内渗进入肿瘤血管)已得到广泛研究[48, 59]。上皮-间质转化(EMT)是CTC内渗的关键机制,并且可能支持干细胞表型的诱导[51, 60, 76]。CTC通过单细胞或CTC簇的形式在血液中传播,其中有一些CTC已经获得干细胞的特性(自我更新和多潜能)和播种肿瘤的独特能力[5, 29, 65]。在被远处的毛细血管捕获时,CTC会外渗到目标器官的实质组织中开始定植。CTC的器官定植是转移过程中最复杂以及限速的阶段[12, 42, 44]。一旦转移已经建立,目前的治疗通常不能提供持久的应答。在最初的"种子和土壤"模型和后续的研究中,结果提示转移的种子对应的是单个扩散细胞。最近,一些出版物对这个的观点表示质疑,证明转移灶经常表现出复杂和动态的进化模式,是从包含几种不同细胞的种子开始的[30, 33]。在前列腺癌中,转移灶的分析揭示了一个复杂的细胞构架并且证实继发部位可以由来自原发肿瘤和转移灶的多细胞群体播种形成。转移性进展的每个方面都是一个独立复杂的研究领域。因为CTC罕见(每10^6或10^7个白细胞中只有1个细胞),直到现在对其生物学的研究仍然不充分。这个领域的重要技术进步可以为这些细胞的功能特征和肿瘤发生能力带来更好的解释。

在过去的几年中,基因组研究已经证明了癌症的复杂性和异质性及其对治疗反应和预后的潜在意义。使用全外显子组或全基因组测序,这些研究已经证明肿瘤由突变和拷贝数变异(copy number aberrations,CNA)所参与的体细胞事件促成,这些事件存在于所有癌细胞(克隆事件)中或癌细胞亚群(亚克隆事件)中,并且发生在肿瘤进化的早期或后期。研究发现,同一原发肿瘤的不同解剖区域及其各自转移灶在其突变和CNA含量及其基因结构上存在明显区别[26]。这些研究在"空间和时间"上定义了肿瘤遗传异质性,并且在包括非小细胞肺癌(NSCLC)在内的几种癌症类型中重建了肿瘤的系统进化[36, 74]。克隆驱动改变的发生可能为治疗策略提供信息,然而靶向只驱动一部分细胞中的亚克隆改变可能导致有限的治疗效果。然而,主导克隆可能并不总是决定肿瘤生长和转移的进展。事实上,较小的亚克隆可能会影响肿瘤进展,聚焦鉴定主导克隆中基因组改变以及了解亚克隆与复杂肿瘤微环境相互作用是具有挑战性的工作[64]。因此,考虑到在转移性疾病中存在这种异质性,靶向驱动性体细胞变异的治疗效果可能有限。重要的是,这些研究也揭示了单次肿瘤活检样本可能会低估肿瘤突变特征的复杂性[26]。包括CTC和ctDNA在内的液体活检有望为单个部位的肿瘤活检提供额外的信息[58]。ctDNA主要是从凋亡或坏死肿瘤细胞中被动释放,并且在过去几年中ctDNA检测快速出现并成为有用的和敏感的工具,用于监测基因改变,在治疗后预测肿瘤复发和微小残留病变的发生。与ctDNA不同,CTC不是凋亡就是存活的,但活的CTC包含与转移进程高度相关的致瘤性细胞克隆[1, 75]。CTC可能在不同的转移部位释放,并为肿瘤提供全面的基因组图谱。重要的是,它们可以用于通过单细胞测序来识别不同的肿瘤细胞,并用于应对肿瘤遗传异质性和治疗耐药的重大挑战。

CTC的分析是多方面的,提供了在体外/体内研究CTC DNA、RNA、蛋白质和功能的可能性,包括将其异种移植到免疫缺陷小鼠[66]。CTC的稀有性使其检测和分析变得困难并且流程复杂、耗时且昂贵。在血液中检测到如此低数量的CTC最终也限制了对其进行技术和分析的验证。尽管有这些困难，但在过去十年中，已经取得了许多技术进步，能够在表型、基因组和功能水平上对CTC进行可靠的检测、定量和分型。有研究在许多实体肿瘤中报道了可以采用CTC计数作为预后和药效学生物标志物[13-15,40]。使用半自动的CellSearch系统检测EpCAM阳性的上皮表型CTC，CTC的计数已被FDA批准作为转移性乳腺癌、前列腺癌和结肠癌患者预后判断的辅助方法。CTC的表型异质性主要是由EMT标志物的差异表达引起的，已经开发了基于CTC的生物学或物理特性的几种CTC富集系统[2,19,66]。特别是，新型微流控系统已被证实是用于CTC捕获的高度敏感和特异性工具，能够重现异质性的CTC亚群，这使得下游的基因组分析更加灵活。除了了解技术发展和CTC的预后用途外，一些研究还评估了CTC作为液体活检预测生物标志物（对治疗选择敏感和耐药）的临床意义。CTC的一小部分亚群被认为具有成熟干细胞的特征（自我更新和多潜能）以及播种肿瘤的独特能力。这些细胞被称为"癌症干细胞"（cancer stem cell，CSC）、"肿瘤起始细胞"（tumor-initiating cell，TIC）或"有转移能力的细胞"（metastasis-competent cell，MCC）。因此，CTC研究的一个主要目标是确认患者体内的这些细胞，然后将它们转移到小鼠体内，探索它们的遗传特征、功能和对药物筛选测试抑制的反应。目前为止，一些研究团队已经建立了功能性的CDX模型。在转移性乳腺癌中，Baccelli等首次报道了一个CTC亚群具有启动肿瘤的$CD45^-EpCAM^+CD44^+CD47^+cMet^+$表型[4]。在小细胞肺癌（small-cell lung cancer，SCLC）和黑色素瘤中建立CDX模型的可行性也已被报道[28,32]。一个NSCLC CDX模型已被报道[49]。我们团队开展了一个项目，通过在前列腺癌（prostate cancer，PCa）中建立CDX模型对CTC进行功能分型。本章中我们将关注CTC作为*ALK-*重排NSCLC诊断和耐药生物标志物的潜力。接下来，将介绍我们的CDX模型进行遗传分型的最新数据，该模型概括了神经内分泌转化和靶向雄激素受体通路治疗耐药的机制[21]。

12.2 通过ALK阳性NSCLC的单个CTC测序研究肿瘤异质性

12.2.1 ALK阳性NSCLC的临床问题

肺癌是世界上癌症相关死亡的最常见病因，它们在诊断时大多已经转移。因此，大多数患者在发现肺癌时被诊断为晚期，没有最终治愈的治疗方法。NSCLC占肺癌组织学亚型的85%。尽管近年来已经引进了很多新的治疗方法，化疗仍然是大多数需要进一步改善晚期NSCLC患者预后的治疗基石。在过去的十年中，致癌驱动基因的发现改变了NSCLC的治疗前景。分子靶向治疗已经在约25%的携带人表皮生长因子受体（EGFR）激活改变、*ALK*重排或*c-ros*癌基因1（ROS1）融合的NSCLC患者中产生了实质性的临床获益[8,43]。小分子酪氨酸激酶抑制剂（TKI）是致癌驱动基因改变的NSCLC患者的一线治疗药物。另一个突破涉及采用免疫检查点抑制剂的免疫治疗方法，该方法已经在NSCLC中显示出了临床有效的证据。然而，NSCLC是一种异质性和遗传复杂的疾病，尽管最近取得了一些进展，但治疗上仍然很难。

在NCSLC中*ALK*重排的发现引发了其作为治疗靶点[68,70]。2011年，克唑替尼获得美国FDA批准，成为首个用于晚期*ALK*重排NSCLC患者的ALK抑制剂，该药物在3%~5%的*ALK*重排NSCLC患者中表现出了令人印象深刻的临床结果[68,71]。在两项随机Ⅲ期试验中，对比标准一线或二线化疗，克唑替尼在未经治疗的*ALK*重排患者中延长了无进展生存期（progress-free survival，PFS）并增加了客观缓解率（objective response rate，ORR）[69,73]。然而，患者的反应存在明显的异质性。对克唑替尼的反应持续时间从几个月到几年不等，但耐药总是会发生[16,38]。第二代ALK抑制剂包括色瑞替尼、阿来替尼或布格替尼，已被批准用于克唑替尼进展的患者[23,27,61]。第三代ALK抑制剂，包括洛拉替尼和恩沙替尼，目前正在研究之中[18,34]。洛拉替尼在先前接受两种或以上ALK抑制剂（包括第二代抑制剂）治疗的耐药患者中显示出了临床效果[72]。尽管在经分子选择的患者中有很高的ORR，但TKI的长期有效性受到了获得性耐药的限制。对一种基因上调的驱动功能进行药物阻断会不可避免地导致在TKI靶点本身或其旁路信号通路中形成继发性耐药改变。在进展后的肿瘤样本中发现了ALK抑制剂的多种耐药机制，包括"靶上"遗传改变或"脱靶"机制，这可能涉及平行/下游通路的活化或者谱系的横向分化[10,67]（图12-1）。在已出版的系列论文中，大约1/3的患者对克唑替尼的"靶上"耐药机制是由分布在ALK激酶结构域的体细胞突变或者基因拷贝数的增加介导的[16,24,46,78]。在大多数克唑替尼耐药的患者中，耐药性是通过其他酪氨酸激酶受体（如EGFR、KRAS或c-KIT）的活化或未知机制而发生的[16,39]。在大约一半的患者中，对第二代ALK抑制剂的耐药性是由额外*ALK*突变的出现引起的[24,47,78]。全面的二代测序（next-generation sequencing，NGS）显示，在对多线ALK-TKI耐药的患者中存在高频率（约40%）的多种耐药替代途径的改变，包括基因

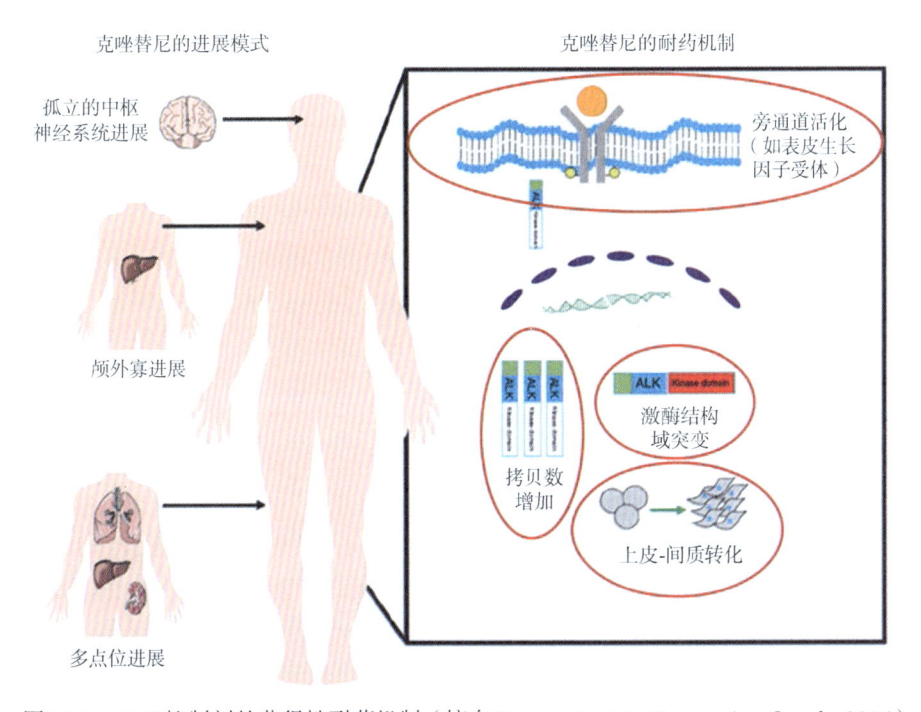

图12-1 ALK抑制剂的获得性耐药机制（摘自Dagogo-Jack & Shaw，*Ann Oncol*，2016）

融合、拷贝数变异和体细胞突变，这可能伴随着 ALK 突变的存在[46,78]。有研究发现对第三代 ALK 抑制剂洛拉替尼的耐药是由复合 ALK 突变（即位于同一等位基因上的突变）介导的[52,77]。洛拉替尼耐药患者重复进行肿瘤活检的分析表明，在接受 ALK 抑制剂序贯治疗的患者中，复合 ALK 突变是逐步发展的[52,77]。由于耐药的异质性、复杂性和动态性，改善 ALK 重排患者的预后需要基于肿瘤突变谱检测和特定 ALK 耐药机制鉴定的个体化治疗[63]。在 ALK 阳性患者中，生物标志物的鉴定是 CTC 有可能解决的关键挑战，包括 ALK 重排的确定和反应或耐药的预测性生物标志物的鉴定（图 12-2）。

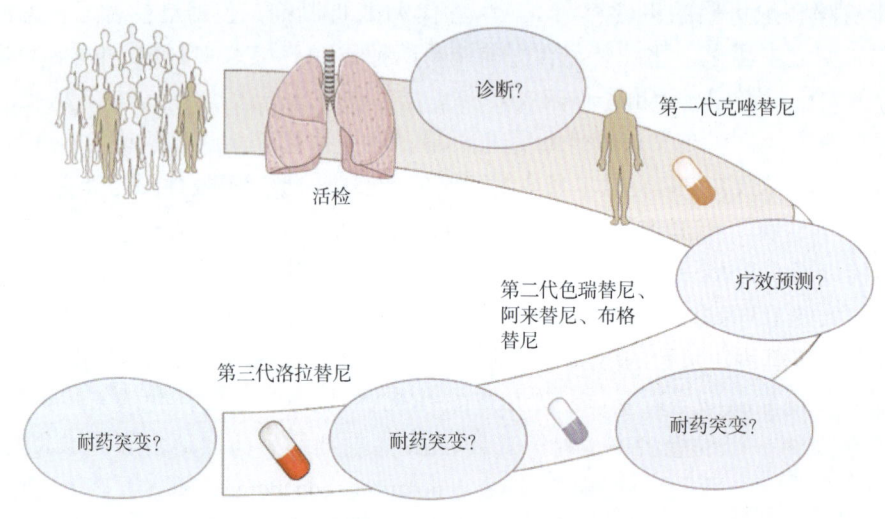

图 12-2　ALK 阳性 NSCLC 的临床问题

我们的团队首次报道了从 ALK 融合阳性 NSCLC 患者富集的 CTC 中检测 ALK 重排的可行性[54]。使用经过优化的从滤器中高比率回收细胞的荧光原位杂交（fluorescence in situ hybridization，FISH）方法（适应滤器的 FISH，filter adapted-FISH，FA-FISH），我们证明在 18 例 ALK 阳性 NSCLC 患者的队列中可以检测到 ALK 重排的 CTC。所有这些患者每毫升血液中都有 4 个或更多个 ALK 重排的 CTC，而在 14 例 ALK 阴性患者中未检测到或仅检测到 1 个 ALK 重排的 CTC。ALK 重排的 CTC 具有独特的 ALK 重排模式，并表达间质表型，表明这些细胞可能具有更多的迁移和侵袭特征。ALK 阳性患者对 ALK-TKI 临床反应的持续时间和程度是不可预测的。我们假设 ALK-FISH 模式不同的 CTC 亚群可能与接受克唑替尼治疗的 ALK 重排患者的不同临床结果相关。为了评估具有不同 ALK-FISH 模式的 CTC 与治疗获益之间的关系，在 39 例 ALK 重排患者的扩展队列接受克唑替尼治疗时对 CTC 亚群进行了监测[57]。我们观察到，在克唑替尼治疗中，携带异常 ALK 拷贝数的 CTC 的减少与更长的 PFS 存在显著关联。在多变量分析中，携带 ALK 拷贝数异常的 CTC 的动态变化是与 PFS 相关性最强因素，提示这些 CTC 数量的动态变化可能是克唑替尼对 ALK 阳性患者疗效的预测性生物标志物。使用相同的方法，我们团队还报道了在 CTC 中可以检测到 c-ros 癌基因 1（ROS1）酪氨酸激酶基因的重排（存在于 1% 的 NSCLC 中），其与细胞染色体的高度不稳定性有关[55]。

最近，在包括肺癌在内的一些癌症类型的单个CTC基因组谱检测的可行性论文已发表[11, 25]。我们团队最近开发并优化了几个对单个CTC进行分离和测序的工作流程[20, 21, 56]。采用全外显子组测序、靶向NGS和低通量全基因组测序来鉴定ALK阳性和CRPC患者单个CTC中的突变或CNA。使用这些工作流程的单个CTC测序可以识别ALK依赖和ALK非依赖旁路途径中的异质耐药机制[56]。

12.2.2　ALK阳性患者中单个CTC分离和测序的工作流程

我们最初基于ISET过滤和包括免疫荧光染色（CD45/Hoechst33342/泛-细胞角蛋白，用于CTC鉴定）在内的多步骤程序建立了单个CTC的分离流程（图12-3）。通过激光显微解剖（laser-microdissection，LMD）从ISET过滤器中分离单个CTC，对其进行单细胞分析或者在进行分子分析之前将相似表型的CTC汇集在一起再进行分析。由于LMD是耗力和耗时的，我们还并行开发了另外两个工作流程。第二个工作流程涉及使用RosetteSep方案的血细胞去除、免疫荧光染色（CD45/Hoechst33342/泛-细胞角蛋白/ALK），以及通过荧光激活细胞分选（FACS）进行单个CTC分选（图12-3B）。在第三个工作流程中，当CTC数量足够时，通过CellSearch计数后，使用DEPArray系统将它们分离为单个细胞（图12-3C）。分子工作流程包括全基因组扩增（WGA）、CTC样本和匹配阴性对照（DAPI$^+$/CD45$^+$细胞）的鉴定、使用两个组合的靶向NGS，以及在选定的患者中进行低通量的全基因组测序（图12-4）。第一个组合覆盖了癌症中常见突变的48个癌症相关基因的COSMIC热点区域，用于检测"脱靶"的耐药突变。我们开发了第二种内部NSCLC特异性组合靶向ALK酪氨酸激酶结构域的14个耐药突变来研究"靶上"的耐药突变，对WGA均一性和NGS数据进行了严格鉴定。建立了一个强大的生物信息学流程，使我们能够区分由WGA产生的人工变异和单个CTC中存在的真实变异。通过检测携带已知变异的*EGFR*突变细胞系（NCI-H1975）的汇集细胞和单个细胞对检测突变的整个分子过程进行了验证。

12.2.3　ALK-TKI耐药时单个CTC中的遗传改变

14例ALK阳性患者在克唑替尼治疗进展时接受了检查（表12-1）[56]。14例患者中有9例在CTC中检测到了耐药突变。除P4患者在治疗2个月后出现原发性耐药外，所有患者均出现对克唑替尼的获得性耐药。变异等位基因频率（variant allelic frequency，VAF）的阈值对汇集CTC和单个CTC分别设置为3%和10%。CTC中存在不同数量的原生*ALK*拷贝（正如我们和其他研究团队所发表的数据所示）[35, 54, 57]，或者在汇集的CTC中有突变细胞和非突变细胞共存，这些都证明了这一低阈值是合理的。图12-5A给出了在克唑替尼耐药患者的CTC中进行突变检测的例子。1例患者（P12）携带两种继发性耐药*ALK*突变（*ALK*^{T1151M}和*ALK*^{L1198F}），在不同的CTC样本中可以检测到这两个突变，共有16种"脱靶"突变。一例患者（P13）在肿瘤活检中携带*ALK*^{L1196M}突变，在CTC中未检测到该突变，而在该患者的14个CTC样本中检测到了一些"脱靶"突变。在另一例患者

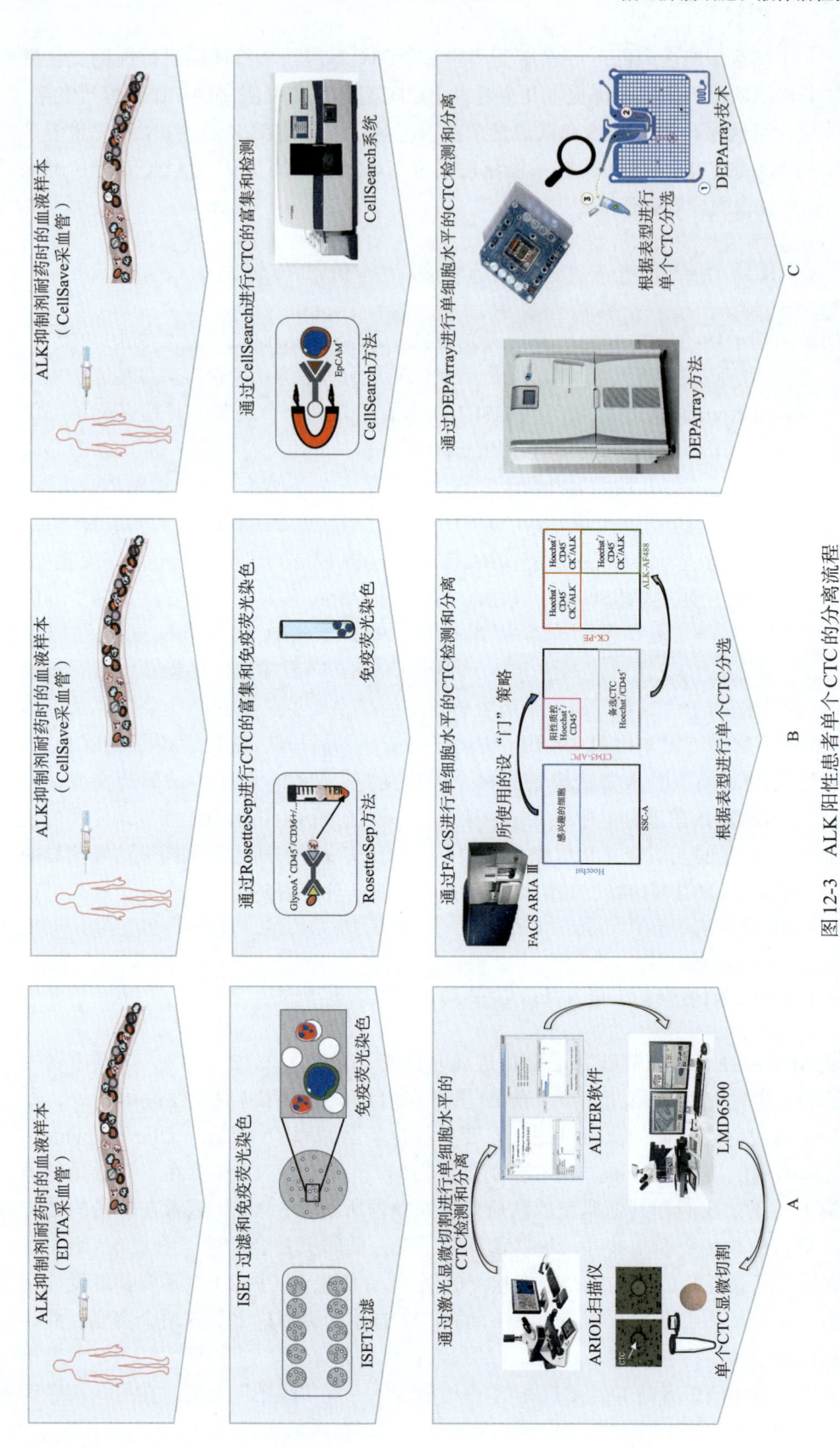

图 12-3 ALK 阳性患者单个 CTC 的分离流程

A. 第一个工作流程包括 ISET 过滤、免疫荧光染色、在 ARIOL 扫描仪上扫描过滤器、激光显微切割。B. 第二个工作流程包括 RosetteSep 富集、免疫荧光染色和 FACS。C. 第三个工作流程包括 CellSearch CTC 检测和 DEPArray 单细胞分选（改编自 Pailler 等[56]）

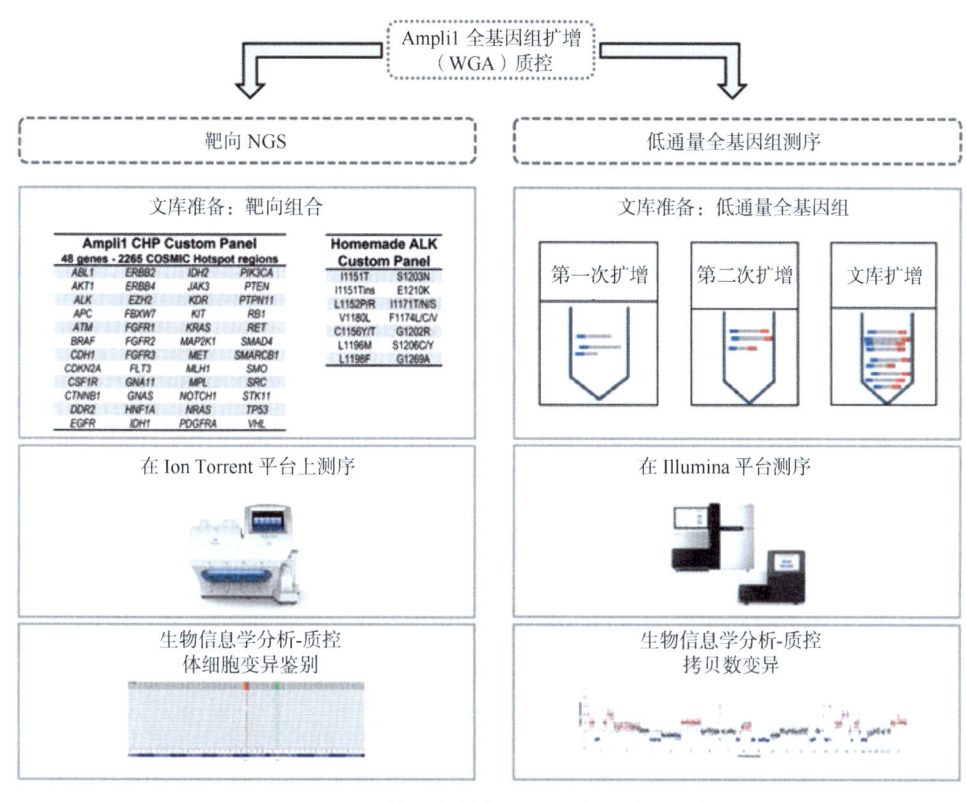

第 12 章　通过单个循环肿瘤细胞测序和 CDX 分析了解肿瘤内异质性

图 12-4　ALK 阳性患者单个 CTC 测序的分子工作流程

从合格的 WGA 产物开始，进行了两次靶向 PCR 和低通量全基因组 NGS。分别使用 AmpliSeq 癌症组合（Menarini Silicon Biosystems）和我们自制的 ALK 耐药组合靶向常见突变癌症基因的热点突变和获得性 ALK 耐药突变

（P32）的 CTC 样本中发现了在神经母细胞瘤患者中激活的 ALK^{R1275Q} 突变，但在肿瘤活检中没有发现该突变，还有 9 个"脱靶"突变。在 9 例患者的 CTC 样本中检测到了不同数量的"脱靶"突变。9 例患者中有 8 例携带 TP53 突变。因此，在克唑替尼耐药且带有 TP53 突变患者的 CTC 中，各种 ALK 非依赖通路中的共突变占主导地位。我们检查了一些基因是否反复突变，并将它们定位在 ALK 非依赖的信号通路中。在 9 例患者的 CTC 中，最常见的突变基因是在 RTK-KRAS 通路中发现的，有 9 个突变基因，包括 EGFR、KRAS 和 BRAF 等。TP53 通路（主要包括 TP53 基因）在大约一半的 CTC 样本中反复突变。HIF 和 NOTCH 通路在 5/9 的患者中均发生突变。总体而言，单个 CTC 测序证明了对克唑替尼耐药时存在重要患者间基因组异质性，在 ALK 非依赖通路中存在多种共突变，其中 RTK-KRAS 和 TP53 通路占主导。

表 12-1　在 ALK-TKI 耐药时接受检查的 ALK 阳性患者的人口统计学和临床参数

	患者	
	克唑替尼耐药（N = 14）	洛拉替尼耐药（N = 3）
临床参数		
基线年龄（岁）	54（29～70）	42（42～59）

	患者	
	克唑替尼耐药（$N=14$）	洛拉替尼耐药（$N=3$）
性别（%）		
女性	8（57）	1（33）
男性	6（43）	2（66）
吸烟状况（%）		
不吸烟者	7（50）	3（100）
吸烟者＜15PY	5（36）	0（0）
吸烟者≥15PY	2（14）	0（0）
既往治疗线数（%）		
0	4（29）	0（0）
1	4（29）	0（0）
≥2	6（42）	3（100）
既往使用ALK抑制剂的治疗线数（%）		
0	14（100）	0（0）
1	0（0）	1（34）
2	0（0）	1（33）
3	0（0）	1（33）
基线时ECOG PS（%）		
0～1	13（93）	2（66）
≥2	1（7）	1（33）
转移部位数目（%）		
1	4（29）	0（0）
≥2	10（71）	3（100）

注：ECOG，东部肿瘤协作组（eastern cooperative oncology group）；PS，表现状态（performance status）；PY，包/年（pack-year）

在3例对洛拉替尼耐药患者的CTC中检测了突变（表12-1）。在这些患者的CTC中未检测到"脱靶"突变。3例患者中有1例（P45）检测到ALK耐药突变。该患者在接受洛拉替尼治疗4个月之前，分别接受克唑替尼、色瑞替尼和布加替尼治疗9.5个月、1.5个月和3个月。在使用洛拉替尼出现疾病进展时，患者接受肿瘤活检，采集血液样本进行单个CTC测序。在肿瘤活检中检测到ALK^{G1202R}和ALK^{F1174L}突变，VAF分别为29%和9%（图12-5B）。序列分析表明，这两个突变以顺式方式存在于同一ALK等位基因上，对应于一个复合突变。CellSearch在P45中计数了两个CTC，这与该技术在NSCLC患者中通常检测到的低CTC计数一致。使用RosetteSep富集与FACS结合，分离出12个单个CTC（图12-5B）。在两个单个CTC中发现了ALK复合突变。CTC-1携带$ALK^{G1202R/F1174C}$复合突变，VAF分别为32%和31%。CTC10携带$ALK^{G1202R/T1151M}$复合突变，VAF分别为98%和

第 12 章　通过单个循环肿瘤细胞测序和 CDX 分析了解肿瘤内异质性　　189

100%。值得注意的是，在肿瘤活检中未检测到 $ALK^{G1202R/T1151M}$ 复合突变。$ALK^{G1202R/T1151M}$ 复合突变的高频率可能与 ALK- 原生等位基因的缺失有关。我们对这 17 例患者中 6 例（4 例克唑替尼耐药和 2 例洛拉替尼耐药）的单个 CTC 进行了 CNA 分析（Oulhen & Pawlikovska，修订中）。所有患者均表现出高度改变的拷贝数，并且其 CNA 谱表现出患者间的高度多样性。此外，还观察到不同程度的患者内部异质性。在发现携带 $ALK^{G1202R/T1151M}$ 复合突变的 P45 的 CTC10 中观察到拷贝数异质性和全基因组复制（whole-genome duplication，WGD）的升高（图 12-5C）。GWD 可能导致杂合性丧失，因为在染色体不稳定的癌细胞中经常可以观察到 WGD，在 CTC10 中观察到了 GWD 但在 CTC1 或相应的肿瘤活检中并没有观察到（图 12-5C）。总体而言，所有 CTC 都具有高度改变和多样化的 CNA 谱[53]。被观察到的重要的患者间异质性表明，在对 ALK-TKI 耐药的 CTC 中，没有任何染色体区域特别容易发生 CNA。在 ALK-TKI 耐药患者的 CTC 中观察到的 DNA 倍体的异质性可能会影响 CIN，进而影响肿瘤进化。

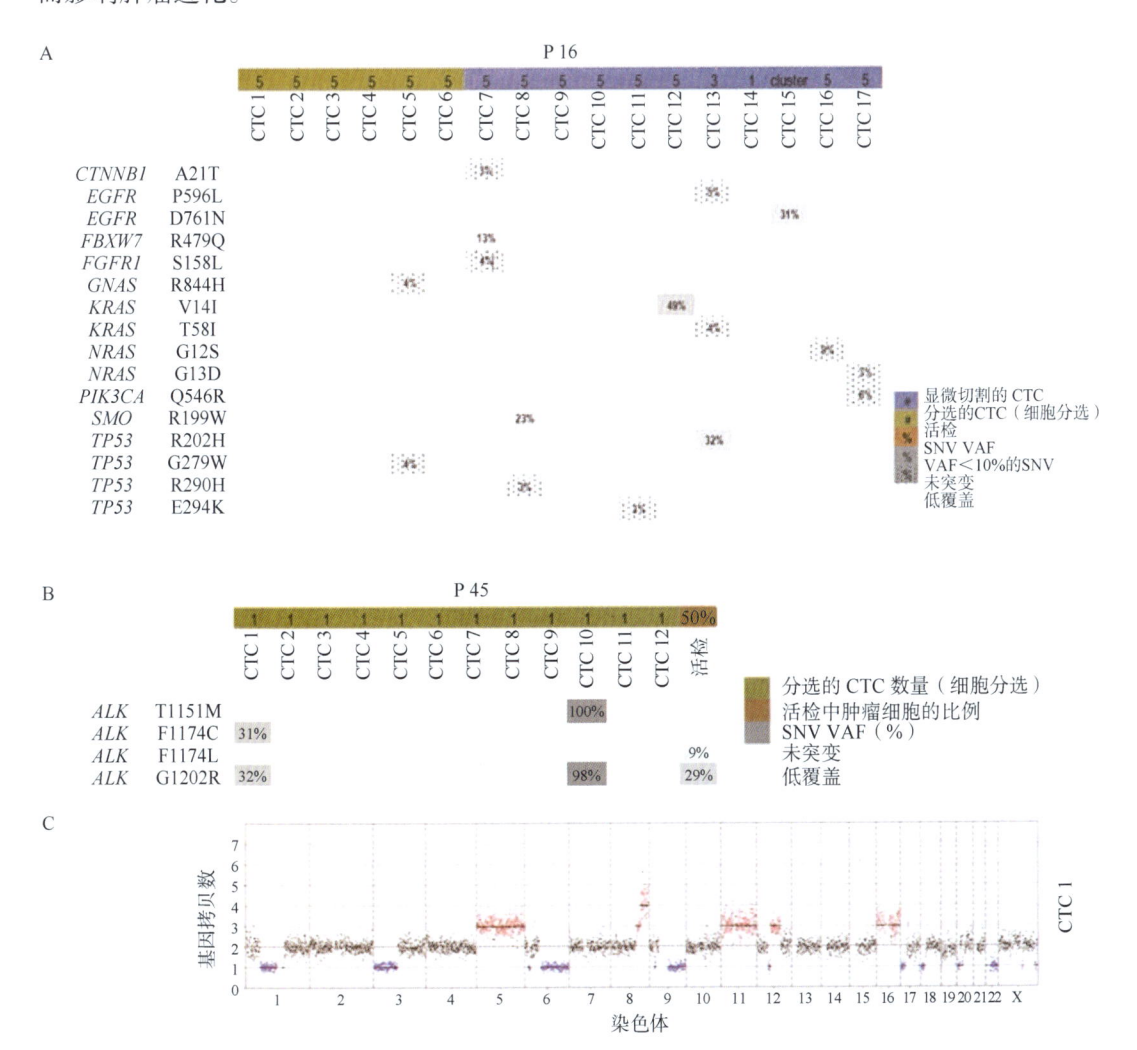

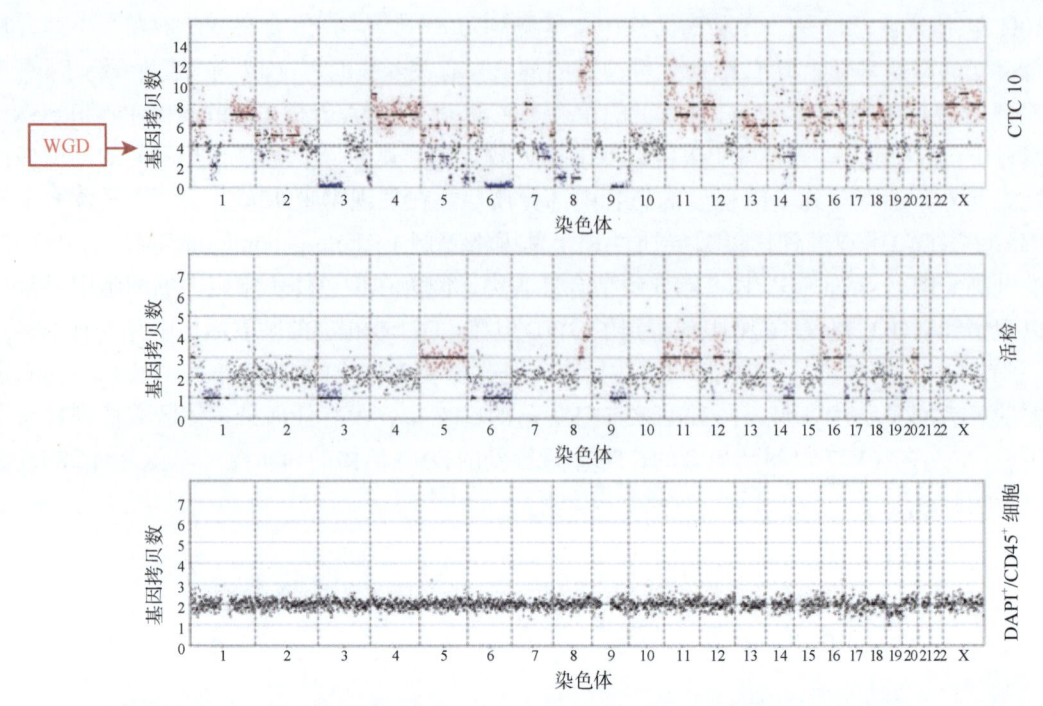

图12-5 ALK抑制剂耐药时在单个CTC或单个CTC群中检测到遗传改变的例子
A. 第一代ALK抑制剂克唑替尼耐药时分离的单个CTC中的突变检测；B. 第三代ALK抑制剂洛拉替尼耐药时单个CTC中 ALK 复合突变的检测；C. 第三代ALK抑制剂洛拉替尼耐药时单个CTC的CNA谱（改编自Pailler等[56]）

12.2.4 ALK-TKI耐药时单个CTC所揭示的肿瘤内异质性

我们的研究结果表明，在克唑替尼耐药患者的CTC中，多个"脱靶"信号通路高度突变，这与近期克唑替尼治疗后活检所获得的结果相关[46]。在一例洛拉替尼耐药患者的两个单个CTC中检测到了 ALK 复合突变，该患者先后接受了4种ALK抑制剂治疗。一个引人注目的发现是在第2个单个CTC中检测到的高频复合突变（即 $ALK^{G1202R/T1151M}$ ）并未在肿瘤活检中检测到。该CTC可能代表了来自转移部位的耐药细胞克隆或在单次肿瘤活检中未被检测到的部位。该CTC表现出高度的CIN和WGD，可能导致 ALK 原生等位基因的丢失。CIN支持了肿瘤中观察到的肿瘤内异质性，并加速了抗癌药物耐药性的发展，这通常导致治疗失败和疾病复发[45,62]。CIN被证明是NSCLC中预后不良的预测因子[37]。WGD产生非整倍体，是一种普遍现象，对NSCLC进化过程中有害基因组改变的获得有很大影响。在所有癌症类型中，WGD都与不良预后相关[9]。总的来说，我们的数据强调了CTC的高度突变异质性及基因组特征，可以提供新的耐药机制的信息。这表明，单个CTC的基因组分析可以成为一种有效的手段，跟踪少量耐药癌症克隆中出现的基因突变，而在大块肿瘤样本或单次组织活检中并不能检测到这些基因突变。总之，我们的研究结果表明，CTC测序可能是一种有用的工具，可以追踪"靶上"和"脱靶"途径中的耐药突变，提供耐药机制信息，并有助于开发新的治疗策略。通过对不断发展的疾病进行实时监测，CTC测序在帮助临床医生针对病情进展进行个体化治疗时可能会有巨大作用。然而，肿瘤异质性如何影响患者预后并指导治疗仍有待证实。

12.3 一种独特的神经内分泌转分化前列腺CTC来源的异种移植模型的基因分型

前列腺癌（PCa）是西方国家最常见的恶性肿瘤，也是男性癌症相关死亡的第二大原因。PCa的标准治疗是雄激素剥夺治疗（androgen deprivation therapy，ADT），但大多数患者进展为去势抵抗性前列腺癌（CRPC），目前无法治愈。最近，随着两种雄激素受体（AR）途径抑制剂（醋酸阿比特龙和恩杂鲁胺）的出现，CRPC的治疗方法也在不断发展。然而，几乎所有患者都会对这些药物产生耐药性。在相当比例的患者中，CRPC会转化为AR低表达或零表达的侵袭性神经内分泌疾病（CRPC-NE），这是对ADT和靶向AR途径的药物产生耐药的一个机制[6, 7, 17]。在CRPC-NE中，对神经内分泌转化机制的了解不完全、治疗后获取肿瘤组织进行活检的困难以及缺乏实验模型，阻碍了有效治疗方法的发展。最近，我们团队报道了首例前列腺CDX模型，并证实该模型具有CRPC-NE的表型和遗传特征[21]。

12.3.1 前列腺CDX的建立

CDX模型是用诊断性白细胞去除术（diagnostic leukapheresis，DLA）所获得的CTC建立的。DLA产物是欧洲FP7前瞻性多中心研究（CTCTrap）中的一部分。在这个项目中，在Gustave Roussy对7例转移性CRPC患者进行了DLA。采用RosetteSep富集CTC后立即植入NOD Cg-Prkdc^{scid} Il2rg$^{tm1Wjl/SzJ}$（NSG）小鼠。植入患者3的2万个CTC后获得了CDX，该患者的临床病史总结见图12-6A。该患者于2014年4月进行了6次原发前列腺肿瘤活检。7月，他接受了两次经尿道前列腺切除术（transurethral resection of prostate，TURP）。在2014年4月至2016年5月期间，患者接受了包括ADT、卡巴他赛、多西他赛、安扎鲁胺AR抑制剂和再次多西他赛在内的五线治疗。重要的是，DLA是在使用安扎鲁胺发生疾病进展时完成的。在植入CTC后5~6个月获得了CDX肿瘤。

12.3.2 前列腺CDX模型的表型和基因分型

免疫组化（immunohistochemistry，IHC）显示CDX和原发肿瘤活检（primary tumor biopsy，PT）为EpCAM和CK8/18上皮标志物阳性，CK7和波形蛋白阴性。虽然原发肿瘤细胞强烈表达PSA和AR，但CDX中这两种蛋白均为阴性。在PT中检测到表达神经元特异性烯醇化酶（neuron-specific enolase，NSE）、嗜铬粒蛋白A和突触囊泡蛋白的少量神经内分泌细胞。相反，所有CDX肿瘤细胞均表达NSE、嗜铬粒蛋白A、Ki67和CD44，这表明出现了AR缺失、神经内分泌阳性表型。在传至第2代时，CDX肿瘤被解离并在体外培养，从而建立了永久细胞系。与CDX类似，CDX来源的细胞系同时表达上皮和神经内分泌标志物（图12-6B）。该细胞系还表达癌症干细胞标志物，并且在NSG和裸鼠中具有致瘤性，分别在植入90~110天内形成肿瘤。为了进一步表征CDX，我们对前列腺癌

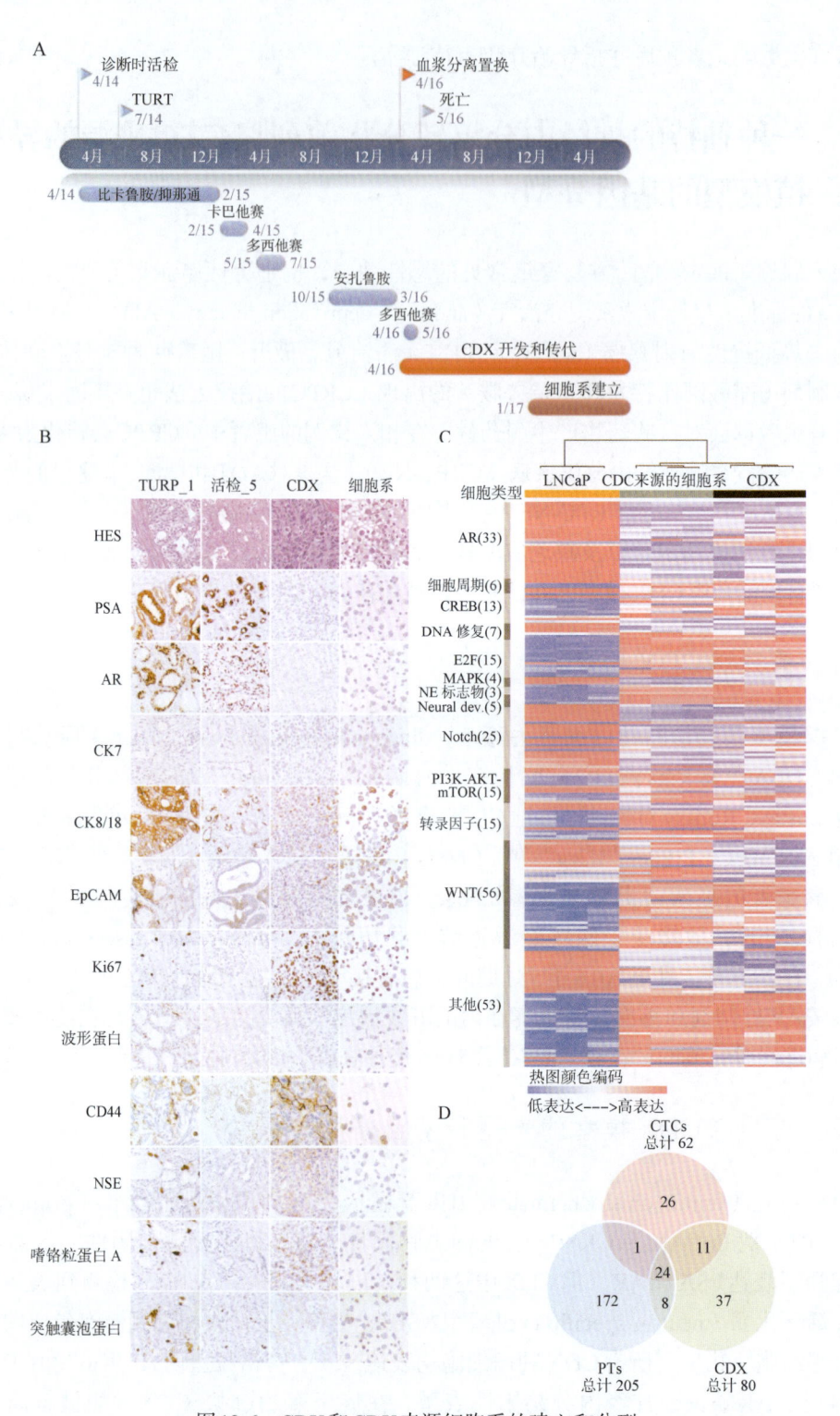

图12-6 CDX和CDX来源细胞系的建立和分型

A. 患者3的治疗时间线以及肿瘤和血液样本采集。B. PT样本、CDX和CDX来源细胞系的免疫组织化学特征。C. LNCaP细胞系、CDX和CDX来源细胞系转录谱的无监督聚类。各行显示了250个功能基因的标准化表达，这些基因与CRPC-NE进展和（或）NED信号通路相关，并且其表达显著下调，括号中数字表示每条通路分析的基因数量。D. 差异表达的基因在各个样本中的交集（改编自Faugeroux等[21]）

LNCaP细胞系、CDX及CDX来源细胞系进行了RNA测序（图12-6C）。无监督分层聚焦于250个与CRPC-NE进展相关的功能基因，明显的下调清楚地显示LNCaP细胞系和CDX/CDX来源细胞系存在两个簇，并证实了CDX和CDX来源细胞系的转录谱具有相似性。通过监督分析发现，参与神经内分泌分化（neuroendocrine differentiation，NED）通路的基因表达上调（包括E2F和Wnt转录因子），而AR和Notch通路表达下调。与神经发育相关的基因以及NED的多个调节因子也存在过表达。总的来说，转录谱显示了多个基因的失调，这些基因是CRPC-NE进展的标志物或NED的驱动因素，同时伴有AR信号通路的减少。

为了评估CDX和PT的遗传相似性，我们在单细胞水平上对8个PT样本、CDX和CDX来源细胞系以及来自DLA产物的CTC进行了全外显子组测序（WES）。8例PT样本共检测到205个突变。在这205个突变中，有153个（73%）仅在一次PT活检中检测到，说明该患者的原发肿瘤具有很大的突变异质性。在这205个突变中，CDX和CDX来源细胞系中只发现32个（16%）。总的来说，这些数据显示了PT样本的突变异质性以及CDX和CDX来源细胞系的高度相似性。接下来，我们检查了PT样本、CTC、CDX和CDX来源细胞系之间共有的拷贝数变异。与突变相比，在PT样本中仅检测到6个CNA，其中5个在所有CTC样本、CDX及CDX来源细胞系中都是保守的。CNA包括*TMPRSS2-ERG*融合（这是前列腺腺癌的标志物），与前列腺癌进展相关的*NKX3-1*缺失，以及包含*TP53*和*MAP2K4*基因的17号染色体缺失，这些缺失只出现在一次活检中，在CTC、CDX和CDX来源的细胞系中是保守的，表明这些改变可以为CTC的治疗耐药和致瘤性赋予选择性优势。

为了评估CDX在多大程度上代表了整个转移性病变而不仅仅是原发肿瘤，我们对CDX进行了深入的分型。CDX包含80个突变，其中32个（40%）来自PT样本，仅占PT样本突变的16%。在这80个CDX突变中，11个（14%）可在CTC中检测到，而在PT样本中未检测到。这11个突变可能来自不同的转移部位或来自PT样本中未检测到的小亚克隆。CDX中共检测到41个CNA，其中只有5个（12%）来自PT，包括*TP53*的缺失。CDX的41个CNA中有9个（22%）是从疾病进化过程中的CTC中获得的（包括*PTEN*、*RB1*和*REST*缺失），这表明这些CNA可能来自不同的转移部位。在CDX和细胞系中观察到大量的CNA和WGD，而在PT样本中观察到较少的CNA和二倍体，这与转移过程中获得的基因组不稳定性一致。为了从单个CTC中生成高置信度的变体集，生成了严格的生物信息学工作流。我们认为，高置信度的CTC变异必须存在于至少两个肿瘤样本中：原发瘤，或CDX，或至少一个其他CTC样本。已识别出62个CTC变异。在62个CTC变异中，25个（40%）来自原发肿瘤；35个（56%）CTC变异在CDX中保守；11/62（18%）的变异存在于CTC和CDX中，未在原发肿瘤中检测到。这一结果表明，携带这些突变的致瘤性CTC要么代表原发肿瘤中未检测到的小亚克隆，要么来自不同的转移部位。图12-6D总结了CTC、原发肿瘤和CDX之间的遗传关系。

为了进一步验证我们的模型，我们测试了CDX模型是否对多西他赛、安扎鲁胺和PARP抑制剂奥拉帕利敏感。对多西紫杉醇和安扎鲁胺的耐药反映了患者对这些药物的反应。正如DNA修复途径基因双等位基因改变的缺失所预测的那样，CDX模型也对奥拉帕利具有抗性。正如预期的那样，CDX来源的细胞系在接受多西他赛或安扎鲁胺处理时也表现出耐药性。总的来说，药物试验概括了患者对多西紫杉醇和安扎鲁胺的反应。

12.3.3 表型可塑性和对AR定向治疗耐药的CDX模型

由于缺乏实验模型和难以获得转移样本，CRPC转化为CRPC-NE的分子基础尚不完全清楚。在AR轴靶向治疗后复发的前列腺腺癌中出现的神经内分泌CRPC变异被发现与初始腺癌具有相同的克隆起源[6]。如今越来越多的证据支持表型可塑性过程，其中luminal前列腺癌细胞获得典型的神经内分泌特征，使其能够抵抗AR靶向治疗。

最近的基因组研究和基因工程小鼠模型强调，TP53、PTEN和RB1肿瘤抑制基因的缺失是促进NED过程的主要事件，该过程与快速转移进展、对ADT和下一代抗雄激素治疗的耐药以及总生存期降低有关[31,41,50,79]。但是GEM模型的全球数据并没有揭示每个驱动因素的精确顺序和作用。我们已经证明，PT样本具有典型的前列腺腺癌特征，包括管腔形态、上皮标志物、PSA和AR表达、克隆性TMPRSS2-ERG融合和TP53突变，以及亚克隆性TP53缺失。安扎鲁胺耐药时获得的CTC只携带TP53 17p12-tel缺失以及获得性PTEN和RB1缺失。PTEN和RB1的缺失仅在CTC、CDX细胞系中发现。在PT样本中，17号染色体上的两种构型中都有TP53缺失，而在CTC、CDX和CDX来源的细胞系中，只有17p12-tel片段的缺失是保守的。这些数据表明，携带17p12-tel TP53缺失的PT亚克隆随后获得了PTEN和RB1缺失，这是导致CDX的转移事件。这个亚克隆可能在推动治疗耐药中为CTC赋予选择优势。在TMPRSS2-ERG融合的背景下，发现TP53缺失早于PTEN和RB1丢失，提示CRPC向CRPC-NE的一系列转化以及CTC参与了这一过程。

通过表达具有AR阴性神经内分泌特征的CRPC肿瘤的典型表型、遗传和功能特征，该CDX模型可作为一种独特的工具，用于测试新的治疗靶点，包括表观遗传重编程因子（如EZH2或SOX2）的抑制剂。我们的体外CDX来源的细胞系保留了CDX的表型、遗传、功能特征和致瘤性，并且易于操作。这些CDX和CDX来源的细胞系模型可能有助于理解CRPC向CRPC-NE转化的生物学后果，如细胞存活和对肿瘤微环境的代谢适应。虽然谱系可塑性越来越被认为是治疗耐药的一种机制，但这些CDX和CDX来源的细胞系模型可能是一种独特的工具，有助于我们对驱动CRPC转化为CRPC-NE以及对AR靶向治疗耐药的遗传和表观遗传机制的理解。

致谢 作者对患者及其家属表示感谢。感谢Jean-Yves Scoazec博士为本研究提供了重要的见解和进行的讨论，Virginie Marty博士提供了专家技术支持，Jean-Gabriel Judde博士、Stefano Cairo博士、Olivier Deas博士和Laura BrulleSoumare博士为CDX开发提供了专业支持和富有成效的合作。还要感谢Menarini Silicon biostem，特别是Nicolò Manaresi为我们提供了Ampli1 Cancer Hotspot Panel Custom Beta，以及Genny Buson、Marianna Garonzi和Claudio Forcato在生成和分析Ampli1 LowPass数据方面的帮助。

资助 本研究得到了法国国家研究局（ANR-CE17-0006-01）和创新药物计划11th call CANCER-ID（IMI-JU-11-2013，No.115749）的资助。

（张少华　穆馨仪　译）

扫码见第12章参考文献

第13章 乳腺癌和卵巢癌中单个循环肿瘤细胞的分子分型

Carolin Salmon，Paul Buderath，Rainer Kimmig，Sabine Kasimir-Bauer

摘　要　卵巢上皮癌（epithelial ovarian cancer，EOC）的死亡率仍居所有妇科恶性肿瘤之首，患者往往在出现临床症状后就医，大多数已处于晚期，使得EOC的治疗充满挑战，治疗结局也普遍较差。行根治性肿瘤切除，随后进行基于铂类药物的化疗（联合/不联合贝伐珠单抗）是首选的治疗方案；不过大多数患者最终仍会因为出现铂类药物耐药而复发。因此，针对EOC的管理，亟须利用一些经过验证的生物标志物来识别有高复发风险的患者。因为患者的原发肿瘤组织通常只能在初次诊断时获得，但就算能够获得，也只是当时的一次"快照"，并不能持续反映疾病的特征。体液（如血液）将是一个理想的"替代性组织"，可用于预后和预测因子的鉴定与监测。循环肿瘤细胞（CTC）、循环DNA、微小RNA（microRNA或miR）以及细胞外囊泡都是非常有前景的候选标志物，它们都被认为可以反映疾病在某一时刻的"实时活检"信息。液体活检分析可以实现快速、重复的采样，对治疗反应和疾病进展进行连续监测，从而在随访疾病演变的过程中进行早期干预和治疗管理。本章概述了目前EOC中的液体活检分析在预后、耐药及治疗反应评估方面的价值。

关键词　卵巢上皮癌；液体活检；循环肿瘤细胞；循环DNA；微小RNA；细胞外囊泡；循环免疫标志物

缩略词

AGO	Arbeitsgemeinschaft Gynäkologische Onkologie	德国妇科肿瘤工作组
BM	Bone marrow	骨髓
BRCA	Breast cancer gene	乳腺癌基因
CEC	Circulating endothelial cell	循环内皮细胞
cfDNA	Cell-free DNA	游离DNA
CK	Cytokeratin	细胞角蛋白
CNV	Copy number variation	拷贝数变异
CTC	Circulating tumor cell	循环肿瘤细胞
ctDNA	Circulating tumor DNA	循环肿瘤DNA
CTLA-4	Cytotoxic T lymphocyte-associated protein 4	细胞毒性T淋巴细胞相关蛋白4

C. Salmon・P. Buderath・R. Kimmig・S. Kasimir-Bauer (✉)　e-mail: sabine.kasimir-bauer@uk-essen.de
Department of Gynecology and Obstetrics, University Hospital of Essen, Essen, Germany

续表

ddPCR	Droplet digital PCR	微滴数字 PCR
DTC	Disseminated tumor cell	播散肿瘤细胞
ECOG	Eastern Cooperative Oncology Group	东部肿瘤协作组
EMA	European Medicines Agency	欧洲药品管理局
EMT	Epithelial-mesenchymal transition	上皮 - 间质转化
EOC	Epithelial ovarian cancer	卵巢上皮癌
ERCC1	Excision repair cross-complementation group 1	切除修复交叉互补组 1
ESR1	Estrogen receptor 1	雌激素受体 1
EV	Extracellular vesicle	细胞外囊泡
FIGO	Fédération Internationale de Gynécologie et d'Obstétrique	国际妇产科联合协会
FISH	Fluorescence *in situ* hybridization	荧光原位杂交
HAP	Hypoxic isolated abdominal perfusion therapy	低氧腹腔隔离灌注
HGSOC	High-grade serous ovarian carcinoma	高级别浆液性卵巢癌
HLA-G	Human leukocyte antigen G "gestation"	人类白细胞抗原 G "孕期"
HRD	Homologous recombination deficit	同源重组缺陷
LNE	Lymphadenectomy	淋巴结切除术
LOH	Loss of heterozygosity	杂合性缺失
miR	microRNA	微小 RNA
MSP	Methylation-specific PCR	甲基化特异性 PCR
NGS	Next-generation sequencing	二代测序
OS	Overall survival	总生存期
PARP	Poly-ADP-ribose-polymerase	多聚二磷酸腺苷核糖聚合酶
PD-1	Programmed cell death protein 1	程序性细胞死亡蛋白 1
PD-L1	Programmed cell death ligand 1	程序性细胞死亡配体 1
PFS	Progression-free survival	无进展生存期
PLD	Pegylated liposomal doxorubicin	聚乙二醇化脂质体多柔比星
PLGA	Poly[lactic-co-glycolic acid]	聚乳酸羟基乙酸共聚物
RASSF	Ras-association domain family	Ras 相关结构域家族
Tam-Seq	Tagged-amplicon deep sequencing	标记扩增子深度测序
Treg	Regulatory T cell	调节性 T 细胞
VEGF	Vascular endothelial growth factor	血管内皮生长因子
VEGF-R	Vascular endothelial growth factor receptor	血管内皮生长因子受体
WGS	Whole genome sequencing	全基因组测序

13.1 卵巢癌的临床特征和治疗选择

13.1.1 简介

卵巢上皮癌（EOC）是最致命的妇科恶性肿瘤，全球年发病人数约24万，每年导致15.2万例癌症相关死亡[1]。德国在2012年有7380名女性被诊断患EOC。EOC在德国女性的所有恶性肿瘤中占比3.3%，在癌症相关死亡中占比5.6%。最常见的卵巢癌亚型是高级别浆液性卵巢癌（HGSOC）。

由于缺乏特征性的早期症状，大多数患者在被诊断时即为晚期，这使得EOC的治疗充满挑战且结局普遍较差。即使在接受"根治性细胞减灭术+以铂类药物为基础的辅助化疗"这样的标准治疗后，5年相对生存率仍然较低，即使接受了最佳的肿瘤细胞减灭手术和标准的化疗，大多数患者的肿瘤也终会因对铂类药物形成耐药而复发[2]。

13.1.2 一线治疗

如上所述，肿瘤细胞减灭术是治疗晚期EOC的第一步也是关键一步。研究表明，在EOC治疗中，"术后肿瘤残留"是最强的独立预后因素[3]。因此，初次减瘤手术的目标是完全切除肉眼可见肿瘤，包括：沿腹中线的剖腹手术、子宫切除术、双侧输卵管切除术、网膜切除术、腹水细胞学检查、壁腹膜上所有肉眼可见可疑区域的完全切除以及未受累区域的腹膜活检。为了实现肉眼可见肿瘤的完全切除，可能还需要行肠切除、脾切除、部分肝切除等广泛的跨学科手术。AGO-LION研究评估了系统性淋巴结切除术（LNE）在晚期EOC中的作用[4]。在这项随机试验中，647例初始诊断为EOC且在减瘤手术中实现肉眼下完全切除的临床淋巴结阴性患者被随机分配为两组，分别接受或不接受盆腔和主动脉周围的系统性LNE。尽管大约一半接受LNE的患者出现了显微镜下可见的淋巴结转移，但两组患者在总生存期（OS）和无进展生存期（PFS）方面并无差异。根据这些结果，国际指南已经做出了相应调整，即不再推荐对临床淋巴结阴性的患者进行系统性LNE。

EOC治疗的第二个重要部分是辅助化疗。6周期的卡铂联合紫杉醇在过去几十年里一直都是标准治疗方案，至今也仍是辅助治疗的核心方法[5]。

两项Ⅲ期随机对照临床试验（GOG-0218和ICON7）的结果显示，在辅助化疗中加用抗血管内皮生长因子（VEGF）抗体贝伐珠单抗可延长晚期EOC患者的无病生存期[6,7]。因此自2012年以来，在化疗时给予每3周一次的静脉注射贝伐珠单抗（15mg/kg），并在化疗结束后继续完成总共15个月的维持治疗，已成为FIGO ⅢB及更晚分期EOC患者的标准治疗方案。

EOC治疗领域的最新变革是多聚二磷酸腺苷核糖聚合酶（PARP）抑制剂的应用。部分卵巢癌细胞在DNA同源重组修复方面存在缺陷（称为同源重组缺陷，HRD），因此这些细胞严重依赖DNA修复机制，包括PARP。对于那些携带乳腺癌基因1或2（*BRCA1/2*）致病性胚系或体细胞突变的患者来说更是如此。

PARP抑制剂在EOC中疗效显著的首批证据源自其在复发阶段的应用，多项Ⅲ期研究的结果显示，在铂类药物治疗后加用奥拉帕利或尼拉帕利等PARP抑制剂进行维持治疗显著地延长了无病生存期[8-10]。据报道，奥拉帕利被用作铂类敏感复发性EOC的维持治疗时，其OS获益超过12个月（ASCO 2020公布的结果）[11]。

在一线治疗中，Ⅲ期随机对照试验SOLO1显示出奥拉帕利维持治疗在PFS方面前所未有的疗效。SOLO-1在接受标准一线化疗后伴*BRCA*突变的晚期EOC（FIGO Ⅲ/Ⅳ）患者中对比了奥拉帕利和安慰剂的维持治疗效果。在中位随访40.7个月后，安慰剂组的中位PFS为13.8个月，而奥拉帕利组未达到中位PFS[HR 0.30（95% KI，0.23～0.41），$p<0.001$][12]。

自此之后，多项前瞻性随机试验表明：无论BRCA状态如何，奥拉帕利一线维持治疗均可带来生存获益。最引人注意的是Ⅲ期临床试验PAOLA-1，该试验对比了奥拉帕利和安慰剂（两组均使用贝伐珠单抗），证实奥拉帕利组效果更好，中位PFS为22.1个月*vs.*16.6个月[13]。PRIMA（使用PARP抑制剂尼拉帕利）和VELIA（维利帕利）试验也显示，无论BRCA突变状态如何，PARP抑制剂维持治疗均可带来显著的PFS获益。有趣的是，奥拉帕利的疗效严格局限于HRD阳性肿瘤，而尼拉帕利即使在HRD阴性人群中也显示出疗效。基于这些数据，奥拉帕利联合贝伐珠单抗被欧洲药品管理局（EMA）批准用于HRD阳性患者一线铂类治疗后的维持治疗。尼拉帕利被批准用于一线维持治疗，无须考虑HRD状态。图13-1总结了当前的一线治疗选择。

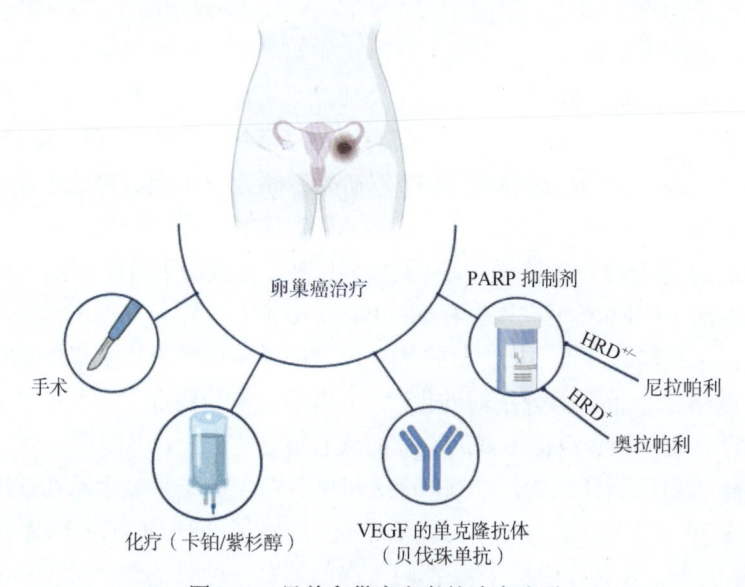

图13-1 目前卵巢癌患者的治疗选项

行肿瘤细胞减灭术，随后给予含铂化疗并加用抗血管内皮生长因子（VEGF）抗体——贝伐珠单抗，是卵巢癌患者的核心治疗方案。根据患者的HRD状态可以给予PARP抑制剂（借助BioRender.com创作本图）

免疫检查点抑制剂目前正在临床试验中进行评估。其理论依据是程序性细胞死亡蛋白1（PD-1）及其配体PD-L1参与肿瘤细胞的免疫逃逸，因此阻断这些检查点可以使宿主的免疫系统清除肿瘤细胞。然而Ⅲ期试验IMAGYN050并未显示在辅助化疗中加用PD-L1抑制剂（阿替利珠单抗）可以带来生存获益。包括使用PD-L1抑制剂avelumab在内的多项试验因未能达到改善生存的研究终点而被提前终止。到目前为止，免疫检查点抑制剂在EOC中的作用尚不明确。

13.1.3　复发

即便接受了最高水平的一线治疗，大多数患者终究会复发。既往根据肿瘤对铂类药物治疗耐药或敏感复发（PFS＜6个月 vs. PFS＞6个月）进行分类的方法应该被摒弃。相反，决定是否使用铂类药物进行治疗，应更多地基于患者个体因素考虑，而不是只看PFS。手术在远期复发EOC中的作用已在AGO发起的DESKTOP系列试验中得到证实。在DESKTOP Ⅰ和Ⅱ试验中，研究者构建了"AGO评分"，内容包括：①初次手术无肿瘤残留；②ECOG体能状态0～1；③腹水＜500mL。借助这个工具，可以预测75%的患者能够在复发阶段实现肉眼下的完全切除[16]。在这之后的DESKTOP Ⅲ试验中，AGO评分阳性且在复发阶段可手术的患者（无肿瘤残留），其OS比未手术患者长7.7个月。

尽管DESKTOP Ⅲ试验已表明，对于远期复发的EOC患者应考虑进行第二次细胞减灭术，但化疗仍然是复发时的标准治疗，无论是在手术后使用，还是更普通的单独使用。

如果铂类药物可选，则可以使用卡铂+聚乙二醇脂质体多柔比星（PLD）或卡铂+吉西他滨等联合疗法（如果能耐受的话）。铂类敏感的情况下（定义为在接受基于铂类药物化疗后至少为疾病稳定），PARP抑制剂可用作未经PARP抑制剂治疗患者的维持治疗。

对于未在一线治疗中接受贝伐珠单抗治疗的患者，使用抗VEGF抗体也是一个选择。

对于不适合铂类药物治疗的复发病例，可使用单化疗药物，如PLD、吉西他滨或拓扑替康。针对难治性患者人群中未经贝伐珠单抗治疗的患者，同时给予贝伐珠单抗也是一种选择。

鉴定能反映当前疾病状态和肿瘤活动的新型生物标志物，可以优化肿瘤治疗的预测和监测，并有助于对EOC生物学的深入了解。尽管EOC具有快速进展并伴腹水形成和腹膜腔内转移的特征，但肿瘤细胞的血源性播散也是上皮源性实体瘤中的常见现象，且已有数据支持其在EOC中有临床相关性。

13.2　卵巢癌中的播散肿瘤细胞

在应用基于铂类药物的化疗之前，20%～60%（取决于不同检测方法）EOC患者的骨髓（BM）中可以检测到播散肿瘤细胞（DTC）。这些细胞的存在与晚期肿瘤分期、病灶残留和治疗反应显著相关，但与组织学类型和淋巴结转移无关[18]。除了两项采用不同方法的早期研究外[19,20]，DTC与PFS和OS降低的预后相关性已经得到证实[21-24]。此外，化疗后仍存在的DTC表现为EpCAM阳性且不凋亡，其数量的显著增加与PFS的显著降低相关[25]。有趣的是，同样在当前免疫治疗策略的背景下，姑息治疗时增加EpCAM特异性免疫治疗可减少或清除DTC及CTC[26]。

不过卵巢癌骨转移却很少见[27,28]；因此，这些发现提示BM似乎只是孤立肿瘤细胞的临时归巢位点，它们可以在BM中持续存在并可能诱导疾病复发。在随后的几年里，学术界已经很好地证明了DTC对预后的负面影响与其在基于铂类药物化疗后的持续存在以及其干细胞特征有关[29]，众所周知，干细胞特征会导致其对各种化疗药物和放疗的耐受[30]。就这一点而言，出现在治疗后且持续存在的细胞角蛋白（CK）阳性DTC也表达干细胞标志物Lin-28和（或）SOX-2，甚至在治疗开始前已存在，这解释了在治疗前后，DTC由阴性转变为阳性患者的PFS为何显著缩短。除了检测到CKpos/SOX-2pos（LIN-28pos）DTC外，在所有患者中鉴定出了CKneg/SOX-2pos（LIN-28pos）细胞，这引发了学术界的假设：这些DTC可能与已经发生表型变化的肿瘤细胞有关，即所谓的EMT[29,31]。在这样的背景下，体外实验和小鼠模型揭示了化疗诱导的Jagged1（一种成骨细胞中的癌症驱动因子）的一种功能——促进骨转移的化疗耐药，EOC患者治疗后骨髓样本中成骨细胞Jagged1染色的增加证实了这一点[32]。

13.3　EOC中的CTC：走进单细胞分析时代？

液体活检的分析物对于了解推动EOC患者疾病进展以及不良治疗反应的各种成分有着巨大的潜能（图13-2）。这些信息对于发现新的治疗靶点和（或）生物标志物进而实现早期治疗干预而言至关重要。但截至目前，由于检出率低，循环肿瘤细胞分析主要被用于部分富含CTC的EOC患者，所提供的信息非常有限。此外，由于对CTC的异质性特征及其如何影响疾病进展的认识不足，对从所谓的批量CTC中获得信息的价值存在疑问。

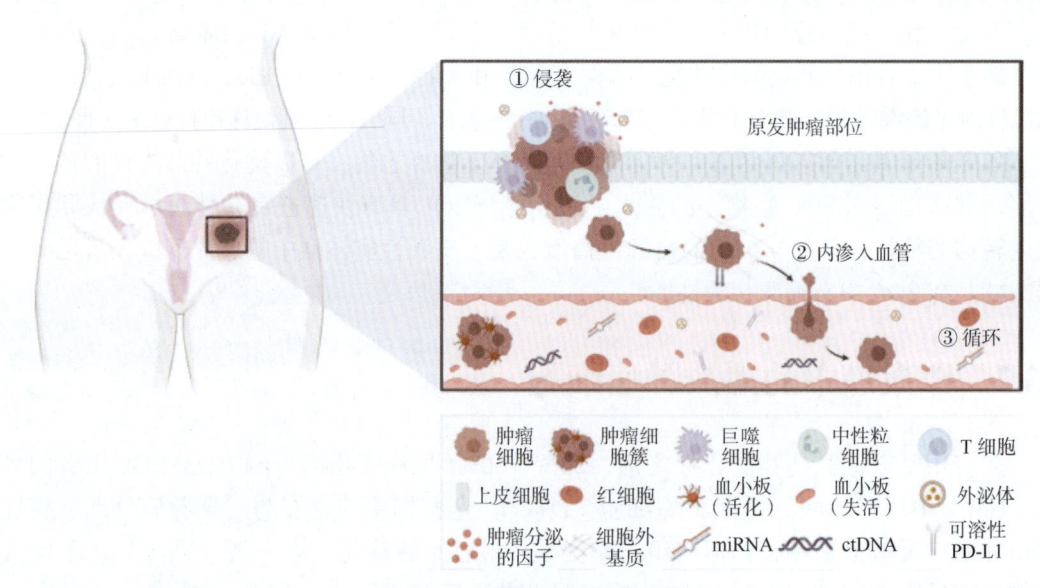

图13-2　卵巢癌中的液体活检
肿瘤细胞离开原发部位①，并以单个循环肿瘤细胞或肿瘤细胞簇的形式进入血管②。其他有前景的液体活检分析对象包括循环肿瘤DNA（ctDNA）、微小RNA（microRNA）、外泌体，以及免疫细胞和其他肿瘤相关因子（借助BioRender.com创作本图）

利用CellSearch系统所进行的CTC鉴定工作提供了很好的临床数据，该系统包括基于EpCAM的免疫分离并借助细胞角蛋白（CK）免疫荧光染色阳性进行基于图像的CTC验证。但是将这种成熟的方法应用到EOC中的CTC筛选时却受到了一定的限制，因为EOC

患者的CTC表现为EpCAM低表达，尤其是在治疗后[33,34]。尽管已有报道显示EpCAM阳性CTC的存在对乳腺癌患者的PFS和OS有很大的影响[35]，但这些数据并不能在EOC患者中复现[33,34]，这强调了EOC中的CTC筛选可能更具挑战性，也提示在这种恶性程度更高的疾病中，CTC的异质性也更强。接下来所介绍的研究将为基于EpCAM的CTC识别方法提供深入的见解，也会汇总研究人员在EOC中所面临的诸多阻碍。

作为OVCAD联盟成员的代表，Obermayr等曾采用两种不同的方法鉴定EOC患者化疗前后的CTC。第一种方法基于EpCAM和CK阳性的免疫荧光染色，发现在139个分析样本中CTC的阳性率为3.8%。因此，作者在后续的EOC队列中扩充了他们的免疫荧光染色方案——增加EGFR、HER2和MUC1染色，这使得治疗前样本的检出率提高到26.5%，治疗后随访样本的检出率提高到7.7%。在随访样本中，将多标记染色方案鉴定出的CTC用于存活和干细胞样融合基因*MECOM*和（或）*HHLA1*的荧光原位杂交（FISH）分析，其结果与不良预后显著相关。作者发现了一群"模糊"的CTC，具体表现为多标志物（该研究所用标志物组合）染色程度低或完全缺失，和（或）细胞的形状或大小异常。对1个或2个融合基因进行的FISH分析确认这些细胞是另一种CTC细胞亚群，可能是非上皮性CTC[34]。

近期发表的一项研究采用CellSearch系统分离HGSOC患者的CTC，并且与基于EpCAM的免疫分离法所获得的结果进行了比较[33]。相较于CellSearch系统21%的CTC检出率，后者可以将CTC的检出率提高到63%。但是，CTC的存在并不会显著影响PFS或OS。不过，在基于EpCAM的免疫分离后，使用包括*CK19*、*MUC1*、*CD24*、*CD44*、*TIMP1*和*CXCR4*在内的基因表达组合显示，*GAPDH*、*TIMP1*、*CK19*和*MUC1*的联合检测足以在EOC患者中检测出更具间充质和侵袭特征的CTC[33]。

在Aktas等早期的研究中，他们分析了122例EOC患者术前和（或）化疗后的DTC和CTC。用靶向EpCAM（GA 73.3）和MUC1（AdnaTest BreastCancerSelect）的免疫磁珠捕获CTC，然后使用RT-PCR分析*HER2*、*MUC1*、*CA-125*和*GA733-2*转录本[36]。如果其中一个转录本的表达超过了阈值浓度，则认为该样本为CTC阳性。术前CTC的总体检出率为19%，其中分别有31%表达*EpCAM*，50%表达*MUC1*，31%表达*HER-2*以及50%表达*CA-125*。化疗后的CTC检出率为27%，其中68%表达*EpCAM*，47%表达*MUC1*，21%表达*HER2*以及37%表达*CA-125*[36]。无论在治疗前还是治疗后，CTC的存在与OS的缩短显著相关，但与PFS无关，作者解释是由近半数患者的肿瘤未被完全切除所致。值得注意的是，CTC阳性在有肿瘤残留负荷的患者中更为常见[36]。

几年后同一个团队采用发表于2011年的相同CTC筛选程序，对143例初诊EOC患者的*EpCAM*、*MUC1*、*MUC16*和*ERCC1*（excision repair cross-complementation group 1，切除修复交叉互补组1）转录本进行了分析研究。总体CTC阳性率为14%，与OS降低显著相关，且多因素分析表明*ERCC1*阳性CTC的存在与PFS、OS降低及临床的铂类耐药显著相关，然而并未发现与原发肿瘤组织样本的ERCC1免疫组化染色存在任何显著的关联[37]。这些结果强调，CTC分型在结局预测方面可能优于组织分析。在随后的一项研究中，对65例EOC患者化疗前后的配对血液样本所做的分析进一步确认了在CTC中出现和持续存在的*ERCC1*转录本与不良PFS和OS的相关性[38]。将*ERCC1*转录本作为额外的、

独立于 *EpCAM*、*MUC1* 或 *CA-125* 阳性之外的 CTC 识别标志物，使得 CTC 的术前检出率从 23% 上升至 40%。在化疗后，*ERCC1* 转录本与 *EpCAM*、*MUC1* 或 *CA-125* 的转录本同时存在提示 PFS 和 OS 的缩短，且 *ERCC1* 阳性与铂耐药相关[38]。相反，Zhang 等在对 109 例 EOC 患者的样本分析中证实，使用靶向 EpCAM、HER2 和 MUC1 的免疫磁珠捕获法，然后分析 *EpCAM*、*HER2*、*MUC1*、*WT1*、*P16* 和 *PAX8* 的转录本，可以实现更高的 CTC 检出率（90%）。在 40/109 例患者中完成了多次采样，结果显示 *EpCAM* 和 *HER2* 转录本的增加与化疗耐药显著相关，而与没有 *EpCAM* 阳性 CTC 的患者相比，携带这群细胞的患者 OS 明显更短[39]。

显然，即便使用相似的富集和检测方法，CTC 的检出率也不尽相同。尽管已做出很多努力，EOC 患者仍然需要一种理想的 CTC 分离方法，因为这些患者携带了具有异质性的 CTC 群体。

Chebouti 等强调了间质样 CTC 对 EOC 患者的重要性。在 91 名治疗前的 EOC 患者中，先使用免疫磁性筛选，然后使用多标志物 RT-PCR 检测上皮样 CTC（*EpCAM*、*MUC1* 和 *CA-125*）和处于 EMT 状态的 CTC（*PI3K*、*AKT-2* 和 *TWIST*），检出的 CTC 中 24% 为上皮样，58% 为 EMT 样。在治疗之后，EMT 样 CTC 增加至 76%，而上皮样 CTC 只出现在 12% 的患者之中。此外，只在少数被分析样本中发现了上皮样和 EMT 样转录本的双重阳性 CTC。有趣的是，除了铂类化疗对 EMT 样 CTC 的治疗性筛选外，表达 *PI3K* 和 *TWIST* 的双阳性 CTC 也仅出现在治疗后，反映出了肿瘤应对某种化疗的演变。除此之外，若在初次诊断时检测到上皮样 CTC 及 *PI3Kα* 转录本的存在，则提示预后不良[40]。

为了提高患者的 CTC 检出率，多项研究在 EOC 中建立了不依赖 EpCAM 表面表达的无标记 CTC 富集法。在这方面，Obermayr 等采取一种降阶策略构建了一个基因表达组合，即利用多重标志物 RT-qPCR 识别 *CCNE2*、*DKFZp762E1312*、*EMP2*、*MAL2*、*PPIC* 和 *SLC6A8* 转录本，用于妇科癌症患者中的 CTC 检测。尽管在原发性（28.6%）和复发性乳腺癌（80.6%）中有着良好的 CTC 检出率，但 23 例 EOC 患者样本的调查显示，采用 *CCNE2* 或 *MAL2* 基因过表达所得出的阳性率为 19%。后者的低表达率可以解释为 CTC 的富集不足，它们是通过使用少量掺入细胞而获得的，这会导致假阴性结果，这也是 EOC 患者 CTC 计数低的原因[41]。此外，该研究中没有一位 EOC 患者的 *EpCAM* 转录为阳性，这也支持我们前面的论述，即利用 EpCAM 在这些患者中进行 CTC 鉴定的适用性有限。该团队的另一项研究使用包含 11 个基因的基因表达组合，对来自 OVCAD 联盟的 77 例 EOC 患者化疗前后配对样本进行了检测[42]。使用包括 *PPIC*、*GPX8*、*CDH3*、*TUSC3*、*COL3A1*、*LAMB1*、*MAM*、*ESRP2*、*AGR2*、*BAIAP2L1*、*TFF1* 和 *EPCAM* 在内的多个标志物组合，他们在治疗前后分别检测到了 24% 和 20% 的 CTC 阳性患者。此外，他们证明了化疗后 *PPIC* 阳性 CTC 的存在与明显更短的 PFS 和 OS 相关，而在基线时的检测与生存并无关联。作者得出结论：化疗后的 *PPIC* 阳性 CTC 是一个更具侵袭性的亚群，提示治疗反应不佳[42]。尽管这些研究表明各种无标记富集法也能够检测 EOC 患者中的 CTC，但其检出率并未优于那些基于 EpCAM 的方法。

Kolostova 等在 EOC 患者中使用了基于细胞大小的 CTC 富集法（MetaCell®）对直径大于 8μm 的细胞进行捕获。在完成根据大小和细胞核形态所进行的细胞形态学分析后，再将CTC培养3~6天，然后进行基因表达分析[43]。多标志物基因表达分析（*EpCAM*、*MUC1*、*MUC16*、*KRT18*、*KRT19*、*WT1*、*VEGFA*、*HER2*）在92%的病例中确认了CTC的形态学特征，并发现*EpCAM*、*KRT7*、*KRT18*、*MUC16*和*WT1*基因的表达相对增加。作者能够清晰地鉴别出CTC阳性和CTC阴性患者，并建议采用多个基因的联合来评估患者的CTC状态。值得注意的是，大多数CTC阳性患者展示出了*EpCAM*转录本的升高[43]。

Guadagni等在采用磁性CTC分离CK阳性/CD45阴性细胞之后使用了一种CTC培养的方法，随后评估了一种细胞活性Annexin V-PE检测方法，该方法可以实现10种不同药物的化学敏感性测试，从而选出最有效的药物进行低氧腹腔隔离灌注（hypoxic isolated abdominal perfusion，HAP）治疗。他们在细胞培养扩增前后进行了短串联重复序列（short tandem repeat，STR）分析或mRNA和蛋白表达分析，以确保CTC的特征在培养过程中没有发生表型改变[44]。他们使用包括*EGFR*、*VEGFR*、*p53*、*MDR1*、*TYMS*、*DHFR*、*SHMT1*、*ERCC1*和*GST*在内的肿瘤基因表达组合对CTC进行分型，并且使用实体瘤疗效评价标准（response evaluation criteria in solid tumor，RECIST1.1）分析了经HAP治疗30~45天后的临床反应。基因表达分析显示，8例患者有*p53*和多重耐药（*MDR1*）基因表达的转录本，3例患者有*ERCC1*转录本，9例患者有*GST*转录本，后两个基因都与铂耐药有关。在15个月的中位OS时间之后，8例患者疾病稳定、1例患者部分缓解、1例患者完全缓解，化疗敏感性预测的准确率为60%[44]。尽管这是一项小型的探索性研究，但它提出了一种创新方法，有望将CTC检测及分型用于EOC患者的个体化治疗选择。

Guo等将无标记富集法与多标志物染色法相结合，应用EPCAM、CK7/17、vimentin、HE4、CD45和DAPI对61例EOC患者进行了上皮间质样CTC的检测。尽管CTC灵敏度达73.3%，优于CA-125所获得的结果（56.7%），但CTC总体特异度较低，不过与"CA-125水平升高≥35U/mL"这一指标相结合之后，特异度则能达到86.7%。作者得出结论：在整个实验设置中，将HE4阳性与EMT标志物阳性这两个指标结合起来最能描述EOC患者的CTC表型，因此可以作为腹部有可疑肿块患者的一个实用诊断工具[45]。

Kim等使用离心微流控装置和流体辅助分离技术（FAST）在13例EOC患者中进行CTC的富集、收集和检测，并将灵敏度和临床预测价值与检测CA-125水平得到的结果进行比较。在多个采样时间点通过CK、EpCAM、CD45和DAPI的免疫染色对CTC进行评估，结果显示应用治疗药物之前的CTC阳性率达到了84.62%[46]。作者能够重复地分离出CTC，并证实当检测结果与疾病的临床病程相关联时，CTC计数要优于CA-125检测[46]。这些结果与Zhang等的研究结果非常相似，Zhang等也提示检测CTC可能是比检测CA-125水平更准确的预后工具[39]。

现在大量的研究聚焦于在EOC患者中同时筛选出上皮样和EMT样CTC的方法。在这样的背景下，Po等通过使用靶向EPCAM和N-钙黏蛋白的免疫磁珠分离EMT样CTC，随后采用免疫荧光分析检测DAPI、CK、CD45和vimentin或VE-钙黏蛋白或N-钙黏蛋白。因为他们注意到与单独使用EPCAM磁珠相比，使用N-钙黏蛋白磁珠时，会增加循环内皮细胞（CEC）的捕获数量，因此将VE-钙黏蛋白染色纳入进来以便区分CTC和CEC[47]。此外，当把EPCAM和N-钙黏蛋白的免疫捕获联合使用时，他们能分离出数量比之前高3倍的CTC。然而作者也指出由于CEC捕获的增强，同时也需要增加额外的免疫荧光鉴别，以避免假阳性结果[47]。

Wu等使用了一种创新的方法，他们借助可以靶向不同CTC表型的EpCAM和N-钙黏蛋白核酸适配体，使用聚乳酸羟基乙酸共聚物（PLGA）纳米纤维微流控装置在EOC中进行CTC的捕获和释放。为避免非特异性结合，他们给PLGA纳米纤维修饰上牛血清白蛋白，此法能够在掺入癌细胞的健康血液中捕获89.36%±2.27%的OvCar3细胞和87.20%±3.35%的A2780细胞[48]。作者将7个EOC患者样本和7个健康捐献者样本的结果进行了比较，根据免疫荧光染色Hoechst33342和CK阳性进行CTC鉴定，结果发现仅在EOC患者中捕获到了CTC，检测结果为1～13个CTC[48]。

CTC通过上皮-间充质可塑性（epithelial-mesenchymal plasticity，EMP）机制可以形成很多亚群，这对现有CTC的区分判断仍是一个挑战，即哪些会影响临床结局，哪些甚至还会为EOC提供新的治疗选择。Pradeep等的开创性工作很好地展示了EOC细胞如何在共生小鼠模型中发生血液播散，并明确了ERBB3是CTC在EMT过程中发生表型改变的原因。他们通过多个实验证明，干扰ERBB3/NRG1信号轴可以减少转移扩散。基于此，他们进一步在217名患者的肿瘤组织样本中证实，ERBB3低表达与OS的改善显著相关[49]。正是基于这些基础性的结果，多项临床试验在EOC患者中探索了抗ERBB3治疗的疗效[50,51]；但不幸的是，与现有治疗方案相比，并未发现OS或PFS的改善。因此，挖掘更多关于疾病进展及其驱动力的信息是当前的一个迫切需求。

众所周知，EOC的特征是全基因组不稳定，表现为广泛的拷贝数变异（CNV）并伴有CCNE1、MYC和MECOM扩增；PTEN、RB和NF1缺失；TP53突变（96%）以及频发的BRCA、NF1、RB1和CDK12突变[52]。未来的液体活检方法还应该关注那些将原发组织和转移部位进行比较的研究结果。在这方面，Lee等最近发表了一项利用HGSOC患者原发肿瘤组织样本和转移灶样本进行的多组学研究。他们发现了术后无残留肿瘤负荷的患者样本与新辅助治疗组患者样本在分子和细胞层面的差异。作者发现在第一组EOC患者中NF1基因和NF1转录本的丢失明显更高，且结合新抗原的水平明显更高，这与T细胞浸润相关。仅在疗效不佳的新辅助治疗人群中检测到了CSMD3和PIK3CA无义突变[53]。在克隆演化方面，他们未能证明转移灶和原发肿瘤组织之间存在任何主要基因的差异，因此其结论是导致复杂的基因组不稳定的主要事件发生在疾病早期[53]。与之相似，另一项研究分析了132名原发和复发HGSOC患者的253个肿瘤样本的CNV，并通过不同CNV特征的分析得出结论：大多数患者的CNV特征呈混杂状态，提示早期的TP53突变会引发多重突变过程，进而导致共演化[54]。

进一步的研究可能有助于阐明CTC是否在疾病的早期就已出现，以及它们是否能作为良好的预后预测工具提示完全的"肿瘤切除"。另外，目前关于CTC在EOC中扮演何种角色以及CTC在治疗反应不佳中起到何种作用的认识十分匮乏。因此，在EOC中迫切地需要一种优质的CTC检测方案，且更详细的单细胞信息可能有助于克服检出率低下的问题。目前，分析单个循环肿瘤细胞（single CTC，sCTC）的方法正在进行之中，以期获取更多CTC克隆演化及其对疾病进展和（或）治疗耐药影响的相关信息[55-60]。

关于sCTC分析的应用，目前仅有Blassel等完成的一项小型研究，他们采用无标记富集法联合EpCAM和MUC1免疫荧光染色，对3名EOC患者的sCTC进行了研究。他们通过显微操作收集sCTC，然后使用多重RT-PCR分析sCTC的转录谱。然而该研究主要聚焦于构建一个用于检测上皮样、EMT样和干细胞样sCTC的多标志物组；这些亚群已经能够体现出患者内部sCTC的异质性[61]。

我们很快就可以期待从EOC患者的肿瘤组织中获得更多单细胞水平的信息。在该背景下，HERCULES计划旨在通过单细胞分析对HGSOC进行全面的分型，并打算分别从治疗前和化疗后的原发肿瘤组织中获取单细胞信息进行比较研究。此外，还将对循环肿瘤DNA进行分型，并在患者来源的体外培养细胞中对不同药物进行化学敏感性测试。这一计划可能会加深我们对基因变异所致化疗耐药的认识，还可能发现能够预测治疗结果并在未来提供新型治疗方案的生物标志物。希望这些努力能为液体活检研究铺平道路，以便尽快为EOC患者开发出精准、微创的治疗监测工具。

13.4　卵巢癌的循环游离DNA和循环肿瘤DNA

在过去的5年里，有很多团队对EOC患者中的循环游离（cell-free，cf）DNA进行了探索，评估其在早期诊断、预后、耐药和治疗反应方面的价值[63-65]。接下来会简要地总结与之最相关的一些发现。

很多年以来，临床医生对于EOC的检测依赖传统的血清生物标志物CA-125的测定。因此，EOC中的循环肿瘤（ct）DNA水平也经常被认为与CA-125水平显著相关[66]。不过ctDNA水平似乎更特异和准确地描绘出肿瘤负荷的实时样貌[67]。因此，ctDNA的分析将有望使我们对肿瘤基因组的面貌有更全面的了解。一个具有挑战性的障碍是实际上ctDNA只是构成癌症患者血液中总cfDNA的非常小的亚组。ctDNA片段长134～144bp，据报道要短于长度约为166bp的cfDNA[69,70]。总cfDNA中的ctDNA含量可能会因为肿瘤类型、疾病分期（原发性或转移）、临床病理特征以及肿瘤微环境的影响而呈现出很大的差异[71,72]。此外，其他非恶性细胞释放出的cfDNA使得ctDNA水平的检测非常具有挑战性，在肿瘤疾病的早期阶段尤其如此。因此，分析之前应对血液采样和DNA分离的标准操作程序进行准确评估[73,74]。

13.4.1　检测方法

总的来说，用于检测和量化ctDNA的方法多种多样，在敏感性和特异性方面都有所不同。分离cfDNA/ctDNA的方法包括相分离法、硅膜离心柱法和磁珠分离法[65,75]。对于cfDNA/ctDNA的检测，特别是热点突变检测，有多种基于PCR的检测方法，包括实时PCR、甲基化特异性PCR、数字PCR或微滴数字PCR（droplet digital PCR，ddPCR），以及小珠-乳浊液-扩增-磁性-数字PCR，即BEAMing（beads-emulsion-amplifcation-magnetics digital PCR）[65]。想要以不同的检测能力来评估基因改变，还可以使用基于二代测序（NGS）的方法。这些方法包括安全测序系统（safe sequencing system，SafeSeqS）、癌症个性化深度测序（cancer personalized profiling by deep sequencing，CAPP-Seq）、标记扩增子深度测序（Tam-Seq）和靶向错误校正测序（targeted error correction sequencing，

TEC-Seq）。要想鉴定新的、没有已知信息的变异，全基因组测序（WGS）和全外显子组测序（WES）是实用的工具[77,78]。此外，NGS还能够检测CNV[76]。这些方法虽然很有效，但相对耗时且需要专业的生物信息学分析。

目前已有多种方法被用于EOC。ddPCR需要对突变基因进行预鉴定，检出限为0.002%，但具有高特异度（81%）、高灵敏度（99%）以及90%以上的高检出率[79]。基于NGS的方法也被用于EOC中的ctDNA分析，Tam-Seq被证明是其中最敏感的方法[64,80]。ctDNA也被用于识别EOC患者的癌症特异性甲基化模式[81]。这些技术包括甲基化特异性PCR（MSP）、实时甲基化特异性PCR（RT-MSP）、多重巢式甲基化特异性PCR（multiplex nested methylated-specific PCR，MN-PCR）、基于微阵列的甲基化测定（microarray-mediated methylation assay，M3-assay）以及靶向超高覆盖率亚硫酸盐测序（targeted ultrahigh coverage bisulfite sequencing，TUC-BS）。在EOC中，最常用的方法是MSP，其检出限为0.01%，且具有很高的特异度和灵敏度[64,82-88]。

13.4.2 甲基化

在EOC患者中，ctDNA中肿瘤抑制基因 *RUNX3*、*TFP12*、*RASSF1A* 和 *RASSF2A* 的启动子甲基化已被证实是发病过程中的一个早期事件[83,89]。在接受基于铂类药物化疗后复发的EOC患者中可以检测到具有特异性改变的不同甲基化模式，这被证实与生存显著相关[90,91]。同样地，在不同的肿瘤抑制基因中，RAS相关结构域家族（RASSF）与各种恶性肿瘤的发生有关[92,93]，它被认为是有前景的EOC生物标志物，在组织中的异常率为51.1%，在相应的血浆样本中的异常率为36.2%[84]。EOC患者在化疗2个周期后甲基化ctDNA水平的降低与治疗反应有关[94]。使用实时定量PCR检测106例EOC患者的 *RASSF1A* 启动子甲基化的检出率为50%，并且20对肿瘤/血清样本的结果是一致的。此外，对9名患者的随访样本分析显示，疾病进展与ctDNA甲基化变化之间存在一致性[82]。对患者原发肿瘤、癌旁组织和血浆样本中 *RASSF1A* 启动子甲基化的首个直接比较研究表明，在62.3%的研究病例中，原发肿瘤样本和相应血浆的结果一致。而且，*RASSF1A* 超甲基化被发现与总生存期降低和疾病复发有关[87]。此外，通过分析同一组EOC患者，作者证实原发肿瘤和配对的ctDNA之间的雌激素受体1（ESR1）甲基化存在统计学的显著一致性[87]。对138例ⅠC～Ⅳ期EOC患者的血浆样本进行分析发现，与化疗前相比，复发时 *hMLH1* 基因甲基化改变的显著增加与不良OS相关。

13.4.3 突变

在EOC中，学术界已经对ctDNA的癌症特异性突变（主要是 *BRCA1/2* 和 *TP53*）进行过较好的描述，其中 *TP53* 是EOC中最常见的突变，约占体细胞突变的96%[52]。在该背景下，*TP53* 突变ctDNA的检出率为75%～100%[96]，*BRCA1/2* 突变的血浆ctDNA的检出率约为25%[97]。Parkinson等已经很好地证明：*TP53* 突变等位基因分数在一个化疗周期后下降≤60%与治疗效果不佳及更快出现疾病进展相关，而下降＞60%则预示着更晚出现疾病进展[98]。胚系 *BRCA1/2* 突变的出现有很高的临床相关性，因为它与基于铂类的化疗和 PARP 抑制剂治疗的疗效有密切关系。对于 *BRCA1/2*，血浆 ctDNA 中检测到回复突变与铂类化疗以及奥拉帕利和鲁卡帕利等 PARP 抑制剂的耐药有关[97,99]。对于后者，与铂类敏感患者相比，铂类难治和铂类耐药患者接受治疗前样本中的 *BRCA1/2* 回复突变显著增加[80]。

13.4.4　cfDNA/ctDNA 在预后、治疗监测及复发预测中的作用

关于 cfDNA 水平的预后作用，各类研究得出了相似的结论。有充分的证据表明，cfDNA 水平升高提示 OS 显著缩短[100-102]，术后持续检测到 ctDNA 则与疾病负荷及复发风险相关，而检测不到 ctDNA 也与没有可检测到的疾病是一致的。此外，在出现疾病复发的 EOC 患者中，血浆 ctDNA 是 PFS 和 OS 缩短的独立预测因子[103]。另一项研究表明，血清 DNA 水平与术后残余肿瘤负荷 ＞ 1cm 及更高复发风险显著相关（$p=0.002$）[101]。该研究团队在另一个 EOC 患者队列中也证实了这些结果[104]。此外，在 144 例接受贝伐珠单抗治疗的铂类耐药 EOC 患者中，cfDNA 水平与 PFS 和 OS 显著相关，可以作为独立的预后因素[102]。

一个更重要的方面是 EOC 中经常出现的染色体不稳定性[52]。通过检测治疗前后高 ctDNA 和低 ctDNA 分子质量成分中的杂合性缺失（LOH），Kuhlmann 等分析了 63 例原发性 EOC 患者手术前和化疗后的 ctDNA。术前，在低 ctDNA 分子质量成分的 D10S1765 和 D13S218 标记处存在 LOH，这与肿瘤分级和 FIGO 分期显著相关。在两者都有的成分中，D6S1581 标记处存在 LOH 也与 OS 相关。此外，在低 ctDNA 分子质量成分中 D10S1765 标记处的单独 LOH 与治疗后骨髓中 DTC 相关[104]。

综上所述，ctDNA 检测是评估 EOC 患者肿瘤负荷最有前景的工具之一。但仍需要更大规模的前瞻性研究来验证 cf/ctDNA 检测的临床实用性，特别是在疾病的早期阶段。关于这一点，目前有大量的临床试验（如 NCT03691012）正在进行评估，最终会提供一些信息确定这些结果在多大程度上指导个体化治疗，也包括靶向治疗或免疫治疗。

13.5　微小 RNA

多篇近期发表的论文都对微小 RNA（miRNA）在 EOC 中的作用进行了综述[105-111]。接下来我们将简要总结这些论文的主要结果。

微小 RNA 是一种短的、单链的、高度保守的非编码小核糖核酸（RNA）分子，长 18～25 个核苷酸，可调节多种基因的表达。为了了解微小 RNA 的规模，超过 1493 个微小 RNA 深度测序数据集的分析估计出人类基因组大约转录了 1917 个微小 RNA 前体序列，产生了 2654 个成熟的微小序列[112]。微小 RNA 在许多生物过程中发挥着重要的调节作用，且作为致癌基因或抑癌基因，在包括 EOC 在内的各种人类恶性肿瘤中扮演着关键角色。在大多数情况下，它们与目标 mRNA 的 3′UTR 相结合，诱导其降解并抑制其翻译。此外，微小 RNA 可以被细胞外囊泡（EV）（如脂质双分子层组成的外泌体）包裹并传递，进而介导局部和远处微环境中的细胞间通信[113]。过去的二十年间，在 EOC 肿瘤组织和（或）

体液（如血清、血浆或腹水）以及健康对照中检测到了诸多异常表达的微小RNA，从而发现了潜在的诊断和预后生物标志物。此外，微小RNA还被认为可以对癌症微环境进行重编程，从而助力癌症的生长和进展[114]。

13.5.1 卵巢癌中最常被检测到的微小RNA

Yokoi等使用4046份血清进行了一项大规模研究，得出了一个基于10种微小RNA的诊断模型，该模型可以区分EOC患者与健康人群，灵敏度为99%，特异度为100%，因此具有很高的效率与准确度[115]。从该研究中得到的前十种微小RNA分别为miR-320a、miR-665、miR-1275、miR-3184-5p、miR-3185、miR-3195、miR-4459、miR-4640-5p、miR-6076和miR-6717-5p。在此背景下，Suryawanshi等发表了一篇关于组织学差异的研究论文，血浆miR-21、miR-191和miR-1975的联合可以区分子宫内膜异位症相关癌症和浆液性癌，而miR-21、miR-362-5p和miR-1274a可以区分子宫内膜异位症和子宫内膜异位症相关癌症[116]。最近发表的一项研究明确了miR-508-3p是间充质亚型EOC的主要调节因子，这可能有助于该疾病的早期诊断[117]。

miR-200家族是最目前人们了解最深入的微小RNA之一。依据Huang等的荟萃分析，miR-200f的高表达与EOC患者较差的生存相关[118]。此外，miR-200a和miR-200c的水平与疾病进展相关，然而miR-200a的水平只在黏液性癌和浆液性癌中升高，在其他EOC亚型中没有这一现象[119]。重要的是，miR-200f也与EMT相关。虽然高水平的miR-200f在上皮亚型状态下抑制ZEB1，但反过来，高水平的ZEB1也在间质亚型状态下抑制miR-200f[120]。

13.5.2 EV中的微小RNA

与正常细胞相比，癌细胞被认为能够分泌更多的外泌体[121]。循环的肿瘤来源外泌体会随着EOC的进展而增加，并且其中的微小RNA谱也与其相应癌症相似[122]。在EOC患者积液上清和血浆样本中鉴定出了外泌体来源的miR-21、miR-23a、miR-23b、miR-29a、miR-99a、miR-125b、miR-200c、miR-320a和miR-484[123]。与健康对照相比，外泌体来源的miR-21、miR-100和miR-320表达上调，而miR-16、miR-93、miR-126和miR-223表达下调[124]。在EOC患者的腹水外泌体中，检测到了miR-149-3p和miR-222-5p表达的上调[125]。

13.5.3 微小RNA在预后、转移和耐药中的作用

Weiner Gorzel等发现HGSOC患者中的miR-433与较差的PFS有关，且诱导了细胞对紫杉醇化学耐药[126]。miR-199a已被证明能够靶向CD44的3′-UTR，从而导致抑制卵巢癌干细胞增殖、侵袭、转移和化疗耐药性[127]。

在大多数情况下，EOC中的微小RNA发挥对转移的负向调控作用；然而，有些微小RNA会扮演正向调控因子的角色，有些会同时发挥促转移和抗转移的效果。在EOC中，

miR-9、miR-181a、miR-18b、miR-19b、miR-205、miR-216a、miR-552、miR-130a、miR-590-3p、miR-29a-3p、miR-21-5p 和 miR-20a 可能通过诱导免疫抑制微环境而促进转移，而 miR-101-3p、miR-130b、miR-135a、miR-139、miR-145、miR-212、miR-340、miR-377、miR-421、miR-506、miR-1236-3p、miR-219-5p、miR-375-5p、miR-612、miR-936 和 miR-202-5p 的过表达则抑制细胞的侵袭和迁移[109,128-130]。相反的是，miR-200 家族成员 miR200a/200b/200c 被证实在 EOC 中可以上调或下调，但这两种表达水平都与不良生存有关[119,131-133]。

与在 EOC 患者组织样本中获得的检测结果一致，miR-590-3p[134]、miR-376a[135]、miR-200a[119] 和 miR-20a[136] 在血浆和血清样本中是升高的，而 miR-122[137] 和 miR-199a[138] 是降低的。

在多重耐药细胞中，miR-141 和 miR-214 过表达可增强顺铂耐药，而 miR-9 介导了顺铂的敏感性；miR-141 或 miR-200c 导致了卡铂的耐药[139-141]。在该背景下，miR-9、miR-506 和 miR-509-3p 与更好的铂类化疗效果有关[142,143]。

在 EOC 中，贝伐珠单抗是一种常用药，通过靶向血管内皮生长因子受体（VEGF-R）抑制血管生成。而抗血管生成的 miR-125b、miR-195-5p 和 miR-199a 被证实靶向 VEGFA，在 EOC 中表现为下调[144,145]。不过由于在贝伐珠单抗治疗中观察到了 PFS 获益，促血管生成的 miR-378 的低表达也被发现与 OS 延长有关[146]。

13.5.4 微小 RNA 与肿瘤微环境

在 EOC 中，微小 RNA 也参与上皮 - 间质间的通信。在 EOC 患者的腹水和活检组织中会出现肿瘤浸润性淋巴细胞（tumor-infiltrating lymphocyte，TIL）、巨噬细胞和自然杀伤细胞，这些细胞组成的免疫抑制微环境可以促进转移[147]。基于此，miR-16-5p 和 miR-124-3p 被证实在 EOC 细胞和周围正常组织中呈现差异化表达，miR-124-3p 已被考虑作为 EOC 的新型生物标志物[148]。此外，在缺氧条件下，EOC 来源的 miR-21-3p、miR-125b-5p 和 miR-181d-5p 可以将巨噬细胞重塑为肿瘤相关巨噬细胞[149]。

13.6 循环免疫标志物

13.6.1 PD-1、PD-L1、PD-L2 和 CTLA-4

早在 2009 年已证实，基于腹腔灌注三功能双特异性抗体卡妥索单抗（catumaxomab）的免疫疗法在晚期 EOC 患者中成功清除了 DTC 和 CTC[26]。因此，肿瘤微环境似乎在这些患者的肿瘤控制和肿瘤发生中发挥着至关重要的作用。同样，调节性 T 细胞（Treg）和 FoxP3 蛋白水平被证实能够产生免疫抑制环境，导致 EOC 患者中更差的 PFS 和 OS[150,151]。此外，在免疫细胞表面表达的 PD-1 和在肿瘤细胞或抗原呈递细胞（如巨噬细胞和树突状细胞）上表达的 PD-L1 和 PD-L2，以及细胞毒性 T 淋巴细胞相关蛋白 4（CTLA-4）都是重要的免疫检查点分子，并作为 EOC 的治疗选项而获得了关注[152]。研究显示 PD-1 阳性的肿瘤浸润性免疫细胞与OS延长显著相关，但PD-1和PD-L1阳性肿瘤浸润性免疫细胞也与淋巴结转移和更高的肿瘤分级相关[153]。然而除了早期的一些不错结果外，EOC患者尚未从免疫治疗中有更高的获益。PD-L1主要由肿瘤细胞表达，与预后差相关[154]；但是后续的研究显示了相反的结果，主要由巨噬细胞表达的PD-L1会导致更长的OS[155]。最近的研究报道显示，抗CTLA-4、抗PD-1或抗PD-L1抗体的治疗应答率仅为10%～15%，但抗PD-1（纳武利尤单抗）和抗CTLA-4（伊匹木单抗）的联合治疗在铂类耐药的EOC中显示出了更好的结果：6个月的总应答率为34%[156]。尽管在肿瘤微环境细胞上表达的这些免疫检查点分子在肿瘤的控制和发生中起着至关重要的作用，但在临床实践中，很难获得可以代表整个肿瘤的活检结果。在此背景下，sPD-L1和sPD-L2作为反映疾病状态和治疗结局的液体活检标志物，被用于83名原发性EOC患者的血清检测[157]。与健康对照组相比，sPD-L1水平升高，而sPD-L2水平降低。高水平的sPD-L1与残留肿瘤负荷、PFS和OS缩短相关，而低水平的sPD-L2与铂类耐药和ERCC1阳性CTC的存在相关，这些CTC亚群与EOC患者铂类耐药和结局不良有关[37, 38]。此外，在铂敏感患者中，sPD-L1水平高于6.4pg/mL与5年生存期的降低显著相关，但当根据该临界值对铂类耐药患者进行分层时，OS并没有差异。Chatterjee等通过将174名EOC患者的结果与健康女性和良性卵巢肿瘤患者的结果进行比较，也证实了sPD-L1水平在EOC患者中的升高[158]。

13.6.2 HLA-G

肿瘤发生免疫逃逸的机制众多，免疫检查点分子人类白细胞抗原G"孕期"（HLA-G，属于非经典MHC-Ⅰ类分子）被认为是EOC发生免疫逃逸的主要因素之一[159, 160]。HLA-G可以在细胞表面表达，能以可溶性HLA-G的形式存在，也能以EV的形式释放[161-164]。最近，Ullah等证明，EOC中HLA-G的产生与炎症细胞因子（白细胞介素-1β和TGF-β）的出现有关，并与微环境耐受细胞（如Treg）强相关，此外还与自然杀伤细胞和记忆性T细胞的减少密切相关[165]。另外，HLA-G常在HGSOC中表达，且在低级别肿瘤中几乎不表达[166]。经典HLA的下调与EOC的不良预后相关[167, 168]；不过HLA-G与预后的关系仍存在争议。在一个包含179名EOC患者的队列中，组织HLA-G表达被证实是改善生存的独立预后因素和铂类敏感的预测因子，而在50名配对患者中，通过酶联免疫吸附试验（enzyme-linked immunosorbent assay，ELISA）测量的血清可溶性HLA-G水平升高与HLA-G蛋白表达或基因表达无关，与生存期也无关。然而，在治疗过程中，sHLA-G水平显著下降[169]。尽管Schwich等证实了总可溶性HLA-G水平的增加，但这与淋巴结状态、转移形成、PFS和OS以及治疗前存在CTC或DTC均无关[170]。此外，Schwich团队发现了EV数量和HLA-GEV的含量显著升高，HLA-GEV水平（非EV数量）仅与疾病进展、残留肿瘤负荷和CTC的存在有关。在没有残留肿瘤负荷或对铂类敏感的患者中，通过HLA-GEV可以鉴别出有高进展风险的患者[171]。同样，在局部晚期乳腺癌中，新辅助化疗前外周血中高水平的HLA-GEV与干细胞样CTC的检出有关[172]。

13.7 总结和未来的方向

EOC是最致命的妇科恶性肿瘤，EOC患者的5年生存率低于50%。这可能归因于缺乏早期检测或诊断以及监测治疗反应的有效肿瘤生物标志物。液体活检是多种生物标志物的重要来源，作为一种非侵入性的临床工具，它在个体化癌症诊疗方面有着很大的潜力。尽管在分离、检测、标准化和验证方面仍有诸多挑战，但对CTC、cfDNA、微小RNA、EV以及循环免疫标志物的分析或许能反映出疾病在某个时间点出现的所有亚克隆，从而可能助力早期干预和治疗管理。目前在EOC领域，还没有CTC和（或）CTC"产物"相关的液体活检系统获得美国FDA的批准。不过各种研究支持cfDNA/ctDNA在EOC中应用的可行性，并很好地展示了cfDNA/ctDNA基因和表观遗传学改变分析的巨大前景。此外，已经对CTC深入分型，单细胞分析将使我们获得更多关于CTC克隆演化及其对疾病进展和（或）治疗耐药影响的信息。此外，生物标志物的鉴定也包括对免疫细胞的分析，这些细胞通过与肿瘤细胞的相互作用而影响疾病的进程。我们还必须要注意，这些生物标志物提供的是补充信息；因此，亟待对这些检测做技术验证，随后是临床验证。最后，对于个体化癌症治疗而言，需要在设计优良的临床研究中纳入大量患者，并且必须证实液体活检方法在改善患者预后方面的实用性。

（齐晓伟　田　浩　译）

扫码见第13章参考文献

第14章 循环肿瘤细胞分离和分子图谱及潜在治疗干预

Payar Radfar，Hamidreza Aboulkheyr Es，Arutha Kulasinghe，Jean Paul Thiery，Majid Ebrahimi Warkiani

摘 要 全面的肿瘤分型对于患者接受靶向治疗是必不可少的。液体活检，特别是循环肿瘤细胞（CTC）的应用，在癌症患者的治疗和管理方面显示出巨大的前景。在细胞和分子水平上对CTC的深入了解可以提供关于癌症扩散机制及导致治疗药物固有和获得性耐药途径的线索。在此，我们讨论了当前在单细胞分辨率下分离和分析CTC的方法，以及用于癌症管理的医疗应用。

关键词 循环肿瘤细胞；单细胞分析；CTC分离；靶向治疗

14.1 背景

癌细胞具有极强的异质性，这种变异性似乎是目前改进癌症治疗的主要挑战之一[1]。一种有可能积极改变癌症治疗的新兴临床模式被称为"精准癌症医学"[2]，其基本前提是选择性地将患者的肿瘤特征与最佳治疗策略匹配。近年来，我们对驱动肿瘤进展和转移的分子变异的了解有了很大的提高，这种认识已经彻底改变了各种类型癌症的临床治疗。癌症基因组驱动因素的识别导致了新一代治疗药物的开发，这些药物被称为"靶向治疗"，它们定位于参与癌细胞增殖和其他存活机制中的特定基因和（或）蛋白质。这种疗法的开发只有在致癌驱动因素导致基因突变或转化细胞的生化信号在实验室得到确认和严格测试后才能进行。此外，尽管在检测和鉴定方面取得了进展，但几乎不可避免还是会观察到对

Payar Radar 和 Hamidreza Aboulkheyr Es 与其他作者做出同等贡献。

P. Radfar · H. A. Es
School of Biomedical Engineering，University of Technology Sydney，Sydney，Australia

A. Kulasinghe
School of Biomedical Sciences，Institute of Health and Biomedical Innovation，Queensland University of Technology，Brisbane，QLD，Australia

Translational Research Institute，Brisbane，Australia

J. P. Thiery (✉) e-mail: tjp@gzlab.ac.cn
Institute of Molecular Cell Biology A*STAR，Singapore，Singapore
Guangzhou Laboratory，Guangzhou，China
Institute of Molecular Medicine，Sechenov First Moscow State University，Moscow，Russia

M. E. Warkiani
School of Biomedical Engineering，University of Technology Sydney，Sydney，Australia
Institute of Molecular Medicine，Sechenov First Moscow State University，Moscow，Russia

各种靶向治疗的治疗性抗拒[3]，特别强调的是，特定癌基因突变的发展是这种内在和获得性耐药的重要来源。因此，必须继续监测治疗效果。反复的组织活检很难进行，因为有侵袭性，而且由于肿瘤的位置，通常是不可能的。另一种方法是在单细胞分辨率下对各种类型的CTC（图14-1）进行分子分析，包括单个细胞和成簇的细胞。这种细胞提取方法被称为液体活检，强调使用CTC作为一个强有力的工具对各种癌症患者的治疗耐药机制进行鉴定[4]。此外，随着单细胞分析和克隆进化研究的进展，各种癌症特异性突变的鉴定可以应用于CTC液体活检，以监测治疗压力下的肿瘤演变。对于CTC簇的研究揭示出，与单细胞CTC相比，它们具有更高的转移潜力，其中有的簇还可能包含具有免疫逃避策略的肿瘤微环境（图14-1）[5]。在此，我们重点介绍单细胞分离和单个及簇状CTC作为生物标志物进行分析的最新进展，以了解在精准癌症医学中驱动肿瘤转移的机制。

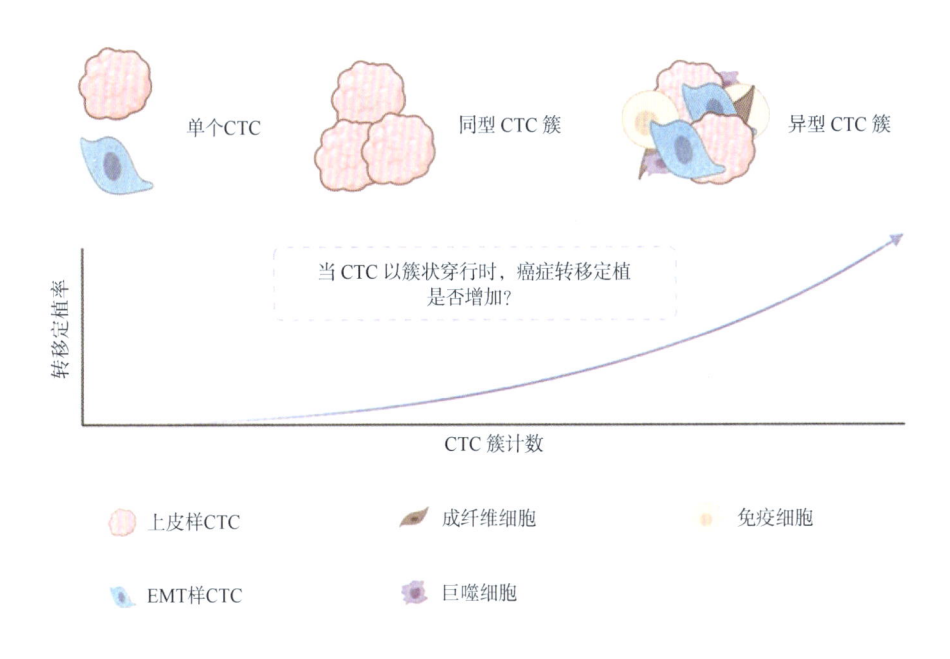

图14-1 对循环肿瘤细胞的研究增加了对癌症转移机制的全面了解。这些肿瘤细胞通常单个或成群（称为簇）在血流中移动。随着单个和簇状CTC分离与分析的进展，未来的研究可以扩展我们对CTC对转移性定植影响的认识[6]

14.2 CTC的细胞和分子特征

CTC为深入了解肿瘤的分子和细胞特征提供了有价值的信息。尤其重要的是确定了启动转移定植的特定CTC，被称为循环癌症干细胞（circulating cancer stem cell，CSC）或转移起始细胞（metastasis-initiating cell，MIC）。因此，CTC的表型可以被解析为它们的转移能力。许多研究在很多癌症中发现EMT和干细胞特性的获得之间存在联系。事实上，人们已经在不同肿瘤类型中具有间质性状的CTC亚群中鉴定了EMT相关和干细胞标志物

（包括CD 44和波形蛋白）的表达；这可能表明CTC存在细胞异质性[7,8]。同样，早期和转移期乳腺癌在转移级联中均表现为间质表型CTC数量的增加[5]。在胰腺癌中，CTC的单细胞RNA测序分析发现，与原发性肿瘤相比，上皮标志物E-cadherin和黏蛋白-1缺失。值得注意的是，CTC中胰腺干细胞标志物乙醛脱氢酶（ALDH）1A1和ALDH 1A2的表达与EMT状态无关，这表明在该胰腺癌模型中EMT和干细胞性可能无关[9]。除了这些发现之外，研究还强调了CTC在调节免疫抑制微环境中的作用，在单个CTC和CTC簇上都检测到了免疫检查点蛋白程序性死亡配体1（PD-L1）的表达[10-14]。从头颈癌患者分离的单个CTC和CTC簇上也发现了PD-L1的表达，这可能表明CTC可用于预测这种癌症类型的免疫治疗反应[14-16]。

14.2.1 CTC的转移潜力

CTC可以从血液和淋巴管渗出至远处器官。CTC的渗出和定植受到多种因素的影响，包括血液循环模式[17]、靶器官的毛细血管壁结构[18]、调节CTC黏附的基因[19]、内皮连接破坏[20]和肿瘤微环境，这些因素允许播散性肿瘤细胞（disseminated tumour cell，DTC）的生长及其对这些条件的适应[21,22]。目前，小鼠模型是评估癌细胞转移潜力和了解其内在机制的金标准。

到目前为止，一些研究强调了CTC来源的细胞系在理解转移的形成和确定治疗靶点方面的潜在应用。例如，CTC来源的异种移植（CTC-derived xenograft，CDX）模型在揭示与转移形成有关的分子途径方面很有用[23]。在乳腺癌中，CDX模型揭示了一群表达EpCAM、CD44和CD47的CTC与MIC，它们具有混合或部分EMT表型，可能转移到骨、肺和肝脏[24]。在其他研究中，CTC与多个转移部位有关，Notch信号在脑转移中以及血小板生成素受体在肝转移中都起着特殊的关键作用[26]。有趣的是，表达CD44的CTC具有较低的代谢和有丝分裂活性，这赋予了细胞在循环中茁壮成长的能力[25]。调节能量代谢和DNA修复的基因也是启动和形成远处转移的潜在关键因素[27]。

在CDX模型中，异种移植形成的效果取决于注射的CTC数量，大量注射CTC能反映出疾病处于临床晚期的[28,29]。最近，使用来自不同疾病进展阶段患者的CTC来开发肿瘤的类器官为CTC的细胞和分子特征研究提供了额外的途径[12,30]。此外，这些模型可以作为有用的工具，用于评估治疗诱导的肿瘤基因组变化，并可能提供对肿瘤内异质性的新见解，这可能在疾病进展中至关重要[31]。

转移性扩散可以通过平行和线性进展模式及不同的方向发生，包括原发肿瘤中CTC的自我种植[32-34]。在最近的一项试点研究中，单细胞水平上的CTC基因组分析发现在原发肿瘤和CTC中CNV进化有相似的过程，表明转移性扩散不是一个随机过程[35]。其他研究表明，CTC的染色体异常与转移级联的连续步骤（从结直肠到肝脏和肺）之间存在关联[36]。这些研究表明，CTC的基因组分析可以提供关于肿瘤异质性和转移演变的有价值信息，可进一步用于预防或治疗播散性疾病。此外，CTC的预后潜力正被用于评估早期癌症患者。然而，CTC采样的最新进展可能会找到在癌症患者确诊时使用CTC预测转移性复发的新途径[37]。

14.2.2 使用CTC揭示肿瘤异质性

确定肿瘤的异质性依赖对来自多个活检部位的测序数据的分析。临床上，在许多实体肿瘤中，直接活检是侵入性的，也很难重复（对于进展的纵向分析），并且不能完全捕捉到癌症的异质性。然而，这种异质性在分离到的CTC中有很好的体现。例如，使用诊断性白细胞分离术在一例前列腺癌患者中确定了显著的肿瘤异质性。这种方法可以分析数百个CTC，并导致了在肿瘤活检的整体分析中不易区分的亚克隆CNV的鉴定[38]。在另一例多发性骨髓瘤患者的骨髓来源的癌细胞和分离的CTC中观察到了相似的克隆结构，但不一致仅限于亚克隆突变[39]。开发复杂的集成过程，以高精度的单细胞分辨率对CTC进行分离、鉴定和全外显子组测序，可以将单个CTC和原发肿瘤的多个区域进行比较。CTC和其他显性转移瘤的突变谱与原发肿瘤的特定区域非常相似，因此，有人假设这些区域是主要的转移起始区[40]。

然而，由于分离的CTC数量很少，液体活检在分子水平上研究肿瘤异质性的益处仍然存在争议，而进一步的伴随问题是在单细胞水平上测序的输入材料浓度较低。不同的团队试图通过使用混合CTC样本的分子分析来解决这一问题（图14-2）。最近采用130个基因的组合进行的一项全面的CTC分析使用了来自转移性乳腺癌患者的单独和混合的CTC[41]。与其转移组织的对比显示，单个样本和混合样本在至少一个或多个反复出现的体细胞突变或拷贝数异常方面有85%的一致性[41]。

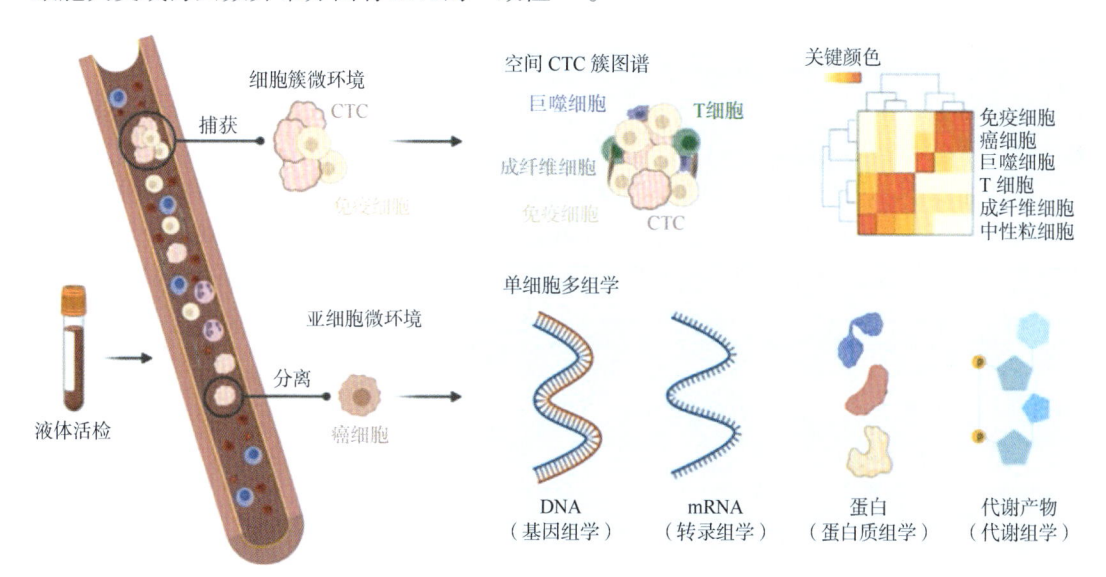

图14-2 液体活检是一种强有力的方法，可以替代肿瘤活检，这取决于患者、以往的治疗和肿瘤位置。从液体活检获得的CTC（包括单个的和成簇的CTC）携带着关于原发肿瘤的有价值的基因组信息，可用于诊断和预后。CTC可用于基因组学、转录组学、蛋白质组学和代谢组学研究，既可以在单细胞水平上进行，也可以使用细胞簇样本。值得注意的是，CTC簇可以通过空间分析提供对转移机制的额外认识（改编和修改自参考文献[45]）

CTC的存在或缺失可揭示肿瘤和转移演变过程中被激活或改变的分子通路。例如，对于乳腺癌和肺癌患者，血液中有无CTC或骨髓中有无DTC，有明显不同的基因表达特征[42]。事实上，单细胞水平上乳腺癌患者的CTC分析表明，癌症相关基因的表达存在显著的患者内异质性[43,44]。

14.3 CTC的分离方法

肿瘤转移始于肿瘤细胞散播到循环系统中并扩散到继发部位。CTC可以经受住创伤、氧化应激和免疫系统的攻击[46,47]，因此是癌症扩散的有力启动者。CTC还可以在原发部位重新播种。转移是一种罕见的事件，因此，根据疾病状态，每100万～1000万个血细胞中可能存在1个CTC[48]。CTC携带与原发肿瘤相似的遗传信息，这使得它们适合基于肿瘤表型和基因型的疾病诊断、预测和监测患者对治疗的反应[49]。CTC的持续性也可用于监测各种抗癌药物的疗效[50]。因此，成功地将CTC从血液中分离出来是必要的，各个团队正在积极研究有助于这一进程的破译方法和工具。事实上，目前已经创建了许多用于CTC富集的方法，并大致分类为基于免疫亲和和基于物理性质的分离方法[51]。

14.3.1 基于免疫亲和的分离方法

基于免疫亲和的CTC富集是文献和临床中最广泛采用的技术方法[52]。这种方法利用细胞表面表达的生物标志物将感兴趣的细胞与其他血细胞分开。免疫亲和法分离CTC采用基于上皮标志物如EpCAM和细胞角蛋白家族（CK8、CK18和CK19）表达的阳性进行分选[53]。然而，在某些情况下，CTC通过参与EMT而失去其上皮标志物；这降低了该方法的捕获效率[54]。或者，血液样本中CTC的富集可以通过CTC表面不存在的特异性抗原对外周血细胞进行阴性去除来实现。

到目前为止，CellSearch系统是美国FDA批准的唯一用于转移性前列腺癌、乳腺癌和结直肠癌临床CTC测试的商业设备。CellSearch被称为CTC分离的"金标准"，其使用阳性分选方法从其他血液成分中分离和鉴定CTC[55]。CellSearch最初用带有抗EpCAM抗体的磁流体纳米颗粒标记CTC，然后使用磁场将其分离。CTC富集后，采用上皮细胞标志物细胞角蛋白染色，CD45标记白细胞，DAPI标记有核细胞。CTC的定义是细胞角蛋白和DAPI阳性、核质比大、CD45阴性的细胞[56]。

荧光激活细胞分选（FACS）和磁激活细胞分选（magnetic-activated cell sorting，MACS）也用于根据特定特征或生物标志物分离样本中的细胞颗粒。然而，这些方法通常具有低通量的缺点，并且需要大量的细胞[57]。另一种阳性选择的方法是MagSweeper，这是一种自动免疫磁性细胞分离器，使用附着在磁珠上的抗EpCAM抗体来标记上皮表型CTC。然后使用覆盖着塑料护套的磁棒收集CTC[58]。

最后，随着微流控设备的进步和微制造技术的改进，免疫亲和方法已经与微流控芯片结合起来，以提高CTC的染色和分离效率。例如，NanoVelcro是一种微流控设备，由涂有抗EpCAM抗体的硅纳米线基底和增加细胞碰撞频率的混沌混合器（由聚二甲基硅氧烷构成）组成。抗体结合的CTC被捕获在基底上[59]。不幸的是，尽管基于免疫亲和的CTC分离方法取得了很多进展，但由于EMT[55,60]，捕获EpCAM阳性CTC仍然是一个挑战。

14.3.2 基于物理性质的分离方法

CTC具有不同的物理性质（如大小、密度和变形性），利用这些物理属性的技术已经用于从其他外周血液成分中分离CTC[61]。CTC的体积比大多数血液成分都大，一个简单的微过滤系统可以用来去除肿瘤细胞和其他更大的血液成分。基于上皮性肿瘤细胞大小（size of epithelial tumour cell）的ISET技术是最早开发的用于分离CTC的技术之一，该技术使用8μm过滤器，其有捕获CTC和较大白细胞的均匀的孔[62]。捕获后，对样本进行CD45、细胞角蛋白和DAPI染色，以区分CTC和白细胞。通过使用激光捕获显微切割（laser capture microdissection，LCM）对捕获的CTC做下游分子分析，这种方法已经在乳腺癌、肺癌、胰腺癌和皮肤癌中得到了验证[63-68]。

密度也被用来区分CTC与其他单核细胞，通过离心法进行样本富集。干细胞技术公司设计了"SepMate"分离管，它包括一个漏斗状的圆盘插件，以避免在样本提取过程中离心后的各层混合[69]。Greiner Bio-One的一种类似的检测方法"OncoQuick"，通过在试管中间使用多孔过滤器，采用基于大小和密度的方法来分离CTC，实现了更高的CTC回收率[70]。虽然这些方法相当简单且成本低，但富集的CTC组分仍然会受到大量白细胞的污染[71]。

与基于免疫亲和的方法相比，主动分离方法可以获得更高的CTC通量，但这些方法存在制造和操作复杂的问题[72]。因此，随着微流控技术和微加工技术的进步，出现了一种新型的被动技术——惯性微流控，它利用惯性力、变形力、电阻抗和声辐射力来分离血液成分。实际上，基于使用不同通道设计的尺寸，人们提出了各种各样的装置来分离颗粒和细胞[61]。基于惯性微流控的分选装置得益于：①层流的抛物线性质而产生的惯性力，以及②具有曲率的通道中的Dean旋涡而产生的阻力。通常，作用于微通道中颗粒或细胞的升力涉及两种相反的惯性力的组合即剪切诱导和壁向诱导，这两种惯性力可以根据通道的横截面几何形状将颗粒聚焦到多个点。例如，对于单个颗粒尺寸，直的矩形通道可以有2~4个聚焦位置[73]。通过增加通道的曲率（如螺旋或蛇形设计），会在垂直于液流的横截面上产生Dean旋涡，这会导致循环力开始作用于颗粒；这可以用于减少聚焦点的数量。阻力和升力都取决于液流和通道特性以及颗粒大小，因此允许不同大小的颗粒集中在不同位置进行分离和收集[74]。ClearCell FX（Clearbridge BioMedics）是商业上可获得的开创性的不依赖于标记的技术之一，它能够以全自动化和高通量方式进行CTC分离，具有80%以上的灵敏度和特异度[75]。相比于其他基于标志物的方法，这种机械生物分离平台能够以更高的纯度富集血液样本；然而，白细胞和CTC的大小分布重叠会显著影响收集输出的纯度，这使被收集CTC的下游分析复杂化[76]。

为克服上述挑战，不同的研究团队试图调整这些主动和被动的方法。例如，已开发出CTC-iChip，它结合了侧方位移、惯性微流控和磁导入等多种分离技术。最初，CTC和白细胞被包被有抗EpCAM和抗CD45抗体的磁珠标记。然后样本与芯片一起孵育，通过三个步骤进行分离：①基于流体力学尺寸的分选，以实现全血的低剪切微流控消减术，去除小颗粒成分，如红细胞、血小板和血浆；②使用弯曲的蛇形结构对CTC和白细胞进行惯性聚焦；③CD45[+]细胞（白细胞）的阴性去除和EpCAM[+]细胞（CTC）的阳性分选[77]。

除了设计、制造和操作上的复杂性外，已知CTC-iChip能够利用基于标记和无标记的分离技术同时从外周血中分离出更多的CTC[52]。

总之，图14-3提供了微观和宏观层面上各种CTC分离技术的概述。

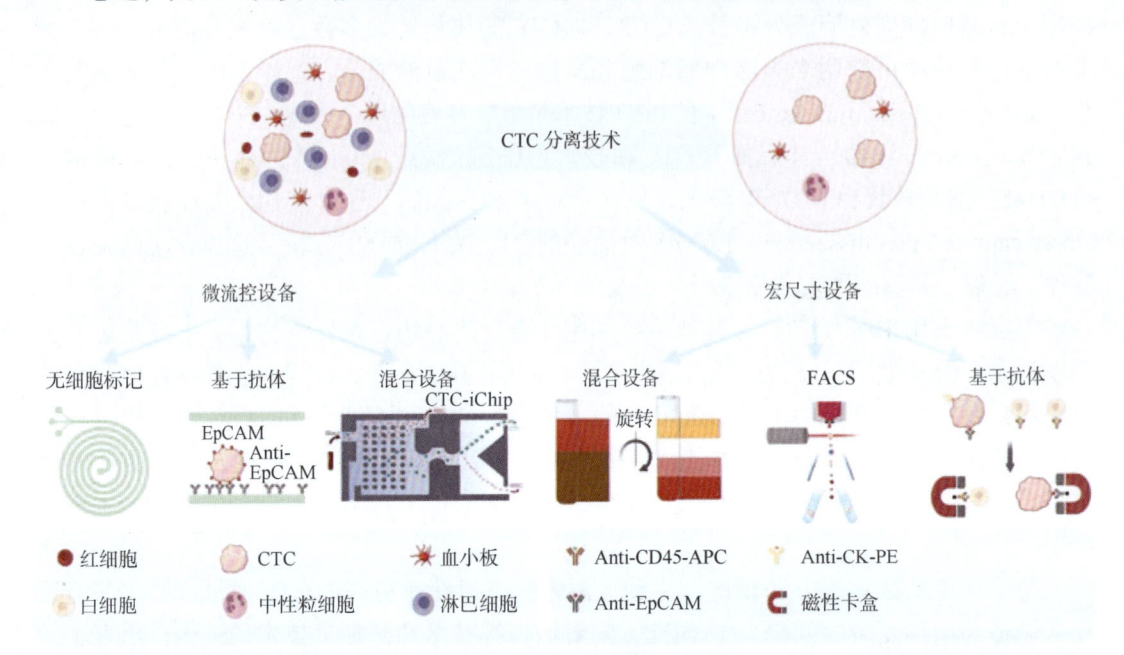

图14-3 基于微观和宏观尺度的CTC分离技术。这些技术主要分为无标记的、基于抗体的（主动的）或混合系统，它们各自具有不同的性能优势和不足（经允许引自参考文献[78]，有修改）

14.4 单细胞分离方法

CTC被认为是治疗反应和总存活率的预测性生物标志物，CTC的存在与较差的预后相关[55]。除了测量CTC数值，分子分析还可以提供有关体细胞突变谱和基因表达变化的信息，这反过来可以更好地解释潜在的疾病生物学信息[51]。CTC是异质性的，因此在单细胞水平上对其分型可以提供批量分子分析所不能揭示的独特见解[79]。目前的文献大多使用批量的全基因组/外显子组测序来分析CTC，其中单个CTC的作用尚不清楚，仍有待进一步研究。对单个CTC的综合分析揭示了CTC对治疗反应的克隆性进化[80]。值得注意的是，尽管在富集步骤中可能捕获了数十个CTC，但由于凋亡因子的诱导、免疫系统的攻击、高氧水平和高血压，只有少量CTC被回收用于分子分析[76, 81]。因此，需要对浓缩的样本进行分析，通常是通过荧光显微镜，以检测细胞角蛋白和DAPI阳性表达及CD45阴性表达。只有这样，才能单独选择细胞进行下游分析。图14-4展示了不同的单细胞方法及其性能之间的比较，本节将更详细地讨论。

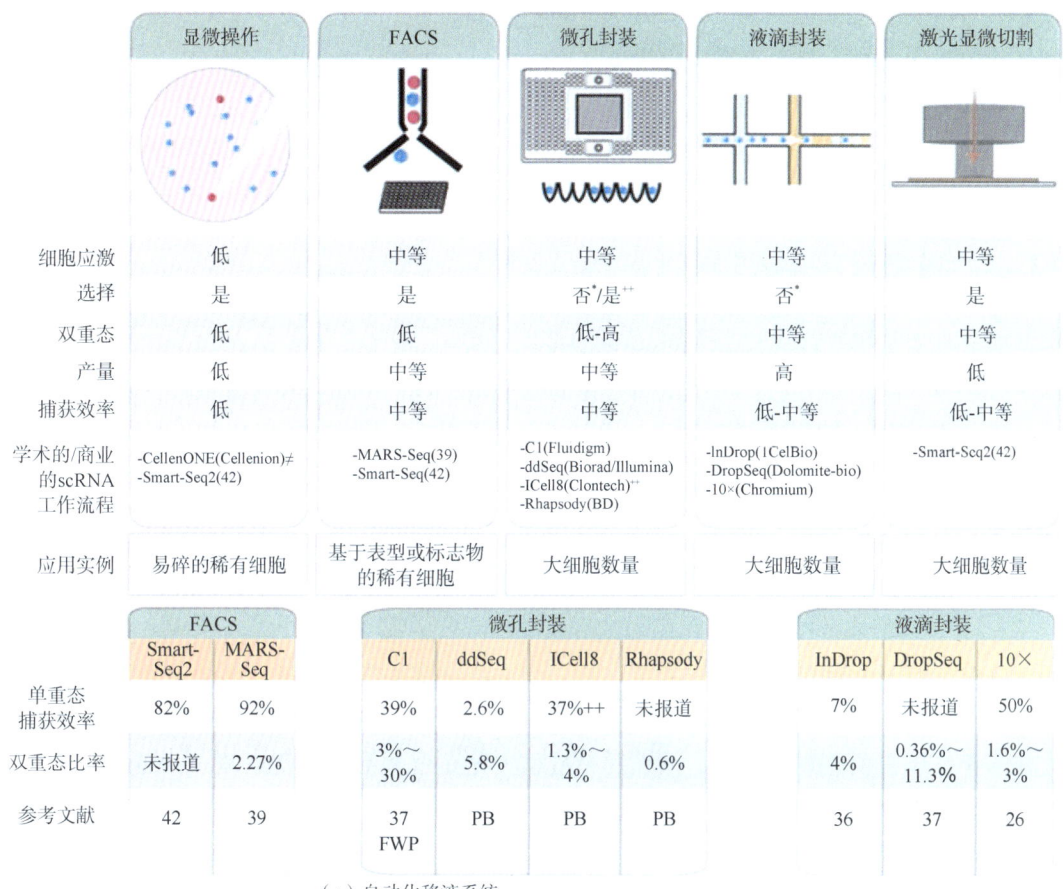

第 14 章 循环肿瘤细胞分离和分子图谱及潜在治疗干预

	显微操作	FACS	微孔封装	液滴封装	激光显微切割
细胞应激	低	中等	中等	中等	中等
选择	是	是	否*/是++	否*	是
双重态	低	低	低-高	中等	中等
产量	低	中等	中等	高	低
捕获效率	低	中等	中等	低-中等	低-中等
学术的/商业的scRNA工作流程	-CellenONE(Cellenion)≠ -Smart-Seq2(42)	-MARS-Seq(39) -Smart-Seq(42)	-C1(Fluidgm) -ddSeq(Biorad/Illumina) -ICell8(Clontech)++ -Rhapsody(BD)	-InDrop(1CelBio) -DropSeq(Dolomite-bio) -10×(Chromium)	-Smart-Seq2(42)
应用实例	易碎的稀有细胞	基于表型或标志物的稀有细胞	大细胞数量	大细胞数量	大细胞数量

	FACS		微孔封装				液滴封装		
	Smart-Seq2	MARS-Seq	C1	ddSeq	ICell8	Rhapsody	InDrop	DropSeq	10×
单重态捕获效率	82%	92%	39%	2.6%	37%++	未报道	7%	未报道	50%
双重态比率	未报道	2.27%	3%~30%	5.8%	1.3%~4%	0.6%	4%	0.36%~11.3%	1.6%~3%
参考文献	42	39	37 FWP	PB	PB	PB	36	37	26

（≠）自动化移液系统
*事先可进行预选或富集
（++）由系统确定的只在含有单重态的孔中添加试剂
FWP：Fluidgm白皮书
BP：产品手册/说明书

图 14-4 用于 CTC 和其他稀有细胞下游分析的不同单细胞分离方法的详细比较，涉及它们所施加的细胞应激、选择能力、双重态、通量、捕获效率和 scRNA 工作流程（经许可改编和修改自参考文献[82]）

14.4.1 微量移液和显微操作

显微操作器是通常安装在显微镜上的设备；操作员引导微量移液器从样本中选择特定的细胞。与大多数其他方法一样，这一过程包括检查平板上细胞的细胞角蛋白、CD45 和 DAPI 的表达，之后显微操作器可以挑选细胞进行下游分析[83]。其他选择包括使用纳米孔而不是平板来将细胞彼此分开，从而更容易进行处理。捕获细胞的显微操作通常被认为是耗时、成本相对高和耗力的，因此不适用于在相对较短的时间内进行测试的临床环境[84]。然而，尽管有这些局限性，显微操作仍然是最广泛使用的分离稀有单细胞的方法之一，多项研究证实了这种方法在 CTC 单细胞分析中的适用性[30,85,86]。Automated Lab Solutions 公司（德国）的 CellCelector 是最有前景的自动化微操作器之一。CellCelector 具有集成在系统中的模块，基于不同的生物或物理特征进行单细胞分离。CellCelector 可以在监测后

20秒内处理单个细胞，例如，从50 000个细胞的样本中，可以在7.5分钟内挑选10个CTC并将其放置到孔中，其中不需要成像步骤[83]。

尽管有这些优点和快速进行细胞处理，但这项技术在处理黏附细胞时却受其复杂性（由不同的模块构建）的影响，且成本高，技术难度大。这些缺点再次限制了其在临床环境中的应用[87]。

14.4.2 激光捕获显微切割

激光捕获显微切割（laser capture microdissection，LCM）是另一种通常用于从固体组织中分离单个细胞的方法，可提供高精度的靶细胞回收。然而，在处理液体活检时，这种方法需要对富集后的样本进行固定，不适合下游的分子分析。LCM也是一种非常缓慢和费力的技术，尽管该方法在处理实体组织时具有优势，但稀有单细胞的分离仍然是一种挑战，其靶细胞损失程度较高[88]。

14.4.3 连续稀释

连续稀释是一种常见且简单的单细胞分离方法，其中细胞溶液经多个步骤稀释到适当的值，在该数值下，样本可以分布到96孔板上，每个孔中的细胞占据概率为1。虽然这种方法简单，不需要先进的设备，但在稀释过程中存在很大不确定度，每一步都会积累更多的误差[89]。连续稀释的其他关键问题是孔里没有细胞或有多个细胞、裂解时各孔之间有交叉通信以及处理时间长[90]。

14.4.4 介电泳

介电泳（dielectrophoresis，DEP）阵列系统结合了微流控和微电子技术，利用电动力学原理，通过在细胞或可极化颗粒上施加非均匀电场，分离单个细胞进行下游分析。最著名的基于DEP的商业化技术之一是由Menarini Silicon BiosSystems开发的DEParray，它使用30 000多个"DEP笼"来分离和移动单个细胞[91]。许多研究报道了在同一工作流程中使用CellSearch与DEParray来富集和处理各种癌症和乳腺癌的CTC样本[92,93]。基于DEP的分离方法在研究稀有单个细胞方面显示出了前景；然而，考虑到机器和试剂盒的复杂性，设备可能会很昂贵，这可能会限制其临床适用性。

14.4.5 荧光和磁激活细胞分选

FACS是一种高通量的流式细胞术，可以根据细胞表面抗原的表达水平有效地分选细胞。FACS是一种成熟的方法，可以将单个细胞单独放入孔板[87]。然而，由于与系统稳定和噪声采集相关的固有困难，或其他因素的影响，如细胞染色不足[82]，FACS对低容量样本（如单个CTC分析）的检测效果不佳。

与FACS类似，磁激活细胞分选（magnetic-activated cell sorting，MACS）是一种主动

的细胞分选方法，它通过附着于细胞表面的磁珠进行细胞的阴性和（或）阳性分选。与大多数其他主动方法一样，MACS具有复杂、高成本和不能分离EMT样CTC等缺点。此外，MACS被认为比FACS慢，通常被用作预富集步骤，而不是用于单细胞分离[94,95]。

14.4.6 液滴生成和单细胞包埋

由于微流控装置具有采用低成本芯片处理微升到纳升流体的优势，因此设计了液滴发生器用于产生不同用途的油包水型液滴。在这种装置中，两种不相容的流体（如油和水）被混合（例如，通过T形接头、交叉接头、液流聚焦或共流混合器[95]），使分散相被连续相剪切以产生液滴[96]。这种以高通量方式产生液滴的能力导致了液滴内单个细胞被封装，以用于下游分析。通过适当稀释样本，可以调整为平均每个液滴只包含1个细胞，每个液滴的单细胞比率服从泊松分布，这可以最大限度地减少多个细胞的占有率，但会导致较高的空陷率（约90%）。后续可以通过各种方式处理液滴，如合并、分类和分裂[97-99]，以检查微滴的大小、pH、行为、变形性和界面张力的变化。

该技术的进一步发展导致细胞和条形码微珠在裂解缓冲液中被封装。这项技术中，每个单元就像一个反应室：细胞裂解释放转录本，然后用条形码标记。转录产物被逆转录成互补的DNA，然后被扩增。一旦产生互补DNA，液滴将被混合在一起以构建用于RNA测序的文库[100]。

液滴发生装置由于低成本、高通量和合理简单的操作模式而成为单细胞分析中的广泛选择。了解微滴行为对于基于液滴的微流控技术（如CTC筛选）的应用是重要的。然而，这些设备的系统稳定性需要有相当大的样本输入，这对CTC分析来说通常很难实现。这些设备通常不适合CTC分析，因为它们在低细胞体积输入的情况下会导致相当大的细胞损失；这对于CTC这样的稀有群体是至关重要的，因为通常每毫升血液中只有几个CTC。

14.5 CTC的单细胞分析

一旦收集了单个CTC，就可以进行分子分析，以获得基因组学、转录组学、蛋白质组学和代谢组学数据，这些数据与CTC的基因型和表型以及在肿瘤进展背景下存在的细胞异质性有关。

14.5.1 基因组学

单个CTC的基因组学分析可以用来识别不同的基因组变异和没有出现在癌症体细胞突变目录（Catalogue of Somatic Mutations in Cancer，COSMIC）数据库中的突变，以及在组织活检或批量细胞分析中无法检测到的其他亚克隆改变[101-104]。CTC的基因组特征似乎与原代癌细胞不同，所倾向的表型与扩散和血小板结合相关特征的获得、抗凋亡、血管内渗、迁移、运动和能量代谢改变有关[76,103,105]。有几种常用的全基因组扩增（whole-genome amplification，WGA）方法可用于单个CTC的分析，包括聚合酶链式反应（polymerase chain reaction，PCR）、多重置换扩增（Repli-g）以及PCR和多重置换扩增的混合（基于多重退火和环状循环扩增，MALBAC）。在DNA样本扩增时，需要文库准备和定量来分析任何给定参数的样本。

研究人员和临床医生感兴趣的单个CTC的典型基因组变化有单核苷酸变异（single nucleotide variation，SNV）、微卫星不稳定性（microsatellite instability，MSI）、拷贝数变异（copy number variation，CNV）、大规模状态转变（large-scale state transitions，LST）和染色体重排，所有这些都可以提供关于疾病阶段和行为的信息[103]。当DNA序列中的单个核苷酸发生变化时，SNV就会发生，它由许多内源性和外源性因素引起[106]。MSI被定义为核苷酸重复序列中的遗传超突变和不稳定性，已知高MSI与转移之间有强关联[107-110]。当个体间特定基因的拷贝数不同时，就会发生CNV。对多例癌症患者中CNV的鉴定和分型表明，CNV在原发和转移的肿瘤细胞的疾病进展和治疗反应中都发挥作用[111]。LST被定义为肿瘤基因组图谱中大规模的染色体断裂（片段长度≥10Mb）。LST在很大程度上对应染色体间的易位，并且通常与铂类化疗的耐药有关[76,112]。与癌细胞系相比，在单个CTC基因组学研究中发现了显著更高的异质性LST，凸显了在单细胞分辨率下研究CTC的重要性[113]。最后，某些基因结构变异形式的染色体重排可以促进CTC以及原发和转移肿瘤中的侵袭、迁移和转移。在单细胞分辨率下进行CTC的平行转录组分析有助于识别编码癌基因或肿瘤抑制基因的结构变异[114]；在单细胞水平上平行运行这些分析可降低文库准备或检测运行中技术变异的可能性。

CTC基因组学分析作为个体化药物工具在4例乳腺癌患者中进行过评估：3例人表皮生长因子受体2（human epidermal growth factor receptor 2，HER2）阴性、雌激素受体（oestrogen receptor，ER）阳性原发性肿瘤患者和1例三阴性转移性乳腺癌患者[115]。在此项研究中，每例患者通过DEPArray分离出3～5个单个CTC，并通过下一代测序（NGS）的WGA对每个CTC进行50个癌症相关基因的分析。在3/4样本中观察到原发肿瘤和CTC之间存在类似的突变状态，这表明CTC的特征与晚期癌症的疾病状态非常相似。作者得出结论，在转移性乳腺癌患者中研究CTC基因组学可以无创性地为个体化医学中靶向治疗的发展所带来的肿瘤克隆进化提供信息[115]。

另外一个团队对37例转移性乳腺癌患者外周血CTC（采用微过滤器分离得到）中9个基因（*AKR1B1*、*Bmp6*、*CST6*、*HOXB4*、*HIST1H3C*、*ITIH5*、*NEUROD1*、*RASSF1*、*SOX17*）的甲基化水平进行了定量评估。18例患者表现出至少一个基因的甲基化变化，而97.8%的健康对照样本没有甲基化变化。这项对CTC甲基化状态的分析表明，*CST6*、*ITIH5*或*RASSF1*未甲基化的患者有更长的无进展生存期[116]。

14.5.2 转录组学

人体中的大多数细胞具有相同的基因，但基因表达水平不同，这使得它们在功能上存在差异。研究RNA而不是DNA可以提供有关每个细胞中活性基因的信息，并有助于了解这种复杂而罕见的细胞。它还可以帮助监测治疗反应，揭示基因之间的调控关系并追踪细胞谱系在发育中的轨迹[117]。此外，与其他单细胞分辨率的分析一样，单细胞RNA测序可以揭示批量分析通常无法显示的异质性特征。通常，为了以单细胞分辨率进行RNA测序，会以保留mRNA的方式裂解细胞，然后通过逆转录酶将其转化为互补DNA（complementary DNA，cDNA），然后进行扩增，类似于WGA所涉及的步骤[118]。人们已经开发了用于全长转录本或3′区域的不同的全转录组扩增（whole transcriptome amplification，WTA）方法，如SMART-seq、Smart-seq2、CEL-seq、Quartz-seq和STRT-seq。Smart-seq和Smart-seq-2基于锚定在cDNA两端的逆转录酶进行检测，可以检测可变剪接位点、遗传变异和新外显子；相比之下，CEL-seq和Quartz-seq分别仅能锚定mRNA的5′端和3′端[80]。

目前已经建立了平行的基因组和转录组方法，可以对给定细胞的DNA和RNA进行平行测序。gDNA-mRNA测序（称为"DR-seq"）需要分别使用改良的MALBAC和CEL-seq方法扩增DNA和RNA[119]。之后，通过在裂解步骤后物理分离DNA和RNA，然后使用Smart-seq2和多种WGA方法，可以实现WGA和WTA并行化的基因组和转录组测序（"G&T-seq"）[120]。使用磁珠分离RNA和DNA用于平行基因组和转录组测序的方法也已经被开发出来，称为SIDR-seq[121]。

转录组学分析是最常见的单细胞分析类型之一，许多研究已经通过RNA测序检查了单个CTC。例如，在没有WTA的情况下对来自肝细胞癌的富集CTC进行了单细胞RNA测序[122]。然而，由于肝癌患者组织样本的获取有限，液体活检样本为监测治疗方案和癌症进展提供了一种有希望的替代方案。流式细胞术用于富集样本，并使用10×Genomics的Chromium平台进行高密度（高度集中在5μL溶液中）单细胞mRNA测序，根据基因的表达特征来识别CTC。结果显示肝细胞癌细胞的致癌驱动基因（如*IGF2*）存在异质性[123]。

此外，研究人员对22名ER阳性乳腺癌患者的血液样本进行了CTC的RNA测序[124]。使用CTC-iChip富集样本，并使用微操作器分离单个CTC进行下游分析。研究发现，CTC中的雄激素受体（*AR*）基因表达与芳香化酶抑制剂治疗持续时间以及对内分泌治疗的获得性耐药相关。因此，作者强调了*AR*在乳腺癌骨转移中的作用，并指出CTC单细胞分析作为一种非侵入性方法可用于识别对AR靶向治疗反应良好的患者[124]。

14.5.3　蛋白质组学

蛋白质组学是蛋白质表达鉴定和定量的重要方法，可为基于遗传的细胞行为提供补充[125]。蛋白质组学可以利用蛋白质表达谱区分癌细胞和正常细胞，表明其在癌症早期检测中具有潜在的适用价值[126]。尽管蛋白质组学的分析平台和工具落后于基因组学和转录组学，但最近的研究展示了激酶和磷酸酶在不同癌症类型中是如何失调的[80,127]。DVS Sciences开发了一种商用蛋白质组学平台，即质谱流式细胞术或"CyTOF"，后来被Fluidigm收购。CyTOF是一种流式细胞术平台，重金属离子标记与附着在蛋白质上的抗体结合。该平台可以利用飞行时间质谱仪测量离子的质荷比，能够在单细胞水平上进行多重和定量蛋白质测量[128]。

使用CyTOF检测前列腺癌患者的单个CTC。作者发现，扩大CTC研究范围以包括蛋白质分型，有可能研究治疗反应、转移、免疫监视和细胞表型[129]。另一项研究中，使用基于微流控的免疫印迹法研究CTC的蛋白表达谱。基于细胞的大小和变形性，使用Vortex

HT芯片富集来自14例转移性ER阳性乳腺癌患者的CTC。使用连续稀释法将目标细胞沉积在微孔中以进行单细胞分析。被分离CTC的蛋白质表达分析显示，与乳腺癌细胞系相比，CTC对细胞凋亡和失巢凋亡的抵抗力更强[130]。

14.5.4　代谢组学

生物系统的功能性基于其基因组、转录组、蛋白质组和代谢组。代谢是维持器官中细胞活性状态而发生的一系列化学反应，包括分解代谢（即食物转化为能量）、合成代谢（即细胞合成必需的化合物）和含氮废物的清除。代谢组学在预测细胞表型方面最具代表性，因此是监测癌症的理想选择[131]。在癌症患者中，细胞代谢的分型和分析可以提供对疾病状态和治疗反应的定性和定量信息。此外，细胞代谢行为的变化可以指示基因组、表观基因组和（或）蛋白质组的变化，因此可以用作癌症生物标志物或监测治疗反应[132]。代谢产物目前主要通过大量细胞的质谱流式细胞术和核磁共振进行研究，由于缺乏扩增方法，单细胞代谢组学评估仍然是一个挑战。因此，很少有研究描述单个CTC的代谢组学[80, 133, 134]。一项研究使用质谱法研究了来自10例胃癌和结直肠癌患者的单个CTC的代谢组学谱，该研究采用基于CTChip FR1微流控的细胞富集技术，建立了不同疾病来源CTC的代谢组学谱，并注释了每种特定癌症类型的潜在生物标志物[135]。

14.6　单个/簇状CTC的细胞分析在靶向治疗疗效预测中的临床应用

个体化癌症医学旨在根据肿瘤中发现的分子变化治疗患者[136]。最近的研究基于CTC的分子分析在一系列癌症类型中鉴定了对癌症靶向治疗的耐药机制[4, 137]。特定癌基因的耐药相关突变已被确定为对靶向治疗药物内在和获得性耐药的重要来源。利用单细胞分析和克隆进化研究的潜在优势，这些突变的鉴定可用于监测治疗下的肿瘤演变[138, 139]。此外，单细胞分辨率下CTC的分子分型可以帮助识别和分析肿瘤微环境中的"持续耐药"克隆，临床上称为微小残留病灶[140]。

到目前为止，大多数评估CTC基因组异常的临床研究都集中在可以改变靶向治疗疗效的变异上，包括但不限于*EGFR*、*KRAS*、*HER2*、*PIK3CA*、*ALK*和*ROS1*等的突变、重排或扩增[4]。例如，使用EGFR酪氨酸激酶抑制剂（TKI）靶向突变的*EGFR*可以提高非小细胞肺癌患者的生存率。在捕获的CTC中也可以检测到这种突变。一项使用被分离CTC进行的研究发现，19号外显子的框内缺失和L858R的错义突变是药物敏感突变，而T790M错义突变是耐药突变[141]。同样，一项基于NGS对分离的CTC所做的分析在CTC和原发肿瘤中检测到了匹配的*EGFR*突变[142]。在非小细胞肺癌样本中，通过CTC分析可以检测到基因组重排，特别是*ALK*或*ROS1*受体酪氨酸激酶重排[143-145]，在CTC和肿瘤活检中发现的*ALK*重排具有高度一致性[146]。在确定重排的情况下，CTC的FISH分析可以提供关于患者内部异质性的信息。

在结直肠癌（colorectal cancer，CRC）中，CTC中的*KRAS*突变，特别是第12位密码

子（G12X）上的突变与癌症侵袭性呈正相关；这可能是因为KRAS突变的CTC可以逃避EGFR-TKI治疗[147]。因此，使用CTC对KRAS进行持续监测可作为早期检测EGFR耐药的预后指标。相比之下，在原发和转移性乳腺癌中，PIK3CA突变主要导致对HER2靶向治疗的耐药。在15.9%的转移性乳腺癌患者中发现了PIK3CA突变[148]，HER2阳性原发肿瘤患者的CTC中PIK3CA突变的发生率高于HER2阴性患者[149,150]。此外，在乳腺癌和前列腺癌患者中，CTC中间质标志物的表达与耐药呈正相关[151,152]。综上所述，这些结果既突出了单细胞分析对CTC中遗传异常的预测潜力，也凸显了在CTC（在全身癌症治疗期间会显示CSC表型）的纵向研究中开展此类分析的益处。

其他类型的遗传异常，如CNV，可以在CTC样本中进行分析。同样，对治疗前采集的CTC进行分析可以用来确定治疗后化疗敏感和化疗难治的小细胞肺癌（small cell lung cancer，SCLC）患者的不同拷贝数特征，从而揭示疾病的分子机制[153]。与ctDNA相比，CTC中突变检测的技术性更强，但可以提供额外的信息和（或）与特定转录组、蛋白质或形态表型的相关性[154]。

随着更详细的分析工具的出现，对治疗耐药性的探索日益增多。在去势抵抗性前列腺癌中，CTC中AR剪接变异体7的基因表达变化因其在雄激素阻断治疗耐药中的作用已被广泛研究[155-157]。在神经内分泌型前列腺癌中，捕获的CTC表现出与内分泌治疗耐药相关的特定表型[158]；这些潜在的耐药机制需要进一步研究。对雄激素抑制剂耐药的前列腺癌患者也表现出糖皮质激素受体和非经典WNT信号通路的激活[159]。来自这些类型前列腺癌的CTC在单细胞分辨率水平上显示出高度的分子异质性[159]。

现在，人们普遍认为表型转化与各种肿瘤类型（包括非小细胞肺癌、乳腺癌、前列腺癌、胰腺癌和黑色素瘤）的耐药形成有关[156,160-163]。单细胞分辨率的基因组和蛋白质组CTC分析可以深入了解这种组织学转化背后的分子机制，并有助于确定某些癌症相关耐药患者的适应性疗法。例如，在接受靶向治疗后复发的黑色素瘤患者的CTC中观察到转化为低分化表型[160]。同样，ER阳性和HER2阴性乳腺癌患者的CTC在细胞毒性治疗下可以相互转化为HER2阳性表型，而不会获得额外的遗传变异[161]。该发现最近获得了一些证据的支持，即CTC与匹配的原发性肿瘤之间ER状态的一致性为73%，HER2状态的一致性为77%。此外，目前还有几项正在进行的临床试验，其中治疗决策是基于不同癌症类型中CTC的细胞和分子特征：针对乳腺癌的DETECTIV（NCT02035813）和针对前列腺癌的CABAV7（NCT03050866）。

14.7 结论与展望

总的来说，研究表型转化的潜在分子机制至关重要，因为这可能提供新的治疗策略和新的治疗方案。通过CDX模型对CTC进行功能研究，可能会进一步提供关于这些耐药机制的信息。将患者来源的CTC作为细胞系或通过CDX[13,31,54]进行长期扩增将为个体化药物测试提供独特的机会。最近，一种来自内分泌治疗耐药的转移性ER阳性乳腺癌患者的新型CTC细胞系被建立并被分型[164]。有趣的是，该CTC细胞系在培养条件下保留了ER阳性状态，CNV谱显示所创建的细胞系与原始CTC之间具有很高的一致性。此外，从该

CTC细胞系建立的PDX模型概括了临床观察到的ER阳性乳腺癌的原发肿瘤和转移发展，在该模型中，采用CDK4/6抑制剂Palbociclib靶向细胞显著抑制了CTC细胞系在体内的生长[164]。不幸的是，CTC来源细胞系或CDX模型的成功建立依赖于大量CTC的获得，这在癌症晚期患者中会更容易获得；早期癌症的CDX模型往往不太成功[28, 165]。此外，CDX模型的生成非常耗时，需要数月时间。这些限制引发了对CDX模型和CTC来源细胞系在临床环境中的价值的质疑。然而，这些工具在帮助破译肿瘤进展机制方面是有价值的。通过诊断性白细胞去除术或使用基于微流控的CTC捕获设备收集大量活性CTC可能在不久的将来提供解决方案[11-13, 15, 16]。鉴于CTC是一个异质性群体，在单细胞分辨率下分析这些稀有细胞可以提供对细胞行为和疾病状态更准确的了解。尽管在过去十年中，单细胞分析平台得到了显著改进，并被不同的研究采用，但仍然缺乏能够以单细胞分辨率轻松分析稀有样本群体的系统。因此，随着技术的进步，特别是在单细胞光谱方面，CTC的分离和分析在了解肿瘤的异质性、疾病进展和治疗耐药机制方面将会发挥重要作用。

致谢 M.E.W.感谢澳大利亚研究委员会通过Discovery Project Grants（DP170103704和DP180103003）以及国家健康和医学研究委员会通过Career Development Fellowship（APP1143377）项目提供的支持。JPT对广州实验室提供的资金支持表示感谢。

（王 琼 译）

扫码见第14章参考文献

第15章 乳腺癌和前列腺癌模型中循环肿瘤细胞的分子特征解析

Sara Hassan，Elizabeth D. Williams，Erik W. Thompson

摘　要　循环肿瘤细胞（CTC）的存在与否是乳腺癌和前列腺癌患者预后的预测指标。CTC中包含的分子信息还可以提供重要线索，揭示癌症如何进化、抵抗治疗并进一步恶化病情。在过去的几十年里，已经开发出高度敏感的CTC检测和分型技术，这为其在临床中的常规使用奠定了基础。本章内容主要总结基于mRNA水平的CTC分子分型方法的最新进展，聚焦于探索CTC上皮-间质可塑性（epithelial-mesenchymal plasticity，EMP）的研究，EMP被认为是肿瘤侵袭和转移形成的关键驱动因素。大量证据表明，CTC中存在EMP现象，并且这种现象与患者预后有关。

关键词　循环肿瘤细胞；乳腺癌；前列腺癌；分子分型；转录组学；基因组学

15.1　引言

转移是全球范围内癌症相关死亡的主要原因（约占90%）[1]。临床上急需更多的诊断工具和治疗监测策略。CTC是从原发肿瘤或转移病灶中逃逸出来并能够在血流中生存的细胞，它们可以逃避免疫反应。其中一部分CTC具有在远处形成转移病灶的能力[2]，尽管这是罕见事件。在缺乏原发肿瘤的情况下，也就是原发肿瘤被切除或经有效治疗后，CTC将来自小的弥散性微转移病灶和（或）大的转移部位。因此，CTC是晚期肿瘤及其转移病灶的代表性成分，它可以提供一种非侵袭性的方式进行疾病诊断和全病程的肿瘤进展监测。也有假说认为，CTC可以在原发肿瘤形成的早期阶段就已进入血流[3]；因此，CTC计数有望作为一种强有力的工具用于早期肿瘤的诊断和预后监测。CTC可以用来识别并相应地监测那些在治愈性治疗后可能复发的患者，并且CTC的分子分型可以提供信息，指导精准医疗方法和优化治疗策略。

CTC最早是由澳大利亚外科医生Thomas Ashworth在1869年发现的[4]，自此以后，

CTC作为监测肿瘤进展和经血液转移扩散的临床生物标志物得到了广泛研究。在精准医疗中，CTC可以提供非常丰富的信息，可深入分析疾病状态并且为非侵入性方式；然而，CTC的表型异质性和在数百万血细胞的大背景中细胞数量极低等特点，使其分离和分子分型非常具有挑战性[5]。在常规诊疗过程中，CTC的标准操作流程和临床用途仍有待确定。在制定临床治疗决策时，CTC阈值会受到肿瘤类型和检测平台的影响。例如，美国FDA批准的CellSearch®系统对早期乳腺癌的检测阈值为1个CTC/30mL血液，晚期乳腺癌和前列腺癌的检测阈值为5个CTC/10mL血液，结肠癌的检测阈值为3个CTC/10mL血液[6]（译者注：此处的血液量应该是指采血量，30mL实际上机检测的是21.5mL，10mL实际上机检测的是7.5mL）。

CTC可以基于各种物理和分子特性进行富集和鉴定，每种技术方法都有其特有的灵敏度和特异性。2004年，FDA批准了CellSearch®系统（Menarini Silicon Biosystems），这是一种自动化的CTC分离技术，引起了人们对CTC领域的极大关注，并促进了CTC研究的发展。该技术使用CTC表面标志物EpCAM进行亲和分离。许多研究使用CellSearch®系统进行CTC分离，然后进一步鉴定和评估其在预后和治疗干预中的价值，目前已经建立了极其显著的相关性[7]。CellSearch系统的主要局限性在于无法分离EpCAM阴性的CTC以及在不同癌症中的预后效率不一致[8]。也有其他研究人员致力于建立新的分离技术，这些技术具有更高性能和（或）更全面的捕获效率，便于进行各种下游分析。

上皮-间质可塑性（EMP）是一种使细胞能够发生分子和形态变化的细胞过程[9]。它是一个双向的过程，包括上皮-间质转化（EMT）（上皮细胞获得更具间质细胞状态的能力），以及间质-上皮转化（MET）（EMT的逆转过程）。在涉及胚胎发生、维持稳态和伤口愈合的细胞中，EMP是受严格调控的过程[10]。有假设认为癌细胞劫持了这一过程，使其能够逃离原发肿瘤并建立转移病灶[11-13]。事实上，EMP后继被证明在癌细胞扩散和治疗抵抗中发挥作用[14-17]。近年来，癌细胞表现出的上皮和间质双重特征的混合EMP状态受到特别关注[18]，这类细胞被证明比完全上皮或间质状态的细胞具有更大的转移潜力[19,20]。CTC是确定EMP临床相关性的重要信息来源，许多研究表明某种程度的间质变化或混合状态与疾病进展和生存率低下密切相关[14,19]。当前的研究成果强调，有必要对CTC做进一步的分型，特别是在EMP等分子过程方面，以最大限度地发挥其临床效用，并有助于我们理解疾病进展和治疗反应。

在本章中，我们回顾了乳腺癌和前列腺癌临床研究中CTC分子分型的最新进展，思考了这些研究如何提供更广泛使用CTC的基础，并用于特定癌症类型的管理，特别关注EMP在驱动癌症进展中的重要性。

15.2 乳腺癌

乳腺癌是女性中发病率最高的癌症，占所有新确诊癌症的25%[21]，而且其全球发病率一直在加速上升[22]。总体而言，在女性癌症相关死亡中乳腺癌排名第五位[23]。在发达国家，乳腺癌发病率高于发展中国家（中非和东亚每10万人中有27例，而北美每10万人中有92例）；不过，这可能是由于发达国家有更为全面的肿瘤监测[21]。发达国家的治疗设施,以及遗传学、月经初潮年龄、生育/哺乳史、乳腺密度、种族、民族、生活方式和饮食等风险因素也对发病率和死亡率有影响[24]。乳腺癌发病率随着年龄增长而增加,每10年翻一番,直到绝经[25],60岁以上女性的发病率达到最高[26]。乳腺癌是女性早期死亡的主要原因之一。尽管男性也可能患乳腺癌,但其发生率远低于1%[27]。由于其低发病率,男性乳腺癌经常被忽视,因此在较晚、侵袭性更强的阶段才被诊断出来,从而导致其无进展生存(PFS)和总生存(OS)比女性患者更低[27]。

乳腺癌是一种复杂疾病,具有肿瘤间和肿瘤内的异质性[28]。这使得其治疗极具挑战性,因为患者对治疗的反应因人而异。根据多样的生物和分子亚型谱,乳腺癌可以被划分为多种亚型,不同亚型具有不同的治疗意义[29],其治疗预后也取决于诊断时的分子亚型和疾病分期[30]。

分子亚型使得精准医疗在多个场景的应用成为可能。尽管传统分型基于多个基因的表达,需要应用RNA分析和PAM50分类,乳腺癌亚型[luminal A(雌激素受体,ER)$^+$、孕激素受体(PR)$^+$、低Ki-67],luminal B(ER$^+$、PR$^+$、高Ki67),细胞表面生长因子受体HER2$^+$富集型(ER$^-$、PR$^-$、HER2$^+$)和基底型(ER$^-$、PR$^-$、HER2$^-$)]也可以通过免疫组织化学分析ER、PR和ERBB2(HER2)等受体的蛋白表达水平来进行粗略分型[31]。临床病理分型区分乳腺癌也被广泛用于指导临床治疗——这些分型包括激素受体阳性、HER2阳性和三阴性乳腺癌(TNBC,缺乏ER、PR和HER2的表达,最具侵袭性的乳腺癌亚型)。TNBC占所有乳腺癌病例的10%~20%,且在年轻患者中更为普遍[32]。TNBC患者由于缺乏这些临床相关的受体,现有的靶向治疗并不适用,治愈性治疗的选择更少。化疗是TNBC最常见的治疗方式,但长期治疗效果相对较差。许多患者在成功的初期治疗后容易复发[33],尽管最近在免疫治疗方面已经取得了一些成功[34]。

尽管许多早期乳腺癌可以治愈,但30%左右的早期乳腺癌患者后期会发展为转移性癌症,这是导致患者死亡的主要原因。最常见的转移部位是骨骼(占相当高的比例),其他主要的转移部位包括肺、肝和脑。在最初治疗之后长达20年还可以发现继发性肿瘤。临床研究和基础实验研究表明,肿瘤细胞可能在肿瘤形成之后的早期就已经扩散,并且在诊断时可能已经发生了传播[17]。为了提高乳腺癌患者的PFS和OS,急需进行治疗监测,还需要有诊断技术能够在疾病早期检测转移或准确预测未来发生转移性疾病的风险。

许多研究已经证明,CTC在监测患者治疗反应和早期检测疾病扩散方面比传统肿瘤活检具有优势[35-38]。CTC计数与乳腺癌患者的PFS、OS和肿瘤大小具有相关性[37,39-42]。由于乳腺癌疾病的高度异质性,其治疗选择具有挑战性,CTC为进一步的个性化精准医疗提供了一种工具[38]。然而,CTC在血液中的稀有性以及患者间和患者内CTC的高度异质性使得其金标准检测方法的建立变得困难,阻碍了CTC在常规临床实践中的应用。

15.2.1 乳腺癌:分子分型

15.2.1.1 CTC与转移的发生

CTC在乳腺癌中的预后意义已得到广泛认可[39]。CTC计数与PFS和OS有良好的相关性[43]。CTC可以提供丰富的信息，尽管CTC计数本身就具有临床价值，但分子分型可能会进一步提高其作为预测性生物标志物的实用性（表15-1）。例如，CTC基因表达谱已被证明可以预测转移性ER阳性乳腺癌患者向特定器官的转移[44]。CTC中雄激素受体（AR）基因的表达与乳腺癌骨转移相关，但与内脏转移无关[44]。此外，在新确诊骨转移患者分离出的CTC中，受体酪氨酸激酶活性相关的表观遗传调节因子和独特信号通路都是被激活的，而在其他转移患者中则没有被激活。这些CTC的分析可能有助于发现骨转移的分子驱动因素，由于对骨髓和转移灶采样困难，骨转移的分子机制并未被充分认识。

表15-1 乳腺癌中基于mRNA检测CTC的主要临床研究

年份	检测方法	局部/转移	研究样本量（n）	参考文献
2016	RNA-ISH	转移	28	[45]
2017	qPCR和全基因组mRNA芯片	转移	10	[46]
2017	AdnaTest Breast Cancer	转移	36	[47]
2017	qPCR	局部和转移	165	[48]
2018	RNA-Seq	局部和转移	21	[49]
2018	RT-ddPCR	局部和转移	120	[50]
2018	单细胞RNA-Seq	转移	32	[44]
2019	Hydro-Seq全转录组测序	转移	21	[51]
2019	RT-qPCR	局部	83	[52]
2019	RNA-ISH	转移	108	[53]
2020	RT-qPCR	局部	41	[54]
2021	RNA-ISH	转移	135	[55]
2021	RT-PCR	转移	35	[56]
2021	RT-qPCR	转移	46	[57]
2021	RT-qPCR	转移	27	[58]

注：n代表患者的数量。

15.2.1.2 CTC异质性

CTC已被反复证明是具有高度异质性的细胞群体。对21例非转移性乳腺癌患者的CTC进行75个基因的检测组合和RNA测序分析发现，该组合中没有一个基因在所有CTC中表达[49]。CTC基因表达随时间变化，其可以揭示疾病进展和药物耐药的内在分子机制[47]。一项研究采用了36名已知HER2状态的转移性乳腺癌（metastatic breast cancer，MBC）患者的血液样本，结果发现CTC中HER2的表达随时间变化（从HER2阳性变为HER2阴性，反之亦然）[47]。此前已经证明，HER2上调与内分泌治疗耐药有关[59]且具有高度的临床相关性，因为HER2靶向治疗是可以获得的且正在持续改进[60]。

15.2.1.3 CTC与激素受体

乳腺癌内分泌治疗的适用性由原发肿瘤的激素受体状态来评估[45,47]。如前所述，激素受体状态在疾病进展中起重要作用。AR 状态可以决定转移性病灶的形成，并与内分泌治疗耐药有关[44]，这是因为正常乳腺组织和乳腺癌需要依赖激素生长和发育，而 AR 具有促进细胞生长的关键作用[61,62]。通过肿瘤活检确定转移灶的激素受体状态是侵入性的，有时由于肿瘤位置特殊也是难以实现的。因此，使用 CTC 作为替代方法确定肿瘤的激素受体状态将会具有巨大潜力。有几项研究聚焦于 CTC 与其原发肿瘤之间激素受体状态的差异。在 1/3 的 MBC 患者中报道了原发肿瘤和转移灶的激素受体状态不一致，这可能是对该类患者内分泌治疗失败的原因[63]。一项研究纳入了 167 例乳腺癌患者，根据肿瘤的 HER2 和 ER 状态对患者队列进行了分类，发现原发肿瘤和 CTC 之间存在差异[48]。在 12 例 TNBC 患者中，有 4 例 (33%) 患者的 CTC 为 HER2 阳性，而在 6 例 HER2 阳性患者中，有 3 例 (50%) 的 CTC 为 HER2 阴性，而 ER 状态只存在 ER 阳性到 ER 阴性的单向改变 (3/3 HER2⁻/HR⁺ 患者)。另一项研究发现，来自 HER2 阳性患者的大多数 (90%) CTC 为 HER2 阴性[45]。其他研究也显示 CTC 与肿瘤组织的 ER/PR 状态存在差异[64]。因此，仅针对原发肿瘤状态的治疗对 CTC 和潜在的转移灶可能不会起到预期的效果。

在激素受体表达的背景下，也对 CTC 的 EMT 状态进行了研究。使用 RNA 原位杂交检测技术评估了上皮相关基因 (*EpCAM* 和 *KRT8/18/19*) 和间质相关基因 (*VIM* 和 *TWIST*) 的表达[45]。在激素受体高表达的 CTC 中，与杂合或间质表型 CTC 相比，观察到明显更多的上皮型 CTC。HER2 阳性肿瘤患者的上皮样 CTC 数量显著高于 HER2 阴性患者，而 HER2 阴性患者的间质样 CTC 数量明显更高。杂合 CTC 的数量不会随激素受体状态而变化。之前在乳腺癌患者中也报道过 EMT 和激素受体状态之间的相关性，其中在 ER⁺/PR⁺ 乳腺癌患者中，上皮样 CTC 在 CTC 群体中占主导地位，而在三阴性乳腺癌患者 (ER⁻/PR⁻/HER2⁻) 中，间质样 CTC 占主导地位[65]。关于 CTC 的 EMP 特征，将会在后续章节中详细讨论。

15.2.1.4　基于 CTC 的数字化分子标签

多个研究团队致力于开发基于 CTC 的数字化分子标签，用于监测癌症患者的疾病预后，并为个体化治疗打好基础。这些检测组合包括与肿瘤发展和进展相关的各种基因。Kwan 等开发了一个包含 17 个基因的检测组合，这些基因在乳腺组织中高表达且在正常血细胞中没有或极低表达，在 CTC 中对这个组合的表达进行打分[50]。局部乳腺癌患者手术后维持高 CTC 分数表明存在残留病灶。在 MBC 患者中，新治疗开始前的 CTC 分数与 OS 相关，较低的 CTC 分数反映了更好的预后。Bora 等设计了一个由 126 个基因组成的分子标签，能够预测脑部微转移并通过比较具有脑转移和没有已知脑转移患者的 CTC 基因表达来追踪脑部的癌症进展[46]。一个包含 75 个基因的分子标签被证实具有预后价值，该标签利用了两个公开数据集（癌症基因组图谱和乳腺癌分子分类国际合作组织数据集），包括了在 CTC 和原位癌中常见的上调基因[49]。该分子标签需要在 CTC 富集的患者血样中进行临床验证。基于 RNA 的 CTC 评分是一种有前景的工具；但是，在将其纳入临床实践之前，需要使用大型患者队列对这些发现进行验证。

15.2.2 前列腺癌

前列腺癌是全球男性第二常见的癌症[66]。尽管有最佳的临床实践，如治愈性治疗或积极监测，许多患者最终仍会因转移而死亡。尽管局部前列腺癌患者有高达5年的生存期和较低的死亡率，但转移性疾病患者却有着非常高的死亡率。转移性非去势抵抗性前列腺癌患者的诊断后中位生存期为6.6年，而去势抵抗状态的前列腺癌患者生存期明显更短（1～3年）[67, 68]。前列腺特异性抗原/钾激酶相关蛋白3（prostate-specific antigen/kallikrein-related peptidase 3，PSA/KLK3）是一种由前列腺腺上皮细胞产生的丝氨酸蛋白酶，被用作临床血清生物标志物进行前列腺癌的检出和监测[69]。血清PSA水平升高可能提示患有前列腺癌；然而，尽管PSA是一个非常敏感的生物标志物，但特异性不高，需要进一步的证据进行明确诊断。肿瘤组织活检是前列腺癌诊断的金标准；然而，通过反复组织活检监测治疗进展在临床上是不可能被接受的，这种情况下会使用血清PSA（如果存在）和影像学检测。临床上急需新的方法来监测前列腺癌的进展，以进一步优化疾病管理。有研究表明，在前列腺癌复发的患者中，CTC的检测可能会先于血液PSA的增加；因此，监测CTC的存在可能有助于更早地做出决策并实施有效的干预，以改善疗效和总生存期[11, 70]。此外，并非所有的前列腺癌都是PSA阳性或能够用影像学方法检测。因此，需要使用替代/附加方法对该疾病进行更准确的分型。目前，对于前列腺癌患者有一系列的治疗选择。帮助正确的患者在正确的时间确定正确的治疗，这样的个体化治疗方法在优化临床方案和减少治疗失败和不良反应方面起着关键作用。CTC监测提供了这样的机会[71-73]。

雄激素剥夺疗法（ADT）通常是复发性或转移性前列腺癌的首选治疗方案，雄激素及其受体（AR）在前列腺生长和发育中具有广泛和关键的作用[74]。1941年，Huggins和Hodges借助动物模型系统研究了雄激素与前列腺生长之间的关系[75, 76]。AR在所有上皮细胞和正常前列腺的少量基底和间质细胞中表达。ADT包括化学去势或相对较少的手术去势。手术去势即睾丸切除术，是一种不可逆的过程，即通过经阴囊手术去除睾丸（产生雄激素的主要部位）。化学去势则通过口服或注射雌激素、LH-RH激动剂、LH-RH拮抗剂、非甾体抗雄激素药物或甾体抗雄激素药物来实现[77]。ADT的副作用包括骨密度降低导致骨折风险增加、潮热和性欲下降[78]。

尽管ADT的初步反应良好，肿瘤出现消退，但大多数前列腺癌都会进化出生存策略使其能够在ADT的情况下继续增殖[79]。克隆选择可以形成一些肿瘤细胞，它们在去势水平的雄激素存在下或使用不依赖AR水平的信号通路时可以存活。因此，患者可能会因去势抵抗性前列腺癌（CRPC）而死亡，CRPC是一种致命的疾病[79]。这种疾病可以通过血液PSA水平的升高或临床检测到新转移灶来确定[78]。其他抗雄激素药物如阿比特龙和恩杂鲁胺通常在ADT后的第一时间段内有效，但仍需要探索不依赖雄激素或可与ADT/AR拮抗剂联合使用以防止对靶向雄激素轴药物产生抵抗的替代治疗方案。

因此，在寻求PC特别是CRPC更好的诊断和治疗模式方面，研究人员正在积极进行多途径探索。在前列腺癌中CTC得到了广泛研究（表15-2）。CTC计数与前列腺癌患者的

PFS和OS密切相关[80-82]，能够比传统的通过血清PSA水平监测前列腺癌的方法更好地预测生存[83]。前列腺癌细胞的EMP与去势治疗有关[84,85]，控制EMP信号通路能够降低产生抵抗和转移扩散的机会，从而提供了额外的治疗途径。

15.2.3　前列腺癌：分子分型

15.2.3.1　CTC和早期疾病监测

将CTC作为临床指标纳入标准的生物标志物之中进行前列腺癌的基线疾病检测和治疗预后评估已经有充分的研究[86-88]。CTC的存在证实疾病正在活跃传播，患者预后不佳。与血液PSA不同，CTC计数不依赖雄激素，因此CTC数目的减少直接归因于疾病传播和（或）肿瘤负担的减轻[86]。然而，在对ADT有反应的非转移性患者中检测CTC仍然具有挑战性[86]。在2018年发表的一项小样本量研究中，使用基于RNA的CTC基因标签对来自转移性和局部前列腺癌患者的血液样本进行检测的结果表明，所有局部前列腺癌患者（n=8）的CTC均为阴性，相反，转移性前列腺癌患者通常是阳性（11/12）[89]。随着CTC分离和检测技术的不断改进，在局部疾病患者中也看到了令人鼓舞的结果。在随后2年发表的另一项转录组学研究中，在局部前列腺癌患者中检测到了CTC（6.5个CTC/mL）。这些数值远低于转移性激素敏感前列腺癌患者（16.7个CTC/mL）和转移性CRPC（mCRPC）患者（31.0个CTC/mL），且CTC计数与疾病分期相关。mCRPC患者与局部疾病患者相比，PSA表达高出20 000倍，上皮相关基因*KRT1*的表达高出336倍。前列腺特异性膜抗原（prostate specifc membrane antigen，PSMA）的表达在mCRPC患者中也明显增加[90]。这些发现令人鼓舞，并为早期疾病监测和替代治疗方法铺平了道路。

表15-2　前列腺癌中基于mRNA检测CTC的主要临床研究

年份	检测方法	局部/转移	研究样本量（n）	参考文献
2016	PCR	转移	24	[91]
2017	RNA-ISH	转移	25	[92]
2017	RT-qPCR	转移	29	[93]
2018	RT-qPCR	局部	108	[94]
2018	RT-ddPCR	局部和转移	88	[89]
2018	多重qPCR	转移	41	[95]
2019	Nano String nCounter 平台	转移	23	[96]
2019	ddPCR	转移	15	[97]
2019	RT-qPCR	转移	69	[98]
2019	RT-qPCR	转移	37	[99]
2021	RT-ddPCR	局部	26	[90]
2021	PCR	转移	20	[100]

注：n代表患者的数量。

15.2.3.2　CTC与转移的发生

前列腺癌通常会转移到骨骼，引起严重的病变。由于在这种情况下进行活检有侵入性，因此需要一种替代方法来监测骨转移的动态表型。Cho等研究表明，采用骨转移相关的8个基因（*EpCAM*、*BMP7*、*IL6*、*MMP14*、*SNAI2*、*t-ERG*、*VIM*和*ZEB1*），来自mCRPC患者的骨转移样本的基因表达谱与其配对CTC之间具有一致性[91]。*EpCAM*、*PSA*和*IL6*在所有CTC样本中均有表达。有趣的是，Vimentin也在大多数患者的CTC样本中共同表达（11/13）。然而，他们使用了CellSearch®平台进行CTC分离，因此可能并未检测到所有CTC，因为一些CTC可能已经经历了EMP从而能够逃避基于上皮细胞的分离，证据是它们普遍表达*VIM*。此外，该研究队列样本量也很小（4）。大多数（9/13）骨活检是冰冻标本，无法与CTC进行分子比较，因此进行更大样本量的患者队列研究验证对这一发现至关重要。

15.2.3.3　CTC与激素受体

前列腺癌是一种激素依赖性疾病。在mCRPC中，原发肿瘤中*AR*基因扩增是一种常见的生存机制，促进了癌症的进展。这种基因扩增已在CTC中被检测到[92]。一项使用25名患者血样的研究发现，在96%的样本中，原发肿瘤和CTC的*AR*基因扩增一致，使得采用CTC替代肿瘤活检进行*AR*状态监测成为可能[92]。然而，在25名患者中13名观察到*AR*扩增阳性和阴性CTC混合存在，以及CTC中*AR*扩增水平的变化，显示了CTC的高度异质性。通过对3名患者进行连续监测，结果显示匹配的CTC可以反映原发肿瘤在治疗过程中*AR*状态的变化。这表明，CTC作为液体活检标志物确实可以为原发肿瘤的评估提供一个窗口。

有些治疗方法靶向*AR*核定位，这是AR信号转导的重要步骤。基于紫杉醇的化疗会阻碍原发肿瘤和CTC中的*AR*核定位[97]。因此，CTC可以用于监测治疗反应。通过对mCRPC患者的CTC进行分子分型发现，AR融合变异体-7（androgen receptor variant 7, *AR-V7*）阳性患者中的*AR*核定位百分比高于*AR-V7*阴性患者。另一项研究表明，*AR-V7*的表达能够预测恩杂鲁胺和阿比特龙耐药[92]。然而，在这项研究的转移性激素敏感前列腺癌患者中，原发肿瘤和CTC的*AR-V7*表达并不相关。研究表明，在这种情况下*AR-V7*很少表达[90,99]，因此需要探索其他导致治疗耐药的因素。液体活检的另一种血液生物标志物是细胞外囊泡。经比较发现，细胞外囊泡和CTC中*AR-V7*表达并不一致[98]。该研究使用CellSearch®平台分离CTC，这可能是细胞外囊泡和CTC之间基因表达差异的背后原因，该技术可能并未分析到所有CTC。该研究也未将任何样本中的*AR-V7*表达与治疗预后进行比较，因此从这些数据中无法确定哪一种液体活检更具临床意义。

15.2.3.4　基于CTC的数字化分子标签

基于CTC的数字化基因标签已被开发用于前列腺癌疾病的精准监测。这些检测组合通常包括雄激素编码基因、EMT相关基因、癌症干细胞标志物、与肿瘤侵袭性有关的基因、治疗耐药标志物及其他与转移相关的基因[91,93]。使用一个大的基因组合进行CTC

验证和分型可以提高结果的可靠性，并有助于识别潜在驱动治疗耐药和转移的基因；然而，这种方法的临床实用性有限。Leon-Mateos等使用17个基因的检测组合，鉴定到了与mCRPC患者的PFS（*KLK3*、*AR*、*CYP19*和*GDF15*）和OS（*KLK3*、*AR*、*GDF15*和*BIRC5*）显著相关的基因[93]。Miyamoto等开发了一个基于RNA的CTC$_M$评分指标，可以在治疗前的mCRPC患者中预测不良OS和PFS[89]。他们还开发了一个CTC$_L$评分指标，可以在局部前列腺癌患者中早期预测能够形成微转移的癌细胞扩散[89]。另一项研究使用了与上皮、EMT或癌症干细胞样特征相关的11个基因的检测组合，发现基因表达存在高度异质性[94]。至少一个上皮标志物在31/105的样本中表达，一个EMT标志物在46/105的样本中表达，一个癌症干细胞标志物在15/105的样本中表达。有趣的是，*CDH1*在任何样本中均未检测到，而*VIM*是最常检测到（23.8%）的基因。EMP通常被定义为同时出现*CDH1*的下调和*VIM*的上调[101]。

15.3　乳腺癌和前列腺癌CTC的上皮-间质可塑性

上皮-间质可塑性（EMP）及其在癌症中的意义已被长期研究证实[102, 103]。更多的研究旨在进一步了解EMP在CTC生物学中的作用。在乳腺癌患者血液中发现同时存在间质和混合型（同时表达上皮和间质）的CTC，而间质型CTC的存在与乳腺癌疾病进展相关[65]。间质型CTC在TNBC比其他乳腺癌亚型中更常见[65]。在同一患者的血液样本中发现了沿着EMP轴处于各种状态的CTC，因此，这一结果体现了肿瘤表型的多样性[45]。过去几十年来，EMP在前列腺癌中也得到了广泛研究，并且发现其与治疗反应和临床结果有很强的关联性[85, 94, 100, 104, 105]。在mCRPC研究中EMP尤为引人关注，因为它与雄激素剥夺疗法相关[104, 106, 107]，并且相较于对ADT有反应的非转移性癌症患者来说，CTC在mCRPC中更常见[85, 105]。一项针对没有明显转移证据的高危前列腺癌患者的最新研究发现，接受治疗后，CTC的EMT标志物增加，而上皮标志物减少[94]。这是在患者研究组中观察到的，该组的CTC阳性患者数量在治疗前后却保持不变[94]，表明仅凭CTC计数并不足以提供对疾病进展的深刻认识。

对早期乳腺癌患者进行CTC监测可以预测放疗和内分泌治疗的疗效[108-110]。已有许多大规模的临床试验对MBC的CTC进行了研究，其中很多研究仍在进行中[108]。最近一项早期乳腺癌研究显示，在患者体内存在上皮型、间质型和混合型CTC[52]。间质型CTC与较差的预后、淋巴结转移和较大的肿瘤体积有关。

在一项由Cheng等进行的研究中，采用HydroSeq单细胞RNA测序技术对来自21名乳腺癌患者的666个CTC进行了分子特征鉴定[51]。该单细胞技术比基于液滴的单细胞转录组测序技术具有一些优势，因为在测序之前细胞是可视的。使用这种技术，鉴定到了两个CTC亚群：HER2阳性CTC具有上皮细胞基因特征，而HER2阴性CTC具有间质样细胞基因特征。同样，Guan等发现激素受体（ER/PR）状态与CTC的EMP状态之间存在显著相关性（$p = 0.041$）[45]。他们使用CanPatrol CTC富集技术来分离EMP轴上的不同CTC，并使用上皮相关（*EpCAM*和*KRT8/18/19*）和间质相关（*VIM*和*TWIST*）基因标记进行基于RNA-ISH的分子分析。随后，Guan及其同事进行的另一项研究表明，总CTC计数和间质型CTC计数都可以预测PFS[53]。使用与上述相同的基于物理大小的CTC分离和检测技术（CanPatrol和RNA-ISH）[45]，从108名HER2阴性的MBC患者中分离得到了CTC，他们应用9.5个总CTC计数和总CTC群体中间质表型CTC占比10.7%作为阈值，能够比单独使用总CTC计数指标更准确地预测MBC患者的一年PFS。超过此阈值的患者比其他患者的PFS更短。

大多数前列腺癌CTC的EMP研究仍集中在mCRPC患者。一项纳入20名mCRPC患者的研究使用RosetteSep分离得到CTC，并采用基于qRT-PCR的方法进行分子分型，其中包括那些与肿瘤干细胞和EMP相关的基因（如*CDH1*、*EpCAM*、*KRT19*、*SNAI1*、*VIM*、*ZEB1*、*ALDH1A1*和*PROM1*）[100]。结果发现所捕获到的CTC群体在基因表达上具有非常高的异质性，其中70.6%的CTC细胞是混合型，7.8%是间质型，21.6%是上皮型。这种CTC的EMP分型是基于至少检测到一个上皮基因或一个间质基因而确定的。45.1%的CTC中有*EpCAM*的表达。在一个疗程的多西紫杉醇治疗后，CTC中*ZEB1*和*KRT19*基因的高表达与较差的临床预后相关。与此同时，采用CellSearch®技术也从同一患者中分离得到了CTC。CTC的数量与PFS和OS并没有统计学相关性。部分原因可能是CellSearch®技术不能捕获已经发生EMP转化的CTC（EpCAM仅在45.1%的CTC中表达），这也进一步强调了细胞可塑性在疾病监测中的关键作用。此外，该研究的患者队列样本量也相对较小（n = 20），因此需要更大的样本量进行确认。CTC与转移灶的EMP状态一致；特别是已经对骨转移进行研究以揭示转移灶与CTC分子特征之间的关系[91]。EMP研究对于更好地理解多种癌症的进展和治疗耐药至关重要。进一步涉及转录组转换及其对表型修饰影响的机制研究可以为治疗干预和疾病监测打开新的窗口。CTC可以用于新治疗靶点的发现，与传统治疗结合时，这些靶点可以改善患者的治疗效果并降低转移的风险。

15.4　CTC领域尚未满足的临床需求和当前挑战

肿瘤组织活检是癌症诊断和监测的金标准。然而，这些活检是侵入性的，通常费用高，而且有时由于病灶位置而无法完成。因此，肿瘤采样的替代方式将会非常重要。CTC被认为是肿瘤转移的发起者。虽然恶性肿瘤细胞可以从肿瘤组织中脱落并进入血液，但其大多数会死亡。只有少数CTC能够在包括剪切应力、失巢、氧化应激和缺乏生长因子等不利因素的血液循环环境中存活[2,111]。识别和鉴定这些存活的细胞可以为我们提供有关肿瘤转移级联反应过程的信息，并允许我们监测疾病的复发。

近年来，液体活检在癌症方面的研究和知识积累发展迅速。CTC监测的总体目标是改善临床决策。现已确定CTC计数与实体肿瘤的PFS和OS相关[37,39-42,70,112-113]，但这些信息在日常管理中是否可以用于临床决策尚待确定。此外，要想更好地了解从CTC中可以挖掘出哪些对临床有用的其他信息，还需要进一步研究。CTC分子分型如何用于治疗方案的调整，比如决定是否更改或延长特定治疗方案，需要经过更大规模患者队列的验证，以形成更友好、稳定、易转化、具有最小操作误差的标准化方案。肿瘤细胞中的EMP机制及其如何使CTC得以存活并形成新的转移部位也需要进一步研究。EMP与前列腺癌的ADT具有相关性[84]；但是，其中所涉及的具体机制尚未得到完全阐释。

液体活检已广受欢迎，尽管这一领域的研究增长迅速，但CTC表型的异质性、数量的大幅变化以及复杂的多步骤实验流程后存活率降低等因素阻碍了CTC的临床转化[114]。推广应用基于CTC的液体活检技术的另一个障碍是，并非所有患者都有可检测到的CTC，特别是早期的肿瘤患者，在这个阶段，能够简单、经济、有效地检测早期复发的方法将会很有应用价值[108, 115]。这也使得部分患者在当前情况下不能应用基于CTC的肿瘤液体活检技术。

（万绍贵　译）

扫码见第15章参考文献

第四部分

临床应用

第16章 创建应用于液体活检的带注释信息的生物样本资源

Steven J. Skates，Mark Watson，David Elashoff

摘 要 开发并提供附有注释信息的高质量人类生物样本资源，对液体活检生物标志物和技术平台的验证至关重要。本章概述了创建高质量生物样本资源的关键要素，包括采集和尽量减少分析前变量的注意事项、生物样本处理、存储策略、数据注释以及监管和行政监督。此外，当从头建立此类资源不切实际时，还提供了针对现有生物样本资源的参考建议，这些将会适用于液体活检研究。

关键词 生物样本；生物资源库；生物样本库

缩略语

CAP	College of American Pathologists	美国病理学家学会
cfDNA	Cell-free DNA	游离 DNA
CHTN	Cooperative Human Tissue Network	人体组织合作网络
CTC	Circulating tumor cell	循环肿瘤细胞
DNA	Deoxyribonucleic acid	脱氧核糖核酸
EDRN	Early Detection Research Network	早期检测研究网络
EV	Extracellular vesicle	细胞外囊泡
NCI	National Cancer Institute	国家癌症研究所
NCTN	National Clinical Trials Network	国家临床试验网络
PBMC	Peripheral blood mononuclear cell	外周血单个核细胞
RBC	Red blood cell	红细胞
RNA	Ribonucleic acid	核糖核酸
WBC	White blood cell	白细胞

S. J. Skates
Department of Medicine, Harvard Medical School and Associate in Biostatistics (Medicine), Massachusetts General Hospital, Boston, MA, USA

M. Watson (✉)　e-mail: watsonm@wustl.edu
Department of Pathology and Immunology, Washington University in St. Louis School of Medicine, St. Louis, MO, USA

D. Elashoff
Departments of Medicine, Biostatistics and Computational Medicine, David Geffen School of Medicine, University of California Los Angeles, Los Angeles, CA, USA

16.1 简介和原理

液体活检技术的成功开发和基于液体活检的生物标志物的验证,需要使用既"符合目的"又能为相关分析提供足够注释信息的生物样本,以证明其临床意义。在某些情况下,可以前瞻性地采集合适的生物样本,以便即时分析。更常见的情况是,尽管需要耗费大量的成本和精力,但建立一个持续的生物样本资源库是至关重要的。

在临床相关的生物标志物研究中,可能需要大量的生物样本才能得到具有统计学意义的结果。研究低发病率疾病,采集足够规模的队列样本可能需要数月或数年时间。根据研究问题的不同,可能还需要在一段时间内对单个参与者进行多次采集。如果需要额外的时间来达到预期的临床终点(即疾病表现、进展或生存),那么从首次生物样本采集到回顾性分析之间的时间间隔可能会长达数年(图16-1)。采用稳定、可持续的方法进行长期生物样本采集和存储的生物资源库,可以提供足够样本来解决多种未来潜在的、不可预见的临床生物标志物研究中的问题,否则这些问题可能需要耗费数年时间通过前瞻性样本采集来解决。

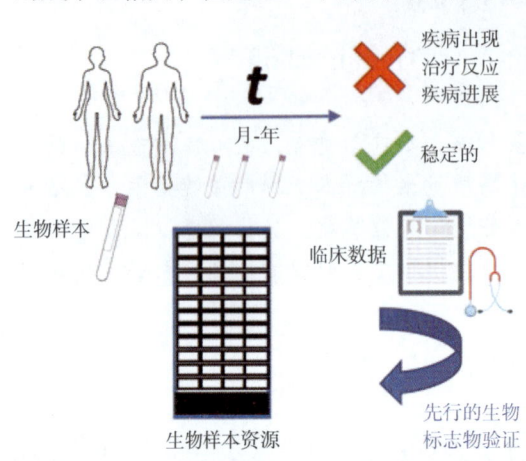

图16-1 液体活检生物样本资源的科学应用
从研究对象的目标人群中采集生物样本,可能在数月至数年的时间跨度上反复进行,直至目标临床事件(即疾病出现、治疗反应、疾病进展)发生。在事件发生前,经过正确采集、注释和存储的样本可以回顾性地用于预后或预测性液体活检生物标志物的临床验证。来自同一队列未发生对应事件的个体的同时间段采集样本常常可以作为对照样本

与生物样本采集、处理和加工相关的分析前变量可能会严重影响或混淆生物标志物研究。如果临床生物样本不能迅速且适当地处理和存储,细胞活力、细胞RNA、蛋白质、磷蛋白和细胞游离核酸可能会在体外受损[1-5]。更为隐蔽的是,液体活检生物样本中的核酸和蛋白质的定性和定量特征可能会随着处理时间和方法的不同而迅速变化,通常会影响对下游生物标志物结果的解读[6-8]。许多新兴的液体活检研究技术也依赖特殊分析物的测量,如稀有循环细胞、细胞外囊泡以及从外周血和血浆中分离出的细胞游离核酸。通常需要一个集中化的专业设施,并配备经过验证的方案来执行这些高复杂度的处理任务,以最大限度地保存分析物。标准化、一致的样本标记方案和"身份链"维护至关重要,可将生物样本与所需的相关数据集联系起来。对于通常涉及连续时间评估的液体活检研究,必须准确标记和追踪从同一患者身上采集的多个生物样本,以确保用于下游分析的生物样本(例如,初次发病与复发时的样本)是正确的。

由于液体活检生物样本中可评估的潜在生物标志物的数量多和多样性,生物资源库可能会规范处理和保存多种生物样本,以便分发给不同的研究人员(图16-2)。例如,诊断为早期癌症患者的治疗前血浆可用于识别早期疾病检测的候选标志物,而来自同一患者的骨髓或外周血中的有核细胞组分可用于肿瘤细胞转移标志物的评估。从单一生物样本中创建多种分析物类型(如细胞外囊泡、细胞、蛋白质、细胞游离核酸)可以支持更复杂的

"多组学"液体活检分析策略[9,10]。与此同时，大多数液体活检生物样本稀少且珍贵，因此设计自动化分装和分配工作流程，使其既能高效存储又能最大限度地减少样本的冻融循环，是要重点考虑的因素[11]。

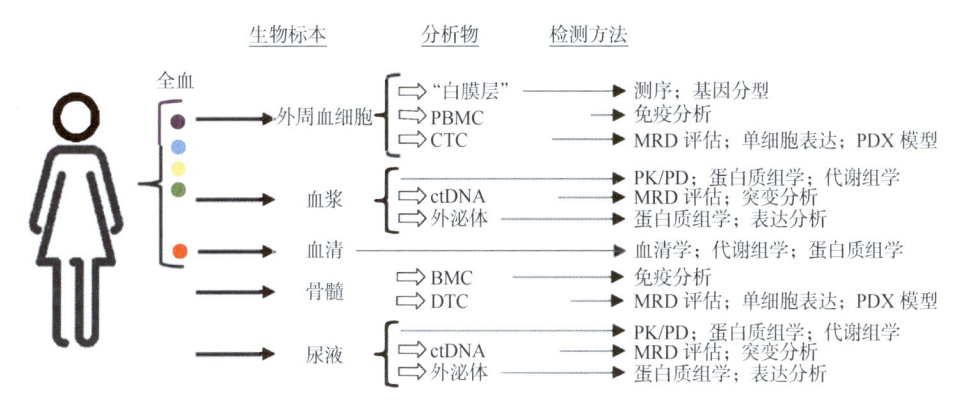

图 16-2 液体活检样本在不同检测平台上的应用

单次采集的全血样本（采用不同颜色标记的试管进行收集）、骨髓、尿液等生物体液，可用于分离各种分析物，这些分析物是多样化的生物标志物检测的目标。通过在临床时间点间进行的连续采集（用"…"表示），可以测量这些生物标志物随时间的变化。以这种方式，经过周密设计和精心挑选的生物样本资源可以支持多种多样的转化研究。PBMC，外周血单核细胞；CTC，循环肿瘤细胞；MRD，微小残留病灶；PDX，患者来源的异种移植物；PK，药代动力学；PD，药效动力学；ctDNA，细胞游离（循环）肿瘤DNA；BMC，骨髓细胞；DTC，播散性肿瘤细胞

与样本处理同样重要的是，可以准确追踪大型临床生物标本集合中的单个样本，并且能够将其与基因组、分子、生物标志物和临床数据准确整合和关联的数据系统显然也是非常关键的[12,13]。一个庞大且有活力的生物样本资源只有在与完整准确的临床数据相结合时，才能在生物标志物的发现和验证研究中发挥作用。临床数据的获取和监管必须与医疗记录隐私的合理权利相平衡，特别是遗传数据隐私需要采取适当措施来确保患者的知情同意并为其保密[14]。关于生物样本"所有权"及其使用所产生的知识产权问题也必须得到解决[15]。这些问题都需要建立一个公正的代理机构（"诚信中介"），从而对生物标本的采集和分配进行审慎的管理和规范[16]。

本章将重点介绍应对上述各种问题的具体建议。对于希望建立自己生物样本资源的个人，可以从美国病理学家学会（CAP）生物资源库认证计划[17]、美国国家癌症研究所的生物资源库和生物样本研究部门[18]、国际生物和环境样本库学会[19]等获得一些更详尽的参考资料和报告，也可参考在 *Biopreservation and Biobanking* 期刊发表的生物样本科学相关的同行评议出版物。

16.2 现有资源

在急需液体活检样本或没有足够资源建立独立设施的情况下，利用现有的生物样本资源设施可能更为实际。除了商业化临床研究组织（clinical research organization，CRO）为研究项目进行前瞻性生物样本采集外，其他行业资源通常也能提供存储的液体活检样

本，尽管费用相当高。这些样本的临床注释质量和深度可能会有所不同，虽然通常也适用于检测方法的开发，但成本问题和匮乏的注释信息使得它们不适用于大规模的相关研究。此外，还有很多学术样本资源。基于机构（无论是与NIH资助的癌症中心还是与其他转化研究项目相关）的生物样本库可能是生物样本的现成来源，或在适当情况下，可以帮助进行前瞻性样本采集。NCI支持的人体组织合作网络（CHTN）以非常合理的成本为学术和商业研究人员提供前瞻性的生物样本采购支持[20]。其他国家资源如早期检测研究网络（EDRN）、NCI的国家临床试验网络（NCTN）和类似资助的项目已经创建了大量高度注释的生物样本，可以申请使用这些样本，但是需要通过非常严格的同行评议程序[21-24]。NCI的样本资源定位器是一个非常有用的基于网络的生物样本资源目录，可用于癌症及其他生物医学研究[25]。

虽然上述参考资源中的一个或多个可能足以用于技术开发和最初的分析技术验证，但液体活检生物标志物相关研究的设计和临床验证最终依然需要一个专门为此目的而适当开发的专用资源。在本章的下述部分将概述开发此类资源的关键考虑因素。

16.3 定义范围和章程

考虑到开发生物样本资源所需的成本和精力，首先确定其范围并制定运作章程非常重要。

· 资源是否设计用于支持特定资助的研究项目或疾病类型（如"乳腺癌""心血管疾病""阿尔茨海默病"）？

· 采集的范围将有多具体（如"三阴性乳腺癌""糖尿病血管疾病""早发型阿尔茨海默病"）？采集是否针对特定的临床问题（如"早期癌症检测""治疗耐药""疾病进展"）？

· 采集是否与相应临床研究或临床试验相关联或为其提供支持，或者将作为独立的样本资源库存在？

· 需要多大规模的队列才能以适当的统计学要求解决临床问题？

· 将采集哪些类型的样本（如血清、血浆、脑脊液、尿液、细胞）？

· 将在多少个特定临床时间点和（或）期间对每个参与者进行采集？

· 将为每种类型的生物样本创建多少个和存储多大体积的等分样本？

· 样本的存储条件是什么（−20℃冰箱、−80℃冰箱、液氮罐）？

· 除了生物样本资源本身的运营外，谁将支持参与者招募、知情同意、监管监督和数据收集？

这些问题的答案将有助于定义资源的范围并有助于制定初步的运作预算。当然，由于生物标志物研究可能在初始资源创建后5～10年才被开展或进行，任何生物样本库的目标都是创建一个在未来任意研究中最有用的集合。另一方面，为避免过度采集并最终处置科学价值逐渐降低的生物样本，开发具有一定预期利用率的样本资源非常重要。

在创建样本资源初期，制定资源章程或"谅解备忘录"也很重要，特别是当资源将服务于可能存在利益竞争的多个研究者时[26]。需要考虑的要点包括：

· 样本资源如何被资助？不仅仅是在样本采集期间，而且还要考虑未来数十年需要持续进行数据和生物样本存储。

- 谁将担任生物样本采集的监管人，以确保所有操作符合监管法规要求。后续计划是什么？
- 谁能够使用存储的生物样本（如仅特定的研究团队，机构成员，行业合作伙伴或者更广泛的科学界人员）？申请和批准生物样本使用的流程是什么（通常由指定的"生物样本审查委员会"协助，该委员会由相关利益方组成）？与使用相关的费用（如果有的话）是多少？
- 如果使用生物样本产生了科技论文或专利（希望这种情况是常事），那么作者署名和专利转让政策是什么？

在书面文件中确定范围和章程将极大地帮助和维护生物样本资源的长期运作。假定已经建立了其他基础设施资源（即经费、人类研究批准、实验室场地、人员），以下将讨论与运营相关的具体主题。

16.4 生物样本采集

生物样本类型、采集管和样本采集时间通常由生物样本资源的目的决定。液体活检研究可以采集几种常见的生物样本类型。

血清 血清是全血经过体外凝集后剩余的液体部分。血凝块与血清成分分离会消耗和"捕获"大量分析物，因此血清被认为是血液中"最干净"的部分，在担心存在干扰物质时使用。血清通常是血清学研究、药物及其代谢产物研究、常规临床实验室中许多血液生物标志物检测的理想生物样本[27]。然而，由于凝血过程可能会捕获或消耗许多感兴趣的分析物，因此对于许多液体活检研究来说，血清是一种不太理想的生物样本。血清已被作为游离DNA（cfDNA）和细胞外囊泡（EV）的来源，但通常血浆是更合适的生物样本选择[28-30]。此外，由于凝血是一个生物活性过程，即使是残留在血清中的生物标志物，也可能会因为凝血过程而发生质量或数量上的改变。

传统方法是用"血清分离管"（serum separator tube，"SST"；"Tiger Top"）收集血清，全血在分离管中凝固，然后离心，凝胶基质会把血凝块和细胞成分与纯化的血清分离开来。这种方法能最干净、最容易将血清与其他血液成分分离，但有多篇文献报道表明，凝胶基质材料可能会污染血清并对敏感的下游检测产生干扰[31-33]。因此，用于液体活检研究的血清通常收集在没有凝胶基质的普通玻璃管或凝血活化剂管（"红帽管"）中。从这些管中分离血清需要更高的技术，但可以消除凝胶基质可能带来的污染。

血浆 血浆可能是液体活检生物标志物研究中最常用的生物样本类型。它是在体外无凝血情况下持续存在的血液中完整（和复杂）的液体成分。评估循环蛋白、细胞游离核酸和细胞外囊泡（血浆）时通常选择这类生物样本。

血浆可以收集在多种不同的抗凝管中，这些抗凝管（如柠檬酸盐、肝素、EDTA）可以可逆或不可逆地抑制凝血形成。近年来，人们开发了一些新的抗凝管，通过防止细胞凋亡和裂解过程中细胞核酸释放到血浆，从而优化细胞游离核酸的收集。

细胞 存在于外周血液循环中的细胞，例如本书中广泛讨论的罕见的CTC，是液体活检研究中感兴趣的常见分析物。随着免疫治疗的发展，通过流式细胞术或其他技术平台分析循环免疫细胞群体也变得非常重要[34]。细胞可以用多种类型的抗凝管收集，如EDTA、肝素和柠檬酸葡萄糖（acid citrate dextrose，ACD），这些抗凝管也可用于同时收集和分离血浆与全血中的有核细胞成分。带有专用防腐剂的收集管可用于基于细胞的CTC生物标志物研究（如"CellSave"），或用于保存外周血中白细胞（WBC）的核酸分子（如"Paxgene"）[35,36]。预先装有肝素抗凝剂和FICOLL溶液的采血管可便捷地将单核细胞与全血的其他细胞和非细胞组分分离开来。

表16-1中列出了几种常见采血管类型的特性及其在液体活检样本采集中的应用。

表16-1 用于液体活检研究的生物标本采集管示例

采集管类型 [a]	内容物	用途	说明
紫帽管、粉帽管	（K_2 或 K_3）EDTA	血浆 细胞外囊泡 细胞	液体或粉状抗凝剂，装在玻璃或塑料管中
蓝帽管	柠檬酸盐	血浆 细胞外囊泡 细胞	可逆的抗凝剂
绿帽管	肝素（锂/钠）	血浆 细胞外囊泡 细胞	传统上用于流式细胞术；可能干扰下游核酸分离
黄帽管	柠檬酸葡萄糖	血浆 细胞外囊泡 细胞	有时更适合基于细胞的研究
红帽管	促凝剂/无添加剂	血清	适用于大多数基于血清的生物标志物研究
红帽管 + 灰帽管（"Tiger Top"）	促凝剂/分离凝胶	血清	分离凝胶可能干扰下游分析
CellSave	专有的	循环肿瘤细胞	CellSearch CTC 检测所需；CTC 保存长达 96h
CPT	肝素、FICOLL™、Hypaque™、凝胶分离器	PBMC 分离	便于从少量血液中直接分离 PBMC
Streck BCT Roche BCT	专有的	cfDNA cfRNA （细胞）	其他供应商生产的最常用且相似的保存管，用于细胞游离核酸的稳定
PaxGene	专有的	RNA、DNA cfDNA	用于直接保存细胞和细胞游离核酸的几种管型

[a] 以颜色命名的管是 BD Vacutainer[R] 管型，其材料、尺寸和管帽设计有所不同。其他管类型是基于专有的供应商命名。

其他"液体活检"样本 除了用于常规临床诊断外，尿液也被作为评估泌尿生殖系统恶性肿瘤的生物标志物[37,38]，以及监测来自身体其他部位的可以经肾小球过滤的生物标志物和代谢物[39,40]。尿液收集时需要特别注意。尿液中的分析物（蛋白质、EV 和

cfDNA）通常浓度较低，因此尿液的收集量通常比外周血大得多（可达50mL），这使得长期存储变得不切实际。通过酸化[41]收集尿液和保存代谢物的传统方法可能不适合EV或cfDNA等其他分析物。最近，已经开发出一些专有的解决方案（可能由蛋白酶和核酸酶抑制剂组成），可用于稳定尿液分析物，直到其被分离出来[42]。

唾液是从口腔中收集的，可以在多种液体活检应用中作为分析物，特别是作为头颈部癌症的生物标志物，用于检测从唾液腺主动分泌的其他代谢物和蛋白质[43-45]。唾液还含有口腔脱落的上皮细胞，因此当无法采集外周血时，可以作为一种微创来源用于分离体质性DNA（"胚系"）。有几种商业试剂盒和定制方案可用于唾液收集和保存[46]。另一方面，痰液通常是起源于支气管肺系统的分泌物，可用于早期肺癌检测或评估其他肺部疾病的病理过程[47-50]。由于其黏性，唾液和痰液可能难以收集和处理。为便于其在分子检测中使用，目前已有几种可用的专门采集容器和处理试剂。

根据生物样本资源的研究重点，脑脊液（cerebrospinal fluid，CSF）、抽吸液和其他通过微创"液体活检"获得的生物体液可能会被采集。每种都有其特定的采集和保存注意事项。NCI的生物样本研究数据库（Biospecimen Research Database，BRD）由生物资源库和生物样本研究部门资助，提供了可检索的同行评议文献汇编，证明了多种生物样本类型的最佳采集实践[51]。在没有任何既定实践的情况下，验证所提议的采集方法在相关采集环境中是否切实可行，以及所采集的样本是否"适用于"任何预期的下游检测至关重要。

对于任意类型的液体活检样本，一个重要的采集考虑因素是处理延迟，这在实体组织生物样本中通常被称为热缺血时间或冷缺血时间[52]。处理延迟是指从参与者采集样本到样本达到稳定状态（如冷冻或最终分析物提取）的时间间隔。分析前变量最大的因素之一就源自处理延迟，对于严格的生物标志物研究，这一点必须得到控制和记录。例如，血液磷蛋白图谱可能在采集后几分钟内发生变化[53]，不稳定的分析物如CTC可能在数小时内失去活性并丢失[54]。采集方案应给出一致的、具体的建议，这些建议在临床或研究环境中既切实可行，又能保存预期分析物进行预测或检测。例如，要求全血在采集后"30分钟内"处理并冷冻成等分血浆样本在许多情况下可能不切实际，而处理时间窗口允许延迟为2小时可能更可行。同时，仔细记录每个采集样本的处理延迟时间可能有助于消除分析前变异性导致的混杂结果。如下文所述，已经提出了几种数据采集方案来记录诸如此类的分析前事件[55, 56]。

对于多点采集活动，标准化的采集程序可能难以执行，因为这些点位资源有限，难以遵循特定方案。将生物样本以稳定的或冷冻样本的形式运送到中央生物资源库，或在温控条件下以新鲜或保存样本的形式隔夜快速运送，在后勤方面可能具有挑战性且成本高。因此，在考虑多地点工作时，重要的是要记录每个参与地点是否具备适当的资源，并了解生物样本采集程序以减少与采集、稳定和运输相关的任何潜在分析前变异。如上所述（表16-1），有许多可商业获得的采集管，可在需要跨地点运输时将细胞和核酸等特定分析物保存数天。

最后，应考虑采集每个生物样本采集的具体临床时间点。这些时间点取决于生物样本库的性质、目标和可用资源。记录每个生物样本获取的日期和每个临床时间点的日期及结果，对于解答未来的生物标志物研究问题至关重要。设计用于早期检测生物标志物验证的资源可能会从参与者（或许是高风险人群）在临床诊断前通过定期大规模队列筛查进行采集或在其出现早期疾病时进行采集[57]。关注治疗反应的研究可能会在治疗期间采集样本，而开发疾病进展生物标志物的研究可能会在治疗完成后疾病缓解期间和首次复发时采集样本。药代动力学研究以及近期利用循环细胞或核酸监测治疗反应或疾病进展的研究，可能需要在治疗前开始并在整个治疗过程中进行连续采集[58,59]。通常，此类采集的最佳时机是未知的，而这本身可能就是研究的主题。在这种情况下，可能需要每周、每月或至少每年采集样本。对于疾病早期检测，只有少部分队列可能进展到疾病阶段，这意味着大多数采集的样本（除了作为合理的对照外）可能具有有限的科学价值。例如，一个1000人的研究队列需要在6个时间点采集3种不同的样本，并将每种样本分别处理成5等份，这将导致存储90 000份生物样本，需要持续的存储支持，考虑到这一点是很重要的。对于多种疾病的随访研究，可能会将采集、处理和存储的成本分摊到研究中，从而提高"每种疾病"的效率。

16.5 生物样本处理

除非直接从全血或其他体液中得到生物样本，并立即用于检测（这在循环肿瘤细胞和其他不稳定的分析物中很常见），否则在长期存储前生物样本资源库或其指定人员（参见上文的多地点研究）将样本处理得到所需的成分（血清、血浆、细胞）。全血通常经离心分离出细胞和非细胞成分。离心力、时间、温度和减速步骤都可能影响所分离成分的纯度和质量，因此应标准化、记录并严格遵循离心程序，以避免潜在的分析前变异[60]。例如，为后续分离cfDNA而制备血浆时，可将全血进行一次标准临床离心（约2000g），从红细胞（RBC）和白细胞（"白膜层"）中分离抗凝血浆。去除血浆后，第二次离心可以进一步从血浆层中去除碎片。另一方面，第二次高速离心（约12 000g）将去除更多的血小板，以生成"乏血小板血浆"，这是cfDNA分离的首选生物样本。离心会导致样本升温，应考虑是否必须在冷藏温度（如4℃）下进行离心，以防止细胞及其分子降解，同时要认识到许多临床场所可能无法使用冷藏温度离心机。

从外周血、骨髓或其他体液中采集的样本可能涉及简单的离心，以分离细胞和非细胞成分。适当的离心力（以g而非转子RPM表示）和时间应针对每种生物样本类型进行优化，以确保完全分离，而且尽量减少细胞损伤。通常使用Ficoll™密度梯度离心法对全血和骨髓进行处理，以分离单核细胞（淋巴细胞和潜在的循环肿瘤细胞），并去除主要的粒细胞群体，用于后续的免疫表型分析或CTC生物标志物研究[61,62]。然而，需要注意的是，这一过程有可能无意中将其他感兴趣的细胞排除在外，一些研究人员可能选择简单的冷冻或低温保存有核细胞部分（即"白膜层"）。为了采集更具靶向性的细胞群体，可以采用高度特异的免疫磁珠富集[63]、高速细胞分选[64]和微过滤[65]技术，根据特定细胞表面部位表达或生物物理特性进行细胞群体的富集。这些技术在本书中都有详细讨论。一些研究可能也对红细胞、血小板或其他细胞部分中的生物标志物感兴趣，因此在制定整体标准化的细胞处理方案时应考虑未来的用途，这很重要。

分离和（或）富集的细胞群体可以快速冷冻或低温保存以备后续使用。制备快速冷冻细胞团既简单又经济，可以为下游生物标志物检测提供高质量的分子分析物（核酸和蛋白质）。然而，快速冷冻的细胞失去了活性，不能（也不应）解冻进行下一步处理或分析。使用多种低温保护介质和控制冻存速率进行细胞冻存，可以在最终解冻时保持细胞活性（取决于细胞类型），并用于细胞培养、富集、分选或活细胞检测[64]。使用优化的方案和试剂，通常可以冷冻保存外周血单个核细胞（PBMC），并在解冻后达到80%～90%的存活率。值得注意的是，不同的细胞群体（如CTC）对冷冻保存和解冻的敏感性不同。外周血粒细胞群体特别脆弱，常在此过程中裂解，释放出对样本中其他细胞有毒性的蛋白酶和核酸酶。因此，大多数研究人员倾向使用Ficoll™梯度离心或其他分选方法排除冷冻保存细胞悬液中的外周血粒细胞[61,62]。

体液和细胞悬液样本在经过任何处理后，应在长期存储前进行等分。等分方案必须要在大样本队列多次等分后的大量存储空间需求和避免多次冻融循环以形成基于需求的等分之间取得平衡。特定的等分方案显然将取决于初始采集的样本量、样本类型和研究要求。需要考虑的要点包括：
- 初始采集的样本量是多少？
- 一个典型项目或一次检测将使用多少样本？
- 将对一份样本提出多少次申请，其申请频率如何？
- 可为采集工作分配多少冷冻样本的存储空间？
- 在不影响样本完整性的情况下，可以承受多少次冻融循环？

图16-3展示了一个样本等分方案的示例。如下文所述，无论制定何种等分策略，对于生物样本的质量保证来说，关键点在于生物样本资源数据库都必须跟踪每个生物样本所经历的冻融循环数，并维护从原始样本"母体"得到的生物分装样本的身份链（起源）。

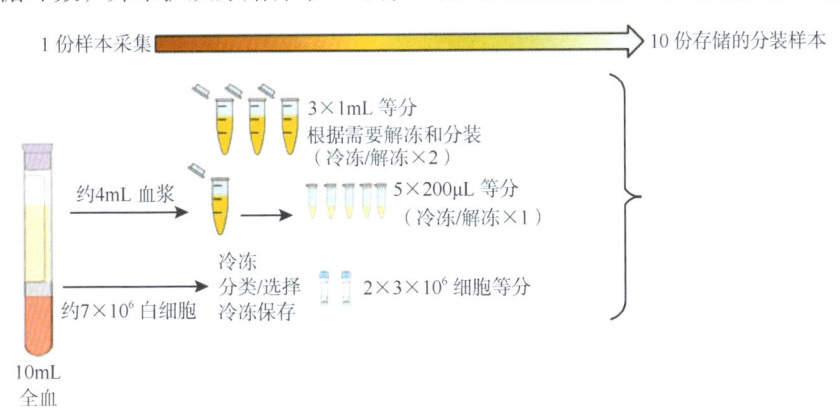

图16-3 生物样本等分方案的示例

在示例流程中，单管全血被处理并存储为冷冻保存的淋巴细胞和血浆，以典型体积（如200μL）提供容易获得的"检测规模"等分样本，这样不需要进一步解冻和再冷冻，从而最大限度地减少样本潜在的降解。较大的等分样本也要保留，以便未来进一步等分和分发给其他研究或用于需要较大样本体积的检测（如ctDNA的分离）。即使在这种节约的方案中，单个采血管可能也需要存储10倍以上的单个等分样本

在某些情况下，直接从生物样本中分离分析物（如基因组DNA、cfDNA、EV）比进行中间处理和长期存储更有利。直接从液体活检生物样本中分离核酸或其他大分子可能会

提高长期稳定性，因为纯化物和分离物的体积更小而更容易存储。例如，从尿液中直接分离出的cfDNA比20～50mL的冷冻尿液更容易存储。与冷冻血浆或冷冻保存的细胞相比，直接从全血中分离RNA可能更稳定，且更容易存储。直接从采集的血液和体液中进行提取也取决于生物样本资源的性能。显然，执行更复杂的分离程序需要更高的初始成本，并且程序和设备应在连续的"单样本模式"下高效工作，以抵消从存储样本中进行批量分离的成本和效率优势。一旦一个母体样本（如全血）被用于特定的分子提取过程，今后将无法再使用。因此，除非生物样本资源获得适当资助并专注于一个非常具体的项目、明确了项目时间表和检测目标（如群体基因分型、CTC检测、cfDNA分析），否则直接从生物样本中提取分析物的优势较小。

16.6 生物样本存储

任何生物样本资源的基础组成部分都是存储设施。与所有设计考虑一样，样本存储的方法将由样本资源的目的和运营决定。在开发存储设施时，应考虑以下几点：
- 最初可用的空间有多大，是否有未来扩展的选择？
- 预计的生物样本存储目标和设施的寿命是多少？
- 如果使用机械冰箱，存储空间是否具有适当的电力、备用电力和冷却/通风要求？
- 如果使用液氮存储罐，存储空间是否具有适当的承重支撑、通风和氧气传感报警装置（图16-4）？
- 存储空间是否安全，是否具有受控访问权限？
- 存储空间是否位于生物样本处理实验室附近（如果适用）？

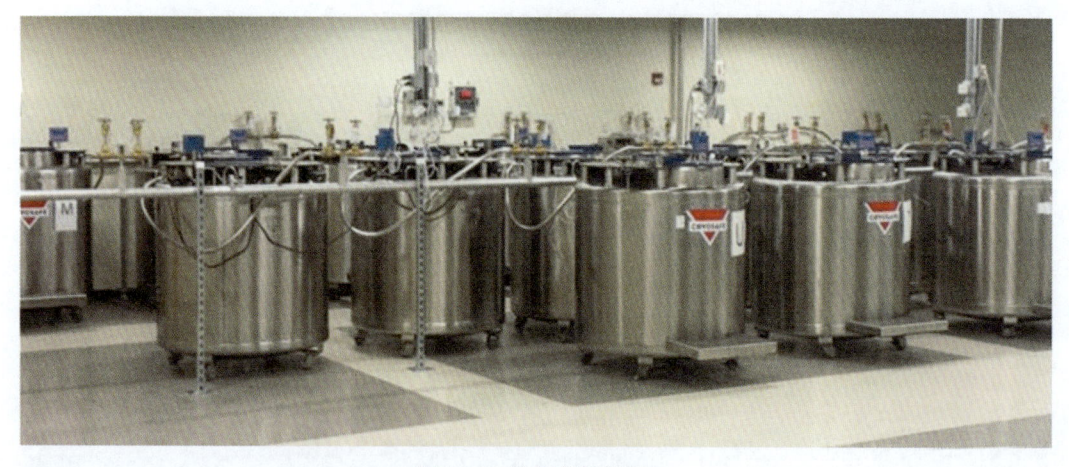

图16-4 液氮存储设施

高密度液氮生物样本存储设施的典型布置。多个高容量储罐分别连接到一个供应总管上，该总管由一个大型外部供应罐供应。每个存储房间都配有远程、无线和有线网络报警装置，以及环境氧气监测和报警系统（后墙），以确保设施内工作人员的安全。值得注意的是，需要提供足够的空间和总管上的端口，以便未来持续扩展资源。该设施要安装在混凝土平面结构地面上，以支撑巨大重量的储罐

对于小规模的集中研究，研究者实验室中的单个超低温机械冰箱就足以作为存储设施。在极端情况下，可能需要专门的设施设计和（或）建筑改造以容纳企业规模的设施。

液体活检生物样本可以存储在-80℃的机械超低温冰箱或液氮存储罐（通常温度为-180℃至-135℃）中。超低温冰箱是最常用的冷冻存储方式。除初始设备成本外，它们的运营成本低，维护费用少，并且有多种尺寸和配置（如节省空间的立式或箱式冰箱）。冷冻的生物体液及其衍生的核酸和蛋白质通常在-80℃下长期稳定存储，但根据文献报道，也可能因目标分析物的不同而有差异[67]。虽然随着时间的推移分子降解总会发生，但只有当候选生物标志物特别不稳定时，降解才会明显，在这种情况下，应考虑在液氮环境下存储。另一方面，冷冻保存的细胞需要在液氮中存储以长期保持活力。超低温冰箱需要适当的电力（最好有紧急备用电源，除非配有备用CO_2冷却系统）和冷却/通风，特别是多个冰箱放置在一个房间里时。即使是现代化的冷冻压缩机也会产生噪声，因此冰箱应远离人员工作区。超低温冰箱的压缩机和其他机械部件会在其使用寿命内的某个阶段发生故障，因此必须制定存储备份计划（见下文）。如果经常在冰箱中存储和取出生物样本，特别是在室内空气条件不佳的情况下，冰箱结霜可能是特别大的问题，超低温冰箱需要经常进行手动除霜以保持制冷效率。因此，传统的超低温冰箱不太适合"高通量"生物样本的存取。

在需要高密度存储、"仔细挑选"存储的生物样本和高通量检索样本等份时，机器人冷冻系统提供了一种理想但昂贵的存储解决方案。由多家供应商销售的机器人系统包括：用户可配置的高密度存储架（保持在-20℃或-80℃）、机器人仪器（存储架中放置或取出生物样本的单个样本管、托盘或存储盒）以及一个温控样本出入口。使用条形码和先进的LIMS系统，用户可以在整个存储系统中按批次以编程方式存放或提取单个生物样本，而不会在存储单元内部或样本存储或提取时产生显著的温度偏差。根据存储单元的大小，机器人系统可以容纳数十万到数百万个生物样本管、托盘或存储盒，其占用空间远小于相同数量的单个超低温冰箱。除了其高昂的成本（每个系统100～200万美元），还必须为这些系统的安装设计适当的空间、通风和电力要求。

机械冷却的另一种方法是使用液氮蒸气。液氮（liquid nitrogen，LN_2）可以从-180℃（液相）冷却到大约-135℃（气相），这接近于水的玻璃化转变温度。出于安全和效率方面的考虑，大多数存储单元使用气相进行存储。虽然LN_2存储设备需要持续补充LN_2，但可以通过自动填充系统、导管和总管系统以及批量供应罐（如有必要）轻松实现（图16-4）。LN_2蒸气存储通常用于冷冻保存的细胞，并为其他液体活检样本提供更高的温度稳定性。与超低温冰箱不同，液氮存储罐几乎不会出现机械部件故障，只需要少量电力来控制电磁阀。即使在没有氮源的情况下，大多数存储罐也能在数小时到数天保持稳定的温度，而不像冰箱那样在设备故障后会迅速升温。液氮存储罐不会产生热量，但在考虑其安装时，需要有足够的通风和室内氧气监控，以保护工作人员免受环境氮气水平过高的影响。

无论采用何种存储系统，包括冰箱和液氮系统，以及存储设施本身的环境条件，都应通过温度探头进行持续监测。偏离预设温度阈值应触发声音警报，同时激活远程联系（通过电话拨号、短信或互联网监控），提醒场外工作人员注意警报情况。理想情况下，该系统应监测、记录并报告温度状况及报警事件，以确保样本质量。如果设备的温度有偏离，无法在不影响生物样本完整性的情况下迅速解决，则应制定成文的"灾难应急计划"，通常涉及将生物样本快速转移到备用存储位置（即具有相同容量的备用空冰箱）。在创建时，经常被忽视的一个方面是备份程序和足够的备份设施，以减少因存储设备故障而导致的宝贵生物样本资源的丢失或受损，有时涉及数十年的努力和数百万美元的投入。

16.7　生物样本注释和数据管理

准确且适当全面的生物样本和临床时间点注释数据对于生物样本最大限度的利用至关重要。开发生物样本资源需要对软件系统以及数据元素和词汇本身进行适当考量。

数据系统　生物样本资源"数据库"可以有多种形式，从简单的电子表格到复杂的关系数据库和基于网络的应用服务器（即"用户界面"）。有些项目可能会选择"从零开始"开发一个系统，而另一些（主要是较大和复杂的项目）可能更适合使用商业软件应用程序。每种方法都有其独特的优势。商业系统虽然昂贵，但提供了"开箱即用"的数据解决方案，包括用户培训和持续的软件支持。一些机构可能已经拥有软件使用的全站许可证，或者有现成的IT基础设施，可以轻松支持新的生物样本资源数据项目。LabVantage、OpenSpecimen、OnCoreCTMS、FreezerWorks和BSI是广受欢迎的"企业级"生物样本库信息系统实例。一些应用程序，如REDCap和OpenSpecimen，是"开源"软件平台，可以较低或零成本获得。然而，通常需要本地数据管理资源来定制和维护系统（如数据备份、本地系统故障等），除非选择远程托管解决方案。一些机构可能不允许远程托管系统对该系统的数据异地维护和管理。商业系统的数据模型和功能通常经过该领域专家的全面审查，并且软件通常按照最佳实践设计开发，并经过全面测试。然而，在某些情况下，商业软件产品的设计可能与存储库操作不兼容或受到限制，尽管供应商能够为其应用程序提供特异的修改，但这会增加额外的成本。

另一方面，定制的解决方案，无论是简单的电子表格、使用桌面关系数据库如Microsoft Access开发的数据库，还是精细的基于网络关系的数据库管理系统，均允许独立设计，这一点特别适合于生物样本资源，通常成本更低且生产速度更快。不过，除了简单的电子表格之外，可能还需要一个专门的软件设计师团队，他们除了了解稳健软件设计的一般原则和实践之外，还要了解生物资源库的工作流程和数据管理问题[68]。开发过程的文档记录（特别是为了满足某些监管要求）以及详细的用户和技术指南是必不可少的组成部分，以便在原始软件开发团队解散后仍能继续使用和改进。临时招聘专业软件开发人员并为其提供资金支持通常比较困难，因此可能需要以服务收费的方式将系统开发外包给商业实体。尽管这一过程可能既收费高又耗时，但对于较大且持续的生物样本资源来说，这种方法的综合优势在于创建一个定制的应用程序，由专业软件开发人员对其进行设计和记录。

开发一个更实质性、定制化的生物样本资源信息系统有若干设计原则[69]。最初，生物样本资源领域的专家应准确且全面地划定与收集数据相关的操作范围。例如：

- 系统是否仅负责冷冻存储，或者还要支持其他操作的数据，如接收和跟踪前瞻性生物样本采集、项目管理以及向其他机构或研究人员分发和运输的数据？

- 系统将跟踪哪些类型的生物样本？
- 系统本身是否应提供生物样本和临床时间点的临床注释，或者是否将与其他现有的数据系统（如CTMS或EMR）对接以进行生物样本注释？
- 需要哪些工具来检索和报告数据？
- 不同的用户或利益相关者是否需要不同的数据访问权限或视图？

一旦操作范围确定，就可以进一步详细说明更具体的"使用案例"和需求，这将推动最终设计方法。例如，系统应允许方便和快速的数据输入，这对终端用户是很直观的，应减少许多数据输入错误。选择特定数据库系统（如Oracle、MySQL）和编程平台构建信息系统不如系统设计本身重要。大多数软件设计项目采用迭代方法，这允许软件通过多个版本逐步更新，并在最终发布前由终端用户进行全面审核和测试。如上所述，重要的是在应用程序发布时要有适当的设计、技术和终端用户文档，以确保系统在生物样本资源需求变化或扩展时可以得到必要的支持和修改。

数据元素 一个生物样本信息系统所使用的数据类型和数据模型将取决于其操作范围。在开发生物样本数据资源之前，很重要的一点是要与所有利益相关者会面以确定将要采集的数据范围。如果生物样本资源是为特定项目、疾病或表型设计的，那么采集的数据范围将被确定和限制。例如，一个用于评估早期肺癌检测生物标志物的生物样本资源可能需要存储关于患者吸烟状况的数据，并跟踪筛查访问的结果。而一个旨在评估CTC及相关生物标志物作为治疗反应早期指标的生物样本资源可能需要详细的治疗和收集时间数据。当该资源被设计用于多个项目或待确定的临床问题时，重要的是平衡对最少数量注释数据元素的要求，也要意识到广泛数据收集的负担和复杂性，特别是当这些数据可能永远不被需要时。伴随着医疗标识符的持续存在，可能通过"诚实经纪人"模式在需要时回顾性地收集额外的生物样本注释数据，但这种方法效率并不高，并且通常不如深思熟虑的前瞻性数据收集那么成功。

图16-5展示了一个可能用于液体活检生物样本资源的数据模型示例。类、属性、允许值和关系是模型的重要方面。类定义了系统中跟踪的物理对象，如患者、生物样本和存储位置。属性是类或对象的定性或定量特征，如患者的性别、生物样本的类型或冰箱的物理位置。允许值是可以分配给特定属性的约束值或词汇术语，例如，患者性别"男性"或"女性"，或者生物样本类型"血浆"、"血清"和"cfDNA"。下面列举了一些可能用于液体活检生物样本资源的典型数据类型。重要的是，如图16-5所示的每个生物样本数据类型，以及可能的其他未列举的类型，应在数据模型中适当地相互关联。与使用单个"平面文件"或电子表格相比，采用关系数据库管理系统（relational database management system，RDMS）的显著优势是能够形成"一对多""多对一""多对多"以及数据类之间的自我关联。例如，个体可能参与多个涉及生物样本采集的试验或协议（多对一）。一个试验的参与者可能在试验的多个时间点贡献样本（多对一），并且每个时间点可能涉及采集几种不同的样本类型（多对一）。单个样本可能被分成多个样本（多对一），而一项研究可能使用来自多个患者、方案或采集时间点的样本（一对多）。

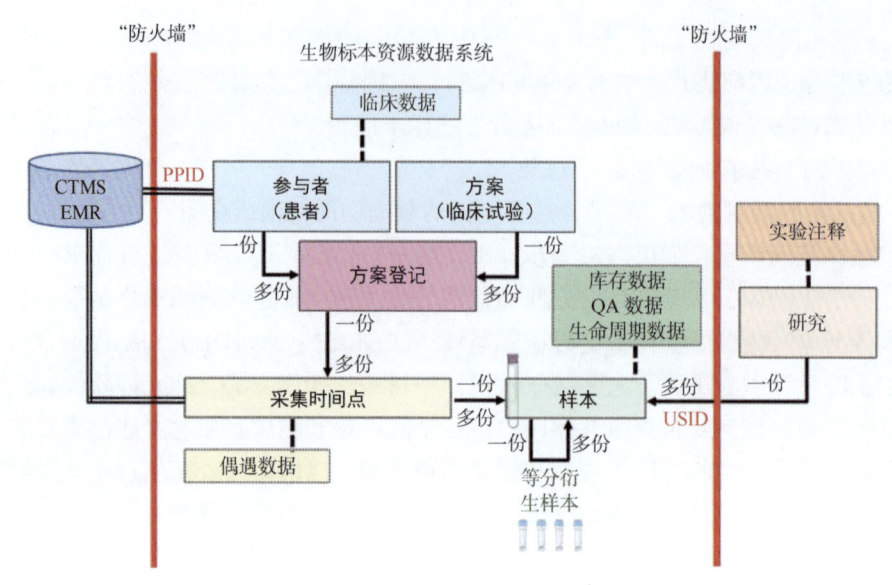

图16-5 生物样本资源数据注释模型

一个一般关系数据模型的实例展示了典型的数据对象（粗体字）及其相互关系，它可以用于带注释的生物样本资源中。研究参与者、患者及其临床事件的注释可以直接存储在生物样本信息资源中，或者可以采用显性标识符（explicit identifier）(PHI)或通过使用去标识化但个体唯一的参与者协议标识符（participant protocol identifier，PPID）与其他数据源，如临床试验管理系统（clinical trial management system，CTMS）或电子病历（electronic medical record，EMR），建立更高效的数据集成。用于研究的样本可使用绝对唯一的样本标识符（uniquespecimen identifier，USID）进行编码，通过生物样本资源的"诚实经纪人"模式，可以将这些标识符链接到必要的临床结果数据，以进行相关性研究。相反，生物样本资源也可以使用相同的USID编码来注释实验数据集或实验元数据（数据集存在的数据信息）

・参与者和研究。生物样本是作为一个或多个有组织的研究项目的一部分而收集的。这些项目可能包括通用的存储库/注册项目或高度明确的临床研究。采集到的生物样本来自参与者，这些参与者与一个或多个研究项目关联。因此，生物样本资源信息系统必须最大限度地代表被采集生物样本的唯一参与者以及他们所入组的相关采集活动或协议。在不允许存储受保护健康信息（protected health information，PHI）的情况下，跟踪参与者的姓名首字母（有时会附在收到的样本上）可以作为次要的生物样本身份核查。生物样本资源信息系统可以保存PHI，可以存储全名、出生日期、病历号或其他唯一标识信息，以明确在不同时间、地点或不同协议下采集的生物样本关联到同一个人。生物样本资源信息系统应足够灵活，能够使用已识别和未识别模式对参与者及其生物样本进行唯一识别。关于采集方案的其他信息，包括标题、启动日期、预期采集量（如果适用）和主要研究者，通常有助于管理。对于涉及追踪临床研究或治疗性试验生物样本资源来说，在不同研究中显示一个个体的注册情况可能也很重要。

・知情同意。根据生物样本资源的运营情况，跟踪每个被采集生物样本相关患者的知情同意可能是可取的或必要的。通常，用于生物样本研究的知情同意是在方案、试验或采集活动的层面上定义的，每位患者可能规定一个或多个生物样本的特定用途（例如，用于特定疾病的研究、用于非特定疾病的研究或用于基因组学研究）。虽然对于参与单一采集活动的样本资源来说可能是一致的，但更有可能的是，存储在单个设施中的不同生物样本用于研究的知情同意和使用权限可能会有很大差异。为了确保生物样本被分发和用于与参与者所提供知情同意相符的研究，生物资源库信息系统至少应能够总结和报告分发到研究中的每个样本的使用权限。

- 临床注释。对于任何转化研究生物样本资源来说，准确且适当、全面的临床注释是绝对必要的。在许多情况下，生物资源库信息系统本身可能不会存储详细的临床数据，但在其他情况下，可能是这类数据唯一可用的资源。即使生物资源库信息系统不是为了直接获取大量人口统计学和临床数据而设计的，但至少收集参与者的基本人口统计学参数（如性别、种族和民族）对于研究目的是有用的。如果获得了参与者的出生日期，那么可以根据参与者的出生日期和生物样本采集日期（记录为样本数据）推导出"采集时参与者的年龄"。与每个临床事件及其日期相关的数据将事件与相应的生物样本联系起来（图16-2）。否则，可以使用"采集时的参与者年龄"这个专用数据元素来生成摘要报告。合适的情况下，至少临床诊断和基本病理数据（如组织病理学诊断、临床肿瘤分期）可能立即有助于报告样本的总体可用性。其他数据对初始生物样本选择和最终的临床相关分析都有用且直接相关，但可能更具疾病或方案特异性。例如，对于癌症样本，肿瘤的T、N、M分期和分级对样本选择是有用的。对于肺癌，有无吸烟史可能对研究设计很重要，而对于乳腺癌病例，雌激素受体和HER2受体状态等临床肿瘤生物标志物可能是重要的数据元素。如果没有在一个研究的时间点或事件结构中被捕捉到（见下文），记录参与者在采集生物样本时所经历的全身治疗或暴露信息可能也是相关的，因为这可能会改变生物样本本身的生物学特性（例如，术前化疗可能引起循环细胞、EV和血浆蛋白群体的质量和数量的显著改变）。灵活的数据模式和用户界面，可允许用户定义的和针对特定方案或采集的临床和病理数据注释，这可能是非常令人期待的。另外，一些生物样本资源信息系统可能与并行的临床数据管理系统（clinical data management systems，CDMS）紧密集成，使得特定的患者、方案/采集工作、样本组和样本直接映射到CDMS中呈现的临床数据，以便于搜索和报告（图16-5）。然而，这种方法需要良好集成的系统或更大型（通常为商用）的配套软件。

- 采集时间点。液体活检研究通常在研究中的多个临床事件或治疗点采集生物样本，因此，生物样本资源信息系统通常需要将特定时间点的样本组或方案中的研究事件关联起来。对于药理学研究而言，时间点可能以分钟来测量，而对于其他临床试验或研究，时间点可能远没有那么明确，如"诊断前"、"新诊断"、"治疗前"、"治疗中"、"缓解"或"复发"。在不同研究中采集生物样本时，使用这些名义上的时间点定义可能会产生混淆和歧义。例如，一项研究中使用的"基线"术语可能等同于"治疗前"或"治疗后"，这取决于研究设计；标记为"第2周期/第4天"（C2D4）的采集时间点可能等同于另一项研究中的"第14天"（D14）。除了尝试在不同研究中协调这些术语之外，避免混淆最确定的方法是记录采集的绝对日期和临床事件的绝对日期（如诊断、治疗开始、治疗结束、复发），这样就可以在每项研究的背景下分别重建每个患者的采集和临床事件时间线。

- 生物样本。任何生物样本资源信息系统中最基本的数据类别是生物样本本身。根据其操作范围，生物样本资源可能有多种样本类型（如体液、细胞、核酸），而每种样本类型可能与独特的数据元素相关联。例如，浓度和分子完整性是纯化核酸的相关属性，但不一定适用于血清或其他体液。因此，当生物样本资源采集和存储多种生物样本类型时，每种生物样本类型可以用独特的数据类别表示。重要的是，一个样本可能被处理成多个其他样本，有时是不同类型的样本。例如，一管全血可以被离心成血浆和白膜层。离心后的血浆和白膜层可能被分开并冷冻成多个样本等份。一份白膜层样本可以用于RNA提取，另一份可以用于DNA提取，还有一份可以在数年后用于第二次RNA提取。生物样本资源信息系统应该能够表示母样本与子样本之间的关系。例如，可以识别源自同一全血采集的cfDNA制剂与分离的CTC或相应的血浆来源EV是一个群体。

• 处理事件。控制和记录"生物样本生命周期"对于最大限度地减少分析前变异性至关重要，这种变异性会干扰液体活检生物标志物研究。分析前变异性可能源于生物样本经历的许多事件，如采集程序、处理延迟、离心、冷冻、解冻、运输等[55,56]。这些事件可能数量众多、有重复，而且在不同样本之间各不相同，因此在理想情况下，生物样本资源信息系统应将样本生命周期事件作为单个数据进行跟踪，并提供用户界面来搜索或报告特定的生命周期事件。为了简化，特别是在使用基于电子表格的数据系统时，将数量有限的关键、单一样本生命周期事件表示为特定样本属性可能更容易。例如，血清分装样本的处理延迟可以从"采集"样本生命周期事件和"冷冻"样本生命周期事件的时间间隔计算得到。另外，名为"处理延迟"的数据元素也可以是样本本身的单一属性。

• 库存和运输。准确的库存核算是任何生物样本资源的信息学基石，适当的生物样本资源信息系统应提供样本可用性和位置的实时信息。单个资源库或采集协议可能使用具有许多不同配置的存储系统，因此库存系统应具有灵活的设计。出于审计目的，应跟踪样本从一个位置移动到另一个位置的情况（日期、时间和用户），系统应提供一个简单的用户界面以记录样本或整个样本容器层面的移动。出于监管目的，容器本身（特别是冰箱）可能会收集有关每日温度记录、电源中断或设备故障事件以及维护的数据。除了存储位置和条件外，样本的可用数量也应被记录。此外，可能还需要记录样本的实际可用数量以及样本是否实际可用，但要考虑尚未分配或可能分配给以前的申请或研究而被禁止使用。

• 质量保证。为了符合监管要求，必须记录和报告若干质控参数。生物样本资源信息系统应能够跟踪这些参数。如上所述，质量保证数据元素可以表示为样本的单一属性（例如，血液样本的接收质量或核酸样本的$A_{260}:A_{280}$值），也可以表示为样本随时间推移经历的多个重复的"审查事件"（例如RNA样本，在创建时对其进行完整评估，几年后从冷藏室取出供二次使用时再次进行评估）。具体的质控参数可能因生物样本资源的业务范围及其处理的样本类型而异，但包括对接收质量（冷冻、解冻、数量不足、损坏）、生物样本本身的物理质量（溶血、脂血、凝块）和提取核酸的分子质量（浓度、纯度、完整性）的评估。

• 实验注释。大多数生物样本资源信息系统只跟踪有关生物样本本身的信息。更复杂的系统可能还会跟踪生物样本的实验注释，这类数据在某种程度上有助于选择样本进行后续研究。例如，希望捕获单个样本或患者的实验确定的生物标志物或突变状态，以帮助根据分子表型选择用于未来研究的样本。例如，对cfDNA生物标志物感兴趣的研究人员可能希望收集乳腺癌患者的血浆样本，这些患者之前在其对应的外周血中显示存在CTC。同样，研究人员可能有兴趣从特定的患者中连续收集液体活检样本，这些患者的原发性（或转移性）肿瘤组织已经过了全外显子组或全基因组测序的深入分析，或者其基线血浆样本已进行了cfDNA的甲基化分析[70]。尽管这些数据通常过于庞大，无法在生物资源库数据系统中保存和管理，但样本元数据（关于数据可用性的数据）可能包括使用该样本生成的一个或多个数据集的位置引用。此类数据资源的作用是显而易见的，但受限于缺乏有效机制来检索实验数据，通常这些数据来自大量研究人员在许多不同实验室中的操作。必须有统一的方法来表示多样的实验检测数据集，以便这些数据能够轻松直观地成为任何查询的对象。最后，除了实际数据或数据集本身外，还应捕获任何实验检测数据的来源和保证质量水平。在某些情况下，当能够将生物资源库跟踪系统与机构"核心实验室"（如病理学、免疫组化或基因组学核心设施）生成的分析数据进行程序化链接或整合时，就能应对这些挑战[71-73]。

• 利用率。归根结底，生物样本资源的价值取决于其利用率和对科学生产力的贡献。因此，重要的是任何生物样本信息系统都应跟踪请求、应用以及利用尽可能多的科学生产力信息。至少，系统应记录样本的分发情况，特别是分发给谁、用于什么项目以及分发时间。从多个来源、地点或方案收集的样本可能会分发用于单个研究项目，因此需要在这些数据种类之间建立"多对一"关系（图16-5）。更复杂的系统可能会记录年度进展报告中通常需要的其他信息（如果可以获得），包括项目的外部资助来源和由此产生的科学出版物。

标识符和标签　生物样本及相关数据的准确、一致和明确标记对于高质量生物样本资源库的运营至关重要。为了在关系数据库模式中维护参考数据的完整性，每个数据项（如患者、生物样本、用户、冰箱、盒子等）都会被分配一个唯一值，这被称为数据表要素或索引。这个编号通常是系统生成的数字，在数据库中绝对唯一，不包含任何内在信息，通常不会被工作人员使用。此外，数据对象（如患者、冰箱或生物样本）可能与其他标识符关联。有些标识符可能由外部系统生成，如医疗病例编号或研究参与者标识符，并且必须保持这些标识符以便将生物样本数据链接到其他系统中。通常，这些外部标识符并不唯一且格式各异，虽然标识符和标识符来源的组合应赋予数据对象唯一性。例如，两个参与不同临床研究的患者可能都被标识为研究编号"12-002"，但研究编号与患者参与的特定研究的组合应提供对患者及其对应的生物样本的唯一标识。除了外部标识符和数据库要素之外，生物资源库可能会选择为生物样本、患者、存储容器或其他数据对象分配额外的标识符。有几种方法可以分配特定资源库的标识符：

• 如果一个设施选择使用预标记的试管、板子或黏性标签进行生物样本的物理存储和标记，那么可以将外部生成的唯一标识符（通常是条码化的字母数字串）分配给生物样本。通常，该标识符通过扫描物理条码输入到资源库信息系统。这种方法避免了手动数据输入中的潜在错误和无意创建重复标识符。然而，这也限制了数据系统中为对象分配标识符的格式和方法/工作流程。

• 另一种方法是允许信息系统本身生成唯一标识符，然后将这些标识符实际分配给生物样本、容器和其他对象。系统生成的标识符可以保证唯一性（至少在系统内），并允许灵活的格式设计，包括将固有的生物样本信息构建到标识符本身中（见下文）。此外，由于系统可以随时生成新标识符，系统允许在数据输入工作流程的任何阶段生成新标识符。然而，系统生成的生物样本标识符必须打印到标签上，并贴在生物样本上，与使用预标记的试管或预打印的标签相比，这可能带来不便，特别是在采用高通量样本处理方式的生物资源库中。

· 一些系统采用的最后一种方法是允许完全手动、临时、用户定义的标识符分配（即用户在数据输入屏幕中键入所需的标识符，通常从列表或名册中选择）。系统可能验证也可能不验证所分配标识符的唯一性。应该尽量避免使用这种方法，因为可能导致许多手动数据输入错误、不正确的标识符分配，还可能会创建重复的标识符。

实际样本标识符的格式可以有所不同。在预打印的试管或标签提供外部标识符的情况下，标识符通常是一个较长的、对用户不友好的字母数字串，并且通常表示为条形码，如"721e9305-d32a-21c7-a349-115723760716"。基于这些标识符进行的数据输入和查询只能通过条形码扫描才能准确高效地完成，因此提出了一个并非所有实验室或临床机构都能做到的硬件要求。当资源库系统自行生成标识符时，格式可能更加灵活。一种选择是将样本的内在生物物理信息编码到标识符本身中。例如，实验室收集的所有血浆样本都可能标记一个"P"后缀，而所有收集的血清样本都可能标记一个"S"后缀。有些数据系统可以在标识符中编码"来源数据"。例如，"567P_1_D"可能是从患者"567"的血浆分装样本"1"中提取的cfDNA样本的标识符。虽然这种标记可以为终端用户提供立即识别样本来源的便利，但也带来了许多潜在的问题。"来源编码"标签可能由较长的字母数字串组成，可能不容易适合生物样本的物理标签。复杂的字母数字标签在数据查询中也难以排序或过滤。复杂的标签格式规则可能会随着时间或不同研究方案的变化而变化，而且可能无法统一应用。

词汇 任何生物样本资源信息系统，无论是购买的还是开发的，都应该使用受控的、记录在案的和适当审核的词汇术语。这远比使用临时词汇列表或有问题的自由文本要好得多。当在生物样本资源数据库中不加区分和交替使用多个术语来描述单一概念时（例如，"白膜层""WBC""白细胞""白细胞沉淀""PBMC"），可能难以准确全面地搜索、跟踪或报告生物样本的可用性。当应用到其他数据元素（如临床诊断）时，问题就变得更加棘手，因为"侵袭性导管癌"（invasive ductal carcinoma）、"乳腺癌"（breast cancer）、"浸润性导管癌"（infiltrating duct carcinoma）、"乳腺癌"（carcinoma of the breast）和"乳腺癌"（breast adenocarcinoma）等术语都可能记录在一个数据集中。在更基本的数据层面上，甚至像"样本"这样的概念的隐含定义也可能是模棱两可的。例如，如果研究项目有100份血浆"样本"的库存可用，这意味着是从5名患者中获得的20个等分样本，还是从20名患者中获得的5个等分样本，或者（可能是预期的）从100名患者中每人获得1个样本。虽然不可能就所有生物资源库和生物样本研究单位中的词汇达成共识，但在单个生物样本资源信息系统中，词汇模式应该保持一致。

幸运的是，有许多词汇标准可以在信息系统中使用，特别是关于临床和病理的注释术语。SNOMED-CT和国际疾病分类（International Classification of Diseases，ICD）系统为许多临床术语提供了词汇表和组织本体。美国国家医学图书馆还拥有统一医学语言系统（Unified Medical Language System，UMLS），这都是医学和生物学术语词汇的来源。由NCI支持的癌症数据标准资源库（cancer Data Standards Repository，caDSR）和企业词汇服务（Enterprise Vocabulary Services，EVS）或许是生物样本相关词汇术语的最佳单一来源。该在线词典和词库包含生物医学概念、定义、代码和相关术语，可为生物样本信息系统提供丰富的数据价值来源，不过它们侧重于肿瘤相关术语，并非专门针对生物样本领域的术语。

用户界面　对于任何生物样本资源来说，生物样本数据的一致、准确和高效呈现固然重要，但任何应用程序的界面（不仅仅是使用简单的电子表格）也必须是用户友好的，并且设计上应尽量减少数据输入任务所需的时间和精力。对于规模较大的高通量设施而言，有许多界面功能可以方便数据输入，并应包括在一个设计良好的系统中。这些功能包括使用条形码扫描进行数据输入；可以在研究、患者或样本层面预定义默认数据值；使用制表键在数据输入屏幕内的数据字段之间进行合理导航；在使用预定义数据值列表的数据字段中实现"自动完成"功能；尽量减少在单次数据输入过程中所需的"鼠标点击"次数或数据屏幕的变化次数。无论是购买还是设计系统，生物样本库的工作人员终端用户都必须在评估或指定用户界面的功能和特性方面发挥积极作用。对于数据输入，如果没有正确的设计和考量，用户界面设计不良会导致数据输入任务过于繁重或耗时，即使是最精心设计的数据库，也会有数据丢失（或至少严重缺乏预期要收集的数据）。

数据访问　与数据检索相关的功能是任何智能生物样本资源信息系统的关键内容。这包括对数据输入的受控访问以及查询和报告功能。如果只有一个或少数几个人访问数据系统，而且他们在数据方面的角色相同，那么单用户受控访问（如需要密码）系统登录可能就足够了。然而，更有可能的是，特别是对于较大的资源库，多个具有不同角色的用户可能需要访问数据。在这些情况下，基于角色的访问更为合适，每个用户被分配特定权限以添加、编辑和查看不同类型的数据。由于监管、版权和（或）操作原因，受控数据访问可能很重要。临床工作人员和其他具有适当资格的人员可能需要添加、编辑和检索与生物样本及其来源患者相关的受保护健康信息（protected health information，PHI）数据。此类信息可能包括姓名、日期和医疗记录编号。然而，工作人员和研究人员可能会被限制查看此类PHI，因此只能查看或更新去标识化或非标识化信息。根据用户的权限，某些包含PHI的查询或数据输入可能会受到限制。在其他情况下，当资源库和数据系统跟踪来自多个研究或试验的样本时，研究人员可能会担心他们的生物样本，甚至是他们的研究细节（如研究名称）会被无关的其他人看到和访问，而这些人可能在搜索其他研究或采集中收集的生物样本。为用户分配数据权限的技术方法多种多样，超出了本章讨论的范围。然而，在选择或设计生物样本资源数据系统时，重要的是根据用户的职能角色、与物理设施位置的关联以及参与的特定协议或采集活动的情况考虑用户在当前和未来对潜在的限制数据的需求。

报告　一个设计完善的生物样本资源信息系统应提供搜索和报告生物样本数据的功能。所需的数据搜索（查询）和报告的范围将取决于与系统交互的用户（研究人员、管理员、工作人员）。较简单的系统可能只提供预定义的查询功能，终端用户难以修改。然而，更复杂的系统则可能允许根据用户定义的参数设计、存储和反复执行自定义查询。这些参数可能包括查询本身的选择标准以及要显示的数据项结果。重要的是要仔细定义并测试查询，以确保它们返回所需和预期的结果，因此，应由熟悉生物样本资源库和查询语言的人员构建自定义查询。一些系统还允许将查询结果本身存储为生物样本（或其他数据对象）列表，并允许将多个列表的结果进行逻辑组合（与、或、非）形成新列表。查询可能涉及基于用户定义参数识别一个或多个特定生物样本或生物样本组。有些搜索可能很简单，如"查找所有诊断为乳腺癌的非洲裔美国女性的血清样本"，但其他搜索可能更复杂，如"查找所有诊断为乳腺癌的患者，同时患者有冷冻保存的淋巴细胞样本和至少6个月后收集的血清样本可用。"构建更复杂的查询能力将取决于数据的适当呈现和完整、准确数据的系统群体。如上所述，这需要智能设计的数据模型和简化的用户界面以方便数据输入。

大多数查询结果呈现为简单的数据项列表。这些列表通常可以导出到其他分析软件包（如SAS）中，以进行额外的格式化或分析。对于某些资源库，可能需要将个别生物样本（对象）级别的数据直接转移到其他外部系统以进行额外的报告活动。或者，可能需要创建汇总或交叉制表的总结报告，特别是对于常见和重复的任务，以便进行报告。例如，可能要求每月的采购报告、分发/利用报告、方案或试验的累积统计和冷冻库存作为生物样本资源质量保证流程的一部分。

安全性 生物样本资源数据系统所需的安全措施将取决于系统中存储的数据以及机构的信息安全实践。仅存储去标识数据且不包含PHI的系统限制较少。隔离的台式机或本地网络系统似乎可以提供更高安全性，因为其对外部安全威胁的可访问性有限。然而，由于最终需要在可移动媒体或便携式设备上备份和传输数据，使得这种"安全性"可能更容易受到数据盗窃或无意的数据泄露的威胁。事实上，行业标准的信息技术可以通过安全的互联网协议提供数据存储和传输的安全环境，且已在金融和医疗保健行业中常规使用。任何信息系统的设计或购买都应包括安全措施的测试和验证，特别是在系统使用基于互联网的数据传输的情况下，通过基于互联网的恶意攻击进行验证。软件本身的若干特性可能有助于良好的安全实践，包括用户账户管理和数据访问配置，以及所有数据交易（按用户、日期/时间和具体数据交易）的审计（记录）。重要的是要注意，尽管一个软件应用程序可能声称符合"21CFR11标准"或"HIPAA标准"，但符合这些安全标准不仅取决于应用程序本身，还取决于其使用的方式。根据本地信息环境，可能将数据库（物理数据本身）放置在一个强大的机构安全"防火墙"之后，同时允许应用服务器（设计用于从数据库中收集和检索数据的计算机和软件）位于防火墙之外，以便在远程站点进行访问。然后，在应用服务器和数据库之间建立一个"特权"连接，以提供对物理数据的高度受控访问。具体的硬件配置将取决于机构信息安全办公室制订的政策。

16.8 资源可持续性

许多生物样本资源库是在其他研究计划或项目的资助下同时创建的，可能有明确的年度预算用于设备、人员和试剂耗材供应。然而，当由外部机构资助时，资助期限可能有限。即使在停止样本和数据采集之后，也必须继续进行生物样本库的维护，而这并非没有成本。资金规划不足可能导致最初花费多年时间和大量资金成本开发的生物样本库被放弃或清理。因此，在生物样本资源运营初期就制定业务连续性计划是非常重要的[74]。考虑到生物样本资源对生物医学转化研究任务至关重要，学术机构或部门通常会支持生物样本资源的初步开发和运营，这一点并不意外。机构可能期望通过这样的资源获得投资回报，体现在基于生物样本的项目、出版物和研究资助方面。即使该机构无法或不愿意为现有生物样本收集提供持续支持，其他机构支持的共享资源设施（即生物样本库）也可能以大大降低的成本吸收被放弃的样本资源，以便这些样本资源向其他研究人员开放并共享。一个有活力的生物样本资源不应忽视制定收费标准，包括生物样本采集、存储、处理和分发，即使其活动完全或部分由其他途径资助。费用的计算应切合实际，并考虑到从最初采集生物样本到最终将其分发给研究者所需的所有操作和资源。这些费用应当能使其即使在初始资助期后也能允许样本资源增长和进一步发展。与此同时，费用也不应过高，以防阻碍合理研究的开展，特别是对于研究者资金有限的试验性转化研究，或在只有唯一的机会利用液体活检样本开发或验证新型检测方法时。显然，生物样本资源参与资助研究的程度越高，维持长期运行支持的难度就越小，并且样本资源更有可能对有影响力的液体活检研究做出重大贡献。

16.9 结论

开发基于CTC或其他液体活检的技术平台和诊断方法都需要方便地获取合适的生物样本。虽然某些项目可能允许前瞻性采集和立即利用所采集的生物样本，但建立一个高质量、带注释的生物样本资源库，以供许多不同的、不可预见的应用进行回顾性使用，对于转化研究至关重要。生物样本资源库可以简单到一台冰箱和一个电子表格样本日志，也可以设计和建造一个大规模企业，支持数百万份、历时数十年收集的生物样本存储。无论规模如何，本章所概述的原则是对生物样本资源研究领域在国际上推荐的许多"最佳实践"的提炼和升华。

（刘　妍　陈雪媛　译）

扫码见第16章参考文献

第17章 应对精准医学的挑战：液体活检的机遇

Gary Kelloff，Caroline C. Sigman

摘 要 液体活检为开发用于检测和监测癌症的生物标志物提供了许多机会，对精准医疗的实践至关重要。这些生物标志物可能是组织活检和解剖及功能成像的替代品或补充品，与药物研发和患者护理密切相关。由于液体活检具有微创性，且可能比基于组织的生物标志物更敏感，因此它们可能有助于检测疾病的早期发生和进展，以及患者治疗的连续监测。液体活检中开发的生物标志物可能具有预测性（例如，伴随诊断或补充诊断），可能表明对治疗的反应和出现的耐药反应，为治疗选择提供信息，并对疾病的早期检测有所帮助。对癌症生物学的日益了解以及单细胞分析、高分辨率成像、纳米技术、基因组学、蛋白质组学和免疫系统分析等先进技术的广泛应用，使得液体活检得到了前所未有的发展。这些发展使得研究者面临着从科学和监管的角度确保检测可靠性的挑战。循环肿瘤DNA（ctDNA）的研究提供了如何应对这些挑战的策略。例如，通过标准化协议、对检测所需证据级别的监管指导、基于这些检测促进药物开发，以及使用对照材料来支持检测的可靠性和不同检测所获得结果的可比性。所有利益相关者之间的协作努力对于应对这些挑战至关重要。

关键词 临床实践中的液体活检；精准医学；预后；疗效

17.1 引言

17.1.1 肿瘤精准医学面临的挑战：液体活检的机遇

精准医疗策略利用基因组学、蛋白质组学、免疫状态及其他有关肿瘤环境的信息帮助诊断、规划治疗、确定治疗效果并做出预后诊断。精准医学为更深入地了解癌症提供了可能，并为加快开发有效的癌症疗法和管理癌症治疗提供了工具。能够连续监测患者的疾病，以检测治疗有效和无效的信号，对于精准医学至关重要。随着时间的推移所看到的变化可能与生物学有关，反映了肿瘤的进化、肿瘤异质性增加及肿瘤微环境中的活动（如免疫系统或代谢途径的激活）。组织活检仍然是实体瘤检测金标准，但从医生和患者的角度来看，其在精准医学中存在一定的局限性。组织活检具有侵入性，样本难以获取，不能准确地反映患者当前的疾病状态，并且只能检测肿瘤和周围组织的选定位置，而不是肿瘤组

G. Kelloff (✉) e-mail: kelloffg@mail.nih.gov
Division of Cancer Treatment and Diagnosis, National Cancer Institute, Bethesda, MD, USA

C. C. Sigman (✉) e-mail: csigman@ccsainc.com
CCS Associates, Inc, San Jose, CA, USA

第 17 章 应对精准医学的挑战：液体活检的机遇　　263

织的整体特征。液体活检可检测 DNA、RNA、蛋白质、外泌体或 CTC，无论是单独使用还是与组织活检和解剖或功能成像联合使用，都有望应对这些挑战[1-4]。

17.1.2 液体活检在开发复杂生物标志物中的应用

与组织活检一样，液体活检是定义复杂生物标志物的媒介。例如，已经发表了很多液体活检的研究，使用了二代测序（next generation sequencing，NGS）技术分析 ctDNA（如 FoundationOne liquid CDx[5]、Guardant360[6,7]、Tempus[8]）、RNA[8,9]，或检测免疫系统相关蛋白[10]及其他蛋白[11]，包括在血液或骨髓中游离的蛋白或来自血液及其他体液的 CTC 和外泌体中的蛋白[12]。如下所述，使用 NGS 和 ctDNA 多重组织化学测试方法检测微小残留病灶（MRD）是一个特别相关的项目，因为这些测试所需的样本体积小，最低检测限（limit of detection，LOD）低[13,14]。此外，通过 ctDNA 的 NGS 检测到的血液肿瘤突变负荷（blood tumor mutation burden，bTMB）已被认为是免疫治疗反应的预测性生物标志物[15,16]。很有希望的是，精准医学也将很快被用于制定早期癌症诊断和治疗及预防。在这方面，正在进行研究以建立基于血液的风险生物标志物，包括微卫星不稳定性（microsatellite instability，MSI）[17]和甲基化特征[18,19]。

精准医学中液体活检方法的整合也可以通过更快地检测毒性风险以减少意外的治疗副作用，并通过基于与患者疾病相关的认知及早终止无效的治疗计划以降低治疗成本。液体活检方法的整合也可能使药物开发和患者治疗更加高效和有效。例如，已有研究证明，相比于解剖成像，液体活检可以早于或在相同时间范围内检测到肿瘤进展，从而可能导致更短的临床试验，并能够更快地使患者摆脱无效的治疗[20,21]。

了解肿瘤生物学既是精准医学的基本特征，也是一个重大挑战[1]。例如，肿瘤异质性和克隆进化与选择可能会掩盖一些有益的治疗效果，或导致对最初有效的靶向治疗产生耐药性。这些都是精准医学策略通过使用液体活检对患者进行连续监测来积极解决的癌症发展和进展方面的问题[1,2,22]。了解正常遗传变异引起的干扰，检测罕见的癌前生物标志物，以及定义 bTMB 是液体活检正在解决的一些技术和科学的挑战。更多功能也正在开发之中，包括在治疗看似成功后识别 MRD 以及鉴定导致假性进展或延迟反应的因素。确定肿瘤微环境（TME）的作用，特别是免疫状态，是另一个可从液体活检中获益的应用领域。

实现精准医学研究目标需要来自多个临床站点的多项研究和分析的连贯性数据。因此，标准是一个重要的总体要求（如样本采集、分析和临床验证以及数据分析），以跟上技术发展的步伐，并使所创建的数据在多个实验室和研究中可以使用。例如，要想构建稳健的数据集来验证在单项研究中首次观察到的效果，上述能力是必需的。下面将介绍更多关于分析前和分析标准的关键需求以及在这方面取得的进展。然而，除了标准之外，还应该对精准医学策略开发中所使用检测方法相关的竞争和知识产权问题进行管理，以便使这些策略在整个研究和临床中得到广泛应用。

17.2 对于"液体活检和精准医学组学生物标志物开发"至关重要的概念

3个关键概念影响着精准医学中测量"组学"的生物标志物的开发和使用。第一个概念是亚克隆检测水平。实际上，早期的基因组学检测仅适用于某些晚期疾病，因为所使用检测方法的检测极限（LOD）约为10^{-2}个细胞，而且所需材料和时间及高昂的成本限制了其常规使用。但较新的NGS检测成本较低，检测周期相对较短（不到2周），并且需要更少的样本量就能达到更低的LOD（10^{-4}甚至低至10^{-6}个细胞）。越来越多的组学分析被应用于早期疾病和癌前病变的检测，并常规用于晚期疾病治疗监测策略的制定[1,2,4,19,23-28]。

第二个概念是肿瘤基因组异质性和克隆进化，这会导致对既往成功治疗的抵抗。在这方面，连续液体活检的使用正成为基于机制策略的关键组成部分，可用于耐药性肿瘤的检测及新疗法的规划。例如，新的分子靶点或将靶向治疗与细胞毒性药物或免疫疗法相结合[1,2,29-35]。一项有趣的前瞻性研究纳入了42例对分子靶向治疗产生耐药性的胃肠道癌症患者，该研究表明，液体活检在确定耐药可能原因方面优于组织活检[36]。与相对应的组织活检相比，ctDNA检测发现了更多与耐药相关的突变，包括代表多种可能耐药机制的突变。此外，在23例被检测的患者中，18例匹配的肿瘤活检中未发现耐药相关突变。这项研究的数据显示，随着耐药性的出现，肿瘤异质性也在增加。针对晚期非小细胞肺癌的多项研究证实了类似的结果，即在血液中检测到的耐药相关突变并未在匹配的肿瘤组织活检中发现[37-39]。

第三个概念是多个可能的遗传靶点以及以这些靶点为特征的表型的罕见性。在患者中识别这些遗传改变的能力对于精准医学的成功至关重要。这既包括已知遗传驱动因素（如EGFR）中的新突变，也包括新形成的所谓"长尾"形状的低频突变[40]。在某些情况下，这些低频突变和突变组合可以成为癌症治疗[41]和评估bTMB[42]非常成功的靶点。NGS方法为精确医学提供了便利，可以对组织和液体活检（DNA、RNA和蛋白质）中复杂和罕见的突变谱进行分型。如上所述，Guardant360[6,7]、FoundationOne Liquid[5]和Tempus-Fx[8,43]是商业化的基于DNA的液体活检NGS检测方法，可用于检测多种癌症类型的多个药物靶点。

17.3 在精确肿瘤学中开发和使用液体活检的关键考虑因素——以ctDNA为例

ctDNA是目前癌症液体活检中最常用的分析物，关于其应用的考虑因素可以普遍应用于液体活检的开发。

首先，分析物应该在足够的水平和足够的精度上被检测到，以便对患者进行有效的监测。在许多临床环境中，ctDNA检测就是这种情况[29,44-46]。虽然癌症患者循环DNA中ctDNA的比例是可变的，范围从<0.1%到>10%不等，但它足以被检测到，并能够与非肿瘤DNA区分开来。其中一个复杂因素是克隆变异（它们是异质性的或仅存在于个体的单个转移部位）的检测要比所有病灶共有变异的检测更加困难。尽管大多数ctDNA检测技术的敏感性是众所周知的，但不同肿瘤类型、早期患者和各种临床场景下ctDNA的生物学水平尚未得到充分认识。然而，尽管ctDNA的相对水平在癌症患者间存在差异，但在个体内，它们与肿瘤负荷和治疗反应相关，因此在患者的疾病追踪方面具有实用性[29]。了解ctDNA检测方法的不足是至关重要的，因为大多数检测方法很可能在低水平的ctDNA（如＜0.1%的浓度）条件下失效[45]。这一分析特征使得很多研究限定在ctDNA浓度高于一定阈值的患者中[2,47,48]。

其次，分析物应反映癌症的生物学特性，并与正常组织的生物学特性有所不同。一些研究表明，ctDNA突变能够反映原发肿瘤的突变，包括点突变和结构改变[46]。除了体细胞点突变，NGS方法还能够在全基因组水平检测染色体重排和拷贝数变异。几乎所有具有临床意义的肿瘤都有重排的DNA序列，这些序列在正常人血浆或非肿瘤组织中是不存在的。其中一个挑战是从患者生殖系大量的结构变异中检测出ctDNA中相对较少的体细胞结构改变。尽管如此，一项使用NGS（1700个基因谱）对1015名癌症患者的组织和血液进行的研究显示，817名患者的生殖系和体细胞DNA中存在大量临床可操作的结构变异，这表明该方法能够评估患者的治疗计划[49]。

一些研究表明，ctDNA检测虽然高度敏感（在原发肿瘤中有80%~90%的突变），但并不能检测到原发肿瘤组织中发现的所有突变。相反，如上所述，ctDNA检测可能会发现肿瘤组织中未见的突变。突变水平随肿瘤部位和总体肿瘤负荷而变化。例如，一项Ⅳ期NSCLC患者的研究中，在癌症未扩散到肺外的患者中发现的ctDNA突变比肿瘤组织中发现的突变更少（13例患者在仅7例患者血浆中可以找到肿瘤组织中的突变，未发现仅存在于血浆中的突变）。在转移到其他组织（如肝脏）的NSCLC患者中，在肿瘤和ctDNA中观察到了更多的匹配突变（42例患者中有25例），并且有一些变异仅出现在ctDNA中（42例患者中有8例）[2,38]。

17.4　ctDNA液体活检在精准医学中的应用

下文描述了液体活检在精准医学策略中的潜在应用，表17-1列出了具体应用示例。

表17-1　精准肿瘤学研究中ctDNA来源的生物标志物

生物标志物的类型	目标	生物标志物及应用	参考文献
预测	NSCLC	根据ctDNA检测中的特定体细胞突变或TMB选择患者进行靶向治疗或免疫治疗（B-FAST研究）	[2]
	乳腺癌	根据ddPCR检测到的ctDNA突变选择患者进行靶向治疗（PlasmaMATCH研究）	[2,26]
	前列腺癌	根据ctDNA NGS组合检测到的突变选择患者进行靶向治疗（PC-BETS研究）	[2]
	膀胱癌	ctDNA用于鉴定68例局部晚期膀胱癌患者的突变谱	[25]
	MSI-H实体瘤	根据MSI-H的ctDNA测定结果选择患者是否进行免疫治疗	

续表

生物标志物的类型	目标	生物标志物及应用	参考文献
反应/MRD 检测	CRC（Ⅱ期）	根据是否存在 ctDNA 来源的 MRD 安排辅助治疗的后续治疗（DYNAMIC Ⅱ研究）	[2, 27]
	CRC（Ⅲ期）	根据是否存在 ctDNA 来源的 MRD 安排辅助治疗的后续治疗或辅助治疗的剂量水平（DYNAMIC Ⅲ研究）	[2, 27]
耐药检测	CRC（野生型 RAS 外显子 2、3、4 和 $BRAF^{V600E}$）	ctDNA 监测以确定 EGFR 抑制剂再挑战的时机和有效性	[2, 36]
	乳腺癌（TNBC）	初始 ctDNA 筛查后 12 个月 ctDNA 来源 MRD 阳性患者随机接受或不接受免疫治疗（c-TRAK TN）	[2, 13]
	膀胱癌	在出现临床或影像证据之前通过 ctDNA 鉴别膀胱切除术后复发	[25]
早期检测	治疗前新诊断的癌症患者和非癌症患者	一项纵向病例对照研究，根据 ctDNA 甲基化谱的 Galleri 试验对患者进行随访；50 种癌症的潜在检测。专为模式发现和测试验证而设计（循环无细胞基因组图谱）	[19, 28]
	约 100 000 名经历乳房 X 线筛查的女性	使用 Galleri 检测 ctDNA 甲基化谱（STRIVE）的病例队列研究	[19, 28]
	有患肺癌风险的 25 000 名吸烟者和之前吸烟者	使用 Galleri 检测 ctDNA 甲基化谱（SUMMIT）的病例队列研究	[2, 19, 28]
	约 6200 名参与者	使用 Galleri 检测 ctDNA 甲基化谱的前瞻性介入研究。结果返回给临床医生和患者；收集 PRO 和临床随访数据（PATHFINDER）	[2, 19, 28]
	10 000 名女性参与者	使用 CancerSEEK 测试基于 ctDNA 中的基因突变检测 16 种癌症以及蛋白生物标志物结合标准成像的前瞻性研究。CancerSEEK 的使用增加了研究人群中筛查到癌症的比率，从 25% 提高到 52%（DETECT-A）	[28, 77, 78]
	CRC	使用 ctDNA 甲基化检测和 AI 在常规结肠筛查的患者中检测腺瘤和 CRC 的观察性研究（AI-EMERGE）	[2, 27, 79]

注：AI, artificial intelligence, 人工智能；CRC, colorectal cancer, 结直肠癌；ddPCR, droplet digital polymerase chain reaction, 微滴数字 PCR；EGFR, epidermal growth factor receptor, 人表皮生长因子受体；MRD, minimal residual disease, 微小残留疾病；MSI-H, microsatellite instability high, 高微卫星不稳定性；NSCLC, non-small cell lung cancer, 非小细胞肺癌；PRO, patient-reported outcome, 患者报道结果；TMB, tumor mutational burden, 肿瘤突变负荷；TNBC, triple-negative breast cancer, 三阴性乳腺癌

17.4.1 预测性生物标志物

预测性生物标志物表明患者是否会从特定治疗中获益。伴随诊断（Dx）或补充诊断是预测性的生物标志物，基于 ctDNA 的液体活检检测已被开发并经美国 FDA 批准作为伴随诊断或补充诊断。2020年，FDA 批准了两种 NGS 液体活检作为伴随诊断方法。FoundationOne Liquid CDx[5] 可检测超过 300 个基因，并首次被批准作为伴随诊断方法用于识别可能受益于酪氨酸激酶抑制剂（NSCLC）和多腺苷核糖聚合酶抑制剂（mCRPC）治疗的患

者。Guardant360[6,7]可检测73个基因，已被批准作为伴随诊断方法用于识别可能对EGFR抑制剂奥西替尼敏感的NSCLC患者。然而，这两种检测方法都有可能在广泛的药物靶点和肿瘤类型中检测到基因突变，并已被批准用于肿瘤类型的诊断和药物的选择。FoundationOne Liquid CDx 也被用于评估bTMB[15,50]、微卫星不稳定性（microsatellite instability，MSI）[17]和肿瘤分数值（如≥10%）[51]，这些都可能有助于在精准医疗环境中为患者选择治疗方案。

具体来说，通过ctDNA的NGS检测得出的bTMB正在被研究作为免疫治疗反应的预测性生物标志物[15,16,52]，并展示了有希望的早期结果。例如，PD-L1抑制剂阿替利珠单抗对bTMB评分高的NSCLC患者比bTMB评分低的患者更有效[15]。当使用广泛的基因检测组合时，ctDNA中检测到的bTMB与基于组织的TMB相关。值得注意的是，有效的bTMB检测会受到ctDNA含量的影响，因此需要足够的ctDNA来进行正确的bTMB评分[2,15,46,52]。Cescon等[2]以及其他学者的研究进一步提示，为了获得可解释的结果，应该针对每种肿瘤类型使用的每种ctDNA检测方法确定ctDNA和bTMB评分的阈值。

使用Guarant360对循环DNA进行MSI评估具有很高的特异性、精准度和灵敏度，LOD为0.1% ctDNA[17]。对于主要的癌症类型，循环DNA中检测到的MSI与组织中检测到的MSI相关。MSI阳性胃癌患者[17]和结直肠癌患者[53]对免疫治疗反应良好。

PlasmaMATCH试验提供了另一种使用ctDNA作为预测性生物标志物用于精准医疗的方法。该研究是一项开放标签的Ⅱa期平台试验，纳入了142名晚期乳腺癌患者，她们在接受新辅助或辅助化疗一年后复发，或已完成晚期癌症的一线治疗[26]。根据ctDNA检测发现的突变（*ESR1*、*HER2*、*AKT* + *ESR1*和*AKT ESR1*阴性或*AKT* + *PTEN*），将患者分配到四个治疗组中的一个。与相应的组织活检相比，数字聚合酶链式反应（digital polymerase chain reaction，ddPCR）在ctDNA检测组织中所发现突变的总体灵敏度为93%，同时期活检的灵敏度为98%。ctDNA ddPCR与靶向测序的一致性在96%～99%。

17.4.2 反应性生物标志物

反应性生物标志物主要作为药物疗效指标，用于监测患者治疗。如上所述，能够连续监测是使用液体活检进行反应监测的一个明显优势。此外，利用复杂的NGS来源或多重免疫组织化学生物标志物，通过液体活检检测MRD是评估治疗效果和预后的一种有前景的应用[2,11]。在先进的ctDNA检测方法中，一些成分的LOD极低（＜0.1%）[12]，这使得"大海捞针"的检测成为可能，这是定义MRD所需要的。包括鼻咽癌、乳腺癌、胰腺癌、结直肠癌和肺癌在内的许多类型肿瘤的回顾性研究表明，在临床或影像学观察到进展之前可以通过ctDNA检测到MRD[13]。

在早期结直肠癌（colorectal cancer，CRC）中的应用说明了ctDNA确定的MRD在癌症患者治疗计划中的潜在效用。例如，Signatera assay™（Natera）是一种患者特异的超深度测序检测，围绕患者肿瘤中的突变特征而设计，可用于在治疗期间和治疗后连续监测患者肿瘤中的分子变化[6,27]。该方法主要在回顾性研究中用于检测肺癌[54]、乳腺癌[55]、膀胱癌[25]及CRC[6]的MRD。值得注意的是，在一项针对125例Ⅰ～Ⅲ期CRC患者的前瞻性研究中，在手术切除后30天通过Signatera检测能够发现ctDNA（MRD）的患者，其复发可能性是未检测到ctDNA的患者的7倍，ctDNA是无复发生存的预后因素[6]。第二项针对218例Ⅰ～Ⅲ期CRC患者的Signatera检测的前瞻性研究结果显示，术后立即出现MRD的患者（由ctDNA确定），其复发风险高于未出现MRD的患者，MRD（由ctDNA确定）被检测到的中位时间为影像学确定复发前8个月[56]。

17.4.3 新出现耐药的生物标志物

使用类似于检测MRD的技术，ctDNA可以在临床或影像学证据出现之前检测到"分子"层面的复发或耐药。这可以通过治疗期间和治疗后ctDNA数量增加或ctDNA突变的变化或增加来衡量，包括那些由克隆选择或其他治疗作用产生的突变[35,36,51,57]。由于连续分析允许在治疗期间评估克隆动力学，基于ctDNA的液体活检可以揭示和反推可能发生在患者体内的多种耐药途径。该技术还提供了一种功能，在停止治疗后观察耐药突变的衰减，以及选择时机重新使用先前有效的药物，如CRC中的EGFR抑制剂[58]。

17.4.4 早期检测生物标志物

液体活检是非侵入性的，因此基于ctDNA的生物标志物评估对于癌症和癌症易感性的早期检测具有很大的吸引力。在过去的5年里，基于ctDNA的NGS分析与计算机分析结合，在开发生物标志物测试方面取得了很大的进展，在这些生物标志物中很多都有甲基化模式的特征，其中一些已经显示具有检测组织来源不明肿瘤的潜力[19,28,59]。这方面最先进的是Galleri测试（GRAIL），用于分析循环DNA中100 000个甲基化区域的癌症特异性DNA甲基化模式，可检测至少50种癌症类型[19,28]。

17.5 标准是必需的

随着组学、分子靶向和单细胞分析技术的快速发展，液体活检方法的数量和类型迅速增加。概括来说，大多数这类方法需检测ctDNA。如上所述，许多方法（如基于NGS的检测）对于良好的精确治疗策略来说是必要的，或者至少是非常可取的，特别是那些涉及在治疗期间对患者进行纵向监测的方法，以确定早期病变的进展或监测癌症及其微环境的演化。此外，如上所述，这些检测方法很复杂，而检测靶点是稀有的，因此对其结果的可靠评估需要许多样本，有时在一项研究中无法获得。其中许多检测方法尚未得到分析结果或临床验证，或者可能根据不同的方案或使用略有不同的技术在不同的实验室中运行，从而产生了不可比较的结果。Stetson等[60]在他们发表的关于ctDNA的4种血浆NGS检测和肿瘤NGS之间不一致的论文中描述了这些问题。他们发现，技术因素是产生差异的主要原因，大多数差异发生在检测的突破点（<1%的变异等位基因分数）。来自美国临床肿瘤学会（American Society of Clinical Oncology，ASCO）和美国病理学家学会（College of American Pathologists，CAP）的专家小组解决了与液体活检临床使用和缺乏标准相关的问

题，也关注了ctDNA检测[45]。他们在2018年发表的综述包括了未来研究的指导方针，并呼吁对肿瘤组织进行分析，以证实ctDNA的检测结果。结论是，除了在临床试验环境中，没有证据表明ctDNA检测具有临床实用性，也很少有证据表明ctDNA检测具有临床有效性。专家组建议开发工具和指南，以便将ctDNA检测用于临床实践。药物开发人员和临床医生都明白，从理解单个研究结果和对不同研究结果进行比较的角度来看，必须严谨对待进展。必须制定测试方案，包括处理和分析液体标本的标准程序，以及可以对检测结果和方法进行验证的可靠的对照材料，目前，一些合作倡议正在制定液体活检的标准（表17-2）。

表17-2 液体活检的标准、指南、科学进展与合作

循环肿瘤细胞研究进展（年度研讨会）
CANCER-ID
癌症中的血液分析图谱（Blood Profiling Atlas in Cancer，BloodPAC）
ASCO/CAP 关于ctDNA检测的联合评审
英国国家生物标准与控制研究所（National Institute for Biological Standards and Control，NIBSC）
美国国立卫生研究院基金会（Foundation for the National Institutes of Health，FNIH）的ctDNA质控材料（quality control material，QCM）
FDA/EMA
FDA/AACR 肿瘤药物和器械开发液体活检研讨会
癌症研究之友 ctDNA 试点项目 ctMoniTR
NCI、DoD、VA APOLLO
NCI、DCP 液体活检协会
医疗器械创新联盟（Medical Device Innovation Consortium，MDIC）
国际液体标准化联盟（International Liquid Standardization Alliance，ILSA）

17.5.1 BloodPAC

BloodPAC联盟在2016年与癌症登月计划（Cancer Moonshot initiative）同时成立，旨在汇编和传播数据，并为精准医学中所使用的液体活检提供标准程序和分析方法[61]。BloodPAC联盟的成员来自学术界、私人基金会、工业界、FDA和NCI。一个关键目标是开发公共数据用于精准医学的进一步研究[62]，包括来自CTC、ctDNA、RNA、蛋白质和外泌体检测的数据，另外还有相关的临床数据以及分析前和分析方案。BloodPAC已经发表了两份文件，列出了使用液体活检进行研究的推荐方法。其中一份文件描述了11个分析前的数据元素，建议收集并共享，以确保数据具有较高的质量，可用于多项研究的分析[63]。所描述的元素从收集管到样本来源以及检测的处理和分型，还有所使用的检测方案。第二份文件描述了对液体ctDNA NGS检测进行分析验证的方案[64]。

17.5.2　FNIH ctDNA QCM

FNIH ctDNA QCM 也是一个合作项目，涉及私营部门、NCI、FDA、国家标准与技术研究所以及学术和非营利合作伙伴。其目的是开发 QCM，并证明其性能与临床环境中的 ctDNA 具有可比性[65]。然后，QCM 可以在实验室、诊所和科学研究所的内部或之间建立检测的性能特征。目前正在被评估的 QCM 来自三家制造商（SeraCare、Horizon、Thermo Fisher Scientific），在 4 种变体类别（SNV、indel、CNV、易位）中建立了大约 14 种常见的和临床相关的变体。最近完成的第一阶段评估了 QCM 在 3 项 NGS 和 2 项 ddPCR 检测中的性能。结果表明 QCM 在评价 ctDNA 检测的性能方面具有潜在的应用价值。他们建议对几种 QCM 进行评估，以选择其中最合适的用于实验室的测试环境[66]。正如所预期的那样，这项工作受到了 ctDNA 检测的一个重大障碍的挑战——在浓度＜0.1%的情况下准确检测突变。第二阶段将是合成样品的功能研究，以确定 QCM 的表现是否与临床样本相似。第三阶段临床试验将与多个外部实验室合作，在常规使用中进一步评估这些材料。项目团队期望将此方法作为一个模型应用于其他 QCM 的评估。

17.5.3　SEQC2 Oncopanel

Jones 等最近报道了开发 ctDNA 检测参考物质的另一种尝试[67]。国际化的 FDA 引导的测序与质量控制第二阶段（Sequencing and Quality Control Phase 2，SEQC2）联盟开发了一种方法，用于从 10 种癌细胞系中开发参考样品，这些细胞系具有大量的编码位置，在已知足够低的浓度下具有不同的阳性和阴性结果，可用于 ctDNA 检测的分析验证。SEQC2 Oncopanel 被用于比较 5 种 ctDNA NGS 检测（Roche Sequencing Solutions、Illumina、Integrated DNA Technologies、Burning Rock Dx 的杂交捕获检测和 Thermo Fisher Scientific 的扩增子测序组合）的性能。该研究的作者介绍，虽然所有的检测方法能够以较高的灵敏度、精准度和可重复性检测到高于 0.5%的变异等位基因频率的 ctDNA 突变，但"低于这个极限，检测就变得不可靠，而且在不同的检测方法之间差异很大，特别是当检测材料有限时"。该研究的作者补充"漏检的突变比错误的突变结果更常见，这表明稀有 ctDNA 片段的可靠采样是 ctDNA 检测的关键挑战"。这项工作有助于为 ctDNA 检测的标准化测试奠定分析框架。

17.5.4　癌症研究之友的 ctMoniTR

癌症研究之友召集了诸如 ctMoniTR 这样的合作伙伴进行研究和政策制定，以改善癌症的药物研发和治疗。癌症研究之友调配了 ctMoniTR 的研究团队，包括来自药物和诊断行业、学术界和 FDA 的成员。该项目从回顾性和前瞻性临床试验中收集数据，以确定 ctDNA 是否与癌症治疗的疗效相关，目前已经定义了可纳入临床试验的样本收集、数据处理和分析的标准实践。该项目的第一部分表明，来自多个临床试验的 ctDNA 数据可以统一起来，并且小型研究中观察到的结果可以在多个研究汇总的数据集中重现。在包含非小细胞肺癌免疫治疗多项研究的数据集之中，可以观察到ctDNA的降低与OS和PFS（PFS＞6个月）的增加、持久的临床获益和肿瘤反应之间的关联。该研究的第二部分将评估不同肿瘤类型、药物类别和疾病分期的数据，并包括纵向数据。

17.5.5 ILSA

ILSA由10个组织和研究团体组成，包括列出的以及CANCER-ID、欧洲液体活检学会、国际液体活检学会、日本生物测量与分析协会、医疗器械创新协会和国家生物标准与控制研究所，目的是在全球范围内将液体活检应用于肿瘤的临床实践和药物开发中[68]。ILSA成员将通过出版物、会议和研究合作分享经验教训、研究工具和数据。FDA承认该联盟是一个协作社区，FDA可以参与其中并提供监管指导。

17.5.6 监管指导

需要为上述组织和活动提供监管指导。除了可以就适当使用液体活检所需的证据水平和类型提供建议外，此类指导还有助于澄清报销问题，还可以提供途径，缓解对知识产权保护的担忧。2018年，FDA批准了6种基于固体组织的NGS测试或系统的上市许可；采取已发表指南中的监管方法〔"旨在帮助诊断疑似生殖系统疾病的基于二代测序（NGS）的体外诊断（IVD）的设计、开发和分析验证"〕，为基于NGS检测的设计、开发和验证提供了建议；并宣布承诺与NGS测试开发人员合作，使用最省力的方法来审查他们的测试。第二份指南（"使用人类遗传变异公共数据库来支持基于遗传和基因组的体外诊断的临床验证"）描述了一种有效的方法，即测试开发人员可以依据FDA认可的公共数据库（如NIH的ClinGen）和同行评议文献中的临床证据来支持其检测结果的临床证据，并帮助确保基因组测试结果临床评估性的准确。在FDA批准NGS检测的同时，医疗保险和医疗补助服务中心（Centers for Medicare & Medicaid Services，CMS）通过发布指南推荐为诊断NGS检测和其他NGS检测提供报销的证据，并确认对这些检测的付款支持。此外，在2020年，两种基于ctDNA的NGS检测（FoundationOne Liquid CDx和guarant360）被FDA批准作为肿瘤类型和药物治疗的伴随诊断检测[5-7]。

17.6 结论：挑战和研究方法

为了对液体活检在肿瘤精确医学的当前和未来可能发挥的作用进行更全面和有见地的讨论，建议读者参考最近发表的优秀综述，其中许多已在本章中被引用[1-4, 22-24, 28, 44, 49, 69-76]。正如最近大量出版物所显示的那样，液体活检作为一种组织活检的无创辅助或替代方法在肿瘤精确医学策略开发方面具有光明的前景，但仍有需要克服的挑战。第一个挑战是癌症生物学，包括肿瘤异质性及克隆的进化和选择，这往往导致对最初有效治疗的抵抗。还需要更好地了解正常的遗传变异及其对肿瘤形成的影响，包括癌症倾向、癌前病变和早期疾病。了解TME的作用，特别是免疫状态，也是至关重要的。通过开发和应用本章重点介绍的NGS方法及其他技术，包括RNA测序、免疫谱分析、蛋白质组学、系统生物学、多光谱免疫组织化学、分子成像和深入的计算机分析，研究人员正在积极应对这些挑战。更新的有效的临床研究设计，如多臂平台试验、扩展队列、跨协作网络使用标准方案以及药物组合的靶向评估，也有利于液体活检的发展。

第二个挑战是在制定标准对检测方法和数据进行分析和临床验证方面要跟上技术的进步，以允许跨患者、研究和实验室的评估，并为个体患者建立可靠性管理。这一挑战也正在通过各种机构和公私合作组织积极进行解决，这些机构和组织致力于制定标准、收集数据，并提供分析来自多个来源（如BloodPAC、FNIH QCM项目、SEQC2联盟、ILSA及其成员、ASCO/CAP和ctMoniTR）数据的方法，包括真实世界数据（real-world data，RWD）。建立数据采集参数用于临床研究和检测是至关重要的，同样重要的还有开发用于收集这些数据的综合和协作的资源，开发相关系统进行电子健康记录和癌症登记的分析，以便能够使用RWD并建立真实世界证据（real-world evidence，RWE）。一项重要的工作是促进多部门合作，在竞争前期解决知识产权问题，从而实现这些目标。

最后一个挑战是将液体活检纳入研究和临床护理之中。这需要建立液体活检技术策略的临床效用（对患者有益）[49]，并在其用途得到确认时，促进对这些策略使用的保险覆盖（即覆盖证据的发展）。例如，如上所述FDA和CMS正在参与这项工作。

（刘　洋　周凯翔　译）

扫码见第17章参考文献

第五部分

预后与疗效监测

第18章　早期乳腺癌中的循环肿瘤细胞

Tatjana Braun，Angelina Fink，Wolfgang Janni，Brigitte Rack

摘　要　在过去的几十年里，乳腺癌患者的治疗选择越来越多，形成了更加个体化的治疗方法。目前的治疗方案主要是基于患者的临床和组织病理学特征。然而，这些指标并不总是能够很好地反映患者的预后，有可能导致治疗不足或过度。使用循环肿瘤细胞（CTC）作为预后和预测标志物，是进一步提升个体化治疗水平的一个潜在选择。

原发性乳腺癌中的CTC是近期多篇论文的研究对象。几个工作团队使用CellSearch®系统在20%~30%无远处转移的早期乳腺癌患者中检测到了CTC。在新辅助化疗期间，可以证实存在CTC计数减少及CTC表型变化（特别是受体状态和间质/上皮特征）。此外，研究结果表明，CTC计数是总生存期、无（远处）病生存期和无局部复发间隔的定量预后标志物。特别是治疗前检测到CTC与患者的不良预后显著相关，是发生远处转移的标志物。

进一步的临床试验将揭示CTC是否可以用作原发性乳腺癌的筛查工具或直接治疗靶点。

关键词　预后标志物；预测标志物；液体活检；个体化治疗；早期乳腺癌；循环肿瘤细胞

18.1　引言

目前乳腺癌是女性最常见的癌症类型，全球每年约有226万新诊断的乳腺癌患者（发病率：47.8/10万人），2020年的死亡率为13.6/10万人[1]。在过去的几十年里，乳腺癌患者的治疗选择越来越多。最重要的一些治疗进展包括化疗方案和内分泌治疗［芳香化酶抑制剂、新型选择性雌激素受体调节剂（selective estrogen receptor modulator，SERM）、促性腺激素释放激素（gonadotropin-releasing hormone，GnRH）类似物、mTOR（雷帕霉素靶蛋白）抑制剂、细胞周期蛋白依赖性激酶（cyclin-dependent kinase，CDK）4/6抑制剂］的改进，以及抗人表皮生长因子受体2（HER2）治疗的进步，包括曲妥珠单抗和帕妥珠单抗、抗体偶联的TDM-1（曲妥珠单抗-美坦辛）和德曲妥珠单抗。而且，新的分子靶点带来了更加个体化的治疗方法，并改善了患者的预后，如*BRCA*突变使PARP抑制剂得到广泛应用，程序性死亡受体配体1（programmed cell death 1 ligand，PD-L1）的表达奠定了免疫检查点抑制剂（如阿替利珠单抗）的使用，磷酸肌醇3-激酶（phosphoinositide 3-kinase，PI3K）突变支持使用PI3K抑制剂进行治疗，如阿培利司[2-4]。

尽管如此，关于乳腺癌患者的个体化治疗仍有很大的发展空间。目前治疗决策主要基于患者的组织病理学（如激素受体、神经或脉管结构的侵犯、Ki67和组织学亚型）、临床

Tatjana Braun和Angelina Fink与其他作者做出同等贡献
T. Braun・A. Fink・W. Janni・B. Rack (✉)　e-mail: direktion.frauenklinik@uniklinik-ulm.de; brigitte.rack@uniklinik-ulm.de
University Hospital Ulm, Department of Gynecology and Obstetrics, Ulm, Germany

特征（如肿瘤大小、淋巴结侵犯等）、临床表现状态及初诊时患者的年龄。然而，这些指标并不总是能够很好地反映患者的预后，从而可能导致治疗不足或过度[5]。目前，进一步确定患者风险谱的成熟方法是使用基因表达谱检测，如Oncotype DX®（21基因复发风险评分）或Endopredict®测试（11基因测定），然而这些检测只能应用于luminal型乳腺癌患者[5]。因此，迫切需要其他预后预测因子对患者治疗做进一步个体化预测，以改善患者的预后。在乳腺癌患者中进一步制定个体化治疗计划的一种选择是采用CTC作为预测标志物。

最初，主要在转移性乳腺癌中进行CTC研究。研究表明，在转移性乳腺癌患者中治疗的任何时间点，CTC的存在与预后不良相关，包括PFS和OS降低[6-8]。此外，研究表明治疗期间的CTC计数是疗效的预测标志物，甚至早于临床的疗效评价[8]。

大量涉及CTC计数或表型指导乳腺癌治疗干预的临床试验已被报道[9]。其中一项试验是SWOG S0500（NCT00382018），该试验在第一个化疗周期后使用CTC计数作为决策指标，以确定进一步的治疗。第一个化疗周期后CTC计数一直较高的患者改变治疗方案并没有改善生存。尽管如此，这些结果强调了CTC作为预后工具的重要性，甚至可以作为鉴定化疗耐药患者亚群的标志物，以避免治疗相关的毒性反应[9, 10]。另一项研究（DETECT III试验）的目的是在肿瘤HER2阴性但CTC HER2阳性的转移性乳腺癌患者中评估在医生选择的治疗（化疗或内分泌治疗）之外加入HER2靶向的拉帕替尼治疗对患者CTC水平和预后的影响[9, 11]。初步数据可以证明，激素受体阳性肿瘤患者更有可能出现HER2过表达的CTC[11]。此外，在单变量分析中，CTC中HER2过表达导致患者预后不良，如OS降低[11]。另一项重要的研究是STIC CTC II期试验（NCT 01710605），在激素受体阳性、HER2阴性的转移性乳腺癌患者中考虑一线治疗时，CTC计数被作为客观的决策指标。在大多数患者中，基于CTC计数的治疗决策确实与最初的临床选择一致。然而，试验结果显示，在不一致的病例中，CTC计数可用于一线治疗升级（即CTC计数高的患者考虑化疗）或降级（CTC计数低的患者考虑激素/内分泌治疗）的指标[9, 12]。

目前，越来越多的试验集中于CTC在早期乳腺癌中的意义上。下面对早期乳腺癌中CTC的现有已知证据进行概述，并对目前正在进行的临床研究进行展望，这些研究可能会为CTC在非转移性乳腺癌中的预后和预测价值提供有趣的新数据。

18.2　乳腺癌中CTC的基因图谱

与早期乳腺癌相比，CTC在转移性乳腺癌中更常见（60% *vs.* 20%～30%）[13]，目前的主要数据来源于进展期乳腺癌患者的CTC。然而，我们可以假设，由于CTC是微小残留病灶（MRD）的标志物，并且可能是复发和远处转移的来源，因此该数据在某些程度上也适用于早期乳腺癌。然而，文献中描述了早期和转移性乳腺癌之间的一些差异。例如，与晚期乳腺癌相比，早期乳腺癌中vimentin（波形蛋白，间质细胞细胞骨架的一部分）和twist（一种调节上皮-间质转化的蛋白）的表达较低[14]。Markou等描述了可手术的乳腺癌患者中twist-1的表达高于远处转移的患者[15]。所有其他检测基因（*KRT19*、*ERBB2*、*MAGEA3*、*SCGB2A2*）在早期乳腺癌中表达均较低，这支持以上的结果[15]。

在CTC中，最常表达的基因是上皮细胞黏附分子（*EpCAM*），其他基因还包括极光激酶A（aurora kinase A，AURKA）和Erb-B2受体酪氨酸激酶3（ERBB3）、Erb-B2受体酪氨酸激酶2（ERBB2）、表皮生长因子受体（EGFR）、乙醛脱氢酶1（aldehyde dehydrogenase 1，ALDH 1）[13,16]和肿瘤蛋白p53（tumor protein p53，TP53）[13,17]，而TP53是在患者间和患者内突变异质性最高的基因之一。

除了单独的基因表达外，区分CTC的另一种可能性是通过其间质或上皮特征。间质特征包括纤连蛋白1（fibronectin 1，FN1）、钙黏蛋白2（cadherin 2，CDH2）、血清蛋白酶抑制剂E1/PAI1（serpin peptidase inhibitor，clade E），上皮特征包括角蛋白（keratin，KRT）、EpCAM和钙黏蛋白1（cadherin 1，CDH1）[18]。关于肿瘤生物学，HER2阳性和三阴性乳腺癌通常与间质表型为主的CTC有关，而小叶型和激素受体阳性肿瘤的CTC主要是上皮表型。在治疗过程中，CTC可以发生间质-上皮表型转化[18]。

文献中广泛讨论了不同亚型对患者预后的影响程度。一方面，有一些证据表明间质表型CTC与不良预后相关[13,18]。另一方面，也有数据表明上皮表型CTC与不良预后有关[13,19,20]。部分CTC同时表达两种表型的标志物[18]。尤其是在化疗后，这种间质/上皮表型CTC的数量在患者中的表达明显增加。这些混合表型细胞与化疗耐药和OS减少有关[13,21]。

从上述基因表达的特点和差异可以看出，CTC是异质性高的细胞群。特别是在放疗、免疫治疗和化疗等抗肿瘤治疗过程中，CTC的数量和表型会迅速发生变化[13,22]。Aaltonen等发现，即使在一线化疗期间，预测性标志物的基因表达也会改变，这是治疗耐药的可能解释[23]。特别是，在治疗期间，CTC上的HER2表达会发生改变[23]。随着疾病的进展和不同治疗的累积，原发肿瘤和CTC的突变状态差异也在增加[13,17]。尤其是与原发肿瘤相比，CTC中的激素受体状态差异很大。超过70%最初雌激素受体（estrogen receptor，ER）和孕激素受体（progesterone receptor，PGR）阳性肿瘤的CTC显示为激素受体阴性[13,24]，这是长期内分泌治疗会出现耐药的一种解释。例如，Aktas等证实，比较原发性肿瘤表型与CTC表型，ER的一致率为39%，PGR的一致率为44%[25]。与激素受体相比，初诊肿瘤组织和CTC中的HER2表达状态更加一致。文献中发现原发肿瘤和CTC之间的一致率为59%～85%[25-27]。然而，我们也可以在HER2阴性原发肿瘤患者中观察到过表达HER2的CTC，这一比例有时可高达32%[28]。

然而，治疗过程中激素受体和HER2受体状态不能改变。德国的一项针对接受新辅助化疗的早期乳腺癌患者（主要是三阴性乳腺癌）的研究关注了治疗前后CTC的mRNA表达谱[29]。该团队证实，基于铂类的化疗方案可导致CTC中PIK3CA突变的增加。此外，他们在HER2阳性和三阴性乳腺癌中证实了不同的基因表达谱[29]。约20%的三阴性乳腺癌患者在新辅助治疗前后检测到ERBB2+/ERBB3+的CTC，这与预后不良相关[29]。40%的HER2阳性乳腺癌患者在化疗前后检测到AURKA+/ERCC1+的CTC[29]。

甚至可以在同一个患者中发现不同类型的CTC。由于二代测序（NGS）和全基因组扩增（WGA）的进步，单细胞分析现在已经成为可能[17]。通过单细胞分析显示，在一些细胞中存在PIK3CA突变，而在汇总的CTC分析中并不能发现这些突变[13,30]。

上述CTC基因型与不同的治疗反应相关[16,22]。一般来说，典型标志物基因的更低表达与更好的治疗反应相关[22]。相反，EpCAM、AURKA、ERBB2和ERBB3的高表达与治疗反应不佳有关，因此预后不良[22]。特别是EpCAM的高表达与预后不良相关，包括OS

减少[13,20]。ADAM金属肽酶结构域17（ADAM metallopeptidase domain 17，ADAM17）也被发现是治疗抵抗的标志物[22]。正因如此，目前正在开发使用CTC基因型鉴定不同疗法治疗反应的新方法。例如，Reijmetal开发了一个具有8个基因的组合，用以预测乳腺癌对采用芳香酶抑制剂的初始内分泌治疗的反应[13,31]，展示的阳性预测值为75%[31]。

目前关于CTC表型和基因分型的很多试验仍在招募患者，如NCT 03911453（时机窗试验，PARP抑制剂芦卡帕利对三阴性乳腺癌PD-L1表达的影响），该试验期望在接受3周芦卡帕利（rucaparib）新辅助治疗的早期三阴性乳腺癌患者中观察CTC中的PD-L1表达[32]。

在以下介绍的大多数试验中，CTC检测是通过EpCAM依赖的检测和分离系统Cell-Search®完成的，该系统是目前市场上唯一FDA批准的系统。乳腺癌中的CTC检测率还不错。然而，EpCAM低表达的CTC（等同于上皮标志物丢失）并未能被检测到。即使其他非EpCAM依赖的CTC检测和分离系统显示出更高的CTC检出率，但这些系统目前并未显示出预后优势，因为EpCAM低表达的CTC似乎对乳腺癌患者的生存没有显著影响[13]。

18.3 新辅助治疗背景下CTC检出率和预后相关性

在2018年的一项荟萃分析中，分析了21项对接受新辅助化疗的非转移性乳腺癌患者进行CTC检测的研究，以评估CTC作为预后标志物的价值[33]。CTC阳性的阈值在不同的研究中有所不同，大多数将CTC阳性定义为≥1个CTC/7.5mL血液。也有一些研究例外，一项研究使用≥1个CTC/15mL血液，另一项研究使用≥1个CTC/30mL血液[33]。在所有患者中，25.2%的患者在新辅助化疗开始前检测到CTC，并且该检测与肿瘤大小相关[33]。随着CTC数量的增加，CTC对总生存期、无远处转移生存期和无局部复发间隔期的影响显著增加[33]。然而，CTC阳性与病理完全缓解无相关性[33]。当CTC检测作为预后标志物加入多变量预后模型时，模型对总生存期、无远处转移生存期和无局部复发间隔的预后判断能力显著增加。该研究的作者得出结论，在接受新辅助化疗的患者中，CTC计数是一个独立的预后且定量的标志物[33]。

2018年的另一项荟萃分析（IMENEO研究）包括21项早期乳腺癌的研究，重点关注接受新辅助化疗患者的CTC检测[34]。目的是评估CTC在此背景下的临床有效性，分析单个患者的数据。根据不同的CTC阈值来划分CTC阳性，开始是以≥1个CTC/7.5mL血液作为阳性。在这种分类中，25%的患者在基线时呈阳性，17%在新辅助治疗开始后呈阳性，15%在化疗完成后和手术前呈阳性，11%在手术后呈阳性。采用≥5个CTC/7.5mL血液的阈值，基线时有6%的患者为阳性，新辅助治疗开始后为3%，术前为1%，术后为1%。CTC阳性率显著降低（$P<0.0001$）[34]。在基线时，CTC阳性与原发性肿瘤的较高T期相关（$P<0.0001$；例如，在cT1c患者中CTC阳性的为19%，在T4d患者中为41%）。在其他时间点，CTC检出率既与肿瘤特征无关，也与病理完全缓解率无关。CTC是总生存期、无远处转移生存期和无局部复发间隔的独立预后因素[34]。该研究的作者认为，CTC计数可作为早期乳腺癌患者预后（如肿瘤生物学及术后的病理完全缓解）标准标志物之外的标志物。除此之外，CTC计数还可作为定量标志物[34]。

在以下内容中，将介绍进一步的临床试验，主要聚焦在接受新辅助化疗患者的CTC表型以及预后和预测价值（表18-1）。

第 18 章 早期乳腺癌中的循环肿瘤细胞

表 18-1 新辅助化疗中 CTC 的相关临床试验

研究	条件	干预措施	终点	状态
BC 患者 NAC 期间连续 CTC 计数分析	需要 NAC 的 BC	NAC 前后 CTC 检测	CTC 计数，OS	完成
AVASTEM（NCT01190345）II 期研究	需要 NAC 的 BC	NAC（FEC+Doce±曲妥珠单抗）±贝伐单抗	抗肿瘤干细胞活性，不同时间点 CTC 状态	完成
接受 NAC 的 BC 患者中 CTC 的荟萃研究	需要 NAC 的 BC	不同 NAC 方案，NAC 前、中、手术前的 CTC 检测	CTC 阳性与肿瘤特征，OS，pCR，DMFS，LRFI 的相关性	完成
早期 BC 患者 NAC 期间的动态 CTC	需要 NAC 的 BC	NAC 前后 CTC 检测	CTC 计数，DFS，OS，pCR	完成
GeparQuattro（NCT 00288002）III 期	I～III 期 BC	NAC（EC+Doce）±卡培他滨±（曲妥珠单抗）	pCR，NAC 前后的 CTC 状态	完成
GeparQuinto（NCT00567554）III 期	需要 NAC 的 BC	NAC（EC+紫杉醇）±贝伐单抗和依维莫司（HER2 阴性）±拉帕替尼和曲妥珠单抗（HER2 阳性）]	pCR，不同时间点的 CTC 状态	完成
GeparSixto（NCT01426880）II 期	TNBC 或 HER2 阴性 BC，cT2-4 或 cT1cN+	NAC±卡铂	pCR，不同时间点的 CTC 状态	完成，等待 CTC 数据
GeparSepto（NCT0158 3426）III 期	中高风险 BC	EC+紫杉醇 vs. EC+白蛋白结合型紫杉醇的 NAC	pCR，不同时间点的 CTC 状态	完成，等待 CTC 数据
IMENEO 荟萃分析	需要 NAC 的 BC	不同的 NAC 方案，NAC 前、中、后的 CTC 检测	CTC 与肿瘤特征，OS，DMFS，pCR 的相关性	完成
NeoALTTO（NCT00553358）III 期	HER2 阳性 BC，＞cT2	拉帕替尼或曲妥珠单抗或拉帕替尼+曲妥珠单抗的 NAC 和 AC	pCR，OS，不同时间点的 CTC 状态	完成
NEOZOL（NCT01367288）II 期	需要 NAC 的 HER2 阳性 II～III 期 BC	NAC±唑仑膦酸盐	VEGF 浓度，不同时间点的 CTC 状态	完成
REMAGUS02 II 期	需要 NAC 的 II～III 期 BC	NAC（EC+Doce）有或无：①曲妥珠单抗（HER2 阳性）；②伊马替尼（HER2 阴性）	pCR，OS，DMFS，不同时间点的 CTC 状态	完成
NCT00773695 II 期	HER2 阴性 BC，肿瘤＞2.5cm	NAC（FEC+紫杉醇）或内分泌治疗±贝伐单抗	pCR，不同时间点的 CTC 状态	进行中，未招募
LIMA（NCT04223492）	需要 NAC 的 BC	结合 MRI 和液体活检（CTC 和 ctDNA）预测 NAC 疗效	RCB，pCR，放射性损伤体积	招募中

续表

研究	条件	干预措施	终点	状态
NCT00353483	需要 NAC/AC 的 II～IV 期 BC	NAC 或 AC 对 DTC 和 CTC 表型的影响	DTC 和 CTC 表型, BC 患者预后	招募中
NCT03709134	需要 NAC 的 I～III 期 BC	ctDNA/CTC 状态与患者预后关系	pCR, DFS, OS, 不同时间点的 CTC 和 ctDNA 状态	招募中
NCT04059003	III 期 TNBC	CTC vs. PET-CT 监测 NAC 疗效	NAC 疗效, 不同时间点的 CTC 状态	招募中
PELICAN (NCT03515798) II 期	HER2 阴性炎性 BC	NAC (EC+紫杉醇) ± 帕博利珠单抗	pCR, 毒性反应, OS, IDFS, 不同时间点的 CTC 状态	招募中
NEO-R (NCT04504747)	需要 NAC 的 BC	NAC 中 BC 的实时分子分析 (RNAseq, DNAseq 和 CTC)	NAC 前后 BC 的分子图谱	未招募

注：AC, 辅助化疗；BC, 早期乳腺癌；CSC, 癌症干细胞；CTC, 循环肿瘤细胞；ctDNA, 循环肿瘤 DNA；DMFS, 无远处转移生存期；Doce, 多西他赛；DTC, 播散性肿瘤细胞；EC, 表阿霉素+环磷酰胺；FEC, 氟尿嘧啶+表比星+环磷酰胺；IDFS, 无侵袭性疾病生存；LRFI, 无局部复发间隔；MRI, 磁共振成像；NAC, 新辅助化疗；OS, 总生存期；pCR, 病理学完全缓解；RCB, 残留癌症负荷；TNBC, 三阴性乳腺癌；VEGF, 血管内皮生长因子。

18.3.1 GeparQuattro

GeparQuattro 试验的目的是在一项前瞻性研究设计中对新辅助治疗前后的 CTC 进行检测和分型[35]。CTC 阳性定义为 ≥1 个 CTC/7.5mL 血液。在新辅助治疗前，21.6% 的患者显示 CTC 阳性，而在化疗结束后，只有 10.6% 的患者仍显示 CTC 阳性。有趣的是，15.0% 的初始 CTC 阳性患者在完成治疗后为 CTC 阴性，而 8.3% 的初始 CTC 阴性患者在治疗后显示出 CTC 阳性。CTC 与标准的临床预后标志物如肿瘤生物学特征没有关联，与新辅助治疗疗效也没有相关性[35]。关于 CTC 的特征，24.1% 的患者在 CTC 上显示 HER2 过表达，其中 57% 为 HER2 阴性原发性肿瘤。HER2 过表达的 CTC 仅见于导管癌和高肿瘤分期患者。在 HER2 阳性原发肿瘤患者中，只有 47.6% 的 CTC 阳性患者显示 CTC 的 HER2 过表达[35]。

18.3.2 GeparQuinto

在 GeparQuinto 试验中，评估了 HER2 阴性肿瘤患者使用贝伐单抗和依维莫司或 HER2 阳性肿瘤患者使用拉帕替尼和曲妥珠单抗联合标准新辅助治疗方案的效果[36,37]。在一项亚组研究中，在不同的时间点检查 CTC，目的是评估其对新治疗的预测价值[37]。CTC 阳性定义为 ≥1 个 CTC/15mL 血液。在治疗前，所有患者中有 22.5% 为 CTC 阳性，在 8% 的患者中，测量到 CTC 计数超过 5 个。在 4 个周期的新辅助治疗后，13.8% 的患者仍然是 CTC 阳性，并且在这个时间点，2.2% 患者的 CTC 计数超过 5 个[37]。新辅助治疗结束后，术前 CTC 阳性率为 10.5%，总 CTC 计数超过 5 个者为 0.5%[37]。随着化疗时间推移，CTC 阳性率和每例患者的 CTC 数量显著降低[37]。在 CTC 阳性的患者人群中，可以观察到约 20% 的 HER2 不一致性，或者 HER2 过表达原发肿瘤患者的 CTC 为 HER2 阴性，或者 HER2 阴性原发肿瘤患者中至少有 1 个 CTC 是 HER2 过表达[37]。

18.3.3 GeparSixto 和 GeparSepto

在 GeparSixto 试验中，将评估在三阴性乳腺癌和 HER2 阳性早期乳腺癌的新辅助化疗中联合使用卡铂的效果[38]。在 GeparSepto 试验中，主要目的是比较白蛋白结合型紫杉醇与溶剂型紫杉醇的新辅助治疗的病理完全缓解率[39]。作为两项试验的亚组研究，将在基线、6 周后和 24 周后分析 CTC，并将 CTC 与治疗效果关联[32]。目前在等待亚组研究的结果。

18.3.4 AVASTEM

AVASTEM 研究在乳腺癌患者中评估了贝伐单抗作为新辅助化疗添加物的效果[40]。在该研究中，作为具有预后或预测价值的标志物，在基线和一个化疗周期后进行 CTC 分析，结果发现 5 年总生存率和 5 年无复发生存率与 CTC 阳性之间存在显著相关性，CTC 阴性患者的 5 年总生存率为 91%，CTC 阳性患者的 5 年总生存率为 54%[风险比（hazard ratio，HR）=6.21，95%置信区间（confidence interval，CI）：1.75～22.06，P=0.001）][40]。随访期间，CTC阴性患者和CTC阳性患者的无复发生存率分别为78%和44%（HR=3.51，95%CI：1.17～10.52，P=0.017）[40]。与其他研究中观察到的结果一样，CTC状态不是病理完全缓解的预测标志物[40]。

18.3.5　Remagus 02

Remagus 02试验的一项亚组研究聚焦在该患者队列中的CTC计数，最初关注的是根据HER2状态在常规新辅助化疗中加入塞来昔布对比曲妥珠单抗的效果[41-44]。研究招募的115例患者均为局部晚期非转移性乳腺癌患者，临床分期为Ⅱ～Ⅲ期。CTC阳性定义为≥1个CTC/7.5mL血液。在新辅助化疗前23%的患者和新辅助化疗后17%的患者中可检测到CTC。总的来说，当合并化疗前后的所有样本时，所有患者中有27%显示CTC阳性。新辅助化疗完成后CTC的持续阳性与治疗反应无关[41-44]。CTC的检测与不良结局显著相关，包括无远处转移生存期和总生存期更短，与其他临床风险事件无关。尤其是，治疗前检测出CTC的患者预后明显不良，CTC可作为远处转移发生的标志物[41-44]。

18.3.6　NeoALTTO

在NeoALTTO试验的一项子研究中，描述了接受紫杉醇和HER2靶向治疗的新辅助治疗患者的CTC检出率。CTC阳性定义为≥1个CTC/22.5mL血液[45]。在基线时，5/46（11%）的患者为CTC阳性，其中40%（2/5）为HER2阳性。2周后，4/41（10%）的患者显示CTC阳性，其中50%（2/4）过表达HER2。18周后，5/31例（16%）的患者为CTC阳性，其中60%（3/5）为HER2阳性。关于病理完全缓解，只能在CTC阳性患者中检测到更低的比率[27.3% vs. 42.5%（CTC阴性患者），P=0.36）[45]。

18.3.7　NEOZOL

NEOZOL研究探讨了在局部晚期乳腺癌的标准新辅助化疗中加入唑来膦酸的效果（入组50例患者）[46]。CTC计数作为次要终点。基线时，所有患者中有21.6%显示CTC阳性，新辅助治疗后，5.4%为CTC阳性。唑来膦酸对CTC阳性率的降低无影响[46]。

18.3.8　新辅助治疗早期乳腺癌循环肿瘤细胞的动态变化

在这项小型前瞻性试验中，纳入了24例计划进行新辅助治疗的非转移性乳腺癌患者，并在新辅助化疗前后进行了CTC评估[47]。CTC阳性定义为≥1个CTC/10mL血液[47]。总体而言，70%（17/24）的患者在基线时为CTC阳性，54.2%（14/24）的患者在化疗结束后为CTC阳性[47]。CTC阳性与原发肿瘤的临床分期、淋巴结状态、组织学类型等特征无明显相关性[47]。如果在新辅助化疗之前和之后检测到CTC，则与总生存期有显著相关性，所以得出结论，在这种情况下CTC是一个有效的预后标志物[47]。

18.3.9 乳腺癌患者新辅助化疗期间连续分析循环肿瘤细胞计数

在一项韩国的试验中，纳入了147例接受了新辅助化疗的HER2阴性非转移性乳腺癌患者。化疗前后均采集血样[48]。总体而言，59.9%的患者在开始新辅助化疗前为CTC阳性，52.4%的患者在完成化疗后显示CTC阳性[48]。CTC计数既与肿瘤的大小、淋巴结状态或生物学亚型等特征无关，也与病理完全缓解无关[48]。新辅助化疗后出现肿瘤残留和高CTC计数（≥5个CTC）的患者有最差的无复发生存期和总生存期[48]。

目前仍在进行和（或）正在招募患者的以下试验，预期会有更多有趣的结果。尽我们所知对这些研究进行了汇编，不承诺其已完整。

三阴性乳腺癌新辅助化疗的CTC变化及疗效（盛京医院） 本研究由中国盛京医院牵头，于2019年开始招募患者，并于2024年完成。目的是通过影像学、化疗3周后的CTC计数和Miller-Payne分级评分来评估200例三阴性乳腺癌患者新辅助化疗的疗效[32]。

免疫治疗联合化疗治疗HER2阴性炎性乳腺癌的研究（PELICAN） PELICAN是一项前瞻性的Ⅱ期研究，目的是在81例HER2阴性炎性乳腺癌患者中观察使用帕博利珠单抗联合标准新辅助化疗的效果。患者招募的结束时间为2020年底，研究预计在2025年完成。主要终点将是病理完全缓解率和剂量限制毒性率，次要终点为无病生存期和总生存期。此外，将CTC计数作为次要终点，以验证其在炎性乳腺癌中的预后价值[32,49]。

检测乳腺癌对新辅助化疗应答的基因组标志物 本研究的主要目的是确定CTC和ctDNA等基因组标志物作为新辅助化疗的预测标志物。2019～2022年，共计纳入100例Ⅰ～Ⅲ期乳腺癌患者。终点为病理完全缓解、无复发生存期、总生存期和远处无病生存期。研究完成时间预计为2027年[32]。

接受新辅助化疗（NEO-R）的乳腺癌的实时分子分析 本研究的目的是确定CTC等分子标志物作为新辅助治疗应答的预测标志物。到2025年，将总共纳入150例乳腺癌患者，研究完成时间预计为2030年[32]。

原发性人表皮生长因子受体2（HER2）阴性乳腺癌受试者中贝伐单抗（Avastin）联合新辅助治疗方案的研究 在这项研究中，将评估150例HER2阴性乳腺癌患者在标准新辅助化疗或新辅助内分泌治疗基础上额外使用贝伐单抗的情况。研究完成日期为2023年。在诸如残留肿瘤负荷（如通过影像学测量的病理完全缓解）等各种终点中，同时观察CTC数量的变化[32]。

乳腺癌液体活检和成像（LIMA） LIMA旨在验证包括ctDNA和CTC在内的液体活检以及多参数磁共振成像作为肿瘤生物学和分期等已知标志物的补充，以预测新辅助化疗的反应。2019～2021年，共计纳入100例确诊为乳腺癌并计划进行新辅助化疗的患者。主要终点为残留肿瘤负荷；次要终点包括病理学完全缓解和磁共振成像中的病变体积[32]。

新辅助或辅助全身治疗对乳腺癌、骨髓癌细胞和循环肿瘤细胞的影响 本试验的目标是在2022年前纳入300例患者，以分析化疗前后的散播性肿瘤细胞的特征，比较化疗前后的这些标志物，并将其与临床结果关联，以确定疾病复发的预测标志物。由于要在Ⅱ～Ⅳ期乳腺癌患者中采集生物材料、乳腺组织、血液和骨髓，因此新辅助或辅助治疗都在计划之中[32]。

新辅助治疗中的CTC检测，似乎作为预测患者远期结局（如总生存期、远处无转移生存期和无局部区域复发间期）的独立因素发挥了重要作用，新辅助治疗开始前出现CTC阳性是预后不良的重要预测因素。在大多数研究中，新辅助化疗后会检测到CTC阳性率下降。有趣的是，病理完全缓解率与CTC检测无关，强调了CTC阳性似乎存在独立风险。然而，无法对上述试验进行头对头比较，因为在做CTC分析时CTC的阳性阈值之间存在差异，而治疗期间的检测时间点也各不相同。

18.4 辅助治疗前、治疗期间和治疗后即刻CTC的预后价值

除了新辅助治疗阶段的患者外，接受辅助化疗和放疗的患者也是关注CTC及其预后和预测价值时需要考虑的一部分群体。因此，在接下来的段落，将重点介绍在辅助治疗环境下检测CTC的试验（表18-2）。

18.4.1 早期乳腺癌患者辅助化疗后细胞角蛋白-19 mRNA阳性CTC

在最近的试验中，对早期乳腺癌患者中CTC的预后意义进行了评估[50]。179例早期乳腺癌患者在辅助化疗前后进行了血液采样[50]。41.0%的患者在化疗前出现细胞角蛋白-19（cytokeratin-19，CK-19）mRNA阳性CTC[50]。化疗后，CK-19 mRNA的状态发生了显著变化，51%的初始CK-19 mRNA阳性患者转为阴性，22%的初始CK-19 mRNA阴性患者转为阳性（McNemar检验$P = 0.004$）[50]。当在该时间点检测到CK-19 mRNA阳性CTC时，其与腋窝淋巴结转移相关（超过3个腋窝淋巴结受累；$P = 0.026$）[50]。此外，化疗后CTC阳性与临床复发和疾病相关死亡的增加相关（$P < 0.001$）[50]。因此，这些患者的无病生存期（$P < 0.001$）和总生存期（$P = 0.001$）显著降低。该作者得出结论，辅助化疗后检测到CK-19 mRNA阳性CTC是一个独立的危险因素，它可能表明存在化疗耐药的残留疾病[50]。

18.4.2 SUCCESS-A

SUCCESS-A（吉西他滨-多西他赛联合辅助治疗的同步研究，以及延长双膦酸盐治疗和监测试验；EUDRA-CT No. 2005-000490-21）是一项针对早期乳腺癌的前瞻性随机辅助治疗研究。该研究第一步比较了两种不同的化疗方案（氟尿嘧啶-表柔比星-环磷酰胺，序贯多西他赛单药或联合吉西他滨）；第二步，在化疗完成后，随机分配至唑来膦酸盐治疗2年或5年[51]。中位随访时间为35个月，随访周期与妇科医生的常规术后随访相同（前3年每3个月一次，第4年和第5年每6个月一次）。在初次手术后开始辅助治疗之前、完成辅助治疗后开始内分泌或双膦酸盐治疗之前进行CTC血样采集[51]。CTC阳性被定义为≥1个CTC/30mL血液[51]。在开始辅助化疗之前，21.5%的患者CTC呈阳性，在已知淋

第18章　早期乳腺癌中的循环肿瘤细胞

表 18-2　辅助治疗和随访中检测 CTC 的临床研究

研究	条件	干预	终点	状态
非转移性 BC 中的 CTC（前瞻性研究）	Ⅰ～Ⅲ期 BC，未经化疗的患者	手术时检测 CTC	CTC 状态和肿瘤特征、OS、PFS 的相关性	完成
CK-19 mRNA+ CTC 和 BC 中的 DTC（回顾性研究）	需要 AC 的 Ⅰ～Ⅱ期 BC	AC 前后采集血和骨髓	OS、CK-19 mRNA+ CTC 和 DTC 的检测	完成
ART 对 BC 中的 CTC 和 cCSC 的影响（DRKS 00011840）	Ⅰ～Ⅲ a 期 BC	ART 之前、期间和之后检测 CTC	CTC 的表型和数量	完成
在 BC 中监测 CTC 对 AC 的响应，能够检测出有早期复发风险的患者	需要 AC 的 BC	AC 之前、期间和之后检测 CTC	DFS、CTC 计数	完成
原发 BC 中 CTC 预后相关性的汇总分析	Ⅰ～Ⅲ期 BC	初次诊断时检测 CTC	OS、BCSS、(D) DFS	完成
SUCCESS-A（NCT02181101）Ⅲ期	中至高风险 BC	AC 后 FEC-Doce/Gem vs. FEC-Doce，AC 后使用唑来膦酸盐 2 年 vs. 5 年	DFS、OS、不同时间点的 CTC 状态	完成
曲妥珠单抗降低早期 BC（带有 CK-19 mRNA+ CTC）复发，Ⅱ期	Ⅰ～Ⅲ期 HER2 阴性 BC，AC 后有 CK-19 mRNA 阳性 CTC	曲妥珠单抗 vs. 观察组	应用曲妥珠单抗前后的 CTC 状态、DFS	完成
Treat-CTC（NCT01548677）Ⅱ期	HER2 阴性 BC，AC 后有 CTC	曲妥珠单抗 vs. 观察组	18 周后的 CTC 状态	无效分析后关闭
NCT00877500 Ⅱ期	NAC 后非病理完全缓解的 HER2 阴性 BC	NAC 后，伊沙匹隆 vs. 标准治疗	NAC 后肿瘤的分子特征、不同时间点的 CTC 状态	进行中，不招募
Breast49（NCT03473639）Ⅰ期	HER2 阴性 BC 或 MBC	恩替司他和卡培他滨组合	不同时间点的 MTDC、AE、DFS、OS、CTC 状态	招募中
BreastImmune03（NCT03818685）Ⅱ期	NAC 后非病理完全缓解的 TNBC	NAC 后，卡铂他滨 vs. 纳武单抗 + 伊匹木单抗	不同时间点的 DFS、OS、CTC 和 ctDNA 状态	招募中
CTC 针对临床检测不到的 BC 的潜在筛查试验（NCT01322750）	健康个体	检测 CTC 作为筛查工具	形成 BC	招募中
LifeBreast（NCT04174391）	Ⅰ～Ⅲ a 期 BC	地中海饮食 vs. 低脂饮食	CTC 计数、炎症标志物、QoL、BMI、血糖和血脂水平	招募中
NCT04065321	luminal A BC	PET-CT vs. CTC 指导的随访	DFS、OS	招募中
PRAEGNANT（NCT02338167）	BC 和 MBC	用于生物标志物（包括 CTC）的血样采集	(D) DFS、OS、BCSS、QoL、结果与生物标志物的相关性（包括 CTC）	招募中

注：AC，辅助化疗；AE，不良反应；ART，辅助放疗；BC，早期乳腺癌；BCSS，乳腺癌-特异性生存率；BMI，体重指数；CK-19 mRNA，细胞角蛋白 19 mRNA；CSC，癌症干细胞；CTC，循环肿瘤细胞；ctDNA，循环肿瘤 DNA；Doce，多西紫杉醇；(D) DFS，(远处)无病生存；FEC，氟尿嘧啶/表柔比星/阿霉素；Gem，吉西他滨；MBC，转移性乳腺癌；MTDC，最大耐受剂量组合；NAC，新辅助化疗；OS，总生存期；pCR，病理完全缓解；QoL，生活质量；TNBC，三阴性乳腺癌。

巴结转移的患者中，百分比明显更高（N0组19.6% vs. N1～N3组22.4%；$P<0.001$）[51]。化疗结束后，22.1%的患者显示CTC阳性，与首次采血的CTC计数相比，检测到的CTC计数无显著差异[51]。患者中CTC阳性与无病生存期（$P<0.0001$）和无远处转移生存期（$P<0.0001$）的减少以及乳腺癌特异性生存期（$P=0.008$）和总生存期（$P=0.0002$）差显著相关。CTC计数更高时（至少5个CTC/30mL血液），患者的预后甚至更差（无病生存：HR=4.51，95% CI：2.59～7.86；总生存期：HR=3.60，95% CI：1.56～8.45）[51]。由于与原发肿瘤的生物学特性无关，CTC被确认为是无病生存期和总生存期这两个终点的独立预后指标[51]。此外，完成化疗后CTC的持续存在会对这两个终点产生负面影响（无病生存：HR=1.12，95% CI：1.02～1.25，$P=0.02$；总生存期：HR=1.16，95% CI：0.99～1.37，$P=0.06$）[51]。

18.4.3 TREAT-CTC

TREAT-CTC是唯一一项基于CTC计数而决定治疗的研究[9]。使用CTC的数量或表型来决定不同治疗方案的其他6项研究是在转移性乳腺癌的背景下进行的[DETECT Ⅲ（NCT 01619111）、DETECT Ⅳ（NCT 02035813）、DETECT Ⅴ（NCT 02344472）、Circe TDM-1（NCT 01975142）、STIC-CTC（NCT 01710605）、CirCe01（NCT 01349842）和SWOG S0500（NCT 00382018）][9]。

TREAT-CTC是一项针对HER2阴性早期乳腺癌且有CTC表达（≥1个CTC/15mL血液）患者的随机Ⅱ期试验[9, 32, 52]。对照组（观察18周）或干预组（6个周期的曲妥珠单抗）患者按1∶1随机分组[9, 32, 52]。在所有筛选入组的患者中，仅在7.2%的患者中检测到CTC[9, 32, 52]。3年后，效用分析显示两组之间的CTC检测没有差异，该研究被关闭[9, 32, 52]。此外，研究显示，对照组的1年无病生存率为94%，而干预组为85%[9, 32, 52]。

与TREAT-CTC相反，Georgouliaset等的研究表明，在辅助化疗前后HER2阴性乳腺癌且表达CK-19 mRNA阳性CTC的患者可以从曲妥珠单抗治疗中获益[53]。与观察组相比，曲妥珠单抗可将CK-19 mRNA阳性CTC的持续性降低超过80%[53]。此外，对照组的复发率是曲妥珠单抗组的3倍多（38% vs. 11%），这导致了无病生存期的显著差异[53]。

本研究中阳性结果的一种解释可能是89%的CTC为HER2阳性，而CTC的HER2表达对于TREAT-CTC试验中的研究纳入不是强制性的[9]。

18.4.4 监测循环上皮肿瘤细胞对乳腺癌辅助化疗的反应可用于早期复发风险患者的检出

这项观察性研究在91例原发性乳腺癌患者的辅助治疗之前、之中和之后进行了CTC计数。然后将患者分为三组，分别为CTC计数降低组、稳定组和增加组[54]。CTC计数的增加与显著更高的复发风险相关。与CTC计数下降的患者相比，即使CTC计数仅有少幅升高变化，患者的复发风险也会更高[54]。总之，该作者发现CTC计数越高，复发风险越高[54]。

18.4.5 辅助放疗对原发非转移性乳腺癌中循环上皮肿瘤细胞和循环肿瘤干细胞的影响

不仅辅助化疗对CTC数量有影响，辅助放疗也是一个重要的研究课题。本研究对52例Ⅰ～Ⅲa期的早期乳腺癌患者在放疗之前、放疗期间、放疗后的CTC计数和表型进行了分析。结果表明，HER2阳性和三阴性乳腺癌患者的CTC计数显著高于luminal型乳腺癌患者，并且淋巴结转移与较高的CTC计数相关。但未观察到因放疗而导致的受体状态变化[55]。此外，研究还发现新辅助化疗与放疗期间CTC计数减少相关，而辅助化疗与CTC计数增加相关[55]。

18.4.6 原发乳腺癌中循环肿瘤细胞与预后相关性的汇总分析

在这项大型荟萃分析中，研究者分析了来自5个不同乳腺癌机构的超过3000例患者的个体数据，以了解在初诊时的CTC计数和阳性率[56]。CTC阳性定义为无论采集的血容量为多少，至少有1个循环肿瘤细胞[56]。在所有患者中，CTC的阳性率为20.2%。CTC阳性与肿瘤尺寸较大、淋巴结受累增加及更高的组织学分级等组织病理特征显著相关[56]。关于长期结局，与CTC阴性患者相比，CTC阳性是较差的无病生存期（HR=1.82；95% CI：1.47～2.26）、无远处转移生存期（HR=1.89；95% CI：1.49～2.40）、乳腺癌特异生存期（HR=2.04；95% CI：1.52～2.75）和总生存期（HR=1.97；95% CI：1.51～2.59）的独立危险因素[56]。

目前在进行中的和（或）正在招募患者的后续试验可能会产生更多有意义的结果。这些研究是根据我们目前所知而汇编的，不承诺其已完整。

评价放疗联合纳武利尤单抗和伊匹木单抗对比放疗联合卡培他滨相关的术后治疗对有残留病灶的三阴性乳腺癌患者的临床获益（BreastImmune03）

本研究旨在比较114例经过新辅助化疗和原发肿瘤手术切除后未达到病理完全缓解的三阴性乳腺癌患者中辅助治疗的效果。患者招募工作始于2019年。所有患者均接受了辅助放疗。在两个分组中，标准治疗组为应用卡培他滨，而干预组将接受纳武利尤单抗和伊匹木单抗治疗，这两种免疫检查点抑制剂均影响PD-L1/PD-1的相互作用。除了无病生存期、总生存期或局部区域复发等终点外，还将检测ctDNA和CTC等分子标志物。CTC将作为不同时间点或复发情况下进行免疫监测的标志物[32]。

新辅助治疗后恩替司他联合卡培他滨治疗高危乳腺癌的初步研究（Breast 49）

本研究检验了恩替司他联合卡培他滨使用的额外效果。入组的55例患者中，大部分为转移性乳腺癌患者，但也纳入了部分新辅助治疗和手术切除后病理学未完全缓解的HER2阴性高危乳腺癌患者。入组时间至2026年，研究预计将于2028年完成。在各种终点事件中，CTC与新辅助治疗后的残留病灶和无病生存期相关[32]。

伊沙匹隆治疗经全身治疗后还有明显残留病灶的HER2阴性浸润性乳腺癌患者

在本Ⅱ期试验中，116例HER2阴性且在新辅助治疗之后预期有残留肿瘤负荷的乳腺癌患者将在化疗结束后检测其额外使用伊沙匹隆18周的效果。患者入组时间为

2009～2021年。在基线（化疗前或放疗前）以及伊沙匹隆治疗前后检测CTC，这是其主要目的之一[32]。

luminal A 型乳腺癌患者循环肿瘤细胞的检测（盛京医院）

本试验计划为一项非劣效性随机对照临床试验，纳入了500例完成手术治疗的luminal A型乳腺癌患者。入组始于2019年并于2024年结束；预计结束时间为2029年。患者将按照1：1的比例随机分为对照组（2年内每4个月，3～5年内每6个月，以及随后每年进行一次PET-CT检查）和干预组（2年内每4个月，3～5年内每6个月，以及随后每年检测一次外周血CTC）。如果检测到CTC（≥2个或CD133≥1个），将立即进行PET-CT检查[32]。

研究者观察到，在辅助治疗中，甚至在辅助治疗开始之前，CTC阳性与预后不良相关。无论肿瘤特征如何，出现1个CTC就足以预测总生存期和无远处转移生存期的减少。CTC检测作为辅助治疗触发因素的潜在作用尚未确定，但在未来会成为一个有意思的研究领域。

18.5　CTC评价作为筛查方法及其在无复发随访期的应用

体液活检作为鉴定肿瘤早期复发的一种简单的筛查工具已在全球范围内得到了广泛讨论，是当前的研究热点。由于CTC可能是（转移性）乳腺癌治疗选择的预后和预测生物标志物，因此有希望通过更早一步检测CTC从而在健康乳腺癌幸存者中早期发现疾病复发。

从各种研究中了解到，20%～30%诊断为早期乳腺癌的患者CTC呈阳性，但未发现远处转移[57]。目前使用的CTC鉴定方法灵敏度非常低，因此必须对其进行重大改进才能将其用作可靠的筛查工具。关于Coumans等的数学模型，当前CTC检测方法的灵敏度必须提高至少15倍才能用于肿瘤复发的早期筛查[58]。

这就是为什么目前在这一领域有大量的研究旨在提高CTC的检出率。例如，Fischer等将白细胞分离术和CellSearch®联合使用，在24例早期乳腺癌患者的小队列中CTC的检出率高达90%[57,59]。另外，Aaltonen等证明鉴定和分离CTC的一个有效方法是使用针对HER2和EGFR的抗体[23]。另一个研究小组目前正在招募患者，试图利用热休克蛋白（heat shock protein，HSP）70作为检测CTC的工具[32]。

在SUCCESS-A的随访数据中，在完成化疗2年后，1087例患者中有198例（18.2%）为CTC阳性[60]。这种情况与总生存期减少（HR=3.91，95% CI：2.04～7.52，$p<0.001$）和无病生存期减少（HR=2.31，95% CI：1.50～3.55，$p<0.001$）相关[60]。第二项分析是在化疗完成5年后进行的。结果表明，在这个时间点的CTC阳性与无复发生存期的减少显著相关[61]。CTC阳性定义为≥1个CTC/7.5mL血液，在206例有长期随访数据的患者中，16例（7.8%）为CTC阳性。在这16例患者中，13例出现晚期复发，因此提示CTC是一个重要的预后因素[61]。

Sparanoetal等发现CTC阳性患者的复发风险高出13倍以上（HR=13.1；95% CI：4.7～36.3），甚至30.4%的患者在临床诊断复发前2.8年已出现CTC阳性[62]。

在另一项来自美国的前瞻性研究中，302例未经化疗的可手术Ⅰ～Ⅲ期乳腺癌患者

第18章 早期乳腺癌中的循环肿瘤细胞

在手术时接受了CTC筛查。总的来说，有24%的患者为CTC阳性，这与长期随访中无进展生存期（HR=4.62；95%CI：1.79～11.9；p=0.005）和总生存期（HR=4.04；95% CI：1.28～12.8；p=0.01）的减少显著相关[63]。下面这些在进行和（或）招募患者的试验或许可以为CTC作为复发筛查工具提供进一步有希望的结果。这些研究是据我们所知汇编而成的，不承诺其已完整。

循环肿瘤细胞（CTC）：临床不可探查乳腺癌的潜在筛查测试

这项前瞻性队列研究目前仍在进行，目的是验证CTC检测作为乳腺癌筛查的有效性，在早期发现亚临床疾病，从而最终降低乳腺癌的发病率和死亡率。2010～2013年招募了超过3000例患者，预计研究完成日期为2023年[32]。

妊娠期乳腺癌：早期/晚期/转移性乳腺癌（PRAEGNANT）

本研究开始于2014年，目前仍在招募中。研究招募了13 500例各阶段的乳腺癌患者，其中10 000例为早期乳腺癌患者。研究预计完成日期为2027年。在PRAEGNANT试验中，进行血样采集和随访以评估各种终点。对于早期乳腺癌，终点为无病生存期、生活质量、总生存期、乳腺癌特异性生存期，以及治疗依从性和分子检测（如频率、可行性）。对于CTC，将分析选定样本的基因突变和变异，以及原发肿瘤和转移组织之间结果的相关性[32]。

生活方式与乳腺癌（LifeBreast）

在这项试验中，2020～2021年底共招募766名 I、II 或 III A期乳腺癌患者，并接受饮食建议。患者以1：1比例随机分为干预组和对照组。在干预组中，将向患者提供地中海饮食和特级初榨橄榄油的饮食建议，而在对照组中，患者会得到低脂饮食的建议。作为主要终点，将测量CTC和炎性标志物的变化。对于CTC检测，将在基线及之后的每年采集血液样本。本试验中CTC阳性定义为10mL外周血中存在≥1个CTC[32]。

18.6 结论和治疗意义

总之，CTC可能是一个有价值的工具，能够提供重要的肿瘤生物学信息，使早期乳腺癌患者的治疗更加个体化。

多项研究和荟萃分析显示，在任何条件下，CTC都是预后的独立影响因素，CTC阳性可引起总生存期、无病生存期、乳腺癌特异性生存率和局部无复发间隔的缩短[33, 34, 40-44, 56]。尤其是在任何治疗开始前CTC阳性的早期乳腺癌患者临床预后明显更差，CTC阳性被认为是发生远处转移的独立标志物[41-44, 47, 63]。治疗期间CTC的持续存在或甚至增加与患者的预后不良相关，并且可能是存在化疗耐药残留病灶的提示指标[50]。在SUCCESS-A中，辅助化疗后CTC的持续存在与更差的预后相关[51]。

另一项辅助治疗中，研究结果显示，与CTC计数轻微变化的患者相比，CTC计数增加的患者与更高的复发率有关[54]。在新辅助治疗中，完成新辅助化疗后有残留肿瘤和高CTC计数（≥5个CTC）的患者中可以观察到最差的无复发生存期和总生存期[48]。然而，多项研究表明，CTC计数和病理完全缓解没有显示出相关性，但强调了CTC作为独立预后标志物的重要性[34, 35, 40, 47, 48]。在初次诊断时从原发肿瘤获得的丰富信息可能限制了CTC

在这种情况下的临床价值。在随访的后期时间点（如初次治疗后2年或5年）检测CTC也与总生存期减少和无病生存期减少相关[57]。Sparano等甚至为CTC建立了一个领先时间效应，显示在检测到CTC后2.8年内，30.4%的患者中可以观察到复发[62]。然而，有一个例外：在低风险患者中，如在T1N0肿瘤中，CTC检测和临床结果之间尚未建立相关性[56]。

长期以来，CTC的数量是否对预后起作用一直不清楚，但越来越多的证据表明，即使检测到单个CTC，也会导致患者的预后更差[56]。此外，CTC数量越多，复发的风险越高[51]。例如，SUCCESS-A可以证明，与每30mL血液中检测到少于5个CTC相比，每30mL血液中检测到至少5个CTC与更差的预后相关[51]，这为未来的预测模型提示了一个可能的阈值。

甚至有证据表明CTC的表型会影响患者的临床结果。Ignatiadiset等发现，在外周血中同时检测到CK-19 mRNA和HER2 mRNA阳性的细胞会预示早期乳腺癌女性患者的临床结果较差[64]。在抗肿瘤治疗过程中，CTC的表型可以改变。NeoALLTO试验中证实CTC的HER2过表达在治疗期间可以增加[45]。此外，CTC的上皮和间质特征可以在全身治疗期间发生变化[18]。另一方面，放射治疗并没有改变CTC的表型[55]。当观察CTC的表型和基因型时，原发肿瘤与CTC间的不一致性是值得注意的。特别是CTC与原发性肿瘤相比，激素受体状态差异很大。超过70%的最初雌激素受体和孕激素受体阳性的肿瘤会出现激素受体阴性的CTC[13,24]。这似乎解释了随着时间推移形成内分泌治疗耐药的原因。在GeparQuinto试验中，高达20%的患者中原发肿瘤组织和CTC中的HER2表达不一致[37]。特别是导管癌和高肿瘤分期的患者会在CTC上表达HER2受体[35]。因此，CTC可能是对患者治疗做进一步个体化的主要依据，甚至可以用作治疗靶点。例如，在最初为HER2阴性肿瘤但在CTC上显示出HER2过表达的患者中考虑使用HER2靶向治疗。

CTC的检测是否与组织学亚型、分级、受体状态或淋巴结侵犯等肿瘤特征有关，一直存在争议。在手术[65,66]和新辅助治疗情况下，多项研究未显示出相关性[34,35,40,47,48]。只有极少数辅助治疗阶段的研究表明CTC计数与肿瘤类型和（或）淋巴结转移相关[51,55]。例如，SUCCESS-A表明，淋巴结转移患者的CTC表达水平更高[51]。也有一项研究证明了在手术期检测到CTC与激素受体阴性乳腺癌之间存在相关性[67]。此外，一项荟萃分析显示CTC检测与淋巴结转移、高肿瘤分级、大肿瘤尺寸和小叶肿瘤类型之间存在相关性，而与受体状态无关[56]。总之，这些研究强调了CTC是独立的预后和预测因素。

一般而言，早期乳腺癌的CTC检出率为20%～30%，而在晚期乳腺癌中，约60%的患者可发现CTC阳性[13,56,65]。早期乳腺癌的CTC阳性阈值（≥1个CTC/7.5mL血液）低于转移性乳腺癌患者（≥5个CTC/7.5mL血液）[13]。在新辅助化疗期间，如GeparQuinto和NEOZOL试验所示，CTC计数降低[37,46]，而在辅助治疗中，未观察到CTC计数的显著差异[51]。这些效应也可以在放疗后观察到，新辅助化疗后患者的CTC减少，而辅助化疗后患者的CTC增加[55]。手术后，可以观察到CTC从22.81%增加到33.33%，可能是围手术期洗脱现象所致[68]。在一项实验性Ⅱ期试验中，在手术切除肿瘤期间使用去氨加压素可降低CTC计数[69]。在围手术期使用去氨加压素后，在手术后即刻和2周后可以观察到CTC计数的下降。术后1个月，CTC计数恢复至患者基线水平[69]。

曲妥珠单抗作为CTC阳性患者的辅助治疗药物，在TREAT-CTC试验中没有显示出预后获益，该试验并没有对CTC的HER2表达进行分型[9,32,52]。然而，在HER2高表达的CTC阳性患者中的研究表明曲妥珠单抗在辅助阶段有预后获益（复发率降低和CTC计数减少）[53]，提示基于CTC表型的治疗方法可能是成功的。进一步的临床试验（基于CTC表达做治疗决策）是评估这个假设所必需的。

与原发肿瘤的分子特征（在初步诊断时进行分析）相比，CTC可以提供当前活跃的肿瘤细胞的最新信息，因此作为可能的治疗靶点更具相关性[13]。

总之，CTC不仅在转移性乳腺癌中重要，在早期乳腺癌中也起着不可估量的作用。不同的试验表明，CTC甚至在治疗前就能够作为一个独立的预测和预后标志物，能够在患者的个体化治疗期间提供帮助，避免过度治疗或治疗不足。最重要的，CTC甚至可以作为一种重要的筛查工具，在患者出院后进行基于液体活检方式的随访，并在疾病复发时帮助制定治疗方案。

需要进一步的试验来证实CTC在早期乳腺癌中可能发挥的重要作用，并将CTC检测作为临床常规方法。

（陈玉辉　司惠妍　胡时栋　译）

扫码见第18章参考文献

第19章 黑色素瘤脑转移患者中血浆cfDNA和cfmiRNA标志物的NGS分析

Romela Irene Ramos，Selena Y. Lin，Matias A. Bustos，Amy Eisenberg，Suyeon Ryu，Linh T. Tran，Daniel F. Kelly，Dave S. B. Hoon

摘 要 黑色素瘤患者预后差，尤其是当疾病已经扩散到大脑时。因此，黑色素瘤脑转移（melanoma brain metastasis，MBM）的早期发现和诊断十分重要。循环游离核酸（circulating cell-free nucleic acid，cfNA）的分子图谱分析，如血液中的循环肿瘤DNA（circulating tumor DNA，ctDNA）或游离微小RNA（cell-free microRNA，cfmiRNA），可实现非侵袭性肿瘤诊断。基于血液的cfNA分析是一种非侵袭性方法，可为患者监测和管理提供实时评估。

采用包含70个基因组合的二代测序（NGS）分析方法，我们团队评估了该方法在MBM患者（$n=26$）ctDNA诊断中的应用，并揭示了与各自配对的MBM相关的ctDNA分子特征。利用该检测方法，在81%的患者中发现了ctDNA基因组变异。配对的血ctDNA-肿瘤中的单核苷酸变异（single-nucleotide variation，SNV）图谱表明存在肿瘤基因组变异的异质性。此外，我们还在ctDNA阴性的MBM患者中检测到与MBM相关的cfmiRNA，这表明cfmiRNA可以作为ctDNA的补充血液生物标志物进行评估。总之，这是一种临床有用的诊断方法，可以应用于MBM患者的实时监测和管理。

关键词 循环肿瘤DNA；循环miRNA；黑色素瘤脑转移；二代测序

R. I. Ramos · S. Y. Lin · M. A. Bustos
Department of Translational Molecular Medicine, Saint John's Cancer Institute at Providence Saint John's Health Center, Santa Monica, CA, USA

A. Eisenberg · D. F. Kelly
Pacific Neuroscience Institute, Brain Tumor and Pituitary Disorders Center, Saint John's Cancer Institute at Providence Saint John's Health Center, Santa Monica, CA, USA

S. Ryu, L. T. Tran
Department of Genomic Sequencing Center, Saint John's Cancer Institute at Providence Saint John's Health Center, Santa Monica, CA, USA

D. S. B. Hoon (✉)　e-mail: hoond@jwci.org
Department of Translational Molecular Medicine, Saint John's Cancer Institute at Providence Saint John's Health Center, Santa Monica, CA, USA

Department of Genomic Sequencing Center, Saint John's Cancer Institute at Providence Saint John's Health Center, Santa Monica, CA, USA

19.1 引言

美国癌症协会的评述预测，到2021年，黑色素瘤确诊病例将达到106 110例，死亡人数将达到7180人。其中，皮肤黑色素瘤是继肺癌和乳腺癌后最常发生脑转移的肿瘤之一[1]。尽管后两种癌症的发病率更高，但黑色素瘤的脑转移率最高。MBM与不良预后和OS有关。然而，免疫治疗的新方法及其他靶向分子治疗策略提高了其生存率。MBM的解剖学评估通常包括两类，即脑实质和脑膜，每一类都有其独特的肿瘤微环境[2]。当MBM发生进展时，脑内会出现多个转移灶使手术的可及性受到限制；MBM患者确诊后的中位OS通常小于2年，这主要取决于肿瘤的大小、脑转移部位、转移数量及其他临床变量[3]。因此，MBM的早期诊断对于选择确定性的治疗方法［如微创手术切除和（或）立体定向放射手术、免疫治疗和（或）靶向分子治疗］至关重要。目前，转移性皮肤黑色素瘤患者的主要治疗策略是采用人类单克隆抗体，如美国FDA批准的黑色素瘤免疫治疗检查点抑制剂（inhibitor checkpoint immunotherapy，ICI）药物，用于靶向CTLA-4（伊匹木单抗）、PD-1（纳武利尤单抗、帕博利珠单抗）或PD-L1（阿替利珠单抗、阿维鲁单抗）[4]。此外，美国FDA批准的针对特定突变的靶向治疗，如BRAF抑制剂（维罗非尼、达拉菲尼）和MEK抑制剂（曲美替尼）也在黑色素瘤患者中有效[5]。例如，在 $BRAF^{V600E}$ 或 $BRAF^{V600K}$ 突变的全身性转移性黑色素瘤患者（包括MBM[6]）中，使用达拉菲尼联合曲美替尼已经展示出持久的应答，且改善了PFS和OS。通常，对于MBM患者采用多重序贯治疗策略来提高生存率。

在黑色素瘤发生脑转移之前进行早期诊断非常重要。同时，在临床背景下克服一些挑战也是非常重要的，如帮助肿瘤学家准确确定患者的治疗方案并监测其疾病进展。此外，由于多种靶向及ICI药物等新兴疗法越来越有效，预测患者对某种治疗的反应或耐药仍然十分重要。因此，目前迫切需要改进MBM检测和管理方法，以改善患者的生存。

在癌症管理中使用分子血液活检已成为多种实体肿瘤治疗的标准前沿。分子血液活检可以发现具有临床应用价值的生物标志物，将其用于肿瘤的检测、进展和复发监测、治疗反应、耐药性和肿瘤异质性的评估可能有助于防止患者发病及评估治疗的成本效益[7]。CTC、ctDNA和循环miRNA是黑色素瘤患者中最常分析的血液分子生物标志物。这类标志物的特征在患者的个性化治疗中越来越重要。近年来cfNA已成为主流的血液检测标志物，许多方法已在美国获得FDA批准或在CLIA实验室中使用。

由于黑色素瘤具有某些特定突变（如BRAF和NRAS），正在活跃分裂的黑色素瘤会将ctDNA或RNA（微小RNA）等cfNA释放到血液中[5]，因此释放到血液中的ctDNA被认为是有用的诊断工具，可用于检测肿瘤及监测其进展。在黑色素瘤患者中检测到的其他cfDNA形式包括杂合性缺失（loss of heterozygosity，LOH）[8]和甲基化的cfDNA[9]，这些已被证实在患者监测中是有用的。此外，来自肿瘤组织或CTC中濒死的肿瘤细胞（坏死或凋亡细胞）是血流中ctDNA的主要来源[10]（图19-1）。ctDNA在疾病进展的不同时间点上是可测量的，这有利于对肿瘤基因组变异的评估，尤其是在不容易获取肿瘤组织时。众所周知，与健康人相比，黑色素瘤患者血液中ctDNA水平较高，这表明它对于黑色素瘤患者无疾病生存期（disease-free survival，DFS）和OS的改善具有预后价值[11,12]。目前，只有少数分子研究深入探讨了MBM肿瘤的基因组变异特征，这有助于该类疾病的诊断和预后评估。在此之前，我们团队通过基因组分析确定了标志性的MBM肿瘤特征图谱[13,14]。其他研究则采用NGS[15-17]及PCR检测等其他方法确定了可作用的DNA突变[17,18]。近期，一项在MBM患者治疗（达拉菲尼联合曲美替尼）前和治疗过程中的研究，证实了定量数字微滴PCR（digital droplet PCR，ddPCR）用于ctDNA中$BRAF^{V600}$检测，可以作为患者临床结果的独立预测生物标志物[10]。肿瘤组织不容易获取，考虑到采用组织活检的MBM诊断很困难，因此具有明确分子肿瘤特征的血液ctDNA为肿瘤DNA分析提供了一种有价值的微创来源[19]。ctDNA用于MBM检测的基本原理是改善早期转移与疾病进展的评估，并能够监测MBM患者的治疗效果。尽管约50%的皮肤黑色素瘤患者存在$BRAF$突变，但与ctDNA特征图谱相比，使用单一突变生物标志物仍存在局限性。

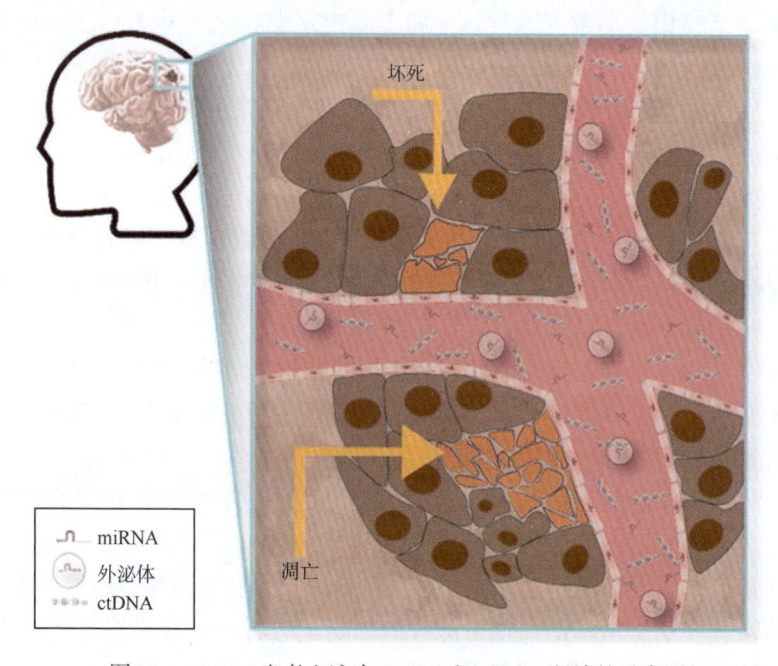

图19-1　MBM患者血液中ctDNA和miRNA释放的示意图

在MBM患者的循环系统中，ctDNA和cfmiRNA主要从坏死和凋亡的MBM肿瘤细胞中释放。被释放的外泌体中也包含肿瘤DNA和miRNA。这些类型的cfNA和外泌体中的cfNA可以作为检测和监测MBM进展的生物标志物

ctDNA作为血液分子生物标志物，优缺点共存。ctDNA应用中主要已知局限是其在血液中丰度较低且会随着时间发生改变，在生物体液中占比低于总cfDNA的0.01%～10%[20]。这种现象在早期黑色素瘤（如AJCC Ⅰ～Ⅲ期）患者中往往更为明显。因此，在早期黑素瘤患者中可能检测不到ctDNA[21]。此外，据报道，ctDNA的成功检出与多种因素有关，如肿瘤分期、增殖、脱落、解剖位置、肿瘤负荷、克隆异质性、被评估的血浆量，以及检测方法的敏感性和特异性等[22]。同时，ctDNA不稳定，在生物体液中的半衰期较短[9]。尽管存在上述这些限制，采用ctDNA作为血液生物标志物工具仍被认为具有重要意义。当某种血液生物标志物被证明对特定肿瘤具有特异性时，它就可以作为一种重要

的工具用于癌症的实时、经济、无创检测和监测[23]。因此，黑色素瘤患者的ctDNA图谱分析是非常重要的，尤其是在个体化医疗方面。

19.2 MBM患者的ctDNA评估

血液ctDNA检测能够以非侵入性的方式进行重复采样，因此对于MBM患者很有利。目前暂无美国癌症联合委员会（American Joint Committee on Cancer，AJCC）批准的MBM相关血液分子生物标志物。对于皮肤黑色素瘤，在全身性疾病的治疗监测期间只有血清乳酸脱氢酶（lactate dehydrogenase，LDH）可以作为替代项目使用，但其在AJCC Ⅳ期患者中的敏感性、特异性和有效性均有限[24, 25]。

遗憾的是，MBM患者的ctDNA图谱分析并不容易，相关研究有限且相互矛盾，没有明确的一致意见，所报道的ctDNA突变检测方法灵敏度从0%到83%不等[26-29]。此外，在配对的MBM肿瘤中，可检测到的ctDNA图谱尚未得到充分验证。在黑色素瘤中最常研究的两个ctDNA突变基因是*BRAF*（占皮肤黑色素瘤的50%）和*NRAS*（占皮肤黑色素瘤的10%~25%）[30-33]。我们研究团队之前开发了首个基于PCR的*BRAF*突变检测方法，证实其在黑色素瘤患者的评估中有较好的检测灵敏度[34]。

近期，我们研究团队采用一种灵敏的NGS检测方法对术前局部和系统性黑色素瘤患者血液（血清）中的70个癌症相关基因的组合进行了靶向分析和评估[7]。该方法通过在每个DNA片段上添加独特的分子条形码，以提高NGS检测灵敏度，其单核苷酸变异（single-nucleotide variant，SNV）的检测灵敏度为0.1%。随后，我们将该方法用于术前和术后MBM患者评估。多标志物ctDNA特征的组合还能够同时分析*BRAF*和*NRAS*基因野生型（WT）的MBM，如果只针对*BRAF*^{V600}突变，该类患者可能会被遗漏。我们研究团队调研了手术前MBM患者的ctDNA图谱，并与配对的肿瘤组织进行验证，以深入了解基因组变异情况，这可能有助于MBM的诊断，从而改善患者的疾病管理。通过对配对的MBM肿瘤组织-血液ctDNA图谱进行全面评估，可以为基于血液ctDNA的非侵袭性检测在MBM患者分型中的临床应用铺平道路。

19.3 MBM患者中ctDNA基因组变异的检测

70个癌基因组合的NGS检测包括的基因有*AKT1*、*ATM*、*CCNE1*、*CTNNB1*、*FGFR1*、*GNAS*、*JAK3*、*MLH1*、*NPM1*、*PTPN11*、*RIT1*、*TERT*、*ALK*、*BRAF*、*CDH1*、*EGFR*、*FGFR2*、*HNF1A*、*KIT*、*MPL*、*NRAS*、*RAF1*、*ROS1*、*TP53*、*APC*、*BRCA1*、*CDK4*、*ERBB2*、*FGFR3*、*HRAS*、*KRAS*、*MYC*、*NTRK1*、*RB1*、*SMAD4*、*TSC1*、*AR*、*BRCA2*、*CDK6*、*ESR1*、*GATA3*、*IDH1*、*MAP2K1*、*NF1*、*PDGFRA*、*RET*、*SMO*、*VHL*、*ARAF*、*CCND1*、*CDKN2A*、*EZH2*、*GNA11*、*IDH2*、*MAP2K2*、*NFE2L2*、*PIK3CA*、*RHEB*、*SRC*、*ARID1A*、*CCND2*、*CDKN2B*、*FBXW7*、*GNAQ*、*JAK2*、*MET*、*NOTCH1*、*PTEN*、*RHOA*及*STK11*。我们评估了26例经MRI临床诊断并经手术切除进行验证的MBM患者术前的ctDNA图谱，其临床特征见表19-1。NGS检测组合包括了所有已知的皮肤黑色素瘤的常

见突变[31]，包括30个基因的全部外显子及其余基因的关键外显子（即在COSMIC中报告的体细胞突变[35]）、15种拷贝数变异（copy number variation，CNV）、6种融合突变、3种插入缺失。变异等位基因分数（variable allele fraction，VAF）的计算为特定核苷酸位置上具有变异的cfDNA分子数量除以该位置上cfDNA分子的总数[7]。据报道，该方法报告的VAF检测限为0.1%[36]。前期也对EGFR、ERBB2和MET这3个基因进行了CNV分析[36]，其检测限（LOD）分别为0.2、0.5和0.2个额外拷贝。利用COSMIC数据库进行体细胞变异状态的鉴定[35]。利用短基因变异数据库（short genetic variation，dbSNP）进行意义未明变异（variants of uncertain significance，VUS）的分类。

表19-1　血液及配对肿瘤组织的26例MBM患者的特征

特征	患者数量	百分比
年龄（岁）		
中位数（范围）	54（34～77）	
性别		
男	21	81%
女	5	19%
转移部位		
1	8	31%
2	7	27%
>2	11	42%
$BRAF^{V600}$突变		
阳性	9	35%
阴性	13	50%
未知	4	15%
前期进行立体定向放疗或放疗		
是	11	42%
否	14	54%
未知	1	4%

在81%（$n=21$）的MBM患者中共发现77个ctDNA基因组变异。我们对其进行了鉴定，其中66个为SNV，其余的基因组变异为CNV。每位患者的平均SNV数目为3.67±4（范围1～11）。有36个SNV之前曾被报道为体细胞SNV，其余30个为VUS。每个基因的SNV/CNV频率如图19-2A所示。从图19-2中可以看到，整个患者队列中改变频率最高的基因（即SNV/CNV）为EGFR（占27%，$n=7/26$）和BRAF（占23.1%，$n=6/26$），其次为NRAS和TP53（均为19.2%，$n=5/26$）。此外，在多例患者中还发现了ARID1A、MET、ERBB2和GATA3等其他基因的改变，频率在12%～15%。在COSMIC报道的36例SNV中，42%的SNV未曾在MBM患者的血液中报道过。同时，MET和EGFR中最常见的是CNV，均为11.5%（$n=3/26$）。在个别患者中还检测到了其他CNV，包括FGFR1、PDG-

第 19 章　黑色素瘤脑转移患者中血浆 cfDNA 和 cfmiRNA 标志物的 NGS 分析

FRA、*CDK6*、*BRAF* 和 *c-KIT*。表 17-2 和表 17-3 总结了整个队列中检测到的所有 ctDNA 的 SNV 和 CNV。

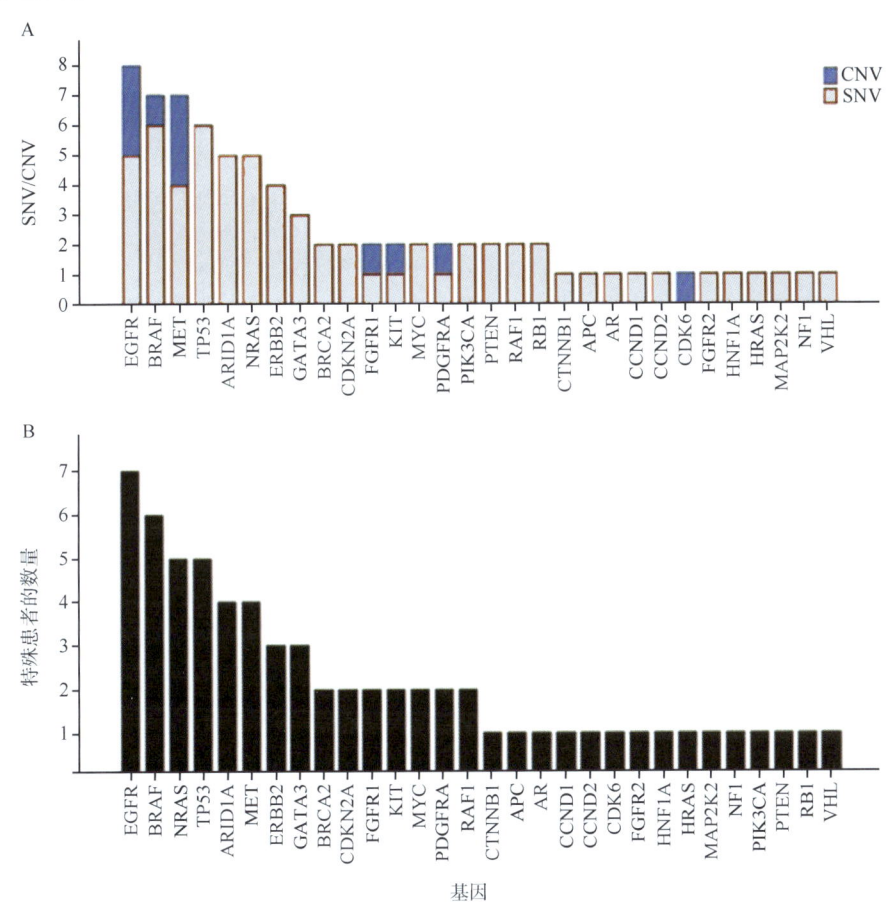

图 19-2　MBM 患者术前单一时间点（手术当日）ctDNA 的 SNV/CNV 评估
A. 整个队列的每个基因中发现的 ctDNA SNV/CNV 频率（*n* = 26）。B. 在所有患者中发现的 ctDNA SNV/CNV 频率

19.4　配对的 MBM 肿瘤组织与血液 ctDNA 的 SNV 图谱

与此同时，我们还研究了检测到的 ctDNA SNV 与其配对的经手术病理学家确定的 MBM 的福尔马林固定石蜡包埋（formalin-fixed paraffin-embedded，FFPE）组织的结果是否一致，以明确 ctDNA 图谱对其配对的自体 MBM 肿瘤的代表性如何。我们研究了 23 对可用的配对的 FFPE 肿瘤 DNA 样本。如表 19-2 所示，ctDNA-FFPE SNV 的一致性在 VAF% > 0 时为 47.8%（*n* = 22/46），在 VAF% ≥ 0.5% 时为 53.8%（*n* =14/25），在 VAF% ≥ 1% 时为 58.3%（*n* = 7/12）。在已知黑色素瘤驱动基因（*BRAF/NRAS*）的 SNV 中，ctDNA-FFPE 的一致率为 87.5%（*n* = 7/8），VAF% 的范围为 0.18%～35%。更重要的是，其他 COSMIC 报道的黑色素瘤 SNV 显示出了较高的 ctDNA- 肿瘤组织一致性（75%，*n* = 12），VAF% 低至 0.11%（0.11%～13.49%）。ctDNA 多基因图谱分析也有可能检测到来自 *BRAF*-WT MBM 的 SNV，因为可以被检测到体细胞 SNV。2 个病例（MBM6 和

MBM7）表明，当存在多个MBM转移部位时，血液ctDNA分析可以捕获肿瘤的异质性。第一个病例（MBM6）表明，即使在低VAF%（约0.5%）的情况下，也可以检测到MBM肿瘤来源的ctDNA SNV，因为在配对的MBM肿瘤组织中发现两种ctDNA SNV是一致的；第二个病例（MBM7）表明，虽然11个ctDNA SNV中只有1个（已知的驱动基因）与MBM肿瘤组织一致，但其余10个ctDNA SNV可能代表了其他MBM转移部位，而单个肿瘤切除位置并不能对这些部位进行分子分析。总之，上述结果表明，可以在血液cfDNA中检测到MBM肿瘤组织SNV，利用癌症NGS基因组合可以克服使用单一生物标志物分析黑色素瘤异质性的局限性。

表19-2　MBM患者术前血液ctDNA与肿瘤组织的SNV

病例	基因	染色体	位置	ctDNA SNV（nt）	SNV（AA）	COSMIC编码	ctDNA VAF	是否存在于肿瘤组织中
MBM1	BRAF	7	140453136	AC > TT	V600K	COSM473	2.49%	Y
	CDKN2A	9	21971116	G > A	P81L	COSM13224	1.47%	Y
	MET	7	116415163	G > A	R1104K	—	1.42%	
	PTEN	10	89720853	G > A	R335Q	—	0.92%	N
	PTEN	10	89692802	C > T	P96S	COSM5120	0.89%	Y
	ERBB2	17	37880987	C > G	Y772[a]		0.72%	N
	BRCA2	13	32911963	G > A	E1157E	—	0.68%	Y
MBM2	BRAF	7	140453132	T > G	K601N	COSM1132	0.51%	Y
	FGFR1	8	38283674	G > A	G237G	—	0.10%	N
MBM3	CDKN2A	9	21974730	C > A	E33[a]	COSM13806	2.50%	Y
	NRAS	1	115256530	G > T	Q61K	COSM580	2.34%	Y
	EGFR	7	55269036	C > T	L1034L	—	1.64%	N
	ARID1A	1	27101369	C > T	R1551C	—	0.27%	N
	NF1	17	29679366	C > T	R2517[a]	COSM133076	0.11%	N
MBM4	EGFR	7	55259469	G > A	V843I	COSM85894	0.15%	N
MBM5	KIT	4	55561821	C > T	L71L	—	10.17%	QNS
	RB1	13	49039374	C > T	R787[a]	COSM23824	9.97%	
	BRAF	7	140453136	A > T	V600E	COSM476	9.82%	
	ARID1A	1	27087521	C > T	P699S	COSM5930414	7.66%	
	EGFR	7	55241713	G > A	G721S	COSM22992	4.62%	
	RB1	13	49037971	G > A	E737E	COSM4990383	3.18%	
	PIK3CA	3	178921566	G > A	D350N	COSM582511	1.01%	
	PIK3CA	3	178952085	A > G	H1047R	COSM775	1.01%	
MBM6	TP53	17	7576897	G > A	Q317[a]	COSM10786	0.53%	Y
	BRAF	7	140453136	AC > TT	V600K	COSM473	0.52%	Y

第 19 章 黑色素瘤脑转移患者中血浆 cfDNA 和 cfmiRNA 标志物的 NGS 分析

续表

病例	基因	染色体	位置	ctDNA SNV（nt）	SNV（AA）	COSMIC 编码	ctDNA VAF	是否存在于肿瘤组织中
MBM7	NRAS	1	115256529	C > T	Q61R	COSM584	3.68%	Y
	BRCA2	13	32907092	G > A	P493S	—	2.28%	N
	AR	X	66766577	C > T	S530N	—	0.71%	N
	ERBB2	17	37880257	C > T	I767I	—	0.61%	N
	ERBB2	17	37865628	C > T	T166M	COSM5458623	0.49%	N
	ARID1A	1	27099351	C > T	D1196D	—	0.42%	N
	CCND1	11	69465957	C > T	N265N	—	0.17%	N
	HNF1A	12	121431435	C > T	I213I	—	0.16%	N
	VHL	3	10188304	C > T	A149A	—	0.15%	N
	GATA3	10	8111546	C > T	Y345Y	—	0.12%	N
	ARID1A	1	27105934	G > A	G1849R	—	0.12%	N
MBM8	NRAS	1	115256530	G > T	Q61K	COSM580	0.49%	Y
MBM9	RAF1	3	12645699	G > A	S257L	COSM181063	0.1%	Y
MBM10	RAF1	3	12626662	T > A	T543S	—	0.21%	N
	MAP2K2	19	4117566	T > G	K52Q	—	0.13%	N
	EGFR	7	55249082	C > T	P794S	—	0.13%	N
MBM11	PDGFRA	4	55139774	C > T	R479[a]	COSM3301344	0.51%	N
MBM12	TP53	17	7577102	C > T	G279E	COSM43714	0.21%	Y
	BRAF	7	140453136	AC > TT	V600K	COSM473	0.18%	Y
	EGFR	7	55221704	G > A	V250I	—	0.16%	Y
	ARID1A	1	27088684	C > T	P765S	—	0.15%	Y
MBM13	HRAS	11	533873	C > G	Q61H	COSM502	1.19%	N
MBM14	CCND2	12	4409147	C > A	P281H	—	1.31%	N
MBM15	NRAS	1	115256530	G > T	Q61K	COSM580	0.73%	QNS
MBM16	TP53	17	7578271	T > C	H193R	COSM10742	0.11%	Y
MBM17	BRAF	7	140453135	CA > GT	V600D	COSM477	35.25%	Y
	CTNNB1	3	41266125	C > T	T41I	COSM5676	13.49%	Y
MBM18	GATA3	10	8115788	G > A	V379V	—	2.76%	N
	MYC	8	128750684	C > T	P74L	—	0.14%	Y
MBM19	MET	7	116339827	C > T	T230M	COSM6457726	0.48%	N
	TP53	17	7577099	C > G	R280T	COSM10724	0.30%	N
	MYC	8	128750693	C > T	S77F	—	0.58%	Y
	MET	7	116339174	C > T	L12L	COSM6711546	0.5%	N
	FGFR2	10	123263382	G > A	T454M	—	0.63%	N
	NRAS	1	115256529	T > C	Q61R	COSM584	0.61%	Y
	ERBB2	17	37871745	C > T	S423S	—	0.53%	N
	MET	7	116339723	C > T	F195F	—	0.36%	N
	TP53	17	7579348	G > C	F113L	—	0.31%	N
	APC	5	112175729	C > T	Q1480[a]	COSM19063	0.55%	Y

续表

病例	基因	染色体	位置	ctDNA SNV（nt）	SNV（AA）	COSMIC 编码	ctDNA VAF	是否存在于肿瘤组织中
MBM20	*TP53*	17	7578503	C>T	V143M	COSM43878	0.26%	N
MBM21	*GATA3*	10	8115788	G>A	V379V	—	4.89%	N
MBM22	N/A							
MBM23	N/A							
MBM24	N/A							
MBM25	N/A							
MBM26	N/A							

注：Y，是；N，否；nt，核苷酸；AA，氨基酸；VAF，变异等位基因分数；N/A，不可用；QNS，数量不足。CDKN2A，细胞周期蛋白依赖性激酶抑制剂2A；PTEN，磷酸酶和紧张素同源物；FGFR1，成纤维细胞生长因子受体1；ARID1A，AT丰富结构域1A；EGFR，表皮生长因子受体；NF1，神经纤维蛋白1；PIK3CA，磷脂酰肌醇-4,5-二磷酸-3-激酶催化亚基α；TP53，肿瘤蛋白P53；AR，雄激素受体；CCND1，细胞周期蛋白D1；VHL，Von Hippel-Lindau肿瘤抑制因子；MAP2K2，丝裂原活化蛋白激酶激酶2；PDGFRA，血小板源性生长因子受体α；CCND2，细胞周期蛋白D2；CTNNB1，连环蛋白β1；FGFR2，成纤维细胞生长因子受体2。

表19-3　MBM患者术前血液ctDNA CNV

病例	基因	染色体数	ctDNA CNV
MBM5	*EGFR*	7	2.44
	MET	7	2.35
MBM8	*EGFR*	7	2.46
	MET	7	2.42
MBM17	*BRAF*	7	4.59
	CDK6	7	3.27
	EGFR	7	4.09
	FGFR1	8	3.14
	KIT	4	2.31
	MET	7	4.13
	PDGFRA	4	2.49

注：EGFR，表皮生长因子受体；CDK6，细胞周期蛋白依赖性激酶6；FGFR1，成纤维细胞生长因子受体1；PDGFRA，血小板源性生长因子受体α。

19.5　ctDNA SNV图谱与对应患者的MBM肿瘤负荷

最初，我们研究了术前ctDNA SNV图谱与肿瘤负荷或MBM位点的数量是否相关。首先评估了ctDNA的SNV图谱，如SNV负荷、累积变异等位基因频率（VAF%）和SNV载量，或每个患者中独特ctDNA SNV的数量。研究发现，ctDNA SNV负荷和载量与MBM肿瘤大小和MBM转移部位数量均无关。然而，我们注意到了两个有趣的病例

（MBM6和MBM7），它们提示了肿瘤的异质性。如图19-3所示，ctDNA SNV 载量似乎与总体肿瘤负荷相关。MBM6患者有单发左额叶出血性转移黑色素瘤，携带 2 个 ctDNA突变，VAF 为 0.52%～0.53%，在配对的 MBM 肿瘤组织中也检测到了这些突变；而另一患者MBM7有多发出血性转移黑色素瘤，有 11 个 ctDNA 突变，VAF 为 0.1%～3.7%，但只有 *NRAS* Q61R（一种已知的黑色素瘤驱动基因突变）与被分析的肿瘤标本一致。总之，上述展示的结果都是从配对患者肿瘤组织和血液样本的分子多基因图谱分析中得到的。

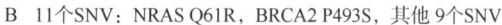

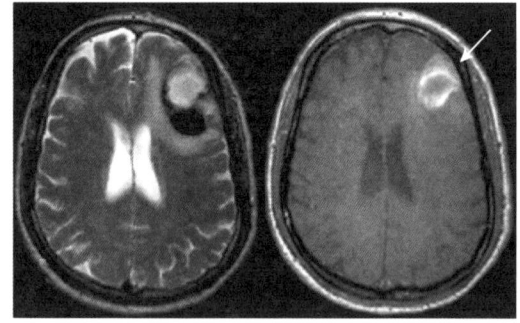

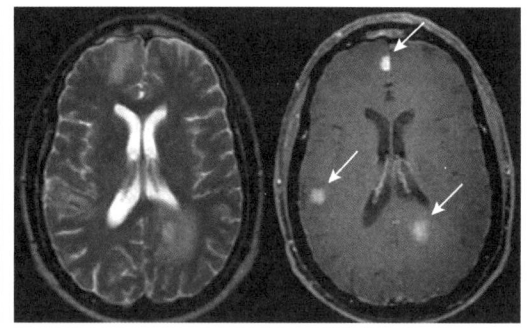

图 19-3　可检测到 ctDNA SNV 的 MBM 患者的代表性 MRI 图像

A. T_2 加权（左）和 T_1 加权（右）轴的非对比 MRI 显示单发左额叶出血性 MBM。患者 MBM6 携带 2 个 ctDNA SNV：*TP53* Q317终止密码子和 *BRAF*^V600K^，检测到的 VAF 分别为 0.53% 和 0.52%。B. T_2 加权（左）和 T_1 加权（右）轴的 MRI 显示 3 个增强的 MBM（右额部、右颞部和左枕部）。患者 MBM7 携带 11 个 ctDNA SNV：*NRAS* Q61R、*BRCA2* P493S、*AR* S530N、*ERBB2* I767I、*ERBB2* T166M、*ARID1A* D1196D、*CCND1* N265N、*HNF1A* I213I、*VHL* A149A、*GATA3* Y345Y 和 *ARID1A* G1849R，VAF 为 0.1%～3.7%。白色箭头指示肿瘤转移部位

19.6　ctDNA 纵向采血 SNV 分析在完全淋巴结清扫后 MBM 发展过程中监测肿瘤进展

我们研究团队之前展示了一种实时监测肿瘤进展的方法，采用的是由 Lin 等构建的 ctDNA SNV 图谱[7]。在理想情况下，如果能够监测患者从局部转移向 MBM 发展的早期阶段，就能够深入了解肿瘤进展到 MBM 过程中产生的基因组变异。以图 19-4 为例，在完全淋巴结清扫（complete lymph node dissection，CLND）手术前后观察到 ctDNA 的突变等位基因频率（mutant allele frequency，MAF）水平显著降低，而在全身性疾病复发后，ctDNA 水平显著升高（高达 500 倍）。这表明 ctDNA MAF 水平的代表性特征与肿瘤负荷相关，尤其是在黑色素瘤转移至肺（15 个月）和脑（23 个月）时。这种纵向的 ctDNA 分析方法可以实时监测肿瘤的进展和复发，这对转移性黑色素瘤的个性化治疗非常重要。此外，通过肿瘤进展的 ctDNA 图谱还能深入了解肿瘤实时异质性的可塑性及对特定器官转移部位的适应性。

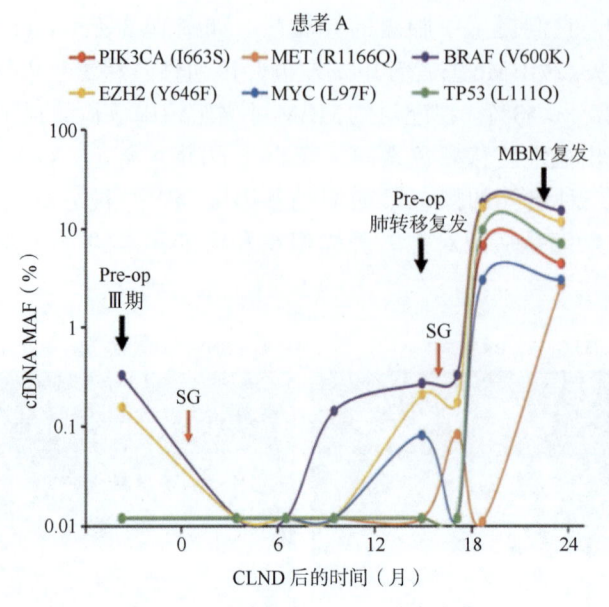

图 19-4　患者A的ctDNA动态变化

肺转移复发（15个月）、后续手术切除（17个月）、MBM（23个月）复发（MRI检测）。红色箭头表示手术。CLND，完全淋巴结清扫；Pre-op，术前；SG，手术；MAF，突变等位基因频率

19.7　cfmiRNA弥补大脑中缺乏ctDNA的能力

我们开发的另一种黑色素瘤cfNA检测方法是针对miRNA的，这是一种小非编码RNA，可以参与基因表达调节和转录组修饰[37]。与ctDNA相比，miRNA更稳定，并且在黑色素瘤患者体内异常表达[38, 39]，这使其成为分子血液活检的理想靶点。在cfmiRNA的使用中一直存在一些技术问题，如液体样本体积、cfmiRNA的高效提取、可重复性、稳定性，以及低水平cfmiRNA的检测。因此，在血液活检研究中应用cfmiRNA检测一直有困难。为了克服这些问题，我们研究团队采用了HTG EdgeSeq miRNA全转录组分析（HTG miRNA WTA），这是一种基于靶向探针的检测方法，通过NGS评估2083种miRNA。该方法可以直接使用血浆标本（无须提取），有效捕获低水平miRNA，减少核酸提取技术引起的数据变异。因此，cfmiRNA可以作为一种替代的生物标志物工具，正如我们研究团队（Bustos等）先前所展示的那样[37]。为了确定ctDNA阴性患者是否可以使用cfmiRNA进行监测，在18/26的MBM患者中检测了我们之前报道的29个cfmiRNA特征，相关结果如图19-5A所示。在18例MBM患者中，4例显示为ctDNA阴性，14例为ctDNA阳性。ctDNA SNV/CNV阴性或阳性的患者血液中都检测到cfmiRNA。该cfmiRNA图谱与正常健康捐献者血浆中的结果有显著差异（图19-5A）。此外，在主成分分析中，这一特征还能将ctDNA阴性或阳性患者的血浆样本与正常健康捐献者区分开（图19-5B）。因此，cfmiRNA可用于ctDNA分析的补充，提供更有效的血液活检分子分析方法，以鉴别ctDNA检测阴性的患者。cfmiRNA检测可以提供进一步的实时肿瘤分析，评估黑色素瘤的进展，并监测转移性黑色素瘤患者的各种治疗方法，如ICI、BRAF-MEK抑制剂，或这两种治疗的联合使用[37]。

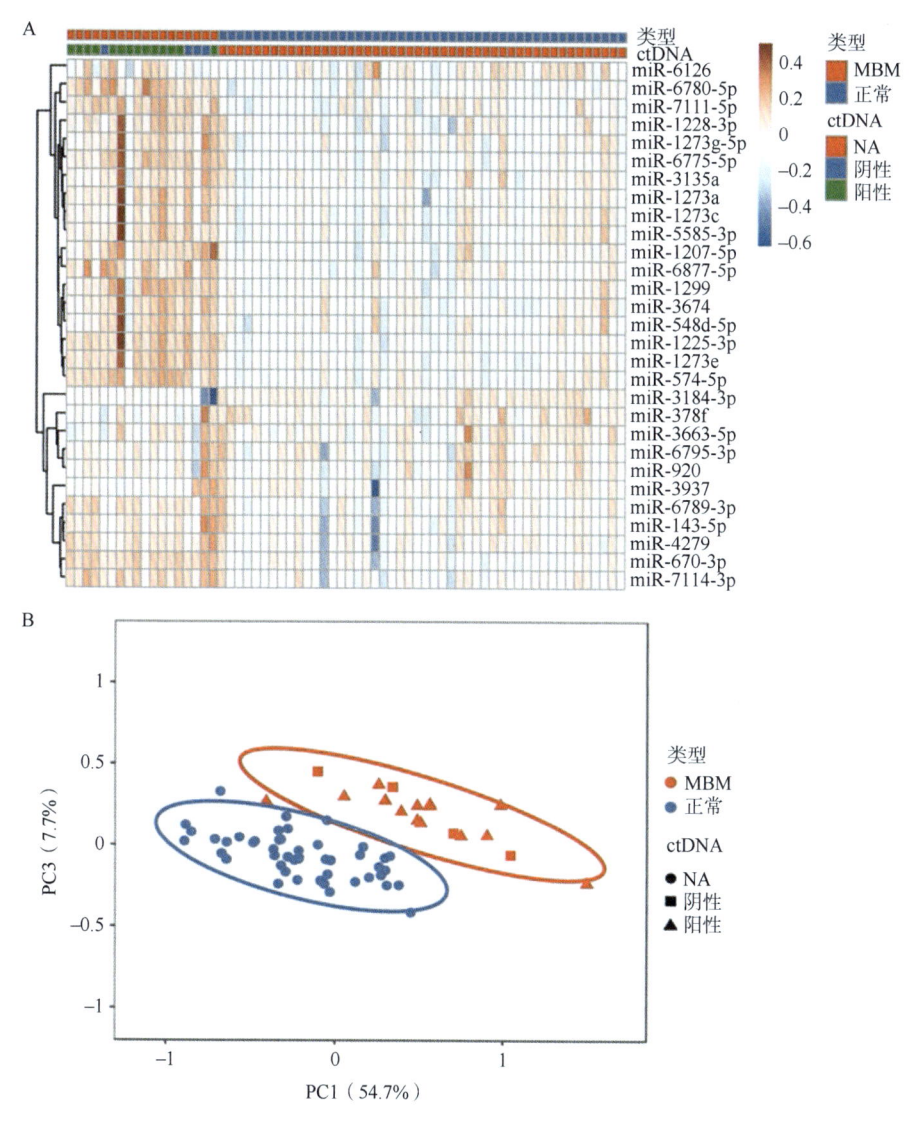

图 19-5　MBM患者中cfmiRNA与ctDNA的比较

A. 热图显示MBM患者（n = 18）与正常健康捐献者血浆样本中29个cfmiRNA的检测结果。所有样本均采用HTG miRNA WTA进行图谱分析，方法如前所述（Bustos等[37]）。29个cfmiRNA代表了之前确定的特征（Bustos等[37]）。所有患者均对血清（ctDNA）和血浆（cfmiRNA）样本进行分析。每一行代表一个cfmiRNA，每一列代表一个SNV/CNV ctDNA阳性或ctDNA阴性的患者，或未进行ctDNA分析（NA）的正常健康捐献者（正常）。所有标准化值均已标定。色阶表示标定后的cfmiRNA检测范围。B. 与正常健康捐献者相比，在MBM患者中发现的29个cfmiRNA特征的主成分分析（principal component analysis，PCA）

19.8　讨论

ctDNA的应用在癌症管理中发挥着多种作用，包括诊断、预后、治疗监测、耐药及其机制等[7]。在癌症（本文中是MBM）ctDNA和miRNA的鉴定方面，有越来越多的证据和研究表明，它们作为MBM血液生物标志物的检测工具非常具有应用前景。目前，我们迫切需要为MBM患者提供更好的诊断工具，以提高对早期疾病的检测能力，并在整个治疗过程中进行常规监测。鉴于组织活检用于MBM诊断存在诸多困难，如果利用微创方式获得血液进行分子图谱分析将是理想的选择，因为血液中包含来自MBM肿瘤的遗传物质。还有人探索将脑脊液（cerebrospinal fluid，CSF）作为检测脑转移的体液来源，他们认为与血液相比，CSF在发现肿瘤生物标志物方面可能效果更好[40]。然而，考虑到脑膜疾病对检出率的严重影响[28]，以及常规腰椎穿刺获取CSF的侵袭性，血液ctDNA图谱分析仍然是一种有吸引力的体液来源，可对患者进行重复评估。70个癌症基因组合的应用有助于克服之前报道的MBM患者队列研究中的局限，即采用单一或少量分子生物标志物来进行血液监测。我们已经证实ctDNA基因组变异有较高的检出率，后续通过配对的MBM肿瘤组织一致性分析验证了这一点。我们证实血液中存在*EGFR*突变，这支持了我们之前的研究，即*EGFR*水平在*BRAF*抑制剂耐药的皮肤黑色素瘤中是升高的[41]。

术前MBM队列的评估，可获得经过临床病理检查的配对的MBM肿瘤切除组织。这样能深入分析ctDNA SNV图谱（负荷、累积VAF%、载量等）与肿瘤负荷、MBM位点数量和肿瘤分子特征的关系。虽然我们没有发现ctDNA SNV负荷或载量与疾病状态、肿瘤大小或MBM转移位点数量的任何相关性，但我们在配对的肿瘤-血液标本中确认了肿瘤异质性。这项研究证明了配对MBM肿瘤组织评估在验证血液ctDNA图谱及其实用性方面的重要性。

我们研究团队确定的重要发现不仅推进了黑色素瘤血液ctDNA领域的发展，对MBM患者如何在术后和随访期间进行管理也具有重要意义。研究的新颖之处在于使用了70个癌症基因组合的NGS检测和独特的术前MBM患者队列（具有匹配的被切除的MBM肿瘤）。近期，Guarant360 CDx纳入了55个与临床护理密切相关的基因。这样就能对野生型MBM（即非*BRAF/NRAS*热点突变）进行研究，并评估血液ctDNA中的SNV图谱与MBM肿瘤组织的关系[42]。

鉴于ctDNA的局限性，我们研究团队证实，在ctDNA不容易被检测到的情况下，使用cfmiRNA在23例MBM患者中建立生物标志物是可行的。cfmiRNA被认为是一种更稳定的生物标志物，已被证明可在MBM患者的血浆、血清和尿液中检测到，在接受ICI治疗患者的疗效监测方面是有益的[37]。

总之，我们团队已经证明，可以使用不同的平台（如采用ctDNA和cfmiRNA进行MBM检测）对血液分子活检进行评估。这类cfNA可能主要来自死亡细胞（凋亡或坏死细胞），它们会将cfNA释放到血液循环中。如图19-1所示，cfNA可作为血液生物标志物发挥重要作用，从而更好地管理、检测和监测MBM。通常，人们认为血脑屏障会限制血液生物标志物的检测，但我们已经证实并非如此。随着MBM的生长，它们具有明显的脉管系统，因此，当肿瘤的正常引流血管被破坏，小的核酸会进入血液，最终进入全身血液。为了进一步推动这一领域的发展，需要一些精心设计的临床试验，以证明cfNA的有效性并将其应用于临床实践。

致谢 首先我们要感谢SJCI转化分子医学部和Guarant Health Inc.。还要感谢Robyn

Sapico 在图像设计方面提供的专业知识。本研究得到了 Miriam and Sheldon G. Adelson 医学研究基金会（对 D.S.B.H. 的资助）和 Borstein 家族基金会的支持。

（辇伟奇　袁　睿　译）

扫码见第 19 章参考文献

第 20 章　ctDNA 与肺癌

Jordan Cheng，Yiduo Hu，David T. W. Wong，Abhijit A. Patel

摘　要　血液、唾液、尿液和胸水等生物体液中游离 DNA（cell-free DNA，cfDNA）的发现拓宽了我们对细胞外基因组生物学的认识，并使其在临床上得到广泛的应用。临床应用的前景为认识 cfDNA 的生理基础、拓宽癌症相关信号研究提供了动力。尽管该领域最初主要关注 cfDNA 中癌症相关突变的检测，但近年来在其他癌症相关 DNA 特征的分型方面取得了巨大进展，如甲基化、片段长度、核小体定位和链状等。这些进展正推动着治疗选择、治疗监测、微小残留病变评估和早期癌症检测等诊断技术的发展。本章将综述 cfDNA 生物学的概况，cfDNA 评估相关科学技术的进展，特别关注非小细胞肺癌（作为临床模型）。

关键词　液体活检；游离 DNA；cfDNA；循环肿瘤 DNA；ctDNA；生物标志物；癌症；即时检测

20.1　游离 DNA 的历史

法国科学家 Mandel 和 Metais 首次在血浆中观察到细胞外核酸，这比 DNA 双螺旋模型的提出还要早几年[90]。然而，这一发现直到很久以后才受到关注。数十年后的研究表明，与健康血清相比，癌症患者的血清含有更高平均浓度的 cfDNA[78]。进一步的研究表明，癌症患者的 cfDNA 具有更高的双链不稳定水平[128]。随着 PCR 技术的进步，在骨髓增生异常综合征和急性髓性白血病患者的血浆 cfDNA 中检测到肿瘤特异性基因变异[137]。这项工作初步证明了 ctDNA（来自肿瘤的部分 cfDNA）有望用于肿瘤遗传特征的非侵袭性评估。不久之后，有研究发现妊娠期间的母体循环系统中可以找到胎儿（胎盘）DNA，最终发展为无须侵入性羊膜穿刺术即可检测胎儿遗传异常的应用[84]。此后，液体活检的概念已扩展到用于癌症检测的各种生物体液中的其他信息分析物（如 microRNA、外泌体、CTC 等）。技术进步带来的临床应用前景，激发了该领域飞速进展。

J. Cheng · D. T. W. Wong (✉)　e-mail: jcheng1@ucla.edu; dtww@ucla.edu
Center for Oral/Head and Neck Oncology Research, School of Dentistry, University of California, Los Angeles, CA, USA
Y. Hu · A. A. Patel (✉)　e-mail: yiduo.hu@yale.edu; abhijit.patel@yale.edu
Department of Therapeutic Radiology, Yale School of Medicine, Yale University, New Haven, CT, USA

20.2 游离DNA生物学

20.2.1 cfDNA的来源

了解cfDNA的来源和特征对于临床应用的合理和优化开发至关重要。尽管cfDNA生物发生的许多细节仍不清楚，但多种证据表明，cfDNA是从多种细胞类型、生理和病理过程中脱落进入血液中的（图20-1和表20-1）。例如，在剧烈运动和心理压力期间，可以观察到循环中的cfDNA增加[58]。事实上，在不同学者和地区之间找到一致的术语已经逐渐成为一个挑战[13]。最常见的cfDNA描述形式是长度为150～180个碱基对的线性双链DNA。该长度对应于包裹在核小体颗粒周围的147bp的DNA，以及在核小体之间延伸的一段短的、可变的DNA片段[34,39]。黏附在核小体颗粒上被认为可以保护cfDNA免受循环中核酸酶介导的降解。在健康个体中，大多数cfDNA源自造血细胞凋亡生理性过程。然而，在实体恶性肿瘤患者中，通常只有一小部分cfDNA来自凋亡或坏死的癌细胞[85, 109]。

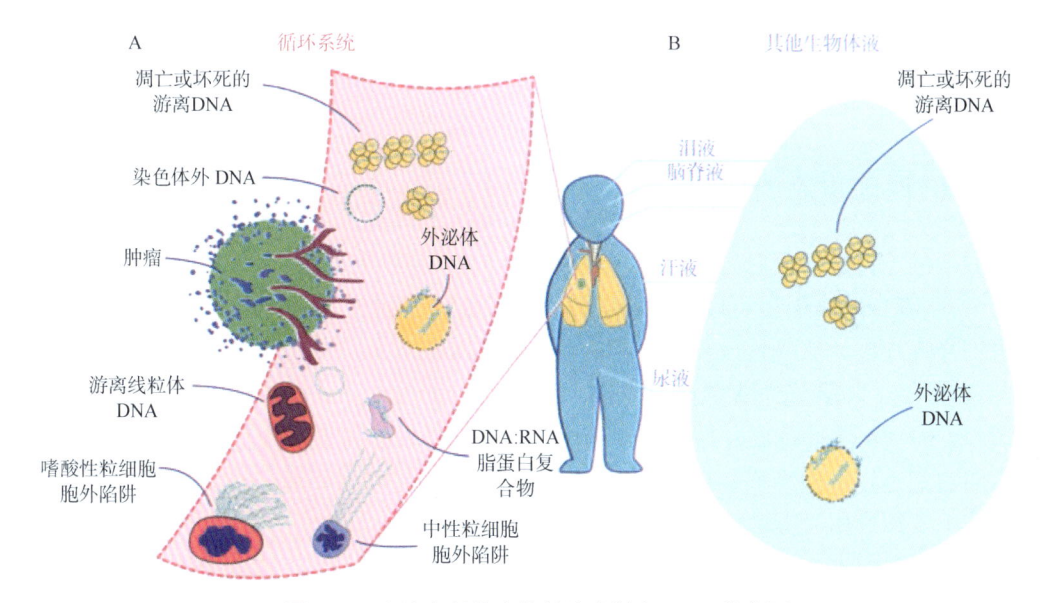

图20-1 血液和其他生物体液中游离DNA的来源

A. 血液中观察到游离DNA库有多种细胞来源。游离DNA可以源自造血细胞、健康实体组织细胞（包括胎盘）或肿瘤细胞（图中为绿色细胞团）；B. 其他生物体液中游离DNA的可能类型

表20-1 临床背景下血浆中的DNA来源

cfDNA类型	临床背景	检测方法
凋亡/坏死肿瘤细胞来源的cfDNA	凋亡或坏死的肿瘤细胞释放的cfDNA，含有可用或不可用突变及表观遗传学改变[112]	qPCR、ddPCR、NGS、BEAMING、EFIRM
中性粒细胞胞外陷阱	从健康和肺癌供者中分离的中性粒细胞表现出相似的NETosis率（30%～60%）。与对照组相比，荷瘤小鼠模型显示出略高的NETosis率[6]	用DAPI和CitH3信号确定NET形成

续表

cfDNA 类型	临床背景	检测方法
染色体外 DNA	研究发现，与健康供者相比，肺癌患者的游离 microDNA 更长。在肿瘤切除后，较长的 microDNA 下降[75]	用随机引物进行置换扩增，随后进行 NGS
游离线粒体 DNA	循环游离线粒体 DNA 与 PFS 无显著相关性。mtDNA 水平与 *EGFR* 突变型 ctDNA 水平之间不存在相关性。对厄洛替尼治疗有反应的患者在治疗第 15 天显示出 mtDNA 浓度升高[56]	QPCR 扩增线粒体 DNA 片段
外泌体 DNA	已从非小细胞肺癌患者的血浆外泌体中分离出具有肿瘤特异性突变的 DNA[138]	分离 EV 后进行 DNA 的 PCR 或 NGS 分析

20.2.2 cfDNA 片段中核小体定位的线索

由于 cfDNA 片段通过黏附在核小体颗粒上而免受降解，因此 cfDNA 的断裂模式可以提示核小体在其起源细胞基因组中的定位[44]。某些基因组区域在健康细胞内始终定位于核小体，而这种定位在癌细胞中可能会变得混乱。检测 cfDNA 中具有异常核小体定位模式的此类片段，正在被用作检测 CTC 来源 DNA 的一种手段，并有望以此预测其组织来源[99, 125, 134, 147]。

20.2.3 脂蛋白相关的 cfDNA

核酸的静电特性促使其与白蛋白、免疫球蛋白、纤连蛋白或 C1q 补体等循环蛋白相结合[18, 117, 118]。在细胞表面也可以找到 DNA[14]。一项研究表明，培养的细胞表面可以有长达 20kbp 的 DNA 片段，这些片段需要温和的胰蛋白酶处理才能完全分离，提示这是由蛋白质介导的锚定[93]。根据 cfDNA 领域的先驱 Anker、Stroun 和 Gahan 的描述，病毒体是非膜性大分子 DNA/RNA 脂蛋白复合物，推测其作为细胞间信使在细胞稳态中具有生理作用。有证据表明它们是以可控方式从活细胞中以能量依赖性步骤释放出来，这表明它们可能在细胞间通信中发挥作用[3, 4]。

20.2.4 游离线粒体 DNA

游离线粒体 DNA 是循环中 cfDNA 的另一个来源。与核基因组相反，线粒体基因组只有 16 000bp，呈环状，且不受组蛋白保护。然而，与核 DNA 类似，游离线粒体 DNA 被认为是从凋亡或坏死的细胞中释放出来的[71]。在循环中，线粒体 DNA 高度碎片化，由于其基因组较小，呈现为 30～60bp 的片段，拷贝数非常高[149]。线粒体 DNA 可以作为裸 DNA 存在于血浆中，也可以与细胞内和细胞外的膜片段结合[23]。游离线粒体 DNA 已被探索作为多种疾病状态的潜在生物标志物，包括癌症、卒中和心肌梗死[71, 106, 139]。

20.2.5 中性粒细胞和嗜酸性粒细胞胞外陷阱

核酸进入循环的另一种途径是免疫细胞释放细胞外核酸陷阱。中性粒细胞释放中性粒细胞胞外陷阱（neutrophil extracellular trap，NET），它可以捕获并杀死细菌和病原体，该过程称为NETosis[32]。NETosis是一个复杂的过程，需要染色质再浓缩及核膜和细胞膜裂解，以释放细胞外DNA陷阱。NETosis对先天免疫似乎很重要。它还与自身免疫炎症反应、血栓性疾病、败血症和癌症有关[43, 65, 87]。研究证明，嗜酸性粒细胞也可以释放细胞外DNA陷阱，有证据表明嗜酸性粒细胞线粒体DNA释放可能是循环中cfDNA的另一个来源[148]。在癌症中，研究证明NET可以使循环肿瘤细胞隐藏，NET浓度的增加可能预示着癌症的进展[27]。

20.2.6 染色体外环状DNA

在细胞内和细胞外都观察到被称为染色体外环状DNA（extrachromosomal circular DNA，ecDNA）的小环状DNA。这些染色体外环状DNA分为两类：一类是非常小的"microDNA"，其长度通常小于10kB；另一类是较大的ecDNA，其长度可能 > 1MB[146]。研究表明，一个细胞内可能有数百个ecDNA。对癌细胞ecDNA的检测表明，它们通常含有稳态基因、调控区或癌基因序列。研究证明，ecDNA具有较高的转录可及性，提示ecDNA上基因的更高表达可能为癌细胞提供生存或增殖优势。研究发现，肺癌患者体内游离的ecDNA水平与肿瘤负荷量相关[75]。尽管循环中的ecDNA浓度远低于线性cfDNA，但其仍有望成为癌症生物标志物。

20.2.7 细胞外囊泡

循环中DNA的另一个来源是细胞外囊泡（extracellular vesicle，EV）。EV可分为外泌体、微泡和凋亡小体[41]。EV含有反映其细胞和组织来源的内容物，如蛋白质、脂类、mRNA和microRNA等[131]。肿瘤细胞表现出更高水平的细胞外囊泡释放[145]。在外泌体的外部（>2.5kbp）和内部（100bp~2500kbp）均发现了双链DNA[132]。在胶质母细胞瘤和星形胶质细胞外泌体的研究中也发现了携带线粒体DNA的外泌体[51]。在胰腺癌患者的循环外泌体中可检测到KRAS和p53突变[63]。在胶质母细胞荷瘤小鼠血清中释放的微泡（直径200~1000nm）中可以鉴定出编码癌基因的单链DNA[7]。研究发现，在1~5μm较大的凋亡小体中含有细胞骨架成分和降解的染色体DNA[64]。

20.2.8 核酸酶活性和凋亡cfDNA片段

多个团队研究了参与血液中cfDNA降解和清除的途径。早期的研究表明，注射到血液中的双链小牛胸腺DNA会被DNA酶迅速降解[50]。同样，实验注射的ssDNA（也是变性的胸腺DNA）被循环中的核酸内切酶和肝脏中的核酸外切酶快速降解[35]。这种ssDNA降解发生很迅速（几分钟内），但如果血液引入足够的ssDNA，这种降解会达到饱和，从而使核酸保持在循环中。这些观察结果支持如下观点,即血液中的cfDNA采样提供了最近从细胞释放到血流中的DNA的实时快照。此外,有研究观察到与抗体结合的免疫复合物中DNA的循环时间延长[36]。DNA从循环中的清除似乎由两种机制介导:大约20分钟内,主要是ssDNA,由肝脏清除;而大约40分钟内,主要是dsDNA和部分ssDNA,排出其寡核苷酸分解产物[36]。

早在1981年,研究人员发现培养的脾细胞释放到上清液中的游离DNA是约150bp的dsDNA,具有单链尾部区域[100]。在DNase1敲除小鼠模型的血浆中检查了DNase1(循环中的主要核酸酶)与cfDNA大小的关系,但在片段化模式上没有显示出明显差异[21]。这一发现的可能解释是DNase1无法接近受核小体蛋白保护的DNA。另一种酶DNase1-like3(DNase1L3),是与DNase1相关的核酸酶家族的成员,已被证明对血浆中的DNA酶活性有帮助[95]。DNase1L3敲除小鼠表现出cfDNA片段化模式的异常,例如,低于120bp和高于250bp的cfDNA片段的相对丰度增加。此外,研究人员发现DNA片段因子亚基β(DNA fragment factor subunit beta,DFFB)与DNase1L3在细胞内有协同作用,在核小体之间进行切割。细胞外,DNase1L3和DNase1已被证实有助于循环中cfDNA的进一步裂解[52]。

20.3　肺癌中的循环肿瘤DNA

肺癌在全球每年的新发病例为200万,死亡病例为170万[12]。在美国,它是第二常见的癌症,目前在所有癌症死亡中居首位。事实上,在美国,肺癌导致的死亡人数比紧随其后的3种主要癌症的总和还要多。当具有不同分子特征的细胞发生异质性过度生长时,就可能发生肺癌[54]。据报道,吸烟、二手烟、污染和遗传易感性是肺癌发生的主要因素。非小细胞肺癌(non-small cell lung carcinoma,NSCLC)占肺癌的大部分(约85%),分为腺癌、鳞状细胞癌或大细胞癌[133]。手术[81]和放疗干预[22,31]可能有效,特别是对于早期、局限性疾病的治疗[54]。NSCLC中的细胞异常增殖通常是由基因变异驱动的,如果发现了这种变异,可以使用特定靶向药物,如某些酪氨酸激酶抑制剂(TKI)。例如,大约20%的NSCLC腺癌患者的表皮生长因子受体(*EGFR*)基因[73]的ATP结合区域存在体细胞突变,导致RAS/RAF/MAPK和PI3K通路激活并驱动癌变。TKI如吉非替尼、厄洛替尼和奥希替尼等可靶向这些异常的信号通路,并显示出优异的临床疗效[113]。然而,几乎所有接受此类TKI治疗的患者最终都会出现耐药,这通常是由出现新的突变(例如,吉非替尼/厄洛替尼治疗中的*EGFR* T790M或奥希替尼治疗中的*EGFR* C797S)驱动的。

由于肿瘤的体细胞突变状态与治疗效果密切相关,临床指南建议根据组织活检的突变情况来选择治疗方案[38]。然而,获得组织活检有时会导致临床并发症(如气胸),并且有时所获得的组织不足以进行分子检测[11]。基于生物体液的检测(通常称为液体活检),已经能够从血液和唾液等液体中无创检测肿瘤来源的体细胞突变,包括*EGFR*和NSCLC的其他驱动突变。除了游离DNA之外,生物体液中还存在大量与癌症相关的生物标志物,它们可被收集作为有价值的液体活检信号。外周血蛋白、循环肿瘤细胞、外泌体、血小板RNA和microRNA可能蕴含有助于NSCLC诊断和治疗的信息[112]。然而,肿瘤来源的cfDNA即ctDNA已经被广泛研究,NSCLC的突变谱已成为具有临床价值的生物标志物。

由于测序信息可以从cfDNA片段中获得，因此它是与组织活检并肩的非常有前途的补充诊断工具。其他潜在的应用，如治疗监测、残留或复发性疾病监测、癌症筛查，正处在积极研究中。

20.4 用于肺癌诊断的游离DNA的特点

A. 体细胞序列

由于靶向治疗（如TKI疗法治疗EGFR[60]或ALK突变[45]的患者）的有效性，无创识别患者cfDNA中肿瘤来源的体细胞突变已取得实质性进展，成为组织诊断的补充。推荐用于液体活检的可及变异包括EGFR、KRAS、BRAF、ERBB2和PI3KCA的突变，ALK、RET和ROS1的重排，以及MET的扩增或外显子跳跃突变[82]。当患者存在这些突变时，推荐的治疗方案将在本章后面讨论。图20-2显示了临床应用研究中各种cfDNA的特征。

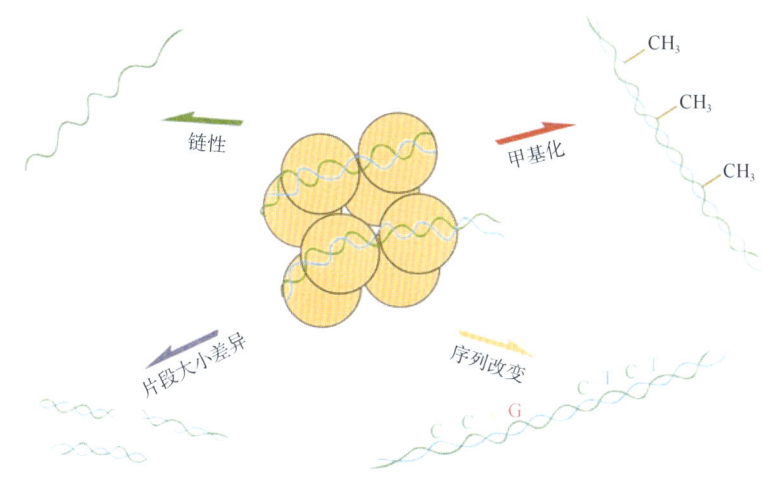

图20-2　可用于癌症诊断液体活检的游离DNA的特征。游离DNA的癌症特异性特征包括体细胞序列改变、甲基化、片段大小差异和链性

B. 大小

如前所述，许多研究团队报告cfDNA的片段大小为150～180bp，对应于包裹在单核小体复合物周围的DNA长度，有的有连接DNA，有的没有[59, 121, 125]。坏死细胞来源的cfDNA被认为会以较长的形式（＞1kb）从细胞中释放出来，但最近的证据表明，此类DNA会被循环中的核酸酶裂解，裂解片段的大小分布类似于细胞凋亡来源的cfDNA[114]。研究发现，循环中的肿瘤DNA片段的大小分布在某些（但不是全部）肿瘤中向下偏移。事实上，最近的一项研究发现，肿瘤来源的DNA序列富集在90～150bp的cfDNA片段中[94]。通过使用为古基因组学开发的单链文库制备技术，可以分析受损或带切口的DNA[48]，Shendure及其同事利用该技术发现很高比例的cfDNA片段长度小于160bp[125]。使用类似ssDNA文库制备方法的其他研究证实了这一观察结果，并揭示存在超短cfDNA和＜100bp的循环线粒体DNA[15]。对cfDNA片段大小的全基因组评估显示，不同基因组区域的大小

存在实质性差异，但在不同健康个体的特定基因组区域内却具有显著的一致性。在癌症患者中已经观察到这种基因组区域特异性片段化模式的偏差，目前该信号正在被探索通过DELFI（DNA evaluation of fragments for early interception，用于早期拦截的DNA片段评估）实现早期癌症诊断[29]。

C. 链性

虽然该领域的大多数研究都集中在双链游离DNA片段的分析上，但人们对探测单链DNA片段中的癌症特异性信号越来越感兴趣。已有研究表明，血浆中存在超短单链游离DNA[15, 19, 20, 55, 57, 121]。此外，在血浆[61]和尿液[151]中，双链游离DNA片段通常具有单链末端（突出端）。这种DNA末端被称为"锯齿状末端"，研究表明，肿瘤来源的cfDNA片段似乎比非肿瘤cfDNA的"锯齿"更多。

D. 甲基化

DNA的一种常见表观遗传修饰是在胞嘧啶核碱基的第五个碳上共价添加甲基（产生5-甲基胞嘧啶）。这种甲基化通常发生在5′-C-磷酸-G-3′（CpG）序列中的胞嘧啶残基上，并由一组称为DNA甲基转移酶的酶家族介导[62]。在人类体细胞基因组的大多数区域中，CpG位点是高度甲基化的（约75%）[124]。相反，高CpG密度的区域，称为CpG岛（CpG island，CGI），通常是低甲基化的[130]。在健康个体的cfDNA中，整个基因组的甲基化模式高度一致，而在癌细胞来源的cfDNA中，异常的甲基化模式变得明显[16]。癌症特异性的甲基化改变包括CpG岛的高甲基化（通常作为沉默基因表达的一种手段）和在整个基因组中发生更广泛的低甲基化（导致基因组不稳定）[37]。检查cfDNA中的癌症特异性甲基化模式已成为一种非常有前景的方法，可以用于癌症检测、组织来源的确定、治疗后微小残留病变的鉴别[83, 101, 123]。

20.5 游离DNA分析的实验室方法

20.5.1 游离DNA的提取

大多数cfDNA分析技术都需要对DNA进行纯化后才能用于下游分析。人们对cfDNA分析的兴趣日益浓厚，催生了各种商业化提取试剂盒。多位研究者尝试对各种试剂盒和方案进行评估和比较[42, 70, 136]。这些研究发现试剂盒之间的提取率存在很大差异。两种常见的提取方法包括使用结合cfDNA并允许其他生物分子通过的硅胶柱[66]，或使用对核酸具有溶剂依赖性表面亲和力的磁珠[8]。这些试剂盒通常针对150～180bp双链cfDNA进行了优化。通过调整缓冲液比例或使用杂交探针，可以对这些方法进行改进，以增强对较短或单链片段的保留，从而更好地用于下游分析[19, 20, 55, 57]。

20.5.2 定量PCR

经典的实时定量PCR方法经过改造可用于测量低丰度单核苷酸变异（single-nucleotide variant，SNV）序列、短插入、缺失（插入缺失）或基因融合之类的结构变化。一般方法是利用序列特异性引物和探针的组合，这些引物和探针被设计为在PCR过程中随着扩增DNA拷贝的积累而发射荧光。然而，相对过量的野生型分子的存在为选择性扩增目标变异序列带来了挑战。现已开发了多种创新技术来抑制野生型序列的扩增，实现了肿瘤来源突变cfDNA片段的选择性扩增和定量[79,98,144]。这种基于PCR的方法的重要缺点是，从一个给定的血液样本中同时分析多个突变的能力有限，这是因为多重荧光信号的光谱分离存在局限性，而且随着PCR引物数量的增加会产生虚假扩增的倾向。尽管如此，由于成本相对较低、工作流程简单和周转时间快，基于PCR的cfDNA检测在评估临床可及靶基因突变方面有临床价值[89,119]。

20.5.3 数字PCR

另一种通过直接计数单个DNA分子来实现定量的方法是数字PCR。该方法是将cfDNA分子分配到数千或数百万个微型单元中（通常是油包水的PCR混合物微滴或芯片上的微流腔室），使每个单元都有很高概率含有一个或零个目标模板分子，只有极少数单元包含两个及以上的模板分子。然后，使用能够区分突变型和野生型靶分子的靶标特异性引物和探针，通过热循环PCR扩增每个单元中的所有DNA靶分子。只有当特异性靶向的DNA模板分子存在于某单元中时，才会在该单元中产生荧光信号。荧光单元的计数就是靶分子的直接计数。利用不同的荧光通道，可以在一次测定中同时分析多个靶分子[116]。

20.5.4 EFIRM

另一种cfDNA检测技术是EFIRM（electric field-induced release and measurement，电场诱导的释放和测量），这是一种基于电化学的方法，旨在检测血浆或唾液中的突变肿瘤来源DNA序列或外泌体相关DNA，无须进行DNA提纯。这种基于非PCR的电化学平台采用固定的寡核苷酸捕获探针和检测探针系统，旨在与突变的单链cfDNA序列特异性杂交。将捕获探针固定在电极表面后，将生物样本放置在电极表面并施加一个循环方波（cyclic square wave，CSW）。这种CSW被设计用于特异性裂解包裹ctDNA分子的外泌体结构，辅助DNA杂交过程。将目标序列与捕获探针孵育后，再与ctDNA互补的检测探针进行杂交。该检测探针的末端经过生物素化，可与链霉亲和素-辣根过氧化物酶（streptavidin-horseradish peroxidase，HRP）结合。通过测量四甲基联苯胺-HRP反应产生的电流来确定最终的输出信号，从而成比例地反映生物体液样本中存在的检测探针和目标物的含量。EFIRM的主要优点是不需要提取cfDNA，仅需要不到50μL的小体积样本。此外，EFIRM平台可以检测超短的50nt单链肿瘤来源cfDNA分子，这些分子在血浆中的含量可能比被更广为人知和研究的150～180bp双链DNA片段丰富得多。目前已证明，针对*EGFR*外显子19、L858R和T790M的EFIRM检测能够在组织突变阳性NSCLC患者的血浆中检测到ctDNA序列[104,135,142,143]。

20.5.5 二代测序

与上述聚焦策略相比，通过二代测序（next-generation sequencing，NGS）对数百万个游离DNA片段进行高通量分析是一种完全不同的分析方法。NGS的一个重要优势是它不限于分析预先指定的序列变异甚至特定的基因组区域。在成本允许的情况下，NGS检测的开发可以尽可能广泛和（或）深入地覆盖感兴趣的基因组区域。基于NGS的cfDNA商业化检测方法通常涵盖大量临床相关基因（30～500）[46, 76, 105]，全外显子组或全基因组cfDNA分析也有报道[2, 152]。此外，NGS方法不仅可用于肿瘤特异基因组特征分析，还可用于表观基因组特征分析[29, 123, 125]。为实现对肿瘤来源DNA的低丰度序列变异进行高度灵敏和准确的测量，目前已经开发出很多策略，以尽可能减少文库制备和测序过程中引入的技术误差/错误[25, 49, 69, 96, 97, 122]。然而，准备cfDN文库进行NGS所涉及的步骤相当复杂、耗时费力（即使某些元件已实现自动化）。此外，为实现低丰度癌症特异性变异的高灵敏度测量，通常需要跨多个基因组区域进行深度测序，其测序成本相当大。此外，分析大量DNA序列数据需要复杂的生物信息学算法，需要有强大的计算能力，可能需要运行很长时间（表20-2）。

表20-2　cfDNA分析方法的比较

优点	缺点
靶向方法（qPCR、数字PCR、EFIRM）	
工作流程更简单	可同时检测的基因组区域数目有限
周转时间更短	不太适合检测扩增、大的插入或缺失
每个样本的成本通常较低	如果探针与目标不匹配，可能会遗漏一些变异（例如，
更易于在当地临床实验室实施	较少见的 EGFR 外显子 19 缺失变异）
无须提取 DNA（EFIRM）	
最小样本体积＜50μL（EFIRM）	
广泛的方法（二代测序）	
可以实现癌症相关基因组和（或）表观基因组改变的广泛覆盖	工作流程更复杂，周转时间更长
可以提供额外的癌症相关信号，如片段长度、核小体位置和单链突出序列	试剂成本和仪器（NGS）成本通常更高
	生物信息分析可能很复杂，需要大量的计算能力和时间
亚硫酸氢盐转化或 5- 甲基 -CpG 富集文库可用于评估甲基化模式（靶向或全基因组方式）	多步文库制备技术可能会造成偏倚和样本间的变异

20.6　游离DNA在肺癌中的临床应用

20.6.1　NSCLC驱动突变的非侵袭性检测

cfDNA在临床中的首次应用是非侵入性地鉴别肿瘤特异性体细胞突变以指导癌症治疗。目前已证明，这种方法对非小细胞肺癌患者特别有用，因为针对NSCLC的几种靶向治疗（如酪氨酸激酶抑制剂）是基于肿瘤细胞中存在特定的"可操作"体细胞突变而制定的（表20-3）。肿瘤基因分型信息使人们考虑将靶向治疗作为常规化疗方案的替代。在组织活检过程中临床并发症风险高或可用于分子测试的组织不足的情况下，液体活检方法对肿瘤突变分析可能特别有用。一项荟萃分析发现，肺癌活检与相当高的并发症发生率相关：空芯针活检为38.8%（主要并发症为5.7%），细针穿刺为24%（主要并发症为4.4%）[53]。此外，液体活检可以方便地连续监测突变随时间的变化情况，特别是肿瘤在治疗的选择性压力下而演变出的耐药亚克隆的突变。

表20-3 采用cfDNA优先检测的NSCLC驱动突变

基因	体细胞驱动突变	靶向治疗
EGFR	外显子19缺失 L858R[10]	厄洛替尼
		阿法替尼
		吉非替尼
		达可替尼
		耐昔妥珠单抗
EGFR	T790M	奥希替尼
ALK	融合[68]	克唑替尼
		色瑞替尼
		阿来替尼
		布格替尼
		劳拉替尼
ROS1	融合[45]	克唑替尼
		色瑞替尼
		劳拉替尼
		恩曲替尼
BRAF	V600E[115]	达拉非尼
		曲美替尼（MEK抑制剂）
RET	融合[72]	塞普替尼
		普拉替尼
MET	扩增或外显子跳跃[74]	卡马替尼
		特泊替尼
NTRK	融合[40]	拉罗替尼
		恩曲替尼

cfDNA对治疗决策的指导作用已被广泛研究[103]。例如，BENEFIT是一项Ⅱ期、单臂、前瞻性研究，检测cfDNA中*EGFR*突变与转移性肺腺癌患者对吉非替尼反应之间的关系。这项研究发现，组织活检呈阳性的患者有70%存在cfDNA的*EGFR*突变，这些患者使用吉非替尼的客观缓解率为72.1%[140]。

cfDNA分析也已用于检测对第一代和第二代TKI产生耐药性的肿瘤患者是否出现*EGFR* T790M突变[33, 88, 120]。一项研究发现，使用微滴数字PCR技术，在常规方法确认的临床疾病进展之前平均2.2个月，即可检测到cfDNA中的T790M突变[150]，提示这些患者可能会从早期启用奥希替尼（对*EGFR* T790M突变的肺部肿瘤有疗效）中受益。事实上，最近已证明，奥希替尼作为 EGFR 突变阳性 NSCLC（外显子19缺失或L858R，伴或不伴其他 EGFR 突变）的一线治疗比早一代的 TKI（吉非替尼或厄洛替尼）表现更好[127]。由于对奥希替尼的耐药性通常是通过携带不同突变（如 EGFR C797S、L718Q、G724S）的肿瘤亚克隆的增殖而出现的，因此许多 cfDNA 的检测方法已被更新，以包括这些突变的覆盖范围。

2016年 FDA 批准了 Cobas EGFR 突变检测 v2 用于检测 NSCLC 组织 DNA 和 cfDNA 中的42种不同 EGFR 突变[92]。该检测方法已在临床环境中被证明其可用于鉴定 cfDNA 中的获得性 EGFR T790M 突变[102]。

cfDNA 分析的另一个有前景的用途是检测非小细胞肺癌中的 ALK 突变和（或）融合，这类患者可以用 ALK 抑制剂如克唑替尼进行治疗[30, 91]（表20-3）。

大多数 cfDNA 检测的假阳性率非常低，如果检测到可操作的突变，则强烈支持启动靶向治疗的临床决策。然而，许多肿瘤可能无法释放足以被某些检测技术检测到的 DNA 到血液循环中。释放到血流中的肿瘤 DNA 量因许多因素而异，包括癌症类型、分期、既往治疗及可能的其他生理因素[9]。因此，大多数 cfDNA 检测技术的假阴性检测率很高，如果临床可行，通常建议通过组织活检来对阴性结果进行确认[86]。活检组织样本测序和 cfDNA 分析相结合，可以更好地了解恶性肿瘤的异质性，并追踪治疗过程中肿瘤的演变，以揭示耐药机制[129]。

20.6.2 肿瘤突变负荷的无创测量

cfDNA 分析的另一个应用是测量肿瘤突变负荷（tumor mutation burden，TMB），该指标已被确定为预测靶向 PD-1 或 PD-L1 的免疫检查点抑制剂疗效的生物标志物[111]。基于血液的 TMB 测定（而不是基于组织的测定）被称为血液 TMB（blood TMB，bTMB）。在一项评估 bTMB 的研究中，对一个目标1.1兆碱基的基因组区域进行测序，以检测最小等位基因分数为0.5%的突变（不包括种系多态性）。研究发现，在测序的基因组区域内，cfDNA 至少携带16个体细胞突变信息的患者更有可能从阿特珠单抗中受益，这是一个优异的无进展生存期的独立预测因子[47]。同样，使用由150个基因组成的癌症基因组合和全外显子组测序，Wang 等发现 cfDNA 突变负荷超过6个突变/兆碱基的患者对靶向免疫检查点通路的治疗具有更优的无进展生存期和客观缓解率[141]。

20.6.3 肿瘤突变的纵向监测以指导治疗

对患者的有效治疗通常需要根据疾病反应、进展和治疗耐受性的评估进行动态调整。监测肿瘤治疗反应或进展，一般通过基于连续成像的肿瘤负荷变化来测量。跟踪血清蛋白生物标志物（如 PSA、CA-125、CEA 等）的定量变化可为指导治疗决策提供信息，但对于许多类型的癌症来说，不存在临床上有用的标志物，且一些蛋白标志物水平可能因非癌症情况而异常升高。cfDNA 的纵向监测是液体活检的一种应用，有望作为跟踪治疗反应的一种手段，以辅助治疗决策。在初步诊断后，cfDNA 分析可以监测肿瘤中最初存在的已知突变及任何新出现的耐药变异。研究已证明，在 TKI 治疗期间追踪血浆 ctDNA 水平的尝试是可行的[126]。据报道，在 TKI 治疗过程中，*EGFR* 突变的 ctDNA 水平与肿瘤负荷一致，在治疗有效的情况下，*EGFR* L858R 和外显子 19 缺失的 ctDNA 水平将会下降，表明肿瘤释放这些 DNA 片段减少。通常，使用第一代和第二代 TKI 治疗的 *EGFR* 突变肿瘤会因出现含有 T790M 突变的肿瘤亚克隆而产生耐药性。靶向 *EGFR* 的第一代 TKI 治疗的获得性耐药中约 50% 是 T790M 突变导致的。如果检测到 T790M 突变，则支持使用第三代 TKI，如奥希替尼[108]。传统上，检测耐药突变需要在治疗期间通过连续 CT 扫描以监测肿瘤的大小，并对进展性病变进行组织活检以确定导致获得性耐药的分子改变。通过 cfDNA 进行液体活检为重复性组织活检提供了一种非侵入性的替代方案。

NCI 癌症研究中心（Center for Cancer Research，CCR）的一项临床研究对接受奥希替尼治疗的 NSCLC 患者进行监测，以比较 ddPCR、NGS 和 EFIRM 液体活检（eLB）检测 ctDNA 的效果[67]。通过 ddPCR 观察到 40% 病例血浆中 ctDNA 激增，通过 eLB 观察到 50% 病例唾液中 ctDNA 激增。eLB 检测到唾液中 ctDNA 激增的时间比 ddPCR 检测到血浆中 ctDNA 激增的时间早 28~158 天。重要的是，在 2 例（9%）病例中，EFIRM 检测到 ctDNA 激增，而 ddPCR 未检测到这种激增。此外，在所有病例中，唾液 eLB 均比影像学检查更早检测到 ctDNA 激增。

研究显示，另一种无创方法（即在治疗期间追踪 cfDNA 中 T790M 的出现以指导治疗的调整）也是可行的[60]。同样，导致获得性治疗耐药的其他突变（如 *EGFR* C797S 与奥希替尼）也可以通过 cfDNA 进行无创监测。另一项概念验证性研究表明，在接受局部消融治疗的 2 名 NSCLC 患者的唾液中，监测 *EGFR*（L858R 和外显子 19del）和 *PIK3CA* 是可行的[80]。对于 BENEFIT 研究在 cfDNA 检测到 *EGFR* 突变的患者中，88% 的患者接受吉非替尼治疗 8 周后血浆中突变 DNA 被清除，这些患者的无进展生存期得到改善[140]。事实上，随着进一步的研究持续证实其价值且检测成本不断降低，通过 cfDNA 监测药物敏感性和耐药突变很可能在未来成为常规临床实践，从而使 cfDNA 的连续监测在临床上更加切实可行。

20.6.4 纵向测量 ctDNA 水平以评估免疫治疗疗效

免疫疗法改变了包括肺癌在内的多种癌症的治疗格局，提供了比常规化疗副作用更少的长期疾病控制。然而，由于只有一部分患者对免疫治疗有反应，因此迫切需要开发能够快速评估治疗效果的生物标志物。目前，继续或暂停治疗的决定通常是根据连续成像中观察到的肿瘤大小的变化作为指导的。然而，免疫治疗反应的解释具有独特的挑战性，因为肿瘤通常会缓慢缩小，或者免疫细胞浸润而出现短暂增大（称为假性进展）。对扫描结果的误解可能会导致潜在有效治疗的不适当终止，或者相反，因为想要得到延迟反应而继续一个无效的治疗，但这个反应却从未到来。具有快速动力学的血液生物标志物可以提供治疗效果的早期指示，以帮助制定此类情况下的治疗管理决策。

最近的几项研究表明，ctDNA 水平的早期变化可以预测免疫治疗的临床获益。例如，在接受抗 PD1 或抗 PDL1 治疗的转移性 NSCLC 患者中，在治疗最初 3~6 周内 ctDNA 下降

＞50%可以强烈提示放射影像学反应，以及无进展生存期和总生存期[49]。类似地，其他几项研究表明ctDNA水平的早期下降预示NSCLC患者可以从免疫检查点抑制剂治疗中获益[5, 107]。在这些研究中，ctDNA分析通常比传统的放射影像学评估更早地给出治疗反应的提示。

20.6.5 微小残留病变和复发监测

接受手术或放化疗等根治性治疗的癌症患者有时会从额外的治疗中受益，这种治疗被称为辅助治疗，目的是解决少量残留的病灶。显然，对于那些经过初步治疗已经痊愈的患者来说，这样的辅助治疗是多余的。然而，对患者从辅助治疗中获益的可能性高或低进行分层，从传统上来说是基于不精确的临床和病理危险因素。这种方法不可避免地会导致部分患者的治疗过度以及部分患者的治疗不足。准确识别能够从辅助治疗或早期解救治疗中获益的真正残留或复发的患者，这一直是肿瘤学领域面临的长期挑战。目前的方法，如影像学和血清蛋白标志物检测，其分辨率不足以检测极少量残留或复发性疾病。因此，非常需要对患者分层和早期复发检测进行改进。

最近，使用ctDNA作为生物标志物来区分残留或复发性癌症患者的临床研究显示出非常有希望的结果[1, 17, 24, 28, 110]。这些研究中使用的检测技术可以检测到微量的ctDNA，首先对每位患者的肿瘤组织进行测序，确定多个（＞15）克隆的体细胞突变，然后在治疗后的患者血浆中寻找这些相同突变的任何痕迹。然而，由于这种多突变策略需要为每个患者创建定制的靶向测定，因此实施起来可能成本高、程序复杂且耗费时间。此外，这种方法可能不适用于低突变负荷的癌症（如卵巢癌、肾癌、甲状腺癌、肉瘤），因为要识别具有高克隆代表性的足量肿瘤特异性突变可能具有挑战性。

20.7 思考与未来展望

cfDNA的实用性已在一些临床应用中得到证实，并且证据正在迅速积累以支持其他几种应用。目前，肿瘤学家通常订购基于cfDNA的测试，以非侵入性地识别可操作的体细胞突变来指导靶向治疗。通过纵向检测cfDNA变化来监测治疗反应和检测治疗后残留或复发性癌症的试验可能很快会获得越来越多的临床关注。最后，随着日益增多的证据支持使用cfDNA进行早期癌症检测，最有影响力但也是最具挑战性的目标，即基于液体活检的癌症筛查有望得以实现。

仍有许多机会来增进我们对cfDNA生物学来源的理解，并进一步优化从中获得的临床有用信息。对cfDNA生物合成、降解和清除模式的详细表征将有助于制定策略来优化测量和解释cfDNA来源的信号。除了癌细胞释放的片段外，肿瘤微环境中细胞来源的cfDNA，或白细胞中免疫相关变化的cfDNA中也可能存在重要信号。例如，T细胞释放的cfDNA中DNA甲基化或片段化模式的表观遗传变化可能提供有关机体对肿瘤细胞或抗肿瘤治疗（如免疫检查点抑制剂治疗）出现免疫反应的信息。

开发新的或更优化的cfDNA分析技术的机会持续存在。尽管人们已经探索了cfDNA

中的多种癌症特异性信号，随着持续的研究和创新，未来很可能会出现更多的信号。此外，不断涌现出对信号产出做进一步技术提升的文献报道，这些信号来自更少的输入DNA量、更少的技术背景伪影（噪声）、更精简和更具成本效益的分析工作流程。为优化基于片段大小、链性或甲基化的cfDNA分析的效率和准确性，需要对核酸提取和下游处理进行校准。追求免提取方法（如EFIRM）可能会有更大的动力，因为这些方法消除了因核酸纯化引起的产量损失/靶标损耗的担忧。此外，将cfDNA分析与其他分析物结合起来可能具有更高的灵敏度和特异性。例如，将cfDNA分析与一组蛋白质标志物相结合的研究已经取得了有希望的结果[26, 77]。

cfDNA非常有应用前景，许多令人兴奋且极具影响力的临床应用有待实现。新技术的持续发展，加上对更稳健的癌症特异性信号的识别，无疑将提升基于cfDNA的检测技术的性能。然而，设计技术和验证研究的重点是最终实现患者治疗效果的有意义的改善，这一点至关重要。事实上，要证明显著的临床益处通常需要进行大规模、资金充足的研究，而这些研究可能需要数年时间才能完成。但只有通过如此严格的验证，cfDNA检测才能在常规临床实践中发挥持久作用，用于监测治疗反应、检测残留或复发性疾病，并最终用于癌症筛查。

致谢 这项工作得到了美国国立卫生研究院（National Institutes of Health，NIH）向D.T.W.W.提供的资助（U01 CA233370；UH2/UH3 CA206126；R21 CA239052）。同时，还得到了NIH（U01 CA233364；R01 CA197486）、耶鲁肺癌专项研究卓越计划（P50 CA196530）、耶鲁癌症中心（P30 CA016359）和Honorable Tina Brozman基金会向A.A.P.提供的资助。

其他资金来源包括加拿大卫生研究院的博士国外研究奖、烟草相关疾病研究计划（Tobacco-Related Disease Research Program，TRDRP）博士前奖学金、Jonsson综合癌症中心博士前奖学金、NIH资助的UL1TR001881和NCI F99CA26498-01（JC）。

披露信息
Abhijit Patel
股票及其他所有权权益：Binary Genomics（联合创始人）
酬金：NuGEN
咨询或顾问：NuGEN、NuProbe USA、Kohlberg Kravis Roberts & Co., Inc.
研究经费：AstraZeneca
专利、版税及其他知识产权：专利的发明人和受让人，以及涵盖核酸分析技术的专利申请
旅行、住宿、开支：NuGEN、Statum Fund
David Wong
股票和所有权权益：RNAmeTRIX LLC和Liquid Diagnostics
咨询：Colgate-Palmolive

（罗　玲　译）

第21章　在转移性乳腺癌中应用液体活检的临床前景

Lorenzo Gerratana，Carolina Reduzzi，Paolo D'Amico，Roberta Mazzeo，
Saya Liz Jacob，Wenan Qiang，Massimo Cristofanilli

摘　要　精准医疗旨在通过识别更有可能从特定治疗策略中获益的患者亚群来改善医疗服务。液体活检不受组织活检的时间和空间限制，因此具有更好地了解和监测疾病生物学的独特潜力。由于能够重现完整的生物学系统，循环肿瘤细胞（CTC）分型正被作为一种替代且灵活的工具，用于识别预测和预后的生物标志物。

本章将总结目前的CTC计数及其与其他液体活检技术（如ctDNA）结合的临床应用。此外，本章还将对非典型CTC提出新的见解，这类细胞正在作为上皮循环细胞的新实体出现，新兴的多组学分析可能发展成为新的综合分析工作流程。

关键词　乳腺癌；预后；治疗反应

21.1　从预后到临床决策

个体化医疗是一个旨在通过对人类样本进行分子检测来获取生物信息，从而简化临床决策的过程。为了提高特定治疗的风险/收益比，识别出更可能对治疗做出反应的患者亚群是一个吸引人的事情。

然而，至少有两个要素是实施个体化治疗必不可少的。一是治疗干预，二是诊断测试。因此，迫切需要发现新的生物标志物，以成功地推动"治疗到患者"的个体化方案的制定。

液体活检为更好地了解疾病生物学提供了独特的潜力。它可能更可靠地代表疾病的异质性，并且可以多次进行，而无须让患者接受侵入性和有潜在危险的过程。这可能使临床医生实现多次和重复的分子评估，并随后动态检测治疗耐药性的发生。

在转移性乳腺癌（metastatic breast cancer，MBC）患者中，CTC的预后价值主要与检测到的CTC数量相关[1,2]。然而，除了单纯的计数外，CTC的其他几个方面也可以提供预后信息，并且在某些情况下，可以预测患者是否适合接受特定治疗。在这方面，CTC的基

L. Gerratana
Department of Medical Oncology, CRO Aviano, National Cancer Institute, IRCCS, Aviano, Italy

C. Reduzzi · M. Cristofanilli (✉)　e-mail: mac9795@med.cornell.edu
Division of Hematology-Oncology, Weill Cornell Medicine, New York, NY, USA

P. D'Amico · S. L. Jacob · W. Qiang
Feinberg School of Medicine, Northwestern University, Chicago, IL, USA

R. Mazzeo
Department of Medicine, University of Udine, Udine, Italy

因组学、表观基因组学、转录组学和蛋白质组学特征有可能提供额外的肿瘤信息[3-5]。

21.1.1 CTC用于临床分期：Ⅳ期惰性和Ⅳ期侵袭性

CTC是一种从原发性肿瘤及其转移灶中释放到血液和淋巴系统中的罕见的异质性细胞[6-9]。基于CTC的物理和生物特性，如大小、密度、电荷、可变性和细胞标志物表达，已经开发了几种技术来识别CTC[8,10-12]。

迄今为止，美国FDA批准的唯一计数CTC的技术是CellSearch系统，该系统目前被认为是MBC、转移性前列腺癌和结直肠癌的有效预后工具[1,8,10,13]。该系统通过免疫磁珠阳性富集和免疫荧光分型来识别CTC[1,8,14]。细胞通过4个荧光通道单独扫描，并对细胞角蛋白（cytokeratin，CK）8、CK18、CK19、CD45、4',6-二氨基-2-苯基吲哚（4',6-diamidino-2-phenylindole，DAPI）以及可能的其他因子进行染色，如人类表皮生长因子2（HER2）。然而，CellSearch系统的特点是对EpCAM的敏感性相对较低，因为EpCAM较低表达水平的细胞无法被该平台有效检测[8,11]，其临床检测率范围为20%～77.5%，回收率为42%～90%[9,13,15]。

CTC计数在2004年首次被证明是MBC患者无进展生存期（PFS）和总生存期（OS）的独立预测因子（基于每7.5mL血液中≥5个CTC的临界值，PFS和OS分别为2.7个月 vs. 7.0个月，$P<0.001$，10.1个月 vs. >18个月，$P<0.001$）[1]。在基线时和首次随访（治疗开始后3～4周）时均考虑进行CTC计数。CTC计数≥5的患者PFS较短，这一影响在首次随访时得到了证实（PFS：2.1个月 vs. 7.0个月，$P<0.001$；OS：8.2个月 vs. >18个月，$P<0.001$）。经多变量校正后，CTC被证实为PFS和OS的最强预测因子。因此，相对于基准成像（分别为开始治疗后3～4周和8～12周），CTC计数可预测疾病进展[1]。Budd等根据标准成像进一步分析了CTC的可重复性及其与治疗反应的关联[16]。根据CTC和放射影像学特征的综合描述，可以将患者分为4个不同的亚组：第1组为放射影像学应答者（疾病稳定/部分缓解）且CTC<5个；第2组为放射影像学无应答者（疾病进展）且CTC<5个；第3组为放射影像学应答者（疾病稳定/部分缓解）且CTC≥5个；第4组为放射影像学无应答者（疾病进展）且CTC≥5个。根据放射影像学的反应，具有一致CTC分类的患者预后无显著差异（第1组与第2组：$P=0.0785$，log-rank检验；第3组与第4组：$P=0.0777$，log-rank检验）。另一方面，第1组和第3组（$P=0.0389$，log-rank检验）以及第2组和第4组之间（$P=0.0039$，log-rank检验）的预后存在显著差异。作者证明，纵向的CTC计数信息丰富、可重复性好，可以与影像学结果一起提供更多的信息[16]。此外，Hayes等也证明了在治疗线的任何时间点，检测到CTC升高都是MBC患者之后进入快速疾病进展和死亡的准确指征[17]。

在来自17个欧洲中心的1944名患者的汇总分析中，Bidard等证实了CTC在MBC患者中的预后生存作用：与基线时每7.5mL血液中CTC<5个的组相比，每7.5mL血液中CTC≥5个的组与更差的PFS[风险比（hazard rate，HR）=1.92，$P<0.0001$]和OS（HR=2.78，$P<0.0001$）有关[18]。与先前的研究类似，在治疗开始3～5周后和6～8周后CTC数量的增加与不利的PFS（分别为HR=1.85，$P<0.0001$ vs. HR=2.20，$P<0.0001$）和

OS（分别为 HR=2.26，$P<0.0001$ vs. HR=2.91，$P<0.0001$）有关。

几项研究（表21-1）一致证明了CTC计数在预测患者预后方面的重要价值，支持基于CTC的分期整合概念，即分为IV期_惰性_（即每7.5mL血液中CTC＜5个）和IV期_侵袭性_（即每7.5mL血液中CTC≥5个）乳腺癌[1, 16-22]。在一项大型回顾性的患者数据汇总分析中，Cristofanilli等[22]证明，与IV期_惰性_亚组相比，IV期_侵袭性_亚组在OS方面表现出更差的预后（中位OS为16.0个月 vs. 36.3个月，$P<0.0001$，log-rank检验）。这种差异在新发IV期疾病的患者中也是一致的（中位OS为41.4个月 vs. 18.7个月，$P<0.0001$，log-rank检验），不论病变部位在哪（包括内脏病变和仅骨转移病变，中位OS分别为13.2个月 vs. 29.9个月，以及23.8个月 vs. 46.9个月，$P<0.0001$，log-rank检验）。在一线治疗复发性MBC中，IV期_侵袭性_患者的中位PFS为22.8个月，而IV期_惰性_患者的中位PFS为44.6个月（$P<0.0001$，log-rank检验）。在一线治疗以外，IV期_惰性_患者表现出更有利的结果（分别为27.3个月 vs. 12.0个月，$P<0.0001$，log-rank检验）。在激素受体阳性（hormone receptor-positive，HR$^+$）亚组中，52%的患者被划分为IV期_侵袭性_，而在HER2阳性（HER2$^+$）和三阴性乳腺癌（TNBC）中，这一比例分别为33%和37%。在所有疾病亚型中，IV期_侵袭性_亚组的OS明显更短。IV期_侵袭性_、既往治疗、3级、TNBC和内脏转移与不良生存显著相关。

表21-1 探讨CTC在乳腺癌中的临床有效性和应用的主要临床研究的总结

试验	患者数量	描述	结果
Cristofanilli et al.[1,21]	177	前瞻性、多中心、双盲试验；在新治疗开始前进行基线CTC评估，并在治疗开始后第3～5周、6～8周、9～14周和15～20周进行CTC评估	在CTC＞5个的患者中，中位PFS（2.7个月 vs. 7个月；$P<0.001$）和OS（10.1个月 vs. ＞18个月；$P<0.001$）较短。这一差异在治疗开始后的首次随访中得到了确认
Budd et al.[16]	177	前瞻性、多中心、双盲试验；在新治疗开始前进行基线CTC评估，并在治疗开始后第3～5周、6～8周、9～14周和15～20周进行CTC评估	在影像学无进展且CTC≥5个的患者，中位OS显著短于影像学无进展且CTC＜5个的患者（15.3个月 vs. 26.9个月；$P=0.0389$）。同时，在影像学进展且CTC＜5个的患者中，中位OS显著长于影像学进展且CTC≥5个的患者（19.9个月 vs. 6.4个月；$P=0.0039$）
Hayes et al.[17]	177	前瞻性、多中心、双盲试验；在新治疗开始前进行基线CTC评估，并在治疗开始后第3～5周、6～8周、9～14周和15～20周进行CTC评估	对于CTC≥5个的患者，从同一时间点开始计算的中位PFS和OS明显更短
Nolé et al.[2]	80	前瞻性、单中心试验；在开始新治疗前、治疗开始后第4周和第8周、首次临床评估时以及以后每2个月检测CTC	基线CTC数量与PFS显著相关（HR=2.5；95% CI：1.2～5.4）。在最后一次抽血时CTC≥5个的患者，其进展风险是同一时间点CTC为0～4个的患者的5倍（HR=5.3；95%CI：2.8～10.4）。在最后一次抽血时，CTC不断上升或持续≥5个的患者，其更高进展风险具有统计学意义

续表

试验	患者数量	描述	结果
Dawood et al.[96]	185	回顾性研究：在患者开始一线治疗前进行 CTC 分离和计数	中位 OS：无论患者的激素受体和 HER2/neu 状态、首次转移的部位，或患者是否有复发或新发转移性疾病，CTC < 5 个和 CTC ≥ 5 个的患者分别为 28.3 个月和 15 个月（$P < 0.0001$）。在多变量模型中，CTC ≥ 5 个的患者的死亡 HR 为 3.64（95%CI：2.11～6.30）
Hartkopf et al.[19]	58	前瞻性、单中心试验；在新治疗开始前的基线和治疗开始后第 9～12 周进行 CTC 评估	CTC 水平变化（即 CTC 水平的减少与增加）与通过放射学 RECIST 标准（$P < 0.001$）和血清 CA15-3 水平变化测量的治疗反应显著相关（$P = 0.017$）。它们可以显著预测 OS（17.67 个月 vs. 4.53 个月，$P < 0.001$）
Bidard et al.[18]	1944	来自 51 个欧洲中心的汇总分析；基线时进行 CTC 评估（开始新治疗前）	与基线时每 7.5mL 血液中 CTC < 5 个的组相比，每 7.5mL 血液中 CTC ≥ 5 个的组有更差的 PFS（HR=1.92，$P < 0.0001$）和 OS（HR=2.78，$P < 0.0001$）
Larsson et al.[97]	156	前瞻性观察性试验；在基线时以及一线全身治疗后的第 1 个月、3 个月和 6 个月检测 CTC 和 CTC 簇	对 CTC 和 CTC 簇的纵向评估改善了开始接受一线全身治疗的 MBC 患者的预后和监测，并且随着时间的推移，其预后价值逐渐增加。CTC 簇的存在为单独 CTC 计数增加了显著的预后价值
Smerage et al.[23]	595	前瞻性随机 III 期试验（SWOG S0500）；在基线时和开始治疗第 22 天检测 CTC	主要终点 OS 未达到（分别为 10.7 个月 vs. 12.5 个月；$P = 0.98$）。IV 期侵袭性疾病的患者，在第一个治疗周期后仍有大量 CTC，无论接受何种治疗，其预后都较差。A 组、B 组和 C 组（C1 和 C2 合并）的中位 OS 分别为 35 个月、23 个月和 13 个月（$P < 0.001$）
Cabel et al.[24]	204	前瞻性、多中心、随机试验（CirCe01 试验）；基线时检测 CTC 用于随机分组。在 CTC 组中，在每一线化疗的第一周期评估 CTC 计数的变化	本研究未能证明基于早期 CTC 计数的化疗方案转换在三线或更后线治疗中的价值，CTC ≥ 5 的组与标准组之间的 OS 无明显差异（HR=0.95，$P = 0.8$），这可能是由于研究方案的依从性较差
Bidard et al.[25]	778	随机、开放标签、非劣效性 III 期试验（STIC CTC 试验）；基线时检测 CTC	CTC 组的 PFS 为 15.5 个月（95%CI：12.7～17.3），标准组为 13.9 个月（95%CI：12.2～16.3）。主要终点已达到，HR 为 0.94（90%CI：0.81～1.09）
Fehm et al.[26]	105	多中心、随机、III 期研究（DETECT III 试验）；基线时和最终访问时进行 CTC 评估	标准治疗组和拉帕替尼治疗组在主要终点即最后一次就诊时的 CTC 清除率没有显著差异（$P = 0.18$）。与标准治疗相比，拉帕替尼治疗的 PFS 的 HR 为 0.69（95%CI：0.42～1.14；$P = 0.14$）。这些患者的 OS 的 HR 为 0.54（95%CI：0.34～0.86；$P = 0.008$）
Paoletti et al.[98]	121	前瞻性、多机构临床试验（COMETI 试验）；在基线、1 个月、2 个月、3 个月、12 个月时和（或）病情进展时测定 CTC 和 CTC-ETI	CTC 升高与较差的 PFS 相关（中位 PFS：3.3 个月 vs. 5.9 个月；$P < 0.01$）。CTC-ETI 与 PFS 相关（$P < 0.01$，log-rank 检验）：CTC-ETI 低、中、高患者的中位 PFS 分别为 5.7 个月、8.5 个月和 2.8 个月
NCT02137837	37	随机 III 期临床试验（SWOG S1222）；基线时、第二个治疗周期的第一周、疾病进展时进行 CTC 评估	由于入组人数不足而提前终止

因此，CTC计数可以作为精准医学和临床分期中的有用工具，对MBC的临床和分子异质性进行更好的分类。

21.1.2 CTC与治疗选择

鉴于组织活检存在时间和空间上的局限性，CTC分型的检测可以作为一个替代工具，用于识别预测性生物标志物和选择可能从特定治疗中获益的患者。CTC的预后和预测特征在其驱动治疗选择的能力方面也得到了测试。事实上，在MBC中，不仅是预测性标志物，预后性标志物也可能部分具有"可操作性"。

为了评估CTC在支持临床决策制定方面的潜在优势，目前已经使用了与临床相关的终点指标，如PFS（即从治疗开始到肿瘤进展的时间）、OS（即从治疗开始到患者死亡的时间）和肿瘤应答率（即患者肿瘤出现完全或部分缓解的比率）。

CTC的特点是没有所谓的肿瘤标志物峰值（即在治疗期间肿瘤标志物短暂上升然后下降），因此能够可靠地反映新治疗方案的过程及其反应。基于这一观察结果，在一线和后线治疗中均测试了基于CTC的结果早期转换到不同治疗方案的策略。

在 SWOG S0500试验（一项随机Ⅲ期试验，旨在测试对首次随访评估时CTC水平升高的转移性乳腺癌患者采取改变疗法还是维持疗法的策略，NCT00382018）中，仅在一个周期后就将CTC计数用于一线化疗疗效的前瞻性评价，并最终在持续检测到CTC的情况下，在临床进展之前将无应答的患者转换到另一种化疗方案[23]。在共计595例MBC患者中，有123例患者的CTC水平持续升高，他们被随机分配到一线化疗一个周期后更换治疗方案或继续接受相同的治疗方案。该研究没有达到OS的主要终点。Ⅳ期侵袭性疾病患者在第一周期治疗后仍有大量CTC，无论接受哪种治疗，预后都较差。这些结果证实，在一线治疗后及早改用其他细胞毒性疗法并不能有效延长患者的OS。尽管未能证明换药策略能够改善患者的预后，但S0500试验明确了一个可能无法从标准化疗中获益的MBC患者亚群，即使她们处在治疗的早期阶段，也可以考虑让这群患者参与新型疗法的研究试验。

基于类似的原理，CirCe01试验（CTC指导MBC化疗，NCT01349842）纳入了接受二线以上治疗的Ⅳ期侵袭性MBC患者[24]，但目的是在更后线的治疗中客观地证明早期停止无效化疗的合理性。如果在第一个治疗周期后CTC增加或未能减少超过70%，则认为治疗无效。被随机分配到实验组的患者在放射影像学评估之前换用新的治疗方案。即使在这种情况下，基于CTC的早期三线治疗疗效监测也未能提高患者的生存率。该试验明显受到方案依从性差的影响，实际上有些CTC数量没有明显下降的患者，并未切换到下一个治疗方案（这些患者的PFS和OS比那些切换治疗方案的患者更短），因此影响了试验证明生存结果差异的能力。

STIC CTC试验（考虑循环肿瘤细胞在确定转移性、激素受体阳性乳腺癌一线治疗类型中的医学经济利益，NCT01710605）比较了在激素受体阳性、HER2阴性的MBC患者中，临床医生主导与CTC主导的一线治疗选择（内分泌治疗或化疗）的疗效[25]。根据预后良好或预后不佳的临床特征，随机接受临床医生主导治疗选择的患者将接受内分泌治疗（endocrine therapy，ET）或化疗（chemotherapy，CT）；而随机接受CTC计数主导治疗选择的患者，若CTC计数大于5（CTC≥5个）被认为是侵袭性的，则接受化疗。由于预期会出现治疗降级（即试验组中接受化疗的患者的百分比较低），因此选择了非劣效性试验设计。

在总体人群中，研究结果显示两组患者的生存率没有差异。STIC CTC 是第一个比较CTC主导的治疗选择并达到主要终点的Ⅲ期试验，它提示了CTC计数的潜在临床意义。然而，在总体不一致的病例中，CTC 高风险/临床低风险患者的比例较高，CTC主导的治疗选择并未导致从CT降级到ET，反而增加了试验组中使用化疗的数量。尽管结果是阳性的，但较高的化疗率可能会影响试验的临床效果。有趣的是，在临床高风险/CTC低风险及临床低风险/CTC高风险亚组（占总人群的39%）中，接受CT患者的PFS和OS显著长于接受ET的患者，HR分别为0.66（95% CI: 0.51～0.87）和0.62（95% CI: 0.41～0.95）。尽管这并非预先计划的，但该分析表明在这种特定情况下，将临床与CTC评估相结合，可能有助于选择那些有可能受益于更强化治疗的患者。

此外，在老年患者亚组中，基于CTC的策略也产生了显著影响。这可能是由于老年患者更倾向于选择ET，这说明基于CTC计数的选择作为一种更标准化、更可靠的方法是有优势的。

除了单纯的计数外，还可以通过细胞免疫分型来确定CTC的分型。这一过程使用额外的抗体来检测细胞表面/核膜上的相关标志物或抗原，从而进行进一步的分子分型。

ER和HER2是最常见的CTC标志物研究对象。鉴于抗HER2靶向治疗的有效性，评估携带HER2阳性（HER2$^+$）CTC 的患者是否能从定向靶向治疗中获益是一个日益重要的临床问题。

DETECT Ⅲ试验（一项多中心Ⅲ期研究，在HER2$^-$且伴有HER2$^+$CTC的MBC患者中比较标准疗法/拉帕替尼的疗效，NCT01619111）调查了最初为HER2$^-$且伴有HER2$^+$ CTC的MBC患者是否能从服用酪氨酸激酶抑制剂拉帕替尼中获益[26]。初步结果显示，在标准治疗的基础上加用拉帕替尼对患者的OS有积极的影响，同时还伴随HER2$^+$ CTC的更高的清除率。不过，标准组和实验组之间的PFS（该研究的共同主要终点）并无差异。尽管有这些令人鼓舞的信号，但HER2$^+$ CTC的生物学相关性及其潜在预测价值仍有部分不明确[27]。在这方面，进一步的临床前和回顾性临床研究正在进行中[28,29]。

在过去的几十年中，一些改变临床实践的试验已经证明了内分泌治疗在ER$^+$ MBC患者中的疗效，可以显著改善患者的预后。

基于CTC中雌激素受体的存在可能与内分泌反应相关的假设，ER与其他3种不同的生物标志物（Bcl2、HER2和Ki67）的表达被一起开发为一种基于CTC的复合预测性生物标志物［内分泌治疗指数（endocrine therapy index，ETI）评分］。随后，为了评估其临床有效性，专门设计了两项多中心前瞻性试验。在 COMETI Ⅱ期试验（NCT01701050）中，CTC-ETI 评分与PFS相关，表明它可以识别出不太可能从ET中获益的 ER$^+$ HER2$^-$ MBC患者，这些患者可能更适合接受CT或ET联合靶向治疗等强化治疗。然而，Ⅲ期试验SWOG S1222（NCT02137837）因为入组不足而提前终止，该试验的次要终点是测试ETI评分作为CTC对ET和依维莫司反应的决定因素。

CTC的分子分型可以提供更多有价值的信息，如遗传或表观遗传改变，这些改变可以使特定靶向治疗产生敏感性或抗药性。DNA甲基化是调节基因表达的主要表观遗传机制[30]。肿瘤抑制基因的表观遗传沉默对CTC的生物学行为和转移潜力起着关键作用[3,31]。在其他肿瘤类型中检测ESR1甲基化已被证明与治疗反应有临床相关性[32]。此外，乳腺癌患者循环游离DNA中的ESR1甲基化与肿瘤组织中的ER阴性状态密切相关[33]。为了识别可能对激素治疗反应较差的luminal表型，研究人员对19例ER+ MBC患者的CTC中的ESR1甲基化进行了评估。除了发现CTC与相应配对血浆中的ESR1甲基化程度高度一致外，该研究还报道，CTC中的ESR1甲基化与依维莫司+依西美坦治疗无效有关[4]。

最近，前瞻性随机试验首次成功证明了基于CTC的治疗决策方法的非劣效性[25]，以及CTC生物标志物在选择患者接受特定靶向治疗方面的潜在用途[26]。

因此，尽管只有少数近期试验的支持，CTC主导的临床决策制定仍然具有前景和吸引力。如果未来的研究能够解决并证明这一点，基于循环（CTC和ctDNA）和组织的生物标志物的结合可能会优化患者的个体化治疗过程。

21.2　两全其美：CTC和ctDNA相结合

CTC分析已成为预后判断的重要工具，它与ctDNA的结合可扩大基因组改变的检测范围。具体来说，CTC计数与ctDNA分析相结合，既能对患者进行风险分层（即惰性疾病与侵袭性疾病），又能更好地描述肿瘤基因组随时间及应对治疗反应的演变。

与CTC相似，ctDNA也已成为一种很有前景的总体肿瘤负荷标志物。先前的研究表明，在影像学评估出现任何解剖学变化之前，ctDNA水平的降低可预测肿瘤的反应，而ctDNA水平的升高则可预测肿瘤进展[34-36]。在明确治疗后，ctDNA还可以作为检测微小残留病变和（或）复发的工具。以往研究证明，ctDNA显性突变等位基因频率（mutant allele frequency，MAF）与肿瘤负荷相关[34,37,38]。在多种肿瘤类型中，MAF的增加与疾病进展相关，而MAF的减少与疾病对治疗的反应相关[39,40]。ctDNA中检测到的MAF增加和变异数量的增加都与较差的临床预后有关[41,42]。

除了测量疾病负担外，ctDNA是一种很有前景的工具，可用于评估肿瘤基因组随时间的演变，特别是治疗后的基因组变化，而无须考虑重复组织活检的安全性[43]。这一特性在激素阳性（hormone-positive，HR+）MBC中得到了充分研究，在这类患者中，内分泌治疗导致了表达内分泌抗性的克隆的发展，包括ESR1改变、RB1改变、PIK3CA驱动因子改变和ERBB2改变[44-46]。FGFR1、ERBB2和CCND1的拷贝数变异（copy-number variant，CNV）也与内分泌耐药性有关[47,48]。ctDNA检测到的变异有望指导靶向治疗的选择。例如，在一项使用奈拉替尼（neratinib）的前瞻性临床试验中，ctDNA中ERBB2突变的存在被证明有助于选择特定靶向治疗并预测其获益[49]。同样，在一项随机Ⅲ期试验中，既往接受过内分泌治疗的HR+ MBC患者根据组织和血液中检测到的PIK3CA基因突变接受了阿培利司（alpelisib）治疗，与没有PIK3CA基因突变的患者相比，她们的无进展生存得到了改善[50]。

目前尚无完善的方法将CTC和ctDNA平台结合起来用于临床实践。然而，建立这种联合分析的临床实用性仍是当前研究的重要课题。一项针对91名局部晚期和转移性乳腺癌患者的回顾性分析同时检查了 CTC 和 ctDNA，发现使用这两种方法的液体活检可以对预后、肿瘤负担和肿瘤分子遗传学做更深入的分型[42]。在这项研究中，作者发现 CTC＞5 个、ctDNA%＞0.5%、ctDNA 突变数量＞2 均与较差的 PFS 和 OS 显著相关。即使在进行多变量分析后，这种关联仍然存在。此外，该研究中的一些患者根据检测到的 ctDNA 改变接受了靶向治疗，这表明增加 ctDNA 分析可提供重要的基因组数据，有助于指导治疗。

另一项研究探讨了 CTC 计数、CTC 簇（定义为两个或两个以上 CTC 的群体）和 ctDNA 的综合分析[51]。高 CTC 计数（每 7.5mL 血液中 CTC＞5 个）与 *ESR1*、*GATA3*、*CDH1* 和 *CCND1* 的改变有关。低 CTC 计数与 *CDKN2A* 突变有关。CTC 簇与 *CDH1*、*CCND1* 和 *BRCA1* 的改变有关。这项分析证明了利用 CTC 和 ctDNA 联合分析检测基因组异质性的潜力。另一项研究针对接受辅助治疗的早期 TNBC 患者（在 BRE12-158 随机临床试验中），预先计划进行了二次分析，评估了治疗后 ctDNA 和 CTC 的检测情况及其与无远处转移疾病生存的关联[52]。其他研究发现，单独检测 ctDNA 和 CTC 均可预测较差的无远处转移疾病生存。然而，对 ctDNA 和 CTC 的综合分析可以提高预后判断的敏感性。更具体地说，同时检测到 CTC 和 ctDNA 的患者的无远处转移疾病生存明显差于未检测到这两者的患者。

这些发现都表明，ctDNA 是 CTC 分析的重要辅助指标。虽然 CTC 仍是预后判断和生物学分型的重要工具，但 ctDNA 的加入可提高肿瘤预后和肿瘤负荷检测的敏感性[53]。此外，随着时间推移，通过 ctDNA 进行肿瘤基因组分析可检测耐药机制，指导未来的治疗，并扩大液体活检在精准医疗中的作用[53]。

21.3 未来展望：新视角

21.3.1 超越典型的 CTC

大多数针对 MBC 中 CTC 的研究都将其定义为表达上皮标志物（EPCAM 和 CK）且缺乏血细胞（CD45）标志物的细胞。然而，这种对 CTC 的典型定义有一定的局限性，没有考虑到上皮-间质转化（EMT）的情况。事实上，尽管对 EMT 在癌症进展中的作用仍存在争议，但 CTC 确实会发生 EMT，从而获得更多的间质表型[54-56]。

因此，典型的 CTC 检测标准（仅基于上皮标志物）可能会漏掉一些部分丧失上皮表型的 CTC。以下事实也证明了这一点：即使在转移的情况下，使用 CellSearch 也无法检测到约 36% 的 BC 患者的 CTC[57]。此外，在 2 项研究中，使用 CellSearch 分别分析了 22～25 例 MBC 患者的血液样本，并通过免疫荧光进一步分析了样本中 EPCAM 缺失的部分，结果显示在 68%～69% 的 EPCAM 缺失样本中可以检测到表达 CK 且缺乏 CD45 的细胞，包括一些在 EPCAM 阳性部分中也未检测到 CTC 样本[58,59]。通过单细胞拷贝数变异（CNA）分析，Schneck 及其同事还证明了这些 EPCAM 阴性 CK 阳性细胞的恶性程度（它们携带有基因组变异），进一步支持了 CTC 可以经历 EMT 从而丧失或下调 EPCAM 表达的假设。

因此，近年来开发出了许多 CTC 检测方法，这些方法也可以分析缺乏上皮标志物的 CTC。这些新方法（已在其他地方做综述）主要基于物理性质或去除 CD45，可用于研究不符合传统 CTC 识别标准，但呈现出非典型表型的 CTC 新亚群[60,61]。对 MBC 中非典型

CTC 的多项研究表明，CTC 之间存在高度异质性，而且存在间质或上皮/间质混合表型的 CTC[62-66]。然而，间质表型 CTC 并不是唯一报道的罕见的循环细胞中的非典型亚群，其他还有双阳性细胞（dual-positive，DP）细胞，（即同时表达上皮和血细胞标志物的细胞）和癌症相关巨噬细胞样细胞（cancer-associated macrophage like cell，CAML）（图21-1）[58, 67-70]。

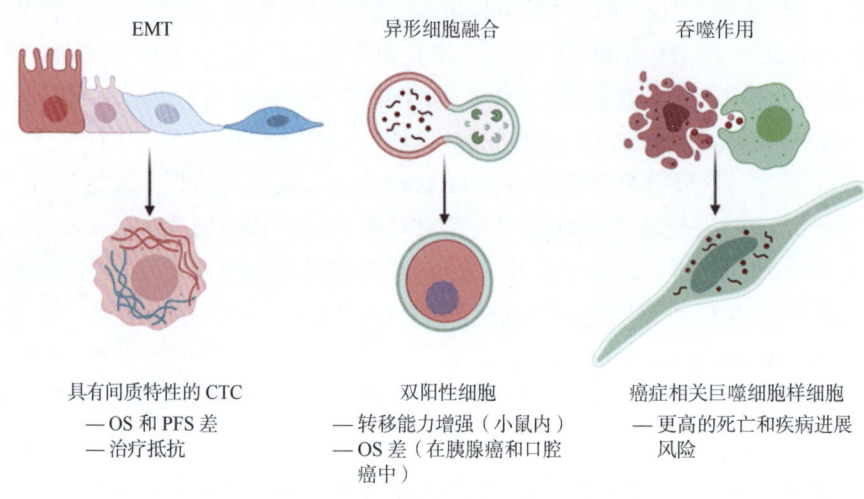

图 21-1　循环细胞的非典型亚群

图中显示了产生非典型罕见循环细胞亚群［即具有间质特征的 CTC、双阳性细胞和癌症相关巨噬细胞样细胞（cancer-associated macrophage-like cell，CAML）］的不同机制（上半部分），以及目前对其临床意义现有认知的概括（下半部分）

非典型循环细胞亚群的存在，凸显了液体活检领域使用典型 CTC 检测方法的局限性，但同时也引发了对这些细胞的临床意义的质疑。目前，CellSearch 是唯一一种经 FDA 批准的用于计数 MBC 患者典型 CTC 的检测方法。这可能是因为迄今为止，只有少数研究探讨了 MBC 中循环细胞非典型亚群的临床相关性。

21.3.1.1　CTC 与 EMT

Yu 及其同事[62]开展了一项基准研究，调查 CTC 中间质标志物的表达及其与治疗反应的关系。研究对从 10 名 MBC 患者中采集的治疗前和治疗后样本进行了 CTC 评估，并根据治疗反应进行了比较。通过微流控方法（飞鱼骨型芯片）富集 CTC，然后用 RNA 原位杂交（in situ hybridization，ISH）鉴定一组上皮（EPCAM、CK、CDH1）和间质（FN1、CDH2、SERPINE1/PAI1）标志物的表达。根据上皮和间质标志物的表达比例（从完全上皮表型到混合表型，再到完全间质表型），将 CTC 分为 5 个亚组。在 5 名对治疗有反应的患者中，4 名患者在治疗后 CTC 数量减少，并且上皮成分相对于间质成分的比例增加。相反，在 5 名对治疗无反应的患者中，观察到具有间质（或混合但更倾向于间质型）表型的 CTC 的比例增加，这表明 CTC 向间质型的转变可能与治疗耐药有关。

Bulfoni 及其同事还研究了 56 例 MBC 患者的 CTC 中的 EMT[65]。通过去除 CD45 对 CTC 进行富集，并采用针对上皮（EPCAM、E-cadherin）和间质（CD146、CD44、N-cadherin）标志物的混合抗体进行染色，从而将其分为 4 种表型：完全上皮型、上皮/间质混合型、完全间质型和所有检测标志物均阴性型。在开始新的治疗方案之前对 CTC 进行了评估，并分析了CTC与患者临床病理特征和生存期的关系。具有上皮特征的CTC与骨转移有关，而所有标志物均阴性的细胞在TNBC患者血液中含量更高，并与神经系统受累有关。上皮型和上皮/间质混合型CTC都与较差的OS有关，而只有混合型CTC与较短的PFS有关。有趣的是，间质型CTC反而与较好的OS相关。

Papadaki及其同事对包含130名MBC患者的队列进行了另一项研究，探讨了发生EMT的CTC的临床相关性[66]。通过对CK的免疫荧光分析，在外周血单核细胞（peripheral blood mononuclear cell，PBMC）离心涂片上找到了CTC，并进一步对CK阳性CTC的间质（TWIST1）和干性（ALDH1）标志物表达进行分析。在开始一线CT前和CT结束时对血液样本进行分析（针对62名在治疗前就有CTC的患者）。基线时，共表达TWIST1和ALDH1的CK阳性CTC是最多的亚群（占所有检测到的CTC的40.7%），它们在CT后甚至有所增加，但只有在对治疗无反应（疾病稳定或进展）的患者中，它们的增加才具有统计学意义。此外，在多变量分析中，基线检测到的这种CK阳性/TWIST1阳性/ALDH1阳性的CTC亚群是唯一与高疾病进展风险[HR（95% CI）= 1.785（1.171～2.720）；P = 0.007]和与HER2阴性患者死亡风险增加[HR（95% CI）= 2.228（1.066～4.655）；P = 0.033]独立相关的亚群。

总之，这些研究表明，具有上皮细胞和间质细胞混合特征的CTC可构成一个侵袭性特别强的CTC亚群，可能与治疗耐药性和预后不良有关。事实上，混合表型可能与可塑性增强有关，在小鼠模型中，这种肿瘤细胞特征已被证明是肿瘤进展和转移形成的基本和必要条件[71-74]。这些研究表明，与上皮细胞相比，间质癌细胞的特点是有更强的侵袭力，但如果它们被阻滞在这种状态，则难以形成转移，相反，具有可塑性的癌细胞则可以通过间质-上皮转化重新获得上皮表型，从而实现转移。

据报道，MBC患者中具有混合表型CTC的频率很高，这也支持CTC可塑性的重要性。Giordano及其同事和Papadaki及其同事的研究发现，混合表型的CTC是最常见的CTC亚群，而在Kallergi及其同事的研究中，观察到74%～97%的CK阳性CTC还分别表达了间质标志物vimentin和twist[63, 64, 66]。这表明，在仅评估上皮标志物的所有研究中，一部分被识别的CTC事实上可能具有混合表型，而不是完全的上皮表型。此外，Giordano及其同事报道，在17例HER2阳性MBC患者的队列中，与*EPCAM*转录表达水平较高的CTC相比，*EPCAM*转录表达水平较低的CTC（可能与可塑性较高有关）与较差的OS相关[64]。同样，在Gradilone及其同事的研究中，在55例MBC患者的队列中，表型可塑性较高的CTC（即CK阳性CTC也表达间质标志物）与缺乏间质标志物的CK阳性CTC相比，与更短的PFS有关[75]。

21.3.1.2 双阳性细胞

另一个值得深入研究的循环细胞亚群是DP，即同时表达上皮细胞和白细胞标志物的细胞。通过不同的CTC检测方法，在不同癌症患者的血液中观察到了这些细胞的存在[68]。在MBC中，通过使用CellSearch技术，一种基于负向去除结合流式细胞术的方法，以及螺旋微流控芯片加免疫荧光染色技术，报道了DP细胞的存在[58, 67, 76]。然而在前两项研究中，几乎所有分析样本中都存在DP细胞，而在后一项研究中，在只有不到5%的样本中检测到了DP细胞。这一显著差异可能是由于采用了不同的分析方法和（或）识别标准（例如，使用免疫荧光显微镜可能比流式细胞术更能特异地区分真正的DP细胞和自发荧光物体）。然而，DP细胞在

MBC中的普遍程度仍未确定。这主要是因为它们被归为假阳性染色事件而未被广泛研究，它们在健康个体中也可以被检测到，尽管与乳腺癌患者相比，其数量明显较少[67,77]。

2018年，Gast及其同事首次在胰腺癌患者的研究中提出，循环中的DP细胞来源于肿瘤细胞和巨噬细胞之间的异型细胞融合，并将它们定义为循环杂合细胞（circulating hybrid cell，CHC）[78]。在这项研究中，CHC/DP细胞（而非典型的CTC）的存在与较短的OS显著相关，尽管这是一个仅有20名患者的小队列。最近，另一项研究报道称，在临床N0（cN0）期的口腔鳞状细胞癌患者（$n = 22$）的血液中检测到的DP细胞可以预测隐匿性淋巴结转移（pN）的存在[79]。据观察，MBC患者中的大多数DP细胞的巨噬细胞标志物CD68也呈阳性，这进一步支持了融合杂交假说[67]。此外，通过对癌症患者（包括乳腺癌）血液中收集的DP细胞进行单细胞低通量全基因组测序，我们最近证实了一部分DP细胞具有异常的CNA谱，从而确认了它们的恶性性质，并进一步强调了异型细胞融合假说[68]。

当然，这些数据并不能证明DP细胞是杂交细胞（例如，可能存在其他机制诱导肿瘤细胞表达CD45），但它们是重要的线索，应推动对该亚群以及细胞融合在肿瘤进展中意义的更深入的研究。尽管如此，DP细胞的一个亚群确实是真正的肿瘤细胞，并且它们也存在于没有典型CTC的患者中，这引发了关于它们临床相关性的新问题，这些问题应该独立于它们是否来源于融合或非融合细胞之外而加以解决。

21.3.1.3 癌症相关巨噬细胞样细胞（CAML）

还有另一种循环细胞亚群，它们同时表达CD45和上皮标志物，但与DP细胞非常不同，即CAML。CAML是巨大的（长达300μm）髓系特异化的吞噬细胞（$CD14^+$和$CD11c^+$），可以呈现独特的异质性形状（纺锤形、圆形、椭圆形、无定形、蝌蚪形），并显示一个大而异常的细胞核（在CAML中可以观察到融合的核仁或多个单独的细胞核）[80]。CAML存在于癌症患者中，但不存在于健康个体中，因此是一个潜在的生物标志物[80]。然而，关于MBC中这一亚群的研究非常有限。

在一项评估健康受试者和BC患者CAML的研究中，通过血液过滤，在95%的BC患者样本（$n=41$，其中26例为MBC，13例为Ⅲ期，2例为Ⅱ期）中检测到1个或多个CAML，而在健康受试者样本（$n=16$）中没有检测到任何CAML，这支持了该生物标志物在区分健康受试者和BC患者方面的有效性[80]。Mu及其同事还在两项研究中调查了MBC患者的CAML[69,70]。在第一项初步研究中，采用尺寸排除法检测20例MBC患者血液样本中的CAML，结果在75%的病例（$n=15$）中检出CAML[69]。第二项研究旨在评估CAML对MBC预后的影响，在开始新的一线治疗方案之前，使用CellSearch在127名患者的血液样本中检测到了CAML和典型CTC[70]。在21名（16.5%）患者中检测到一个或多个CAML，在多变量分析中，这些CAML与疾病进展风险增加[HR（95% CI）= 1.75（1.03～2.98）；$P = 0.037$]和死亡风险增加[HR（95% CI）= 3.75（1.52～9.26）；$P = 0.004$]相关。随后，作者考虑将CAML的存在（CAML阈值=1个/样本）与CTC（CTC阈值=5个/样本）结合在一起，并观察到4种确定类别（即CAML阴性/CTC阴性、CAML阳性/CTC阴性、CAML阴性/CTC阳性、CAML阳性/CTC阳性）的疾病进展和死亡风险都在增加，这表明与单独使用CTC相比，CAML可以提供额外的预后信息[81]。

第 21 章 在转移性乳腺癌中应用液体活检的临床前景

总之，这些研究表明，除了典型的 CTC 外，还存在其他罕见的循环细胞亚群（肿瘤细胞或基质来源的细胞），它们有可能为 MBC 的临床治疗提供有用的信息。关于 DP 细胞和 CAML 的研究仍然非常初步且有限，应进一步扩大研究范围，而关于评估 CTC 的可塑性和间质标志物的重要性则有很多可用的数据，这些数据可用于识别更具侵袭性的 CTC 亚群，它们可能是由于治疗耐药机制而诱导形成的。然而，对于这种非典型的 CTC 亚群，其临床有效性的证据仍然缺乏，这可能是由于不同的研究采用了不同的技术和数据收集标准。继续研究循环细胞非典型亚群的临床意义非常重要，可能需要采用更同质的方法和患者队列，因为与典型的 CTC 相比，它们可能涉及癌症进展的不同机制，这些研究能够提供更多信息，尤其是在纵向评估期间。

21.3.2 MBC 中基于 CTC 的新生物标志物

CTC 是罕见的、高度异质性的，在转移过程中起核心作用，使其成为肿瘤生物学进化中一种有希望的生物标志物。虽然它们作为分层因素的效用已被广泛证明，但其更深层的分型仍在进行。

除了基于抗原的分型外，基于 DNA 测序 [包括单核苷酸变异（single nucleotide variation，SNV）和 CNV]、表观遗传学、基因表达和 miRNA 的新技术也在不断出现（图 21-2）。

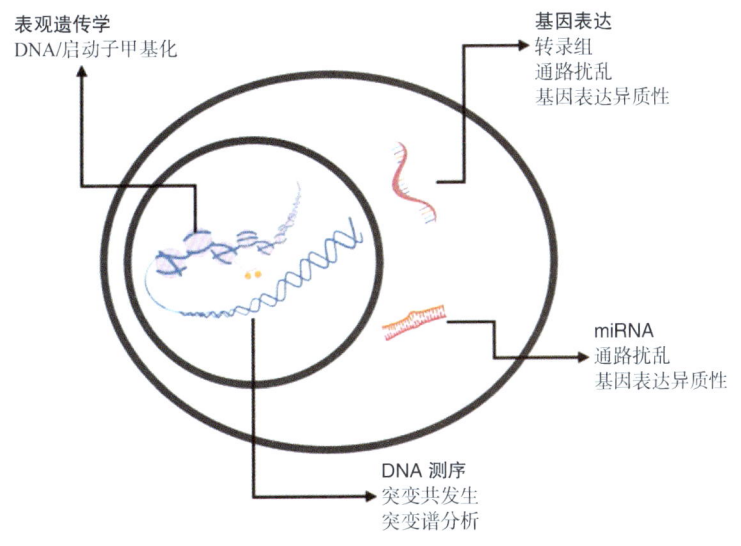

图 21-2 转移性乳腺癌中基于 CTC 的主要的新兴生物标志物，DNA 测序[82-86]、表观遗传学[4,87-89]、基因表达[22, 51, 53, 62, 65, 90-93] 和 miRNA[94, 95]

21.3.2.1 DNA 测序

如前文所述，CTC 计数可与 ctDNA 相结合，以获得更精确、更细致的分型。事实上，ctDNA 显示了疾病的平均特征，但其克隆异质性只有通过单细胞测序才能剖析。

通过联合使用 CellSearch 和 DEPArray 方法，从 3 名 ER 阳性的 MBC 患者中回收了 71 个单个 CTC 和 12 个白细胞，并用它们探索了内分泌治疗期间 *ESR1* 突变的发生及其异质性[82]。在选定的3名患者中，2名被发现有Y537 *ESR1*突变，其中1名在单个CTC中表现出两种不同的*ESR1*变异体，在另一个CTC中则表现出杂合性丢失[82]。不同基因突变体的共存是一个新兴的热门话题，因为它被认为是一个有希望的研究方向，可用于发现对PI3K抑制剂有特殊反应的患者[83]。

同样，在一个120例MBC患者的队列中，应用50个基因的组合进行靶向二代测序（next-generation sequencing，NGS），将CTC突变谱与同一患者的ctDNA和原发肿瘤组织进行了比较[84]。5例患者中分离出的单个CTC的NGS分析显示，*PIK3CA*、*TP53*、*ESR1*和*KRAS*存在突变异质性。后者虽然可以通过ctDNA进行检测和确认，但却无法描述可能反映与疾病进展和获得性耐药相关的亚克隆进化的异质性[84]。

包含CTC富集和在66个CTC中进行单细胞全基因组扩增的联合工作流程被用于确定一个基因组完整性指数，通过不同的分子检测方法识别适合进行分子分型的单细胞，并确定原发肿瘤和CTC之间的基因组差异[85]。有趣的是，CTC的异质性分析强调了先前存在的克隆对HER2靶向治疗的潜在抗性，这表明在治疗过程中存在克隆选择[85]。

耐人寻味的是，这些技术正在变得越来越敏感，足以用于疾病的早期阶段，目的是加强患者的监测和随访[86]。利用无标记富集技术在不同时间点从11名早期BC患者中可以分离出CTC，这强调了不同时间点和亚型之间存在不同的CTC变异。即使在术后6个月也能发现CTC，它们与配对的肿瘤组织存在相同的CNA。在CTC中反复出现的肿瘤相关CNA是患者特异性的，一些变异涉及与BC和生存相关的区域[86]。

21.3.2.2　表观遗传学

表观遗传学改变可能会影响转录过程，是癌症分型中新出现的特征，尤其适用于早期诊断和耐药性监测[87,88]。

在对122例MBC患者的CTC进行免疫磁珠富集后，采用高灵敏度和特异性的PCR技术检测了*ESR1*的甲基化情况。*ESR1*的甲基化程度与从相应血浆中分离出的配对ctDNA样本中的甲基化情况高度一致[4]。有趣的是，在接受依维莫司/依西美坦治疗的患者的纵向样本中，在27.8%的CTC阳性样本中观察到了*ESR1*甲基化，这与治疗无反应相关（$P = 0.023$）[4]。耐人寻味的是，来自乳腺癌患者和小鼠模型的单个CTC和CTC簇的全基因组DNA甲基化图谱显示，干性和增殖相关的转录因子结合位点在CTC簇中是低甲基化的，包括*OCT4*、*NANOG*、*SOX2*和*SIN3A*的结合位点，这表明DNA甲基化的变化可能受CTC簇的影响，从而促进干性和转移，而这些变化可以通过液体活检进行动态观察[89]。

21.3.2.3　基因表达

基因表达特征的识别作为一种无创药效学测量方法，可以为治疗提供信息并指导治疗选择，其发展势头日益强劲。

一项早期的研究鉴定了一个包含16个基因的CTC特征谱，该特征谱在CTC计数的基础上提供了进一步的预后价值。在开始一线全身治疗之前，通过定量逆转录PCR（quantitative reverse transcription PCR，RT-qPCR）技术对180名MBC患者的队列进行分型[90]。以每7.5mL血液中5个CTC为阈值的基线CTC计数可预测治疗失败时间（time-to-treatment failure，TTF）（$P<0.0001$），并识别出死亡或TTF＜9个月的患者[90]。在多变量分析中，16个基因组成的特征谱是唯一与TTF相关的因素（$P=0.008$）。另一方面，尽管趋势一致，但独立数据集没有统计学意义[90]。

同样，在新辅助治疗和转移性队列中测试了由17个基因组成的数字特征谱[91]。基线CTC评分与总生存期相关（$P=0.02$）。有趣的是，在激素受体阳性、HER2阴性的亚组中，ET 3周后ER信号的持续存在与早期进展相关（$P=0.008$）[91]。与表观遗传学改变中观察到的情况类似，通过ER信号确定的内分泌抗性与 *ESR1* 基因突变只有部分重叠[91]。

在CALGB 40502和CALGB 40503研究中，通过扩大CTC的基因组和转录谱分析，也观察到了类似的结果。通过基于EPCAM的免疫磁性富集方法从105名患者中分离出CTC，并应用64个基因的多重QPCR阵列和全基因组拷贝数分析进行了分型[92]。结合转录组和基因组分析显示，CTC中 *ESR1* 和 *ERBB2* 的表达存在显著异质性，而 *ERBB2* 基因表达在纵向样本中更为稳定[92]。一致性分析表明，CTC与匹配的原发组织活检之间的 *ESR1*（27%）和 *ERBB2*（23%）状态存在不一致[92]。CTC中 *MKI67* 高表达患者的PFS（$P=0.0011$）和OS（$P=0.0095$）明显较差[92]。

此外，通过双比色RNA原位杂交定义EMT的纵向CTC特征，对MBC的生物学进化进行了研究[62]。结果表明，对治疗有反应的患者显示出CTC数量减少以及间质亚群相应减少，而疾病进展的患者则显示间质表型CTC数量增加[62]。如前所示，CTC更可能与特定的生物学特征有关联，如突变、转移部位和EMT。这支持了CTC计数的预后价值更可能与癌症生物学有关而不仅仅是与肿瘤负荷有关的假设，使得CTC更适合用于分期细化和表型定义[22,51,53,65]。目前正在通过CTC RNAseq开发新的实验技术。已有在MBC患者的CTC中进行体内全基因组CRISPR激活筛选的技术，用于研究核糖体蛋白表达的失调和转移[93]。*RPL15* 编码大核糖体亚基的一个成分，它的过表达促进了多个器官的转移性生长，并选择性地增强了其他核糖体蛋白和细胞周期调节因子的翻译。对乳腺癌患者新鲜分离的CTC进行RNA测序分析发现，有一个亚群具有较强的核糖体和蛋白质合成特征，与较差的临床预后有关[93]。

21.3.2.4 miRNA

miRNA是一种单链非编码RNA分子，参与基因沉默和转录后调控，因此，它对于更好地描述不依赖基因组变异的生物学变化具有特殊意义。与基因表达工作流程类似，CTC的深度测序也被用于探索与高CTC数量、预后和治疗反应可能相关的miRNA[94]。miR-106b在Ⅳ期侵袭性患者中表达上调，并与 CTC 中 vimentin 和 E-cadherin 的表达有关。此外，CTC特异性的 miR-106b、E-adherin 和 vimentin，还显示出在OS方面的预测潜力[94]。

研究还探索了原位杂交技术，因为它有可能与现有基于荧光检测的技术相结合。探针与酶标荧光信号放大器配对，用于CTC中miRNA-21的检测[95]。在25个被分型的样本中，11个含有CTC，并且都表达CK和miRNA-21。

（孟祥宁　译）

第22章 前列腺癌治疗患者的循环肿瘤细胞

Sandra M. Gaston, Yu-Ping Yang, Wensi Tao, Wendi Ma, Anis Ahmad, Mohammad Alhusseini, Sanoj Punnen, Benjamin Spieler, Matthew C. Abramowitz, Alan Dal Pra, Alan Pollack, Radka Stoyanova

摘　要　尽管前列腺癌治疗目前已取得了显著进展,但仍有相当一部分高风险特征的患者(占25%~50%)面临最终治疗失败的风险,因此迫切需要找到具有更好的预后和预测功能的生物标志物,以便在局部前列腺癌患者中更准确地识别出具有转移风险的个体。对于转移性疾病来说,循环肿瘤细胞(CTC)是已被确认的重要标志物之一。本章探讨了在临床评估前列腺癌风险时所面临的挑战,并介绍了目前常用的CTC检测方法以及克服CTC分析局限性的策略。此外,本章还介绍了一项检测放疗过程中CTC动态变化的小规模研究。总的来说,局部前列腺癌患者在其血液循环中通常只含有极低水平的CTC。在这一患者群体中使用CTC作为液体活检手段来评估风险或监测疗效时,如何克服其技术挑战仍然是一个活跃的研究领域。

关键词　前列腺癌;循环肿瘤细胞;放疗;根治性前列腺切除术;雄激素剥夺治疗

22.1　引言

前列腺癌在男性恶性肿瘤中的发病率居第二位,仅次于皮肤癌。2022年美国新增前列腺癌病例超过25万例[1]。其中79%的患者在确诊时为局部前列腺癌,12%的患者肿瘤已扩散至区域淋巴结,5%的患者出现了远处转移[2]。对于局部或转移至区域淋巴结的前列腺癌患者,5年生存率接近100%,而出现远处转移的患者5年生存率显著下降至30%左右[2]。由于前列腺癌的发病率高,在2022年美国有约35 000名男性死于该病,使其成为男性癌症死亡的第二大原因[1]。

S. M. Gaston (✉) · W. Tao · A. Ahmad · B. Spieler · M. C. Abramowitz · A. D. Pra · A. Pollack · R. Stoyanova e-mail: sxg1332@med.miami.edu

Department of Radiation Oncology, University of Miami Miller School of Medicine, Miami, FL, USA

Sylvester Comprehensive Cancer Center, University of Miami Miller School of Medicine, Miami, FL, USA

Y.-P. Yang
Department of Biochemistry and Molecular Biology, University of Miami Miller School of Medicine, Miami, FL, USA

W. Ma · M. Alhusseini
Department of Radiation Oncology, University of Miami Miller School of Medicine, Miami, FL, USA

S. Punnen
Department of Urology, Sylvester Comprehensive Cancer Center, University of Miami Miller School of Medicine, Miami, FL, USA
Desai Sethi Urology Institute, University of Miami Miller School of Medicine, Miami, FL, USA

对于局部未发生转移的前列腺癌患者，治疗方式包括主动监测（active surveillance，AS）、根治性前列腺切除术（radical prostatectomy，RP）以及伴或不伴有雄激素抑制治疗的放射治疗（radiation therapy，RT）。对于进展缓慢的惰性前列腺癌患者［临床分期为cT1，Gleason评分为6（ISUP分级分组1）[3]，以及前列腺特异性抗原（prostate-specific antigen，PSA）≤10ng/mL］，AS是首选策略。因为它可以避免患者承受根治性治疗的潜在副作用，同时不影响肿瘤的预后。AS方案可能有所差异，但通常包括在初诊后12个月内进行一次确认性活检，之后每6个月进行一次PSA测定和直肠指诊，以及每年进行一次MRI扫描[4]。对于低至中等风险的前列腺癌患者［临床分期为cT2或更低、Gleason评分为7（3+4）或更低（ISUP分级分组2），或PSA≤20ng/mL］，一项大规模前瞻性随机研究显示，选用AS、RP和RT对患者生存率没有显著性差异[5]。因此，治疗选择往往取决于患者对各治疗方案潜在副作用的风险评估。RP可能会增加尿失禁和勃起功能障碍的风险，而RT则可能导致胃肠和排尿困扰，但这些问题大多可在治疗后12个月内恢复[6]。对于具有中等风险且存在不利特征的前列腺癌患者［Gleason评分为7（4+3）（ISUP分级分组3），具有两个或以上中等风险因素，或活检阳性核心超过50%］，通常采用RT结合短期雄激素剥夺治疗（androgen deprivation therapy，ADT）。而对于转移风险更高的患者［T3～T4期，Gleason评分为8或更高（ISUP分级分组4或5，或PSA≥20ng/mL），一般推荐使用RT配合长期ADT（尽管某些被选中的患者为RT的适宜候选者），并作为多模式治疗策略的一部分。对于被认定为高风险的患者群体，研究人员正在进行强化系统性治疗研究。

无论采用何种治疗方式，有25%～50%的高风险特征患者最终会面临治疗失败[7]。对于局部前列腺癌患者，目前迫切需要开发更有效的预后和预测生物标志物以识别临床治疗失败或微转移疾病。CTC在准确评估初次治疗效果时展现出了更好的潜力[8]。

22.2 前列腺癌风险临床评估中的挑战

血清肿瘤标志物PSA于20世纪80年代末首次应用于前列腺癌的筛查。尽管它存在一定的局限性，但至今仍被广泛用于前列腺癌的诊断、分期、疗效评估和复发监测。生理状态下PSA主要局限存在于前列腺腺泡和小管的激肽释放酶。当前列腺出现癌变引起组织破坏后，PSA可进入血液循环中，血液循环中大部分PSA与血清蛋白α-抗胰蛋白酶（alpha-antichymotrypsin，ACT）结合，形成具有相对较长半衰期的复合物。然而良性前列腺增生等其他常见情况也可能导致PSA释放到血流中。为了提高PSA作为肿瘤标志物的特异性，人们开发了多种PSA检测的改良方法，包括proPSA、游离PSA比例及4Kscore等（OPKO Lab）。但这些改良的检测方法主要应用于预测活检结果，而非疗效预测评估[9,10]。

22.3 应用于前列腺癌患者的CTC检测方法

CTC是从原发肿瘤或转移部位脱落并进入血液循环的细胞。即便在已经确诊为转移性疾病的患者中，相对于数量庞大的正常造血细胞，CTC在全血中的数量仍然极为稀少。因此在大多数CTC检测中，量化前的富集步骤是必不可少的。迄今已开发出多种CTC富集技术，很多文献对这些技术进行了全面评估[11-13]。在本节中，我们将重点介绍前列腺癌患者治疗期间用于CTC计数时所报道的富集方法。CellSearch是首个获得美国FDA批准用于临床检测外周血中CTC的检测平台。该系统采用靶向细胞表面上皮细胞黏附分子（EpCAM）的抗体结合磁颗粒来捕获富集CTC，然后通过细胞角蛋白（CK）8、18和19染色作为上皮标志物识别CTC，使用CD45染色用于排除在CTC富集过程中混入的白细胞，DAPI染色用于识别有核细胞，包括CTC和白细胞[14-17]。另一种基于EpCAM捕获的CTC检测方法是GILUPI GmbH公司开发的CellCollector。CellCollector是一种体内CTC检测设备，使用一种特别设计的Seldinger导丝，通过其表面修饰的抗EpCAM抗体来直接捕获血流中的CTC。这种方法可以捕获更大量血液中的CTC，相较于只能处理7.5mL血液的CellSearch系统，CellCollector可捕获其10倍以上体积血液中的CTC[18]。Theil等比较了CellCollector和CellSearch系统在CTC捕获效率上的差异[19]，发现在39例局限性前列腺癌患者中，使用CellCollector在18例（46.2%）患者中检测到CTC，而使用CellSearch只在4例（10.3%）患者中检测到CTC。基于亲和性的方法在富集和捕获过程中有可能造成CTC损失，一些研究团体也开发了不依赖亲和性的CTC检测方法。例如，Circulogix Inc.[20]和Creatv MicroTech Inc.[21]开发出了一种基于细胞大小的微滤器CTC检测方法。Epic Sciences的CTC平台提供了一种无须富集的CTC检测方法，该方法将血液中的红细胞裂解后，将所有有核细胞涂布到载玻片上进行鉴定，即通过细胞特异性标志物[如雄激素受体（AR）、细胞角蛋白（CK）和CD45]和DAPI染色来识别CTC[22]。EPISPOT测定是一种功能测定方法，通过检测活性CTC分泌的肿瘤特异性蛋白来计数活CTC[23]。最近，检测分泌性PSA/成纤维细胞生长因子-2（fbroblast growth factor-2，FGF2）[24]的双荧光-EPISPOT测定被用于非转移性高风险前列腺癌患者在放疗前后的CTC计数，该方法显示出比CellSearch更好的检测灵敏度[25]。

22.4 非转移性前列腺癌患者中CTC的特征

由于CTC在转移性前列腺癌患者中普遍存在，在很多临床试验中使用FDA批准的CellSearch系统进行CTC计数，以此作为疗效评估指标[26]。然而，多位研究者报道称，在局部前列腺癌患者中，使用CellSearch系统检测到CTC数量很少甚至没有检测到CTC。血液循环中的CTC数量极少且半衰期很短（＜1.5小时[27]），使得在这类患者中使用基于CTC的液体活检技术在试验设计和结果解读上都更为复杂。对于高风险局部前列腺癌患者，CellSearch系统检测出的CTC阳性率波动范围为8%～27%，并且CTC状态通常与其他临床病理指标间缺乏相关性[28-33]。因此，研究人员正在努力开发更灵敏、更具癌症特异性的CTC检测方法，以便在高风险局限性前列腺癌患者中更好地监测疾病状态和治疗反应。

22.5 在高风险局限性前列腺癌患者治疗前后使用CellSearch及其他方法进行CTC检测的研究

CellSearch平台公认的局限性在于其CTC富集策略主要依赖肿瘤细胞中上皮细胞抗

原的表达。与之相比，基于细胞大小或可变形性等物理特性的CTC富集技术通常有更高的CTC检出率，但所捕获的CTC亚群往往显示出不同的特征，提示这些方法可能捕获了不同的CTC亚群[20, 34, 35]。Salami等对Epic Sciences公司开发的不需富集步骤的CTC检测方法进行了评估，该方法减少了可能的富集偏差[22]。该团队采用数字病理学技术，对未经治疗的高风险前列腺癌患者的10mL血液样本中的所有有核细胞进行了分析，并将CTC的检测标志物扩展至包括雄激素受体和细胞角蛋白。通过这种方法，研究团队在45名高风险前列腺癌患者中33名患者检测出了CTC（CTC中位数为1.3个/mL血液，CTC范围在0~22.5个/mL）。此外，在接受RP治疗的26名患者中，研究者发现生化复发（biochemical recurrence，BCR）和癌症转移与更高的CTC总数、AR阳性的CTC数，以及CTC表型异质性（通过单细胞基因组分析确定）相关。

在局限性前列腺癌患者中，GILUPI CellCollector通过增加检测血液量来提升对CTC的检测敏感性。一组研究人员发表了一系列论文，在高风险前列腺癌患者中头对头比较了CellSearch和GILUPI CellCollector两种方法的检测结果[19, 36-38]。与CellSearch方法（通过静脉穿刺抽取7.5mL血液来计数CTC）相比，CellCollector使用静脉内的CTC捕获装置在30分钟内捕获EpCAM阳性细胞（估计可检测750mL血液）。结果正如预期，CellCollector检测到的CTC总数明显高于CellSearch。在比较接受根治性前列腺切除术患者的术前和术后CTC数量时，使用CellCollector技术发现患者术后CTC数量显著减少，而使用CellSearch技术检测并未发现该现象[39]。但是，两种方法计数CTC在同一患者放疗前后均未显示出CTC数目的显著变化[25]。

Tsumura等使用CellSearch系统对59名进行低剂量率（low dose rate，LDR）近距离放射治疗且未接受新辅助ADT的局限性前列腺癌患者的7.5mL血样进行检测，其中有7名（11.8%）患者在放疗过程中检测到了CTC，但放疗前的血样中并未检测到（术前 vs. 术中，$P=0.012$），而且阳性CTC状态与围手术期的变量无关，包括诊断时的PSA水平、新辅助ADT的使用、近距离放射治疗的类型、Gleason评分以及活检阳性核心比例[40]。在另一项研究中，研究者使用CellSearch系统对65例未经治疗的高风险前列腺癌患者在4个时间点进行了外周血EpCAM阳性CTC计数。在诊断时、新辅助雄激素剥夺治疗后、放射治疗结束时分别有5/65（7.5%）、8/62（12.9%）和11/59（18.5%）的患者检测到CTC，7.5mL血液中的CTC中位数是1个（范围：1~136个）。放射治疗9个月后，仅有1例患者CTC检测结果为阳性。在任何时间点的阳性CTC状态与临床或病理因素均无显著相关性[15]。Roviello等使用CellSearch系统检测了42例行RP或外照射放疗后6年内复发的晚期前列腺癌患者，其中14例（33.3%）患者外周血中检测到CTC。CTC阳性与CTC阴性患者的平均PSA值无显著差异（6.2ng/dL vs. 3.3ng/dL）（$P=0.48$），但诊断时的CTC与骨复发的形成相关（OR=4；95% CI：1.0~15.9；$P=0.05$）[41]。在另一项研究中，研究人员使用CellSearch平台对49例对标准治疗无反应，但中性粒细胞和血小板计数正常的转移性去势抵抗性前列腺癌患者进行了CTC检测。结果显示，在其中17例（17/49，68%）患者中检测到了CTC。在接受两次间隔两周的177Lu-J591分数剂量治疗后，17例患者中有14例（82%）出现了CTC计数下降[42]。

最近的一项研究发现ADT和RT可以对分离出的CTC上的三维端粒标志物有显著的影

响[43]。此外，另一项研究采用基于细胞大小的过滤技术，从100例高风险局限性前列腺癌患者的血液中分离CTC，并在5个不同时间点（0个月、2个月、6个月、12个月和24个月）进行了CTC分析。结果表明，在血清PSA≥0.1ng/mL的患者中CTC的细胞核体积、端粒数量和端粒聚合体均显著增加[44]。

22.6　克服CTC分析局限性的策略

将CTC分析纳入非转移性前列腺癌患者评估所面临的多项挑战都源于循环中CTC的数量过于稀少。虽然通过增加捕获细胞数量或加大分析血液体积的检测方法显示出了一定潜力，但将CTC计数与对肿瘤细胞分子特征的深入分析相结合，正成为一种更为有效的疾病监测手段[45,46]。此外，当CTC缺失或数量太少无法分析时，其他循环标志物，如外泌体RNA和游离DNA（cell-free DNA，cfDNA），也可以作为液体活检的替代靶标[47]。具有脂质双层膜结构的外泌体和细胞外囊泡（EV）已被作为尿液生物标志物，用于活检时发现的疑似前列腺癌患者的分层管理[48,49]。有研究指出，联合前列腺特异性膜抗原，血浆EV检测可以提高对局限性和转移性前列腺癌的检测特异性[50]。此外，最近一项cfDNA的研究发现，血浆中cfDNA的片段大小而非浓度可以区分局限性前列腺癌患者和健康个体[51]。对于很少有肿瘤细胞进入外周血的局限性前列腺癌患者来说，同时检测EV和cfDNA等多组分液体活检生物标志物可以提供更连续和动态的疾病监测信息，因此对于这类患者群体可能更有价值。

22.7　放疗对CTC影响的初步研究

CTC数量已被证明可以提示患者发生转移的风险，并且是评估转移性前列腺癌的治疗反应的重要生物标志物[52-55]。但是，接受放疗的男性患者的CTC相关研究相对较少。在一项初步研究中，11名患者放疗后3个月根据血清PSA水平分为两组，即生化反应良好组（PSA≤1ng/mL）和反应不良组（PSA＞1ng/mL）。图22-1显示了两组患者中CTC数量的变化。在反应良好组中，放疗后CTC数量显著增加（P=0.02），而反应不良组的患者中

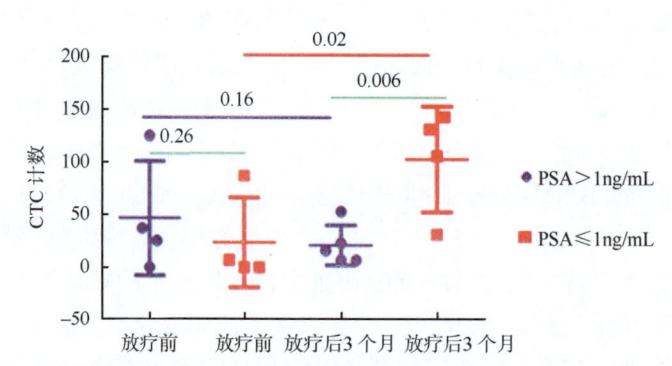

图22-1　放疗后生化反应良好组和不良组患者（放疗后3个月PSA≤1ng/mL和PSA＞1ng/mL）的CTC变化

CTC计数没有显著变化（P=0.16）。值得注意的是，在3个月时，两组之间的CTC数值存在显著差异（P=0.01）。该研究中使用的CTC检测技术由Circulogix Inc.提供。反应良好组患者放疗后CTC数量增加可能反映了放疗后肿瘤组织的活跃重组。在后续研究中使用单细胞分析可能有助于揭示区分反应良好和反应不良的潜在机制。

22.8　未来方向

通过FDA批准的CellSearch技术进行CTC分离和计数是预测转移性前列腺癌预后的成熟方法。然而，在局限性前列腺癌患者中，CellSearch检测到的CTC往往数量很低，有时甚至无法检测到。一些替代方法，如筛查更大体积血液的方法或使用不依赖于上皮标志物富集和（或）计数CTC的检测方法已在这一患者群体中显示出了预测疗效的前景。此外，对于CTC相对稀有的局限性前列腺癌患者来说，将血浆EV和cfDNA生物标志物与CTC分析相结合的液体活检可能更有价值。

致谢　本章中报告的研究获得了美国国家卫生研究院国家癌症研究所项目资助（P30CA240139，U01CA239141）。研究内容完全由作者负责，并不一定代表美国国家卫生研究院的官方观点。

（蔡　贞　译）

扫码见第22章参考文献

第23章 液体活检在脑肿瘤中的作用

Austin S. Gamblin，Tiffaney Hsia，S. Maheen Batool，Sirena K. Khanna，
Ana Escobedo，Emil Ekanayake，Leonora Balaj，Bob S. Carter

摘　要　当前对脑肿瘤的诊断和纵向监测有望通过液体活检得到补充和改进。液体活检是对生物体液中的分子生物标志物进行的检测，能够深入了解肿瘤的病理状态。本章在2021年世卫组织（WHO）中枢神经系统（CNS）肿瘤分类背景下，简要概述了神经胶质瘤的诊断和管理，以及液体活检在这一过程中的作用。虽然本章提供了液体活检中的游离DNA（cfDNA）和循环肿瘤细胞（CTC）的概述，但着重介绍的还是液体活检中的细胞外囊泡（EV）及其包含物。本章介绍了各种EV来源的分析物，包括蛋白质、脂类、代谢物、DNA、mRNA、miRNA、lncRNA和circRNA，并对一个综合性文献综述（关于目前已分型的代谢物及其作为胶质瘤生物标志物的潜在意义）进行了评估。本章回顾的几种EV分析物检测方法可能已经准备好进行临床试验并纳入临床工作流程。此外，本章探讨了基于EV液体活检的挑战，包括EV的分离和分型。本章还强调了未来的研究方向，如EV亚群的分型、EV在药物递送中的应用、临床试验终点的确定，以及诊断和治疗标志物的发现。

关键词　液体活检；细胞外囊泡；外泌体；胶质瘤；生物标志物；RNA；EV内含物

23.1　神经胶质瘤及其诊断

中枢神经系统肿瘤是人体最具侵袭性和致死性的肿瘤之一[1]。虽然相对罕见，但美国每年诊断出约8万例原发性中枢神经系统肿瘤，它们具有高发病率和死亡率，占全球新发恶性肿瘤的1.6%和癌症相关死亡的2.5%[2]。

超过1/4的中枢神经系统肿瘤是胶质瘤。这些弥漫性浸润肿瘤起源于神经胶质细胞，可影响周围的脑组织，通常预后不佳。胶质母细胞瘤（glioblastoma，GBM）是胶质瘤中最恶性的类型，占成人胶质瘤的一半以上，占成人恶性中枢神经系统肿瘤的54%[3]。尽管在过去20年中对GBM的新治疗方法进行了大量研究，但目前患者的生存期平均仅为18个月[4]，在降低GBM的致死率方面尚未取得重大进展[5]。标准治疗包括最大安全性的手术切除、放疗和替莫唑胺（temozolomide，TMZ）化疗。这些措施虽然提供了一定的生存获益，但往往伴有神经衰弱和全身性副作用，降低了患者的生活质量[6,7]。

A. S. Gamblin · T. Hsia · S. M. Batool · S. K. Khanna · A. Escobedo · E. Ekanayake L. Balaj (✉) · B. S. Carter　　e-mail: balaj. leonora@mgh.harvard.edu; bcarter@mgh.harvard.edu

Department of Neurosurgery, Massachusetts General Hospital, Harvard Medical School, Boston, MA, USA

第 23 章　液体活检在脑肿瘤中的作用

目前对胶质瘤的诊断和监测主要依赖于症状表现、参考检验和随后进行的计算机断层扫描（computed tomography，CT）和磁共振成像（magnetic resonance imaging，MRI）。症状通常在肿瘤进展的晚期出现，使疾病管理更加复杂[8]。这些症状可能多种多样，缺乏敏感性，能否及时判别在很大程度上取决于解读医生的技能和经验[9]。MRI 是初始肿瘤识别的金标准，在胶质瘤的诊断和纵向监测中起着至关重要的作用[10]。最终的肿瘤类型和分期需要手术切除足够的组织样本进行组织病理学和分子学研究。生存率在很大程度上取决于患者年龄、早期诊断以及越来越多的肿瘤分子标志物。总体而言，胶质瘤的诊断和管理是巨大的疾病负担，需要临床和基础科学的持续努力。

23.2　2021 年 WHO 中枢神经系统肿瘤分类

多年来，中枢神经系统肿瘤在遗传和分子病理学领域的研究改善了疾病分层，并推动了针对肿瘤亚型的选择性靶向治疗的发展。2016 版的 WHO 中枢神经系统肿瘤分类反映了肿瘤诊断向分子时代的转变，其中首次将分子特征与组织学结合用于定义脑肿瘤[11]。2021 年更新的分类进一步强调了分子病理学诊断在治疗、诊断和分类标准中的作用[12]。最显著的变化涉及基于分子和基因改变对胶质瘤的分型。新的成人胶质瘤分类总结如图 23-1[13]。

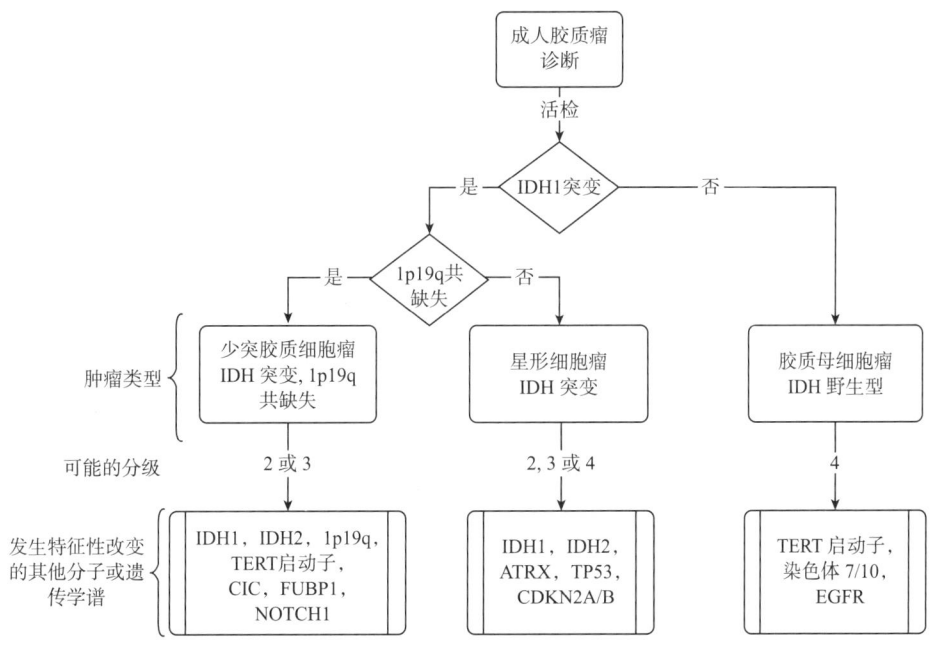

图 23-1　描述 2021 年 WHO 成人神经胶质瘤类型分类的流程图，包括定义突变、可能分级以及通常会发生改变的特征性分子和遗传图谱

23.3　液体活检

液体活检是指生物体液［如脑脊液（cerebral spinal fluid，CFS）、血浆或唾液］中分子

标志物的检测，其结果可以提示病理状态。常见的检测集中在cfDNA、CTC或EV来源的生物标志物，如图23-2所示。这种检测形式提供了早期诊断标志物鉴别的潜力，甚至可能早于基于影像的肿瘤检测。液体活检还可以在手术前区分肿瘤类型，监测进展和治疗反应，并预测复发。与组织活检和基于组织的病理学相比，创伤性较小。

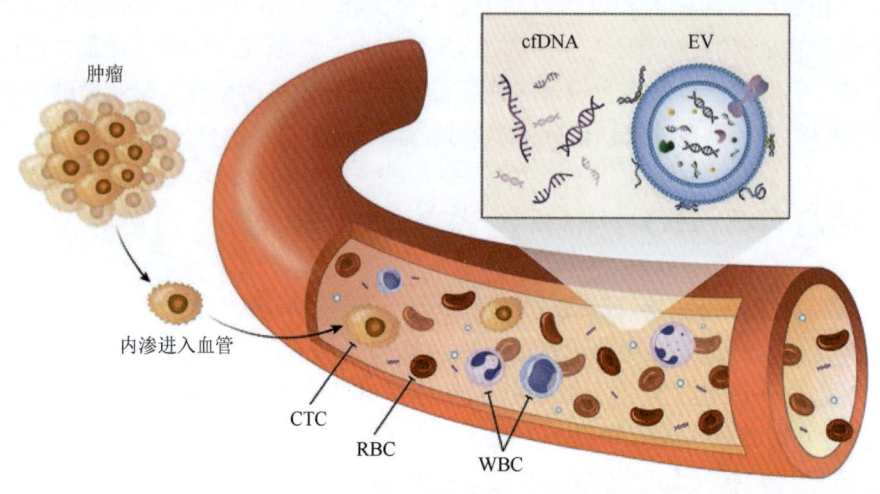

图 23-2　血液中液体活检分析物概览

CTC是罕见的，通过血管内渗进入血液。cfDNA是细胞快速更新的副产品，这些细胞会释放DNA，DNA再进入血液中。EV由细胞主动分泌，其中包含多种类型的生物标志物，通过这些生物标志物可以深入了解病理状态。红细胞（red blood cell，RBC）和白细胞（white blood cell，WBC）是血液中最常见的两种细胞类型

液体活检所能提供的信息是胶质瘤诊疗非常需要的。通过液体活检进行生物标志物的定量检测可以显著提高脑肿瘤诊断和监测的准确性和成本效益[14]。在过去的十年中，多项研究表明液体活检有潜力改善当前的诊疗标准[15-18]。本部分总结了主要的液体活检平台类型，重点介绍了EV及其内含物。

23.3.1　游离DNA

目前液体活检最常见的平台是cfDNA，它可以从健康的血浆中提取和分离，浓度为1～10ng/mL[19]。在癌症中，肿瘤内细胞的快速更新导致细胞凋亡及其内容物释放到细胞外环境中，从而增加了血浆中的cfDNA水平[20,21]。虽然细胞死亡是研究最充分的cfDNA释放形式，但cfDNA的释放还有其他途径，包括主动分泌、切除修复、中性粒细胞外陷阱释放和吞噬作用[19]。肿瘤特异性cfDNA，即ctDNA，在癌症患者所有cfDNA的占比为0.1%～5%，其更高浓度与肿瘤分级和尺寸的增加有关[22,23]。ctDNA的半衰期为23～52分钟[19,24]。在脑肿瘤中，cfDNA释放到生物体液（如血浆）中，可能会稀释或限制可供分析的数量。尽管如此，许多研究还是将cfDNA作为一种可行的策略，用于对临床相关突变进行分离和分型，如IDH1、ATRX、TERT、TP53、1p19q共缺失、染色体7/10易位和EGFR[23,25-29]。表23-1进一步讨论了这些特定测试及其应用。

表 23-1 生物体液中的神经胶质瘤特征性标志物

标志物	是否在胶质瘤生物体液中检测到	生物体液	EV mRNA 或 cfDNA	技术	参考文献	是否在其他癌症中检测到	技术	参考文献
IDH1	是	血浆	cfDNA	冷 PCR	[21]	是，白血病	PCR	[229]
		血浆、脑脊液	EV mRNA	ddPCR	[16]			
IDH2	是	脑脊液	cfDNA	NGS	[25]	是，白血病	ddPCR	[230]
ATRX	是	脑脊液	cfDNA	NGS	[26]	是，小细胞肺癌	NGS	[231]
TP53	是	脑脊液	cfDNA	NGS	[26]	是，神经母细胞瘤	NGS	[232]
CDKN2A/B	否	—	—	—	—	是，胆道癌	NGS	[233]
1p19q 共缺失	是	脑脊液	cfDNA	NGS	[26]	—	—	—
		血浆	cfDNA	PCR	[234]			
TERT 启动子突变	是	脑脊液、血浆	cfDNA、EV DNA	ddPCR、NGS	[27]	是，尿路上皮癌	ddPCR	[235]
		血浆	cfDNA	ddPCR	[23]	是，转移性乳腺癌	NGS	[236]
CIC	否	—	—	—	—	否	—	—
FUBP1	否	—	—	—	—	否	—	—
NOTCH1	否	—	—	—	—	是，白血病	PCR	[237]
染色体 7/10	是	血浆	cfDNA	PCR	[234]	是，卵巢癌	PCR	[238]
EGFR	是	血浆	EV mRNA	ddPCR	[139]	是，非小细胞肺癌	PCR	[239]
		血浆	cfDNA	PCR	[24]			

23.3.2 循环肿瘤细胞

CTC来源于肿瘤组织，可以使用过滤或基于抗体包被的"磁珠"捕获以从生物体液中分离出来[30]。这些细胞以其肿瘤特异性内含物和表型特征为特点，二者都可以为肿瘤生物学和预后提供有价值的信息。因此，CTC在肿瘤诊断和监测方面具有重要潜力[31,32]。尽管CTC相对稀少，占血液细胞的$1/10^9$，但最近的研究在20%~77%的高级别胶质瘤（high-grade glioma，HGG）患者血浆中检测到了CTC[29,30]。目前，研究人员正在研究CTC在胶质瘤进展中的作用。胶质瘤小鼠模型表明，CTC可能通过自我播种在耐药和复发中发挥作用，这是CTC重新浸润肿瘤的过程，会导致肿瘤生长、耐药和肿瘤切除后的潜在复发[32]。此外，对胶质瘤CTC来源的描述已经证明CTC细胞簇可以穿过血脑屏障（blood-brain barrier，BBB）。虽然中枢神经系统转移很容易识别，但全身性转移发生在不到2%的患者中[33]。由于原发性恶性胶质瘤的自然临床病程短和血脑屏障等系统性屏障的存在，全身转移种植可能不容易出现可检测的肿块[34]。

分离CTC在胶质瘤中尤其具有挑战性。大多数CTC检测方法是通过识别肿瘤特异性表面抗原来捕获CTC，最常见的是胶质瘤细胞不表达的上皮细胞黏附分子（EpCAM）[35]。相反，微流控技术基于密度、胶质纤维酸性蛋白（glial fibrillary acidic protein，GFAP）阳性状态[36]、介电电泳或肿瘤特异性抗体的测定[35]等特性，将胶质瘤CTC与生物体液中的其他细胞分离。

23.3.3 细胞外囊泡

活跃的细胞周期涉及纳米级膜结合囊泡［称为细胞外囊泡（EV）］的产生和脱落。EV可按大小分为三类：外泌体（直径30～100nm）、微囊泡（直径50～1000nm）和原癌小体（直径1～10μm）[37-41]。外泌体通常被认为来源于晚期内吞途径中的多囊泡体，而微囊泡的生物发生则通过细胞膜的出芽和融合形成[41,42]。原癌小体是通过癌细胞的非凋亡性出芽作用产生的，从而产生含有癌症特异性内含物的大型EV[41]。

理解EV亚群和内含物富集可能在胶质瘤诊断和发病机制研究中起关键作用。如图23-3所示，EV包括多种物质，包括DNA、mRNA、非编码RNA、血管生成蛋白、酶和受体，根据EV尺寸和类型的差别，这些内含物的富集水平有所不同[42-51]。最新研究表

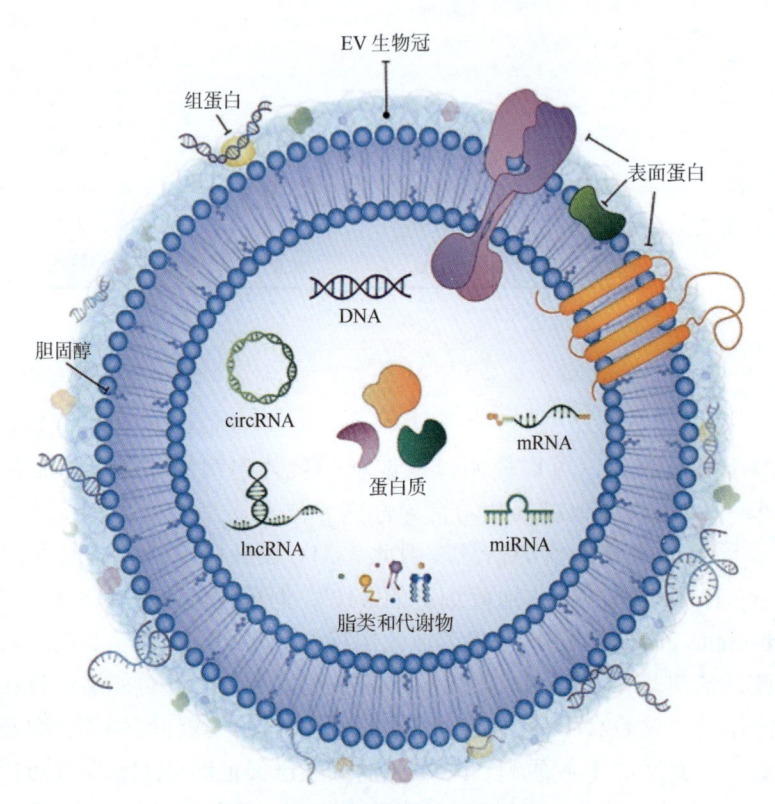

图23-3 细胞外囊泡及其内含物

EV的内含物可以分为三类：囊泡内、跨膜和膜结合。囊泡内物质包括DNA、蛋白质、脂类、代谢物和各种类型的RNA，如miRNA、mRNA、lncRNA和circRNA。跨膜物质包括脂双层膜、跨膜蛋白及其他脂质。膜结合物质称为生物冠，包括固有的和分泌后获得的物质，如DNA、蛋白质、脂类、代谢物和各种类型的RNA

明,可以根据尺寸、表面标志物和内含物对EV进行区分和分选[52-55]。由于肿瘤细胞的快速重塑和代谢,产生了高度异质的EV群体,因此分离肿瘤来源的EV具有挑战性。肿瘤特异性EV亚群的进一步探索包括通路特异性内含物分选和选择性富集、细胞通路上调和病理能力[48,56-60]。癌细胞内癌症诱导的通路失调可产生某些蛋白富集或特定内含物的EV亚群,如CD63(+)、PpIX(+)或MMP2(+)[54,55,61]。通过集成磁-电化学传感器[62]和纳米流式细胞术[54]等方法分离肿瘤特异性EV亚群的新兴领域为EV分析的全面开发奠定了前进的动力。随着肿瘤来源的EV亚群及其相关途径的进一步阐明,液体活检可以成为胶质瘤常规诊断和治疗的可行靶向性方法,以及治疗靶点信息的来源。

23.3.3.1　EV内含物:DNA

最近的研究表明,EV内部和生物冠的一部分都包含DNA[63-66]。EV表面的生物冠包含脂类、蛋白质、聚糖、核酸及其他细胞产物[67,68]。EV生物冠有两部分:来自其原始细胞固有的EV相互作用组分以及分泌后黏附聚集在其表面的获得性蛋白。虽然cfDNA和来自EV的DNA是不同的群体,但一些分泌后获得的生物冠DNA实际上可能是cfDNA[67]。无论如何,先天和获得性生物冠都有潜力为肿瘤细胞的起源及其微环境提供有价值的信息。然而,提取和分离固有和获得性组分的方法尚未在文献中描述。

尽管将DNA包装进入EV中的确切机制尚不清楚,但多项研究表明,EV DNA可以是线粒体或基因组DNA。这些不同类型的EV DNA对其相互作用的细胞有不同的影响。重要的是,研究表明EV中的DNA可以整合到受体细胞的基因组中,从而影响基因表达,这为癌症等遗传性疾病的传播和发展提供了一种机制[68]。

胶质瘤来源的EV DNA正被作为液体活检的生物标志物进行研究。已被证明其中包含重要的突变序列,如IDH1[69]和TERT[25]。一项研究表明,在胶质瘤或严重创伤等病理状态下,EV线粒体DNA的总体水平显著升高[70]。在诊断方面,已经证明胶质瘤EV DNA的甲基化谱测序可以对肿瘤亚型进行分类[71]。其他癌症(如前列腺癌)的研究表明,EV DNA可以作为肿瘤DNA的替代[72]。鉴于目前的cfDNA提取方法,这些研究很可能除了cfDNA之外还会捕获EV DNA。液体活检领域未来的工作旨在阐明这些群体之间的差异。虽然还有许多待发现的内容,但EV DNA作为胶质瘤诊断和监测的生物标志物具有巨大潜力。

23.3.3.2　EV内含物:蛋白质

EV的蛋白质组学是所有EV内含物中研究最充分的[73]。通过EV递送的细胞外蛋白已被证明在癌症的发展、增殖、侵袭和迁移中发挥着重要作用[74]。生物标志物研究通常将特定的蛋白表达水平和突变用于诊断、预后或治疗。例如,HER2蛋白过表达是乳腺癌的诊断和预后标志物,也是一个有效治疗靶点[75]。在胶质瘤中,有许多蛋白质包括EGFR、IDH1和IDH2,它们的突变和表达水平可用于胶质瘤的诊断和分级。

EV是循环蛋白的主要储藏库。EV表面蛋白和四跨膜蛋白可以反映细胞起源,可用于肿瘤特异性EV的分型[54,76]。这些蛋白被用作不同细胞类型EV的标志物,包括蛋白质组如四跨膜蛋白(CD81、CD63、CD9)、热休克蛋白(HSP60、HSP70、HSP90)、细胞间黏附分子、生长因子、主要组织相容性复合体及一些其他蛋白（MCH-1、TSG101、LAMP1、flotillin-1）[77, 78]。一些表面标志物可用于区分肿瘤来源的囊泡和健康细胞来源的囊泡[54, 79]。靶向这些标志物对于诊断或预后非常有帮助。表面蛋白包括EGFR、EGFRvⅢ、PDPN和SEMA3A已被鉴定为胶质瘤来源EV的特异蛋白[80, 81]。

EV蛋白也被证明在胶质瘤生物学中发挥了重要作用。例如，基质金属蛋白酶（matrix metalloproteinase，MMP）在调节细胞外基质，增强肿瘤细胞的转移潜能方面发挥着重要作用。胶质瘤来源的EV上调CD147，从而诱导MMP表达[82]。因此，出现含上调CD147的胶质瘤来源的EV可提示肿瘤的侵袭性[82]。

某些EV亚群已被发现在肿瘤相关巨噬细胞中诱导免疫抑制表型，并通过各种信号途径抑制淋巴细胞活性，从而促进肿瘤的发展[83]。胶质瘤来源的EV显示出多种已知的免疫抑制标志物（CD39、CD73、FasL、CTLA-4和TRAIL）[84]以及上调的免疫调节标志物（PD1和PD-L1[85]、IgG2和IgG4[86]、IL13a2和IL13QD[87]、STAT3[88]、ARG-1、CD39、CD73、FasL、CTLA-4和TRAIL）[84]。例如，胶质瘤衍生的EV表达PD-L1，这是一种允许细胞绕过某些免疫调节的蛋白质[85]。这些EV还含有STAT3，这是一种DNA结合蛋白，可以在摄取这些EV的免疫细胞中上调免疫抑制途径。胶质瘤来源的EV也表达下调的免疫调节标志物，包括IFNγ、颗粒酶B[89]、IL-8、ZAP70和TGF-β[90]。其中一些EV亚群携带预后信息，而其他亚群（如IL13Rα2和IL13QD）在水平升高时具有诊断潜力[87]。

参与胶质瘤来源EV的形成和摄取的蛋白质也具有预后和（或）诊断的潜力。例如，CAVIN1是脂筏介导的EV内化的重要蛋白；当CAVIN1与构成脂筏的支架蛋白caveolin 1相互作用时，胶质瘤来源EV的摄取增加。CAVIN1和caveolin 1的上调具有诊断能力，并与不良预后相关[91, 92]。该通路的其他元素如IL-8、PDGF和赖氨酸氧化酶也在胶质瘤来源的EV中上调，因此在液体活检中有潜在的用途[93]。

还有许多其他与EV相关的蛋白质，可为胶质瘤的诊断和预后提供信息。表23-2总结了这些蛋白质及其在胶质瘤背景下的表达水平和功能。

23.3.3.3　EV内含物：脂类

近年来，EV的脂质谱作为生物标志物的研究领域逐渐兴起[120-122]。母细胞可释放反映其脂质谱的EV。然而，研究表明特定的脂类，即糖脂、游离脂肪酸和磷脂酰丝氨酸，表现出EV大小依赖性富集[120]。脂类是鉴别恶性和良性状态的潜在有价值的生物标志物，已在乳腺癌患者血浆综合脂质谱分析中得到证明[123]。此外，EV脂膜成分如磷脂酰丝氨酸和乳糖酶基鞘氨醇的上调已被认为是前列腺癌患者的生物标志物[124]。

在胶质瘤细胞中，脂滴[125]和鞘磷脂[126]先前已被描述为潜在的生物标志物。虽然EV的脂质生物标志物尚未被描述，但胶质瘤来源的EV脂类中含有高于健康对照或肝细胞癌水平的鞘磷脂[120]。鞘磷脂是一类主要存在于大脑和神经组织细胞膜中的鞘脂。在胶质瘤中，鞘磷脂在信号转导、细胞凋亡调节和脂筏形成中发挥作用，并且是化疗药物2-羟基油酸的靶点[127]。目前尚不清楚胶质瘤来源的EV鞘磷脂是否与之前在胶质瘤细胞中确定的潜在生物标志物相同。

第 23 章 液体活检在脑肿瘤中的作用

表 23-2 EV 中发现的蛋白质：潜在的生物标志物

蛋白质	名称	失调情况	备注	潜在意义	位置	参考文献
血管生成						
EGFRvⅢ	表皮生长因子受体变体Ⅲ (epidermal growth factor receptor variant Ⅲ)	上调	刺激 VEGF 生成，促进血管生成。EGFRvⅢ 的表达与预后不良和恶性程度相关	诊断，预后	跨膜	[80,94,95]
EGFR	表皮生长因子受体 (epidermal growth factor receptor)	上调	与胶质瘤恶性程度相关	诊断，预后	跨膜	[80,96]
PDPN	整合膜蛋白 (podoplanin)	上调	与其他标志物相关，升高的表达识别来自健康对照 EV 的 GBM	诊断	跨膜	[80]
Sema3A	导向蛋白 3A (semaphorin 3A)	上调	增加内皮细胞通透性	预后	跨膜	[81]
SDC1	蛋白聚糖 1 (yndecan 1)	上调	HGG 的诊断标志物	诊断	跨膜	[97]
VEGF-A	血管内皮生长因子 A (vascular endothelial growth factor A)	上调	缺氧 GBM 来源的 EV 表达 VEGF-A，通过中断封闭蛋白 5 (claudin-5) 和闭锁蛋白 (occludin) 的表达增加 BBB 的通透性		膜结合或囊泡内	[98,99]
NTN-1	神经生长因子 1 (netrin-1)	上调	血管生成配体，促进新血管生成	诊断，治疗靶点	膜结合	[100]
免疫调节剂						
PD-1	程序性细胞死亡蛋白 1 (programmed cell death protein 1)	上调	在免疫抑制和免疫逃逸中起作用	预后，治疗靶点	跨膜	[90]
PD-L1	程序死亡配体 1 (programmed death ligand 1)	上调		预后，治疗	跨膜	[85]
IgG2, IgG4	免疫球蛋白 G2 (immunoglobulin G2)，免疫球蛋白 G4 (immunoglobulin G4)	上调	免疫反应的测量	诊断，治疗意义	膜结合	[86]
IL-8, ZAP70, TGF-β	白介素 8 (interleukin 8)，T 细胞受体相关蛋白激酶 70 zeta 链 (zeta chain of T cell receptor-associated protein kinase 70)，转化生长因子β受体 (transforming growth factor-beta)	下调	—	—	通路，包括配体，膜受体，囊泡内	[90]

续表

蛋白质	名称	失调情况	备注	潜在意义	位置	参考文献
IL13Rα2, IL13QD	白介素13（interleukin 13），受体亚基α2（receptor subunit alpha 2）	上调	允许特异性结合肿瘤相关EV	诊断，预后	膜结合	[87]
STAT3	信号转导和转录激活因子3（signal transducer and activator of transcription 3）	上调	转换STAT3诱导的免疫抑制	预后	囊泡内	[88,101]
ARG-1	精氨酸酶1（arginase-1）	上调	通过下调T淋巴细胞和M1巨噬细胞、上调M2巨噬细胞来促进肿瘤生长	治疗靶点	囊泡内	[84]
CD39	外核苷三磷酸-二磷酸水解酶-1（ectonucleoside triphosphate diphosphohydrolase-1）	上调	CD39和CD37具有抗增殖和免疫抑制活性	预后	跨膜	[102,103]
CD73	5'外核苷酶（ecto-5-nucleotidase）				膜结合	[103]
FasL（CD95L/CD178）	细胞凋亡抗原1配体（apoptosis antigen 1 ligand）				跨膜	
CTLA-4（CD152）	细胞毒性T细胞相关蛋白4（cytotoxic T-lymphocyte associated protein 4）	上调	免疫抑制作用	—	跨膜	[103]
TRAIL	肿瘤坏死因子相关凋亡诱导配体（tumor necrosis factor-related apoptosis-inducing ligand）				表面蛋白	
MIF	巨噬细胞抑制因子（macrophage inhibitory factor）	上调	通过TIMP3/PI3K/AKT通路赋予替莫唑胺耐药性	预后	囊泡内	[104]

脂筏形成和EV摄取

蛋白质	名称	失调情况	备注	潜在意义	位置	参考文献
Cavin-1（PTRF）	聚合酶I和转录释放因子（polymerase I and transcript release factor）	上调	脂筏形成的重要蛋白质。Cavin-1增加EV分泌和细胞生长	诊断，治疗靶点	膜结合	[91]
CAV1	小窝蛋白（caveolin 1）	上调	ERK1/2-HSP27信号依赖的EV摄取通过ERK1/2的CAV1磷酸化而下调	治疗靶点	整合膜蛋白	[93,105]
IL-8	白介素8（interleukin-8）				囊泡内	[93]
PDGF	血小板衍生生长因子（platelet-derived growth factor）		作为EV摄取通路的一部分，通过缺氧依赖的细胞同信号促进肿瘤生长	治疗靶点	跨膜	[93]
LOX	赖氨酸氧化酶，蛋白-赖氨酸6-氧化酶（lysyl oxidase, protein-lysine 6-oxidase）				囊泡内	[93]

第23章 液体活检在脑肿瘤中的作用

续表

蛋白质	名称	失调情况	备注	潜在意义	位置	参考文献
信号蛋白和基因表达调控因子						
CD147	Basigin	上调	增加MMP表达，支持肿瘤侵袭	治疗靶点	跨膜	[82]
HMGB1	高迁移率族蛋白1（high-mobility group box 1 protein）	上调	作为一种EV蛋白，它可增加肿瘤抑制因子SASH1的表达	—	囊泡内	[106]
NOTCH1	Notch同源物1（Notch homolog 1）	上调	促进诱导细胞增殖相关通路的基因表达，调节凋亡并增强肿瘤发生	预后	膜结合或囊泡内	[107]
LOX	赖氨酸氧化酶（lysyl oxidase）	上调			囊泡内	[99]
ADAMTS1	含有凝血酶敏感蛋白基序1的解整合素和金属蛋白酶（a disintegrin and metalloproteinase with thrombospondin motifs 1）	上调	在受体胶质瘤细胞中诱导异基因表达	治疗靶点	囊泡内	[99]
TSP1	凝血酶敏感蛋白1（thrombospondin 1）	上调			膜结合	[99]
NF-κB	核转录因子-κB（nuclear factor kappa-light-chain enhancer of activated B cells）	上调	NF-κB诱导一个影响附近髓样细胞报告基因表达的启动子	治疗靶点	囊泡内	[108]
L1CAM（L1/CD171）	L1细胞黏附分子（L1 cell adhesion molecule）	上调	在鸡胚胎肿瘤模型中增加细胞迁移和侵袭	—	跨膜	[109]
酶						
FASN	脂肪酸合成酶（fatty acid synthase）	上调	高度表达于胶质瘤中的脂质合成酶，FASN在胶质瘤患者血浆EV中富集	诊断	囊泡内	[110]
LOXL2	赖氨酸氧化酶同源物2（lysyl oxidase homolog 2）	上调	介导赖氨酸残基的翻译后氧化脱氨。与肿瘤等级相关	诊断	囊泡内	[111]
IDH1 R132H	异柠檬酸脱氢酶1 R132H突变（isocitrate dehydrogenase-1 R132H mutation）	上调	与其他标志物相关，表达升高可识别来自健康对照的EV的GBM	诊断	囊泡内	[80]
K-Ras	Kirsten大鼠肉瘤病毒癌基因同源物（Kirsten rat sarcoma viral oncogene homolog）	上调	K-Ras蛋白是一种GTP酶原癌基因。通过外泌体转移增加细胞存活	—	囊泡内	[112]

续表

蛋白质	名称	失调情况	备注	潜在意义	位置	参考文献
Hsp90α	热休克蛋白 90α（heat shock protein 90α）	上调	增强胶质瘤细胞迁移	治疗靶点	囊泡内	[113]
CCT1、CCT2、CCT3、CCT5、CCT6A、CCT7	含有 T 复合体多肽的伴侣蛋白 α、β、γ、ε、ζ 亚基 [chaperonin containing T-complex polypeptide（CCT）α，CCT subunit β，CCT subunit γ，CCT subunit ε，CCT subunit ζ]	上调	所有这些都是 T 复合体蛋白 1 环复合体（T-complex protein 1 ring complex，TRiC）的亚基，负责蛋白质折叠。CCT6A 与 EGFR 共定位，是研究中最佳的生物标志物	诊断	囊泡内	[114]
N-糖蛋白		上调	与健康人相比，在胶质瘤患者 EV 中鉴定出 26 种显著变化的 N-糖蛋白	诊断	膜结合	[115]
TrkB	酪氨酸受体激酶 B（tyrosine receptor kinase B）	上调	TrkB 耗尽的 EV 抑制小鼠模型中的肿瘤生长。在 GBM 进展和侵袭中具有重要作用	诊断	跨膜	[116]
CLIC1	胞内氯离子通道蛋白 1（chloride intracellular channel-1）	上调	由 GBM 来源的 CSC 释放 CLIC1。促进肿瘤侵袭和生长	预后	跨膜	[117]
CRYAB	α 晶状体蛋白 B 链（alpha-crystallin B chain）	上调	促炎性细胞因子增加 EV 中的 CRYAB，与生长和替莫唑胺耐药性相关	—	囊泡内	[118]
ANXA2	膜联蛋白 A2（annexin A2）	上调	通过 miR-1 控制诱导 EV 迁移、侵袭和增殖。在研究中是 GBM 细胞 EV 中最丰富的蛋白质	诊断	囊泡内或膜结合	[119]

其他

EV脂质组学面临的挑战很大程度上是由于对许多不同类型的脂质进行分离和分型很困难。当前的方法会因为脂滴、线粒体或与EV有相似大小或密度的脂蛋白而产生高水平的背景噪声。虽然采用脂质免疫分析法的脂质鉴定和定量方法有所改进，但EV脂质组学主要依赖各种质谱方法[128,129]。必须进一步开展研究来开发新的技术，以更深入地了解胶质瘤来源的EV脂类生物标志物。

23.3.3.3.4 EV内含物：代谢物

代谢物是细胞间化学反应的中间产物和最终产物，包括醇类、酰胺类、氨基酸类、羧酸类、糖类、脂类、酯酶及其衍生物[130,131]。这些分子提供了关于细胞各种状态的信息，是另一种潜在的诊断和预后信息来源。癌细胞可显著地重塑其代谢，以促进生长、生存、增殖和长期维持[74]。例如，几乎所有癌症（包括胶质瘤）中均观察到葡萄糖摄取增加和葡萄糖发酵成乳酸，这被称为Warburg效应[132,133]。这些代谢变化可能是最早可测量的失调证据。一项研究发现血清生育酚水平可以在胶质母细胞瘤出现22年前预测其发生[134]，并且可以在胶质瘤Ⅰ～Ⅲ级出现9年前预测其发生[135]。代谢物肌酸、葡萄糖和乳酸的组合可以区分胶质瘤与其他类型的肿瘤，如脑膜瘤或转移性脑肿瘤[136]。其他代谢物如柠檬酸、异柠檬酸、乳酸和2-氨基庚酸也可用于划分肿瘤分级或突变状态[137]。

尽管EV代谢组学的研究仍处于起步阶段，但在不同的癌症中，已经确定了几种EV代谢物候选生物标志物，包括前列腺癌中的硫酸雄酮异构体[138]和胰腺癌中的丙氨酰-组氨酸、6-二甲基氨基嘌呤、亮氨酸-脯氨酸，以及蛋氨酸亚砜[139]。在分离的胶质瘤来源的EV中，代谢产物的类型和浓度与母细胞中代谢产物非常相似，并且有证据表明在EV内部存在持续的代谢[140]。因此，代谢物的分型可能为胶质瘤来源EV的诊断、预后和治疗价值提供线索。

研究代谢组学面临实验困难[141]，包括难以进行高通量分离，与其他EV内含物相比成分丰度较小，以及较高的背景噪声[141]。EV代谢组的进一步分型具有巨大的潜力，能够在肿瘤发生信号转导的背景下促进我们对胶质瘤来源EV的理解，并为其诊断和预后提供潜在的生物标志物。随着更好的分离和分型方法的出现，这种潜力可能有一天会得以实现。

23.3.3.3.5 EV内含物：mRNA

在生物体液中，胶质瘤特异性mRNA可以从胶质瘤来源的EV中分离出来。尽管EV的尺寸较小，但已有研究报道了EV mRNA的长度范围，有些长度超过了6000个碱基对[142]。根据RNA测序（RNA sequencing，RNAseq）数据映射[142]，大多数EV mRNA群体被描述为片段化，并且包含比编码区更多的非翻译区（untranslated region，UTR）。

在EV中已经分离到了GBM中经常发生突变的基因的mRNA，包括EGFRvⅢ[49,143]、IDH1[18]和PTEN[69,144]。作为一种微创方式，为胶质瘤中存在的重要突变的分离和分型提供了一种可行、敏感且特异的途径。同样，通过RNA-seq和深度测序发现，EV中的mRNA转录本与细胞质或核小体mRNA转录本相比是不同的[142]。

与其他胶质瘤来源的EV内含物一样，mRNA具有影响邻近和远处细胞过程的能力。

尽管EV mRNA可能会影响所有的细胞过程，但其作用主要在细胞迁移、血管生成、细胞增殖、免疫反应和组蛋白修饰中得到证明[49]。胶质瘤来源的EV mRNA还可能促进受体细胞内对新型蛋白的摄取，这些细胞已被发现在暴露于胶质瘤来源的EV之后1小时内表达非天然的活性蛋白[145]。

这种现象的一个例子是胶质瘤来源的EV突变体O^6-甲基鸟嘌呤-DNA甲基转移酶（O^6-methylguanine-DNA methyltransferase，MGMT）mRNA在MGMT阴性细胞中的摄取。突变体MGMT是对标准化疗替莫唑胺（temozolomide，TMZ）敏感的预测指标，因为MGMT可以修复TMZ诱导的DNA损伤[146]。在初始细胞中摄取MGMT mRNA阳性的EV会产生TMZ耐药性，通过在之前的初始细胞中MGMT蛋白的表达可对其进行定量[147]。其他研究还表明，这种耐药性可以通过液体活检来监测：从血清中分离的胶质瘤来源EV中MGMT和烷基嘌呤-DNA-N-糖基化酶（alkylpurine-DNA-N-glycosylase，APNG，另一种能够修复TMZ诱导的DNA损伤的酶）的mRNA水平与体外TMZ敏感性呈负相关[148]。这些研究表明了液体活检的一个核心作用，即它可以用于实时监测治疗效果。

然而，EV mRNA的分析受到EV丰度和大小的严重限制。对胶质瘤来源EV的RNA特征的研究量化了mRNA转录频率，浓度为每10个EV 1个拷贝。相比之下，其他RNA，包括miRNA和lncRNA，每个EV中均有1个拷贝[142]。尽管与其他类型的EV内含物相比，mRNA的相对丰度可能是一个问题，但聚焦超声可以打开血脑屏障，允许EV通过，从而增加了在其他生物体液中分离到的EV的数量。该技术可用于提高未来EV检测的敏感性和特异性[149]。作为这些方法的替代，检测EV mRNA具有高灵敏度和特异性的微滴数字PCR（ddPCR）可能是基于目前WHO指南的增强胶质瘤诊断的最快速可用的方法。目前正在开发针对这些mRNA的快速、相对廉价的检测方法。

23.3.3.6　EV内含物：miRNA

微小RNA（miRNA）是一类非编码RNA，主要与靶mRNA的3′UTR相互作用，诱导mRNA降解和翻译抑制[150,151]。胶质瘤来源的EV中miRNA的表达谱在肿瘤发生、增殖和抗肿瘤标志物的转录后调控中发挥作用，展示了其作为癌症状态生物标志物的潜力[152,153]。此外，据报道EV miRNA的种类反映了大多数细胞miRNA，这表明其高度代表了肿瘤的特征[154]。

miRNA在邻近细胞的表型和基因型调控中发挥作用，具有胶质瘤分类、疾病诊断和预后评估的潜力。对miRNA特征的日益关注，导致了对其相关信号通路的初步映射及其如何影响胶质瘤发生的初步理解。尽管较为简短，以下是目前报道的致癌miRNA及其在恶性转化中作用的简要概述。

在疾病过程中，由胶质瘤来源EV分离的miRNA所影响的细胞间通信在靶细胞致瘤表型的发展中发挥着重要作用。胶质瘤来源EV中最值得注意和公认的一个miRNA是miR-21[17,45,155-161]。它被认为是一种诊断标志物，与预后不良和疾病复发相关，被认为在肿瘤血管生成、增殖、免疫抑制和治疗耐药中发挥主要作用[157,158,162]。对胶质瘤来源EV的测序分析也发现了miR-34a和miR-1246在胶质细胞发生、转移和肿瘤增殖中的富集[163]。此外，以血管生成水平升高为标志的肿瘤生长的促进，被归因于存在众多miRNA，包括miR-

5096[164]、miR-221[165]、miR-21[159]、miR-15b、miR-16、miR-19b、miR-20、miR-26a、miR-27a、miR-92、miR-93和miR-320[49]。

除了对肿瘤发展的影响外，miRNA还与获得免疫系统逃逸和治疗耐药性特征有关。在摄取含有miRNA的胶质瘤来源EV（如miR-10a、miR-21[158]、miRNA-29a和miRNA-92a[166]）后，细胞的重编程会刺激靶细胞中的免疫抑制作用。生物体液中胶质瘤来源EV中miRNA水平的定量可能提供凋亡耐受和肿瘤进展的证据。

液体活检发展的驱动因素之一是识别治疗性耐药的潜力。从胶质瘤来源EV中分离miRNA的研究确定了调节放化疗耐药性和敏感性的多种miRNA。例如，放疗敏感性的降低与神经胶质瘤来源EV中miR-301a的富集有关[153, 167, 168]。其他miRNA，如miR-1238、miR-93、miR-193[169]和miR-25-3p[170]与化疗耐药性的增加相关。相反，通过富集miRNA来激活化疗敏感性的证据也得到了详细描述。在对标准化疗药物替莫唑胺（TMZ）、丝裂霉素和顺铂的反应中，miR-151a、miR-181和miR-34a的富集分别增强了对化疗的敏感性[171-173]。通过基于EV的液体活检的方式理解miRNA的释放将对通过非侵袭性手段监测治疗反应具有重要意义。

尽管胶质瘤来源EV的miRNA显示出巨大的预后价值，但miRNA特征在区分肿瘤病理方面的实用性同样令人印象深刻。对肿瘤和正常组织进行miRNA谱分析已成功地将恶性肿瘤与表达特征相关联，具有显著的敏感性和特异性。目前已经报道了几项多种miRNA表达特征的研究，能够区分少突胶质细胞瘤和胶质母细胞瘤，对低风险和高风险GBM患者进行区分[174, 175]，并基于肿瘤癌症基因组图谱（Tumor Cancer Genome Atlas，TCGA）数据集预测胶质瘤患者的预后[176-180]。此外，单个miRNA分析可分别通过miR-486-3p[181]和miRNA-196[182]水平的上调，将GBM与低级别星形细胞瘤和间变性星形细胞瘤区分开来。

miRNA通过肿瘤微环境内的细胞间通信在肿瘤发生、调控中发挥关键作用。因此，miRNA作为诊断、预后和治疗目的的生物标志物具有巨大潜力。

23.3.3.7　EV内含物：lncRNA

长链非编码RNA（long non-coding sequences of RNA，lncRNA）序列长度超过200个核苷酸，具有有限或无蛋白质编码能力。lncRNA通常存在于细胞核或细胞质中，在转录、翻译和翻译后水平的基因表达中发挥不同的作用[183, 184]。鉴于它们在基因表达中的重要作用，这些lncRNA转录本作为诊断、预后和治疗靶点具有巨大的潜力也就不足为奇了。虽然仍在探索EV lncRNA在治疗方面的潜力[185]，但lncRNA作为诊断和预后生物标志物在EV中的作用已经确立。目前有一种FDA批准的基于外泌体的液体活检检测，用于筛查前列腺癌抗原3（prostate cancer antigen 3，PCA3）作为前列腺癌的诊断标志物[186]，其他检测正处于不同的临床试验阶段。

对于胶质瘤，使用RNA测序技术已经确定很多循环lncRNA为潜在的生物标志物[187]。在胶质瘤来源EV中，lncRAN已被发现在侵袭、治疗耐药、血管生成和增殖方面发挥作用。研究表明，lncRNA ATB（由TGF-β激活）的上调激活了促进胶质瘤细胞侵袭的星形胶质细胞[188]，lncRNA AHIF（antisense to hypoxia-inducible factor，缺氧诱导因子反义链）促进了进展和放射抵抗，提供了一个潜在的治疗和预后靶点[189]。此外，lncRNA HOTAIR（HOX antisense intergenic RNA，HOX反义基因间RNA）通过诱导内皮细胞中VEGFA（vascular endothelial growth factor A，血管内皮生长因子A）的表达来增强血管生成，可能在胶质瘤中具有诊断和预后价值[190,191]。令人兴奋的是，胶质瘤来源EV的lncRNA HOTAIR的诊断检测对于胶质瘤来源EV与健康对照组的区分具有86.1%的敏感性和87.5%的特异性[191]。其他lncRNA包括CCAT2（colon cancer-associated transcript 2，结肠癌相关转录本2）和POU3F3（POU class 3 homeobox 3，POU3类同源盒3）已被发现可以促进血管生成，并与较差的预后相关[192,193]。胶质瘤的增殖也受到lncRNA的影响，如SNHG16（small nucleolar RNA host gene 16，小核仁RNA宿主基因16）与TLR7（Toll-like receptor 7，类Toll样受体7）相互作用，可激活胶质瘤细胞中的NFκB/c-Myc信号通路[194]。此外，研究还确定，lncRNA SBF2-AS1（SBF2 antisense RNA 1，SBF2反义RNA 1）的上调可能是TMZ耐药的预后指标，因为它会在先前化疗有效的胶质瘤细胞[195]中诱导TMZ耐药。这些发现总结在表23-2中。

除了提供诊断信息外，lncRNA可能通过调节表达提供可选择的有效治疗靶点[185]。这种调节可以通过反义寡核苷酸（antisense oligonucleotide，ASO）、基因编辑、二级结构预防、RNA结合蛋白和其他正在开发的方法来实现[196,197]。例如，正在进行的使用小干扰RNA（siRNA）和ASO靶向MALAT1（metastasis-associated lung adenocarcinoma transcript 1，转移相关肺腺癌转录本1）的转化研究在胶质瘤小鼠模型中显示肿瘤迁移和侵袭减少，证实了lncRNA作为令人兴奋的潜在治疗靶点的潜力[198]。

关于胶质瘤和胶质瘤来源的lncRNA，还有很多要了解的内容。随着对胶质瘤来源EV的lncRNA进行更深入的转录组分析，基于EV的液体活检可以通过提高lncRNA对异常基因表达及其他下游机制影响的深入理解而取得进展。

23.3.3.8　EV内含物：环状RNA

环状RNA（circRNA）是一类在所有真核细胞中发现的单链共价闭合RNA。它们是通过一种被称为"反向剪接"的特殊选择性剪接机制而产生的，这种机制通常发生在mRNA剪接之前[199,200]。它们在细胞内的功能范围从转录调控和蛋白质隔离到作为miRNA海绵。在癌症中，circRNA在肿瘤的发生、侵袭和转移中发挥作用。circRNA缺乏典型的3′和5′特征，因此它们对外切酶具有抗性，导致其半衰期超过48小时，稳定性高于许多其他RNA种类[201]。

circRNA在EV中广泛富集，并已被证明在生物体液（如血浆、脑脊液和尿液）中稳定存在[202]。它们在癌症中与健康对照相比表达模式明显不同，因此多种circRNA已经在癌症中被确定为潜在生物标志物，包括神经胶质瘤[203]。在神经胶质瘤中可以明确作为潜在生物标志物的circRNA已列于表23-3中。circSMARCA5、circMMP1、circHIPK3和circZFR的失调已在多种癌症中得以发现和研究[204]，而circATP8B4的上调迄今为止仅在胶质瘤中被报道过。

与其他EV内含物一样，从EV中分离环状RNA是困难的，因为它们在EV和生物体液中的浓度较低，尽管它们与其他RNA种类相比相对稳定。此外，circRNA在EV中的调控机制尚不清楚[205]。未来的研究可能会阐明这些机制，并为人们对circRNA在癌症中的独特作用提供更深入的理解。由于其稳定性和实用性，未来circRNA可能在神经胶质瘤及其他肿瘤的临床治疗中发挥重要作用。

第 23 章 液体活检在脑肿瘤中的作用

表 23-3 胶质瘤 RNA EV 生物标志物

	失调情况	研究类型	患者群体/细胞系	EV 提取方法	检测方法	临床意义	参考文献
mRNA							
IDH1	上调	血液	10 例胶质瘤，4 例健康对照	miRNeasy	BEAMing 和 ddPCR	诊断，预后	[18]
		脑脊液	14 例胶质瘤，2 例健康对照	miRNeasy	ddPCR	诊断，预后	[206]
EGFRv Ⅲ	上调	脑脊液	U87EGFRv Ⅲ，HUVEC，小鼠模型		RT-qPCR 和 ddPCR	诊断，预后	[143]
		细胞和小鼠模型					
MGMT，APNG	上调	血液	17 例 GBM，15 例健康对照	超速离心	芯片分析	诊断，预后	[148]
NESTIN 1	上调	细胞	MES83，MES1123，PN157，PN528	超速离心	qPCR	预后	[207]
55 个 GBM 特异性基因，包括 EGFRv Ⅲ	上调	血液，脑脊液	12 例 GBM 脑脊液，6 例 GBM 脑脊液，健康对照	超速离心，EVHB 芯片（微流控）	EVHB 芯片，转录组分析，ddPCR	诊断，预后	[208]
miRNA							
210	上调	血液	91 例胶质瘤，50 例健康对照	超速离心	RT-qPCR	诊断，预后	[209]
210	上调	血液	25 例 GBM，25 例低级别胶质瘤，15 例正常对照		RT-qPCR	诊断	[210]
185，5194，449	下调						
29b	上调	血液	107 例 GBM，40 例 Ⅲ 级星形细胞瘤，80 例健康对照	ExoQuick	RT-qPCR	诊断，预后	[211]
454-3p	上调	血液	34 例胶质瘤，34 例健康对照	Ribo 外泌体分离试剂	RT-qPCR	诊断	[212]
21，124-3p，222	上调	血液	100 例胶质瘤，30 例健康对照	ExoQuick-TC	RT-qPCR	诊断	[213]
301a	上调	血液	75 例胶质瘤，7 例复发 GBM，43 例健康对照	ExoQuick	RT-qPCR	诊断，预后	[167]
21	上调	脑脊液	25 例 Ⅱ/Ⅰ 级胶质瘤，45 例 GBM，正常对照	超速离心	RT-qPCR	诊断，预后	[157]
21	上调	血液，脑脊液	24 例 GBM 血清，13 例 GBM 脑脊液，14 非肿瘤脑脊液	超速离心	RT-qPCR	诊断	[214]
15b-3p，21-3p，155-5p，let-7a-5p	上调	血液	55 例 GBM，10 例健康对照	qEV（尺寸排阻色谱法 + 基于 CD44 的分离）	RT-qPCR	诊断，预后	[215]
182-5p	上调	血液，脑脊液	50 例 GBM 血清，25 例脑脊液，10 例健康对照	全外泌体分离试剂	RT-qPCR	诊断	[216]

续表

	失调情况	研究类型	患者群体/细胞系	EV 提取方法	检测方法	临床意义	参考文献
mRNA							
301a	上调	血液	75 例胶质瘤, 7 例复发 GBM, 43 例健康对照	ExoQuick	RT-qPCR	诊断, 预后	[167]
182-5p, 328-3p, 339-5p, 340-5p, 485-3p, 486-5p 和 543	上调	血液	16 例 GBM, 10 例 II/III 级胶质瘤, 16 例健康对照	血浆/血清循环和外泌体 RNA 纯化迷你试剂盒	Illumina	诊断	[217]
98-5p, 183-5p, 323-3p, 19b-3p	上调	血液	10 例 GBM, 8 例健康对照	ExoQuick	Illumina		[218]
549a, 502-5p		血液	10 例 GBM, 8 例健康对照	ExoQuick	RT-qPCR	预后	[219]
2276-5p	上调	血液	124 例胶质瘤, 36 例正常对照	超速离心	RT-qPCR	诊断, 预后	[220]
18 miRNA	上调	血液	5 例胶质瘤	ExoQuick	Illumina	预后	[221]
16 miRNA	下调						
148a	上调	血液	30 例 GBM, 30 例健康对照	ExoQuick	RT-qPCR	诊断	[222]
766-5p 和 376b-5p	上调	血液	32 例胶质瘤, 20 例健康对照	ExoQuick	RT-qPCR	诊断	[223]
1238	上调	血液	26 例 GBM 和健康对照	超速离心	RT-qPCR	预后	[224]
lncRNA							
ATB	上调	细胞	A172 和 U251	全外泌体分离试剂盒	RT-qPCR	治疗靶点	[188]
CCAT2	上调	细胞	A172, U87-MG, U251, T98G	超滤	RT-qPCR	治疗靶点	[192]
HOTAIR	上调	细胞	HBMVEC, A172	RNApure	RT-qPCR		[190]
		血液	66 例 GBM, 40 例健康对照	全外泌体分离试剂	RT-qPCR	诊断, 预后	[191]
POU3F3	上调	细胞	A172, U87-MG, U251, T98G	超滤	RT-qPCR	治疗靶点	[193]
SNHG16	上调	细胞	癌症干细胞	超滤离心	RT-qPCR		[194]
SBF2-AS1	上调	血液	U87, LN229, A172, T98, U251		RT-qPCR		[195]
			20 例 GBM: 10 例复发, 10 例原发	超速离心		复发性 GBM 中的预后	

第23章 液体活检在脑肿瘤中的作用

续表

	失调情况	研究类型	患者群体/细胞系	EV提取方法	检测方法	临床意义	参考文献
mRNA							
LINC00470	上调	血液	45例胶质瘤，10例健康对照	ExoQuick	RT-qPCR		[225]
ROR1-AS1	上调	细胞	30例患者细胞系	超速离心	RT-qPCR	治疗靶点	[226]
TALC	上调	细胞	LN229、GL261、HMC3、HA1800、MO3.13	超速离心	RT-qPCR	治疗靶点	[227]
circRNA							
circMMP1	上调	血液	25例胶质瘤，25例健康对照	ExoQuick	RT-qPCR	诊断，治疗靶点	[228]
circRNA 0001445	下调	细胞	A172、U373	超速离心沉淀	RT-qPCR		[229]
circSMARCA5	下调	血液	23例GBM和5例3级胶质瘤（GⅢ）患者，10例未受影响的对照组	尺寸阻阻色谱法	ddPCR	诊断	[230]
circHIPK3	上调			总外泌体分离试剂	RT-qPCR	诊断	[231]
circ-METRN	上调	血液	84例GBM和健康对照	miRNeasy	Illumina	诊断	[232]
circATP8B4	上调	细胞	抗辐射U-251	总外泌体RNA和蛋白分离试剂盒	RT-qPCR	治疗反应，治疗靶点	[233]
circZFR	上调	血液	69例GBM		RT-qPCR	诊断，预后	[234]
hsa_circ_0055202, hsa_circ_0074920, hsa_circ_0043722	上调		120例GBM，120例健康对照	ExoQuick	RT-qPCR	诊断	
Circ-Serpine2	上调	细胞	GSC23、A172、U251和SVG	超速离心沉淀	Illumina	诊断和治疗靶点	[235]

注：GBM，胶质母细胞瘤。

23.4 基于新WHO分类的诊断机会

2021年更新的WHO中枢神经系统肿瘤分类简化了胶质瘤分类的方法，并为临床医生和患者提供了明确推荐的治疗和预后算法。2021版WHO分类还总结了许多潜在的诊断和治疗靶点。表23-3总结了这些突变的生物标志物，以及能否在胶质瘤或其他肿瘤的液体活检中检测到它们，在哪种生物体液中可以找到它们，以及其相关的EV内含物。

值得注意的是，针对IDH1和1p19q共缺失的高灵敏度和特异性的液体活检测试可以实现成人胶质瘤的三大主要类别的即时分类。尽管这是通过从胶质瘤患者脑脊液中提取的cfDNA的二代测序来完成的，但还需要更快、更敏感的方法[28]。使用微滴数字（ddPCR）或数字PCR（dPCR）的液体活检速度更快、更便宜，而且对已知突变的检测更敏感。在血浆cfDNA中已经开发了对胶质瘤中TERT、BRAF及其他突变的ddPCR检测[25,241]，在外泌体mRNA中检测到了EGFRvⅢ[143]和IDH1[18]。通过定量PCR（qPCR）在血浆cfDNA中鉴定出了1p19q共缺失，该方法有可能适用于dPCR检测，以获得更高的敏感性[240]。这些方法及其他检测方法已被证明在各种生物体液中具有临床实用性，经过适当的临床试验之后，可以立即作为一种低成本、高效的胶质瘤分型方法。

23.5 EV用于液体活检的挑战

在疾病的不同阶段对肿瘤特异性EV进行检测和分型是一项挑战，因为生物体液中分析物的数量存在可变性。循环EV的数量可能受到肿瘤大小、坏死程度、分子亚型和治疗阶段的影响。为了在临床中充分探索液体活检的诊断潜力，有必要确定肿瘤生长和（或）初始进展的时间点，在这些时间点上，有足够的肿瘤特异性EV被释放到生物体液中。尚未有研究确定与肿瘤特异性EV恢复下限相关的时间点。尽管人们对这一领域的兴趣日益增长，但在分析前阶段还有许多挑战，需要解决这些问题才能实现液体活检在肿瘤诊断、纵向疾病监测和复发检测中的真正临床应用价值。一个主要障碍是缺乏处理、隔离、分型、提取和量化EV的标准化工作流程。在处理复杂的生物体液时，这一问题更加明显。生物体液类型、采样时间、采集管类型、样本处理、储存条件等因素都会影响获得结果的可重复性和可靠性。

EV的分离和分型技术包括超滤、超速离心、离子交换和膜亲和色谱、磁珠阴离子交换、基于亲和性的方法和微流控方法[245-253]。多种方法联合应用有可能获得更高的EV纯度和产量[251,254]。检测和定量可以通过纳米颗粒跟踪分析、PCR、蛋白质印迹法、电子显微镜、原子力显微镜、高分辨率流式细胞术或电阻脉冲传感来完成[251,255]。这些分离和分型方法各有优缺点。为了获得数量更多和质量更优的EV，研究中越来越多地使用联合方法；然而，仍存在高度可变性和缺乏标准工作流程的问题[245,247,250]。许多生理和环境因素也被证明对生物体液中的EV水平有影响，但通常未被常规考虑。这些因素包括但不限于物品使用、吸烟、共病环境、体重指数（BMI）和昼夜节律，所有这些因素都可能对结果有影响。控制研究人群的混杂因素仍然是一个挑战。

未来的工作应集中在建立集成的、优化的工作流程，以便在方法学和实验设计方面进行跨研究比较。最后，使用标准规范来分析和报告EV结果将进一步有助于液体活检在临床环境中的实施和取得进展。

23.6 EV在液体活检及其他方面的未来方向

关于EV的研究进展已经证明了其作为生物标志物、治疗靶点的来源具有重要潜力。这些小而重要的囊泡的巨大潜力还未完全实现。

除了液体活检，还有一个广泛的研究领域是探索基于EV的治疗方法。EV可能有一天能够提供基因治疗或帮助递送药物的方法，可能是在胶质瘤或其他肿瘤内实现。最近有研究发现，EV包裹的miRNA海绵可以降低miR-21水平，导致大鼠模型中的GBM肿瘤体积显著减少[256]，而释放抗miR-9的EV增加了GBM细胞中多药物转运体的表达和药物敏感性[257]。通过EV加载cPLA2 siRNA和二甲双胍[258]可以调节小鼠模型中的胶质母细胞瘤的代谢。EV还成功装载了化疗药物，如紫杉醇[259]和多柔比星（阿霉素）[260]，展示了它们在化疗递送方面的潜力。这些研究利用对EV摄取调控的深入了解，结合合成EV的开发，为更靶向的治疗性递送方法铺平了道路，有可能会彻底改变癌症治疗。

在液体活检和临床试验设计的背景下，EV提供了巨大的潜力，因为其衍生的生物标志物可以作为评估治疗疗效的终点。这些生物标志物能够以更大的特异性和敏感性评估无进展生存，并提供一种比目前可用的措施（如症状监测或放射影像学检查）更早期的检测方式。治疗期间生物标志物的变化也将有助于评估治疗对总生存期的影响[261]。生活质量、神经功能和其他神经认知结果，这些都越来越多地被纳入临床试验，它们也可能与液体活检的生物标志物有关联。未来的临床试验将这些检测与EV来源的生物标志物联系起来，可能会阐明以前未知的亚组，以便更好地理解治疗效果。

在诊断领域，已经有了分离EV mRNA的操作方法，在影像学识别后帮助区分胶质瘤亚型方面具有重要的临床应用价值。应尽快验证这些检测方法并将其纳入临床工作流程。针对驱动神经胶质瘤分类的其他液体活检测试可能会在未来几年出现。

提高液体活检敏感性和特异性的方法也在探索中。如前所述，聚焦超声可以打开血脑屏障，允许EV通过，从而增加在其他生物体液中分离的EV数量。这种技术可用于提高未来EV检测的敏感性和特异性[149]。另一个有希望的方法是在同一次分析中结合多种分析物。通过同时提取cfDNA和EV RNA等分析物，再通过第一链合成系统将EV RNA转化为cDNA，可能会提高检测表达突变的敏感性和特异性。

使用EV在放射影像学识别之前检测胶质瘤的方法也正在探索中。截至目前，还没有关于转录组学、基因组学、蛋白质组学或代谢组学EV特征的单一生物标志物被可靠地用于敏感性和特异性诊断。虽然很难预测，但未来的诊断测试可能是结合多种模式，以解锁EV在液体活检中的无限潜力。未来将cfDNA或CTC进一步联合也可能是必要的，以实现该领域追求的目标：一种全面、及时和微创的胶质瘤诊断和监测方法。

资金来源 本研究得到了P01 CA069246（BSC）、R01 CA239078（BSC）、R01 CA237500（BSC，LB）和U01 CA230697（BSC，LB）等项目的资助。这些资助来源在手稿的撰写或提交手稿出版的决定中没有起到任何作用。作者撰写本篇文章并未获得报酬。通信作者可完全查阅稿件，并承担提交出版决定的最终责任。

（王 涛 王小波 译）

扫码见第23章参考文献

第六部分

下一个前沿：液体活检和早癌检测

第24章 早癌检测：挑战与机遇

Christos Patriotis，Sudhir Srivastava

摘　要　癌症是全球及美国的第二大死亡原因。近期研究表明，在早期、临床前阶段检测癌症有可能降低癌症特异性发病率和死亡率。然而，目前超过70%的癌症死亡病例所发生的器官部位没有获批准的早期检测模式，这主要是大多数器官部位的疾病流行率低导致的成本效益低，再加上早期检测的敏感性低，且假阳性率相对较高，这可能导致不必要的侵入性诊断程序所带来的严重疾病或死亡，或导致不必要的财务支出和药物毒性。目前，在美国普通人群中进行早癌检测的筛查项目仅推荐用于发病率相对较高的少数器官部位，包括结肠、乳腺和宫颈，以及针对肺癌（有吸烟史而风险增加的个体）或前列腺癌（基于个体化需求）的检测。现有的筛查项目，如结直肠癌的结肠镜检查、针对乳腺癌的X线检查或针对肺癌的低剂量计算机断层扫描，需要昂贵的基础设施与训练有素的医疗技术人员。因此，患者对筛查项目的依从性仍然很差，尤其是由于历史和社会经济原因而处于弱势的群体中，如少数民族（种族）、保险不足或未投保的个人，或居住在农村地区、获得医疗保健服务有限的人群。

关键词　早癌检测；液体活检技术；多癌种检测；癌症筛查；癌症生物标志物；循环肿瘤DNA；循环肿瘤细胞；人工智能；机器学习；特异性；敏感性；临床试验

癌症是全球及美国的第二大死亡原因[1]。最近的研究表明，在早期、临床前阶段检测癌症有可能降低癌症特异性发病和死亡率[2]。然而，目前超过70%的癌症相关死亡病例所发生的器官部位并没有获批准的早期检测模式[2]。这主要是大多数器官部位的疾病流行率低导致的成本效益低，再加上疾病早期检测的敏度性低，且假阳性率相对较高，这可能导致不必要的侵入性诊断程序所引起的严重疾病或死亡，或导致不必要的财务支出和药物毒性。目前，在美国普通人群中进行早癌检测的筛查项目仅推荐用于发病率相对较高的少数器官部位，包括结肠、乳腺和宫颈[3]，以及针对肺癌（有吸烟史而风险增加的个体）[4]或前列腺癌（基于个体化需求）的检测[5]。现有的筛查项目，如结直肠癌的结肠镜检查、乳腺癌的乳房X线检查或肺癌的低剂量计算机断层扫描，需要昂贵的基础设施与训练有素的医疗技术人员。尽管在过去十年中，被推荐筛查项目的依从性有所改善，但仍低于"健康人群2020"所有推荐筛查的男女性目标水平（约60%）[6]。重要的是，由于历史和社会经济原因而处于弱势的群体中，筛查接受水平明显更低，如少数民族（种族）、保险不足或未投保的个人，或居住在农村地区、获得医疗保健服务有限的人。

C. Patriotis (✉)・S. Srivastava (✉)　e-mail: patriotisc@mail.nih.gov; srivasts@mail.nih.gov
Division of Cancer Prevention, National Cancer Institute, NIH, Bethesda, MD, USA

24.1 液体活检——简化癌症筛查和提高依从性的机会

在个体化医疗时代，人们希望用廉价、有效、无创或微创的方法来确定癌症在其最早可能的进展阶段是否存在，此时采用根治疗法最有效，且有可能对死亡率产生影响。一个有效的筛查检测必须在临床干预能够为患者提供最大获益的阶段实现癌症的准确检测。液体活检有望改变常规医疗中早癌检测和诊断的方式。通过生物体液的重复采样，液体活检有助于肿瘤的分子分型，监测基因组的实时变化，更好地了解疾病动态，可以确定哪些患者需要立即治疗干预，哪些会由较低风险进展为致命疾病，因此积极监测即可获益。通过检测癌症生长中的多种成分，包括循环肿瘤细胞（CTC）、来源于肿瘤细胞的循环游离DNA（cfDNA）、循环肿瘤来源的外泌体和血液（血清或血浆）以及其他体液（如尿液、唾液和痰液）中的分析物，液体活检可以使临床医生筛查无症状个体中的疾病是否为癌症高风险[7]。通过单次的血液学检测，液体活检可以对循环物质进行多维度分析，为检测多种类型的癌症提供信号[8]。多癌早期检测（multi-cancer early detection，MCED）是一种液体活检方法，旨在通过分析cfDNA的多种特征（如突变谱、甲基化特征和片段化模式），以及其他循环分析物（如蛋白质标志物），同时筛查多种类型的癌症。它们通常利用人工智能方法或基于机器学习的模型来确定这些分析物的组合和水平如何构成阳性测试结果，并生成一个组织起源（tissue-of-origin，TOO）的预测，判断最有可能的癌症器官部位[9,10]。然而，阳性的MCED测试仍需要额外的随访进行诊断评估，以确定是否存在癌症。MCED检测为简化癌症筛查过程提供了一个机会，并有可能提高依从性和成本效益，这是基于：①其强大的流行病学原理，因为大多数致命但目前未经筛查的癌症的总患病率远超过任何单一癌症类型的患病率[2,11]；②样本采集的微创性，不需要新的昂贵的基础设施和人员培训。最近的建模分析表明，通过实施基于MCED的策略在50～79岁的个体中干预癌症，可以在美国避免26%的癌症相关死亡[12]。

24.2 液体活检的分析和生物学考量与挑战

尽管用于监测癌症治疗反应和早期复发的液体活检取得了很多研究进展[13]，但用于早期癌症检测的液体活检面临着重大的分析和生物学挑战。这是由于早期癌症释放到血液中的CTC、cfDNA或其他癌症相关分析物的水平相对较低，以及缺乏在诊断敏感性和特异性方面具有适当高水平的技术[14]。

尽管正在深入研究CTC和cfDNA的临床实用性，但对液体活检方法所代表的潜在生物学特征却知之甚少。众所周知，癌症会将分子和细胞释放到体液中[15]。事实上，在血液、骨髓、脑脊液、唾液和尿液中可以检测到许多细胞大分子（DNA、RNA、蛋白质、代谢物）和细胞产物，如细胞外囊泡（如外泌体）[16-18]。在呼出气体中可以对代谢产物前体进行检测和分型[19]。由于这些体液通常更容易获得，而且在大多数情况下，采集样本的程序是非侵袭性或微创的，因此它们是早期癌症检测和评估患者癌症信息有吸引力的候选方法。这对于难以获得组织活检的癌症尤其重要，如肺癌或神经胶质瘤。

第 24 章　早癌检测：挑战与机遇

液体活检的理论基础，即不论组织来源是什么，在循环中都可以发现来源于癌细胞的 DNA，包括细胞外囊泡（extracellular vehicle，EV），最有名的是外泌体。研究表明：①循环 cfDNA 可作为早期检测的生物标志物，因为它易于获得、可靠且可重复；②癌细胞释放入血液的 DNA 量与癌症的进展相关[20]。因此，检测癌细胞释放到血流中的 DNA 有助于早期疾病的检测，如在疾病早期通常无症状的胰腺癌和卵巢癌患者中有助于对已发现的癌症进行分期和鉴别诊断，以及有助于疾病的预后判断。目前仍需要在合适的筛选目标人群（即推测的健康无症状个体）中开展进一步的研究，以确定这些检测是否能以足够高的灵敏度检测到早期疾病，并且确定某个时间点上的治疗将会产生临床差异。

在护理标准差且时机重要的 4 种特殊环境中，液体活检有可能产生影响：①反复要求做的肺癌检测；②目前没有推荐筛查方式的胰腺癌、卵巢癌、肝癌和其他致命癌症的筛查和早期检测；③对前列腺癌进行风险分层，以确定是积极监测还是即刻治疗；④预防性干预和免疫治疗。然而，分析和诊断的敏感性和特异性数据仍然不足，基础科研仍处于萌芽阶段，有多种技术方法目前正在开发之中。

原发性肿瘤每天可以向血管系统中释放数百万个细胞，但只有少数细胞最终会在继发器官中形成转移。这些 CTC 在循环中的时间很短，通常只持续几分钟，部分原因是它们的体积太大，无法通过小的毛细血管，这可能导致了血液中 CTC 的稀有性。人们已使用阳性（即通过 CTC 上的抗原特异性表达进行检测）和阴性（即去除所有非 CTC 的细胞）方法来捕获活的 CTC[21]。但每种技术都会对 CTC 亚群的富集产生偏差。目前尚不清楚 CTC 亚群如何反映肿瘤的异质性和如何进化。虽然在晚期转移性疾病患者中可能容易检测到 CTC，但尚不清楚早期癌症患者在多大程度上可以检测到 CTC，也不确定这是否仅仅反映了总的肿瘤负荷或肿瘤生物学性质。

尽管在液体活检测试的发展中，循环 cfDNA 受到了很大的关注，但对其生物学的了解仍处于早期阶段。对于癌症患者来说，cfDNA 可以有多种来源。它可以起源于凋亡细胞（正常细胞和肿瘤细胞）、坏死细胞和播散的肿瘤细胞，这些细胞在血液中或在上皮-间质转化过程中受到了剪切力的作用。此外，来源于肿瘤的 cfDNA，也称为循环肿瘤 DNA（ctDNA），携带肿瘤相关的遗传和表观遗传学变化，这使得 ctDNA 成为癌症早期检测的潜在生物标志物。此外，ctDNA 染色质修饰的分析可以反映肿瘤的异质性，可能会判断其侵袭性或惰性表型行为和疾病预后。

如果要在临床实践中把 ctDNA 用作早期检测生物标志物，液体活检必须具有较高的分析灵敏度、特异性、准确性、可靠性和可重复性。然而，ctDNA 突变谱的检测面临许多挑战。例如，其背景噪声通常很高，部分原因是正常人体细胞释放的 cfDNA，尤其是当采用血液作为样本时。此外，不确定潜能的克隆性造血（clonal hematopoiesis of indeterminate potential，CHIP）是一种常见的癌前病变，其发病率随着年龄的增长而增加，这使得 ctDNA 的测定变得困难，因为来自单个克隆的白细胞 DNA 过表达[22]。这种非肿瘤来源的 CHIP 突变已被反复报道为血液类液体活检中生物背景噪声的来源。将 CHIP 突变错误归类为肿瘤来源突变可能导致诊断和临床管理不当。因此，从血浆中检测 ctDNA 突变应谨慎评估其潜在的病理相关性。

毫无疑问，cfDNA 和 ctDNA 检测的快速技术进步推动了液体活检领域的发展。然而，在液体活检广泛应用或完全纳入临床实践之前，仍有许多生物学问题需要解决。了解肿瘤间和肿瘤内的异质性以及患者间的差异对ct/cfDNA液体活检中所使用的各种参数的贡献是很重要的。例如，ctDNA释放的起源和机制是什么？这对液体活检测量有何影响？在有相同或相似癌症的患者中，血液或其他生物流体中脱落的DNA含量和循环细胞数量的差异是什么原因造成的（患者间差异）？ctDNA技术最终的临床应用也需要彻底阐明可能影响临床实验室检测的分析前因素，需要制定通用且易于在临床实践中实施的标准操作程序。

基于ctDNA、CTC和外泌体的液体活检在早期检测中的广泛应用面临几个重要的技术和生物学挑战。关于液体活检样本中捕获到的肿瘤微环境和针对ctDNA释放的免疫反应，目前还知之甚少，必须进一步完善诊断工具，以检测可能在早期癌症阶段释放到循环中的极少量的肿瘤来源的成分，包括ctDNA、遗传异常细胞和外泌体。通常，ctDNA在血浆中占cfDNA含量的范围为<1%，尤其是整体病变体积较小的早期癌症和癌前病变，可低至<0.01%[23]。这与用于检测早期癌症的液体活检方法的分析灵敏度和准确性非常相关，并提出了一个相关的伦理问题，即接受筛查的个体可获取的最大血液体积是多少。例如，每个基因座至少需要10 000个基因组当量，才能以0.01%的灵敏度［或万分之一的变异等位基因频率（variant allele frequency，VAF）］检测杂合突变。假设二倍体人类基因组的质量约为6.6pg，在这种情况下，需要66ng的cfDNA，转化为血浆大约需要30mL，才能检测来自突变DNA片段的单个阳性信号。如果4个基因组拷贝代表0.1%的VAF，则每次测定需要在样本中包括4000个基因组拷贝。然而，如果检测的诊断阈值为95%的灵敏度，则需要超过4200个基因组拷贝或>13ng的cfDNA（约60mL血浆）才能进行有效的阳性检测。真正的突变必须通过一个以上的信号或序列读长来确认，这一事实进一步加剧了上述问题，这与检测方法所需的最小测序覆盖率/深度以及相应所需的cfDNA输入量有关[24]。

细胞外囊泡的生物发生涉及它们在内含体中的起源，以及随后与其他细胞内囊泡和细胞器相互作用，从而产生了外泌体的最终成分[25]。这些成分包括核酸、蛋白质、脂质、氨基酸和代谢产物，可以反映它们的起源细胞。在癌症中，外泌体可以揭示细胞或组织状态的改变。生物体液中EV的检测可能为多癌早期检测的诊断测试提供了机会。然而，随着对外泌体异质性、其装载物和功能认识的不断发展，对外泌体及其装载物分型的精确度和准确度也将不断提升。考虑到感染、炎症和癌症以外的自身免疫性疾病会造成生物学变异，它们在多大程度上有助于液体活检仍有待研究。

24.3　在临床实施MCED液体活检测试的挑战

迄今为止，关于MCED测试分型的研究通常集中于在已诊断为癌症的受试者和未诊断为癌症的对照组中对其诊断性能（敏感性和特异性）进行回顾性验证[9, 10, 26-29]。这些研究的结果表明，其特异性一直很高（98%～99%），与目前针对单个器官或部位的筛查模式相对较高的假阳性率相比，这对其在人群中更广泛的应用是非常令人鼓舞的[30-32]。所报告的测试的敏感性是可变的，这取决于所测量的分析物的类型、所靶向癌症的类型和数量

第 24 章　早癌检测：挑战与机遇

以及癌症分期。通常，与晚期癌症（Ⅲ期，约80%）相比，早期癌症（Ⅰ期，约40%）的敏感性较低[9, 10]。尽管MCED检测对早期癌症的敏感性相对较低，但其对多种癌症的检测具有较高的特异性，包括一些没有有效筛查模式的致命癌症，MCED检测可能有助于改善早期癌症检测实践。然而，要将这些初步发现转化为有意义的临床影响，如改善癌症治疗相关的发病率和生活质量、提高总生存率和降低癌症特异死亡率，还需要通过随机对照筛选试验进行长时间且复杂的临床效用评估。

尽管MCED测试对于癌症早期检测和患者结果的潜在影响是令人信服的，但在将其引入主流的癌症筛查实践之前，还应该解决一些重大挑战。基于传统的单器官癌症筛查测试的知识，在临床实践中将MCED液体活检测试应用于泛癌筛查带来了新的与患者护理相关的不确定性。具体包括：①将早期临床意义重大的癌症与偶然的非致命性癌症区分开来，从而最大限度地减少过度诊断和过度治疗的影响；②确定诊断解决途径和必要的检查，以确定某个器官或部位是否存在癌症；③声明需要对没有明确诊断的阳性检测结果做适当随访；④了解基于MCED筛查的害处与益处相关的伦理意义及其对当前健康状况差异的缓解或恶化。此外，在缺乏透明度、分析验证标准以及MCED测试相关算法等方面仍存在持续的挑战，其中一些挑战如下：

- 在MCED检测技术方面缺乏标准化可能导致假阳性结果。这是一个挑战，但当生物标志物被应用于回答临床问题（如早癌检测）时，这个问题会带来更严重的后果。
  - 要开发一个用于确定MCED测试的准确性和分析灵敏度的样本来源，需要什么样的社区合作？
  - 诊断等级的"金标准"是什么？如果与时间相关，需要/指定的随访期是多长？
  - 如何协调样本处理和被测物提取/分析的不同方法？
  - 如何使分析和报告结果的方法更加透明？
- 目前似乎没有足够的数据来鉴别具有不确定意义的基因组变异的临床影响。
  - 为创建一个可共享的、全面的基因组变异数据库，以便正确识别DNA变异（异质性）及其与癌症的关系，应该采取哪些措施？
  - 为了开发一种临床有益的生物信息学方法来对多种癌症早期检测进行统计分析，需要什么样的公共或私人投资？
- 检测限（limit of detection，LOD）因MCED检测平台及所用方法而异——对于阳性检测信号，血液中的生物标志物必须达到的最低浓度是多少？
  - 大多数液体活检都是实验室开发的测试（laboratory developed tests，LDT），由单个实验室/实体开发。美国FDA或其他监管机构在制定政策批准液体活检作为癌症筛查、早期检测或癌症复发的指征时将会有什么期望？它们是否应该因指征的不同而有所差别？
- 研究表明，"临床效用"的证据推动了基因检测的覆盖范围判定和报销政策。单器官或部位的套餐测试更有可能获得报销，因为它们对临床决策的影响是既定的，相比较而言，MCED检测结果的临床意义不太确定，预计其检出更多的是临床意义/后果不确定的癌症。

- 用于早期癌症检测的液体活检在近期的报销前景如何？
- 为了提供关于"临床效用"的充分证据来支持报销，需要做些什么？更多的数据？关于临床预后结果的长期数据？还是对数据库中临床变量的更深入了解？

24.4 缓解挑战

24.4.1 标准数据收集

癌症血液图谱（blood profiling atlas in cancer，Blood PAC）联盟率先致力于建立液体活检技术的数据共享基础设施，包括MCED测试，其中包含70多项研究和项目的超过33TB的数据[33]。数据共享包括可用于支持框架的预分析、分析、临床/诊断和其他数据，以及最终可能成为工业标准的标准方案[34]。通过合作开发最低技术数据元素（minimum technical data elements，MTDE）数据字典来协调不同平台的数据，上述工作可以支持跨平台分析，而MTDE可以反映可能影响液体活检测试性能及其最终结果和解释的预分析、分析和临床变量[35]。通过与FDA合作，Blood PAC已经发布了一系列分析验证方案，作为指南用于解决液体活检分析[基于ctDNA的二代测序（NGS）]评估中的许多挑战[36]。这些挑战包括从患者身上抽取的血液量有限；相对于血液中的总cfDNA量的低VAF（ctDNA）；ctDNA检测所需的极高灵敏度和特异性以及ctDNA检测的假阳性率；需要含有足够ctDNA的人造样品和标准品进行分析验证。

24.4.2 检测极限的稳定性检验

美国国立卫生研究院基金会（Foundation for the National Institutes of Health，FNIH）的生物标志物联盟正在牵头制定基于NGS的液体活检技术LOD测试的内部标准[37]。这些基因组序列质量控制材料（quality control materials，QCM）包括多种等位基因变异（如单核苷酸变异、缺失、易位和拷贝数变异）。通过识别和处理在解释ctDNA结果并将其转化为临床可操作决策过程中所观察到的差异，QCM可以促进对ctDNA测试结果的准确解释。FNIH正在评估QCM在三个阶段的性能：第一阶段——评估变量种类灵敏度、LOD和精密度声明等分析性能；第二阶段——将QCM功能分型与临床样本进行比较，以确定它们是否等效；第三阶段——与更广泛的商业和学术临床实验室共享QCM，以收集有关材料的价值，满足所公布的作为检测对照和作为检测性能测试替代样本的预期用途。FNIH已与国际液体活检标准化联盟（International Liquid Biopsy Standardization Alliance，ILSA）的协作社区联手，构成该联盟的组织已经认识到在肿瘤学中面向全球使用液体活检和通用参考标准的重要性，并寻求在更广泛的医学领域推广使用。

24.4.3 严谨的研究设计

如上所述，到目前为止，大多数已发表的关于MCED检测的开发和验证研究通常采用病例对照研究设计，使用的是诊断后样本[9, 10, 26-29]。尽管这种设计可能对测试开发是必要的，但它们不适合验证，因为它们总是高估了该检测在预期筛选人群中的临床性能。这种研究可能在多个维度上存在偏倚；例如：①仅包括疾病谱的极端终点（即癌症病例与健康对照，通常根据阴性病史或自我报告进行选择），而没有癌前病变和良性病变或其他相关并发症；②疾病类型（分期、分级、组织学亚型等）的分布通常与预期筛查人群中观察到的情况不同[38]。尽管已经对无症状受试者进行了一些MCED测试的前瞻性研究[10,28]，但还没有一项研究显示出明确的临床获益，如癌症相关死亡率的降低。用于癌症筛查的MCED测试的临床实用性的严格评估必须在操作得当的具有明确临床终点（如降低晚期癌症发病率或降低死亡率）的随机对照筛查试验（randomized controlled screening trial，RCT）中进行。MCED测试在人群中广泛应用之前，必须评估其潜在的益处与危害，包括假阳性测试会导致不必要的诊断过程，而假阴性测试导致虚假保证，导致丧失标准护理筛查和错过癌症早期诊断，导致治疗延迟和潜在更差的预后。其他的研究目标可能是检查MCED测试是否可以通过提高早期癌症的临床敏感性或通过降低假阳性率（通常困扰当前的单器官部位筛查模式）来有效提高当前癌症筛查的临床实用性。国家癌症研究所的科学计划领导和科学顾问委员会最近批准在癌症预防司内开发癌症筛查研究网络（Cancer Screening Research Network，CSRN），其目标是建立必要的基础设施，以支持开展合作式随机对照癌症筛查试验以及其他用于预防干预的筛查和管理研究。其最初目标之一是启动一项先锋研究，以确定RCT设计的临床和操作内容用以评估MCED检测的临床实用性。

24.4.4 诊断随访

尽管迄今为止开发的许多MCED测试都包括一个潜在起源组织（tissue of origin，TOO）的预测，这可能为诊断解决之旅提供起点，但其他测试可能会是一个全身成像扫描，作为诊断途径的第一步。评估MCED测定阳性结果的适当数量和诊断测试类型可以根据预测的TOO和患者特征（如依从性和患者偏好）以及临床医生的实践偏好和后续护理的可及性而有所变化。因此，针对每个MCED测试的各种器官或部位，可能需要制定具备标准化随访测试的预设诊断路径算法，以指导临床实践。鉴于MCED检测用于筛查的新颖性，临床医生可能欢迎这种指导，特别是当初步检查随访的阳性检测结果并没有发现癌症诊断时。此外，诊断过程中也存在潜在的危害，如MCED检测结果呈假阳性后，来自侵袭性诊断操作的并发症、缺乏随访、患者自付费用的经济损失以及缺乏明确诊断等。此外，一些MCED测试可能需要全身成像扫描，如PET-CT来确定TOO，这可能会导致偶然的结果，引发新的诊断过程和额外的成本。

24.5 MCED测试筛选的未来

关于MCED测试开发，最近的工作主要集中在cfDNA的突变和甲基化谱的分析上。最近，已经有一些研究尝试将cfDNA的拷贝数变化和循环蛋白结合起来。2018年发表的CancerSEEK测定[9]结合了来自文献的8种公认的蛋白质标志物和从大量癌症组织样本中鉴定的16种癌症驱动基因中的1900多种突变遗传变异。虽然这项研究的结果为该方法的

"概念验证"提供了进一步的支持，但它还不够全面，无法说服临床医生相信该检测将推进肿瘤患者的临床管理，尽管其具有非常高的特异性（>99%），并且在利用已知的基于肿瘤蛋白质的标志物和cfDNA变异（被报道为基于一小部分肿瘤组织的驱动突变）方面具有生物学合理性。然而，在MCED测试能够常规应用于临床之前，一些方法上的挑战仍然是需要解决的障碍。

在MCED检测中使用蛋白质和其他代谢产物仍然是一个有待开发的领域。尽管蛋白质是大多数细胞功能的直接驱动因素和癌症治疗的直接靶点，但在癌症MCED领域，基于蛋白质组学的分析仍然落后。在MCED分析中包含蛋白质，可能比DNA甚至RNA可以揭示更多器官特异性信息，这有助于进一步识别肿瘤的起源。在与DNA/RNA类似的情况下，独立或与核酸结合应用新的蛋白质生物标志物可以显著提高MCED测试的诊断精确度。

总之，MCED测试开发是一个不断改进癌症人群筛查诊断工具的过程（图24-1），改进可以是渐进的或是突破性的。持续改进过程（continual improvement process，CIP）背后的基本原则是，有时科学假设没有得到证实，预期的诊断测试可能没有充分发挥作用。这就是为什么采用CIP原则如此有用。通过这种方式，人们可以从失败和错误中吸取教训，并重新提出假设，使其变得更好。人们希望MCED检测将随着时间的推移而不断进化，并随着技术和算法的新进步而变得更好，以提高其诊断准确性和TOO预测。

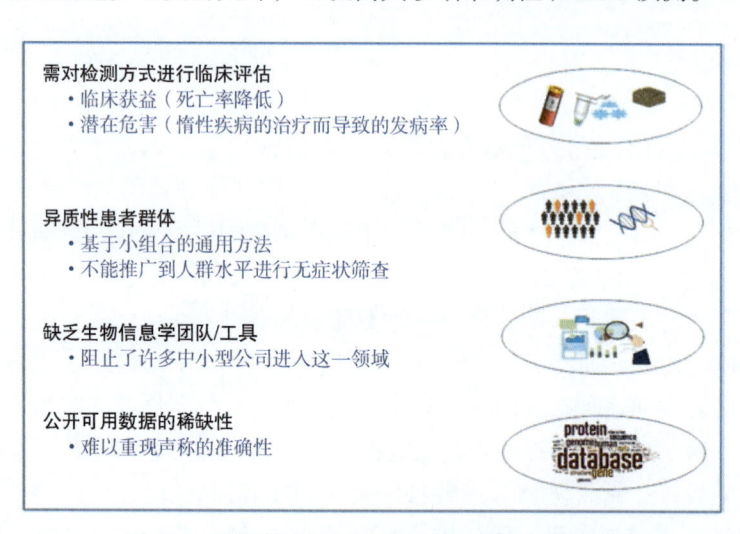

图24-1　用于筛查的MCED测试开发的主要挑战

（陈锦飞　译）

扫码见第24章参考文献

第25章 Galleri测试

Megan P. Hall，Alexander M. Aravanis

摘　要　尽管癌症治疗取得了重大进展，但癌症仍然是全球第二大死亡原因，并有可能成为全球首要死亡原因[3]。早期癌症检测被认定为是改善预后和减轻治疗负担的关键[4,6-11]，但有效的筛查模式仅存在于5种常见癌症的部分亚群中，且遵循筛查建议的情况各异[12-17]。GRAIL开发了Galleri测试，一种基于甲基化的多癌早期检测方法[36,56]。Galleri测试能够检测来自50多种类型癌症的共同信号，并可以高精度预测癌症来源于身体的哪个部位[37]，这是MCED测试的一个关键能力。重要的是，该测试仅需要简单的抽血采样。模型研究表明，在推荐的筛查测试之外再采用Galleri测试有望避免近40%的预计在未来5年内发生的癌症死亡。

关键词　游离DNA；临床试验；早癌检测；50种癌症的检测；DNA甲基化谱；甲基化；二代测序；机器学习

25.1　背景

尽管癌症治疗取得了重大进展，但癌症仍然是全球第二大死亡原因，并有可能成为全球主要死亡原因[1-3]。早癌检测被认为对于改善预后和减轻治疗负担至关重要[4,6-11]，但有效的筛查模式目前仅存在于5种常见癌症的部分亚群中，而遵循筛查建议的情况也存在差异[12-17]。

尽早检测癌症可能是改善癌症预后和降低癌症死亡率的最重要的方法（参见报道[4,22]）。实际上，模型研究表明，在IV期之前发现癌症可以将5年癌症特异性死亡率降低15%[7]。美国和英国政府在抗击癌症方面都设定了雄心勃勃的目标。在美国，癌症登月计划2.0的目标包括在未来25年内将癌症相关死亡率降低至少50%。国家健康服务（National Health Service，NHS）的长期计划是在2028年前改善癌症预后；该计划包括每年增加55 000名癌症幸存者，使他们能够存活5年或更长时间，并诊断75%的早期阶段（Ⅰ期或Ⅱ期）癌症患者。更早地检测和诊断癌症能允许进行更有效的治疗选择。

这些目标依赖于推荐的癌症筛查测试。美国预防服务工作组（Preventive Services Task Force，USPSTF）仅推荐5种类型癌症的筛查测试：宫颈癌、乳腺癌、结直肠癌、前列腺癌（基于个体情况）和高危患者的肺癌。这些测试在敏感性上进行了优化，因此可以容忍较高的假阳性率，从而导致较低的阳性预测值（参见报道[18-20]）。此外，使用单一测试进行的连续筛查会导致假阳性率的累积[21]。例如，一名有吸烟史的60岁女性在进行4种癌

M. P. Hall (✉)　e-mail: mhall@grailbio.com
GRAIL, LLC, Menlo Park, CA, USA

A. M. Aravanis
Illumina, Inc., San Diego, CA, USA

症（肺癌、乳腺癌、宫颈癌和结直肠癌）筛查时，其假阳性率为43%[22]。

单一癌症筛查减少了癌症特异性死亡率。然而，约70%的癌症相关死亡发生在没有推荐筛查测试的癌症类型中[80]，这凸显了采用更全面的方法进行癌症筛查的必要性。将单一癌症筛查的益处扩展到更广泛的癌症类型，但同时具有低假阳性率、容易获取的方式以及利用汇总癌症发生率的附加益处，可能有助于解决这一未满足的需求[4]。这在应对COVID疫情期间癌症筛查的空缺时尤为重要，据估计，若错过了乳腺癌和结直肠癌的筛查，将会有一万例的额外死亡[1]，而疫情期间的延迟转诊和（或）诊断已经导致无法手术或转移癌症患者的诊断量增加了11%[2]。

本章描述了Galleri测试的开发、技术原理以及支持该测试的临床证据。Galleri测试是一种基于血液的多癌症早期检测（multi-cancer early detection，MCED）方法，能够检测来自50多种癌症的循环cfDNA中的共同癌症信号。Galleri测试还可以预测癌症信号源用于指导确认性诊断检查。重要的是，其中绝大多数癌症在今天并非常规筛查，这意味着患者通常在癌症晚期才出现症状，此时治疗更困难、更昂贵，且结果更差。事实上，如果在转移之前的早期阶段发现癌症，90%的患者可存活5年或者更久。而在远处转移发生后才发现时，生存率降至仅20%。因此，该检测提供了一个机会，通过早期检测癌症的方式改变癌症死亡率曲线，而这些癌症原本并没有早期检测方法。

25.2 开发癌症筛查测试的挑战、GRAIL的科学背景及其诞生

大量流行病学研究提示早癌检测可以改善预后，在此基础之上，基于血液的癌症筛查测试的需求和潜在益处在过去十多年中得到了广泛认可（参见报道[4,73,74]）。然而，尽管已有政府资助的研究项目，如美国国立卫生研究院（NIH）资助的早期疾病研究网络（EDRN），以及许多企业在努力开发的基于血液的癌症筛查测试，但此类测试的开发仍然极为困难。事实上，有数千篇发表的论文显示了"有希望"的早期结果，但没有任何一项结果最后形成了获得推荐并被广泛采用的基于血液的癌症筛查测试。尽管对这些早期努力的全面回顾超出了本章讨论的范围，但关键的科学挑战一直是找到如下基于血液的癌症生物标志物：①具有很高的特异性，以确保低假阳性率（＜1%）；②对某种或某几种癌症类型具有敏感性，尽管个体肿瘤以及不同肿瘤类型之间存在巨大的异质性；③具有实用性、可扩展性，并使用可负担的技术；④在预先规定的、盲法临床研究中得到了验证。许多基于早期结果的有希望的测试未能成功，或性能显著降低，往往在小规模发现研究中引入的偏倚或过度拟合，导致在独立的真实世界人群中测试时不能进行推广。

在2015年，多项科学证据和技术已经成熟，Illumina团队考虑采用一种新的方法来克服基于血液的癌症筛查测试开发中的历史性挑战。首先，尽管在1948年就发现了血液中有肿瘤DNA的存在[27]，但它作为一种非侵入性手段，只是常规用于晚期癌症患者的靶向治疗。有证据显示，这些肿瘤cfDNA标志物可以在早期肿瘤中被检测到[28]。尽管这些数据集较小，但这提出了将肿瘤cfDNA用作早癌检测分析物的可能性。此外，由于一些突变似乎仅在肿瘤而不是非肿瘤组织中发生，所以它们可能具有较高的特异性。其次，首批商业化的基于cfDNA的非侵入性产前测试（non-invasive prenatal tests，NIPT）中的偶然发

现显示，有多种类型癌症的零星检出[86]。在这项研究中，对一大组进行常规NIPT的孕妇进行了回顾性分析，样本在Illumina临床实验室进行分析。这项分析利用大规模平行测序数据来分析拷贝数变异，主要目标是在母体循环中识别胎儿cfDNA中的胎儿染色体异常。在125 426名孕妇的总队列中，有3757名（3%）为一种或多种染色体非整倍性呈阳性；在这些病例中，鉴别出10例母体癌症。在出现晚期症状的病例中，治疗医师指出，较早发现恶性肿瘤将对其治疗产生积极影响。尽管在常规NIPT中发现隐匿性恶性肿瘤似乎是可以预期的[5,86]，因为有文献显示存在肿瘤cfDNA，但通过癌症特异性染色体变化偶然检测到多种类型癌症表明，癌症cfDNA也可以作为早癌检测的生物标志物。最后，二代测序成本的快速下降意味着基于肿瘤cfDNA的癌症筛查测试是可以负担得起的。这一成本降低对基于cfDNA的癌症筛查测试至关重要，因为：①大部分cfDNA并非源自肿瘤（参见报道[28,41]）；②每个肿瘤都是独特的。二者结合起来意味着需要对数千万个DNA片段进行测序。因此，只有在近期随着二代测序技术的进步、Illumina等公司的成本降低，以及机器学习的显著进展，基于癌症cfDNA的筛查才成为可能。正如科学突破通常所发生的那样，必须先有基础科学和技术手段，才能使基于血液的早期检测研发成为可能。事实上，这些发现共同表明，一种基于cfDNA的MCED方法——几乎适用于任何类型癌症的单次测试——是可能的。

这种颠覆性测试的开发将需要在资金和患者方面进行大规模投资。为了支持这一目标，GRAIL筹集了大量资金并启动了迄今为止在基因组医学中最大的临床项目之一。在2021年，基于包括约21 000名参与者的临床研究的临床数据，GRAIL推出了Galleri®，这是一种基于cfDNA的MCED方法，利用基因组中最具信息性的甲基化模式（图25-1A）检测共同癌症信号并预测该信号在体内的来源[癌症信号起源（cancer signal origin，CSO）]（图25-1B）。截至2022年8月，该测试已用于35 000例患者，其中在大约1%的患者中检测到了癌症信号。

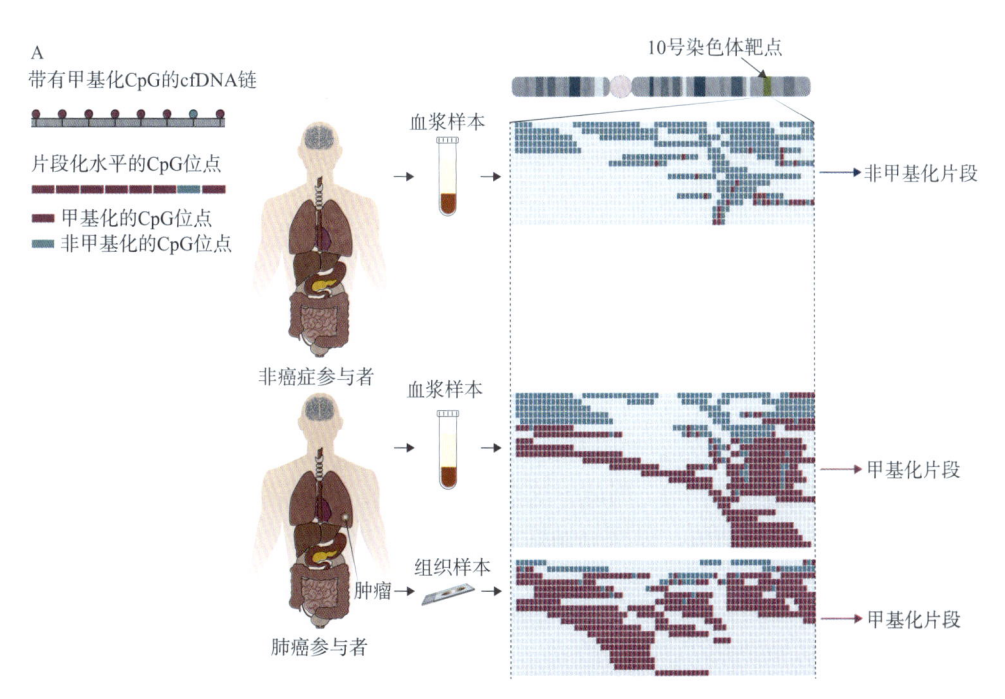

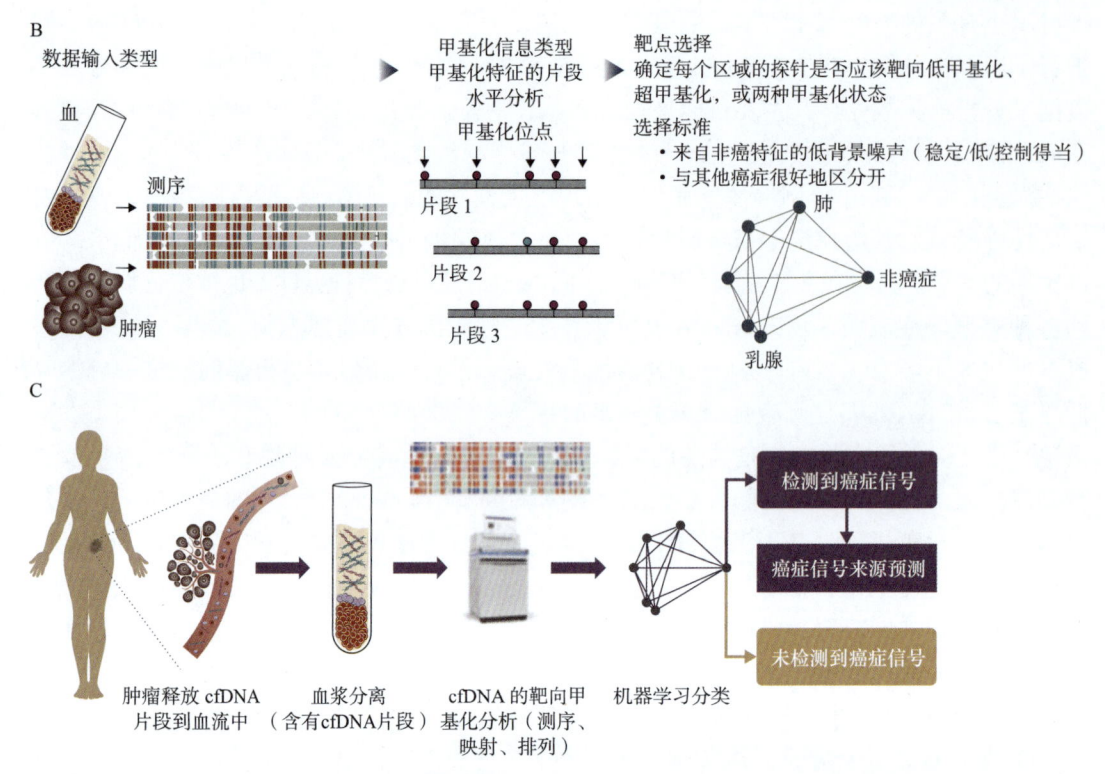

图 25-1 GRAIL 开发的 Galleri 测试，一种基于甲基化的 MCED 方法[36, 37, 55, 56]

A. 甲基化生物学可以区分癌症与非癌症。该检测分析存在于循环中的片段级甲基化模式。在没有癌症的个体（上图）和有癌症的个体（下图）中，cfDNA 会释放到血液中。这些 cfDNA 的甲基化模式会反映其细胞来源。在癌症患者中，血浆中 cfDNA 上出现的甲基化模式将反映肿瘤的存在。B. 来自 CCGA 的 cfDNA 和组织样本以及一小部分商业化来源的组织样本的全基因组亚硫酸盐测序分析被用于生成一个大型的甲基化模式数据库。目前已经鉴定出对于癌症信号检测和癌症信号来源预测最具信息量的片段级甲基化模式。值得注意的是，最具信息量的片段包括超甲基化、低甲基化以及混合甲基化片段。C. 该测试利用了靶向甲基化方法和二代测序，结合机器学习分类来检测共同癌症信号并预测癌症信号来源。Galleri 测试并不能检测所有类型的癌症，应与医疗机构推荐的常规癌症筛查测试结合使用

25.3　Galleri 测试概述

　　所有细胞，包括癌细胞，都会将 DNA 片段释放到血流中，这些片段被称为 cfDNA。循环 cfDNA 可能来源于正常细胞和肿瘤细胞的凋亡、坏死或分裂相关的细胞死亡[23-25]。循环中的成分包括未被各种清除机制，如消化[26, 29]，吞噬作用[30, 31]，运输到胃肠、肺或泌尿生殖道[32]，去除的肿瘤和正常细胞 DNA（图 25-2）。癌细胞的 cfDNA 与健康细胞的 cfDNA 不同，肿瘤 cfDNA 携带了该片段所来源肿瘤的遗传（如单核苷酸变异/突变）、基因组（如染色体改变）和表观遗传（如甲基化）特征。此外，癌症 cfDNA 片段通常比正常细胞来源的片段小（参见文献[33]）。因此，这些特征中的每一种都有可能在一种基于血液的多癌症早期检测方法中被利用，以区分癌症和非癌症，并预测癌症信号的来源（即癌症信号来自身体的何处）。

第 25 章　Galleri 测试

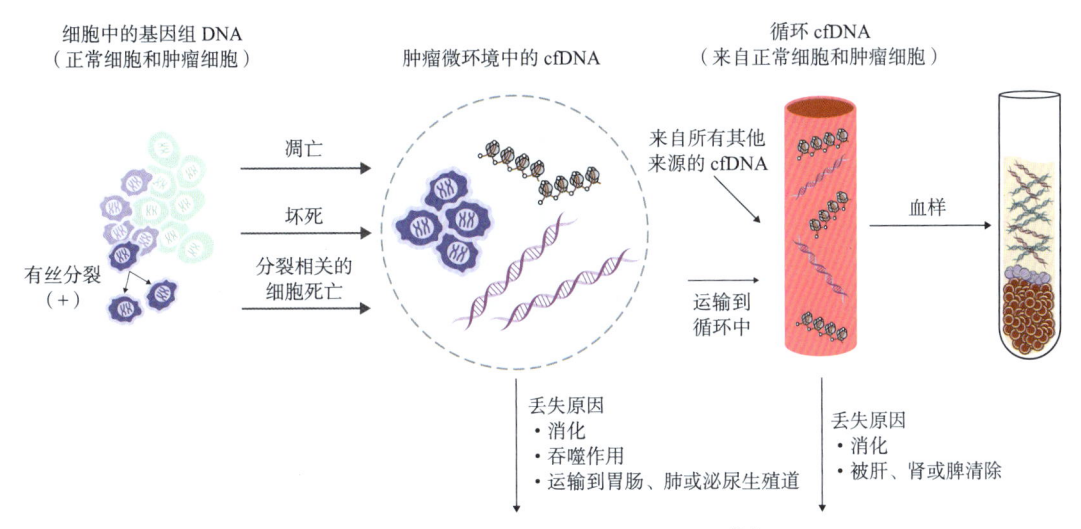

图 25-2　cfDNA 在循环中的来源和清除[61]

正常细胞（浅绿色）和肿瘤细胞（浅紫色）可能由于细胞死亡而释放 DNA。在癌症中，肿瘤生长可能增加释放到肿瘤微环境中的 DNA 数量，其中 cfDNA 可能通过各种机制被清除，包括消化，吞噬作用，运输到胃肠、肺或泌尿生殖道，或循环中。在外周循环中，cfDNA 还会被肝、肾或脾进一步消化或清除。因此，在血液样本中可获得的 cfDNA 包含尚未被各种清除机制清除的肿瘤和非肿瘤 DNA

　　GRAIL 测试采取了一种无偏倚的方法鉴别哪些 cfDNA 特征最有价值，能够以高特异性检测癌症，以高度准确性预测癌症信号来源，这是一个更大的临床项目的一部分（图 23-3A）。GRAIL 最初评估了 3 种原型检测方法，以确定全基因组 cfDNA 测序结合机器学习是否能够在足够高的特异性下检测大量癌症类型，以便使其用于一般人群的癌症筛查程序，并定位这些癌症以帮助指导下游的诊断工作（图 25-3A）。这些原型检测方法包括全基因组亚硫酸盐测序（whole-genome bisulfite sequencing，WGBS）检查全基因组甲基化、全基因组测序（whole-genome sequencing，WGS）检查拷贝数变异，以及靶向测序方法检查单核苷酸变异/小插入和缺失。原型 WGBS 检测在癌症检测和癌症信号来源（CSO）方面优于 WGS 和靶向测序（参见 25.4.1）。重要的是，基于不同检测组合的分类器被评估以确定它们是否会优于任何单一检测；没有任何检测组合（如将突变与甲基化结合）显著优于单独检测甲基化[38]。

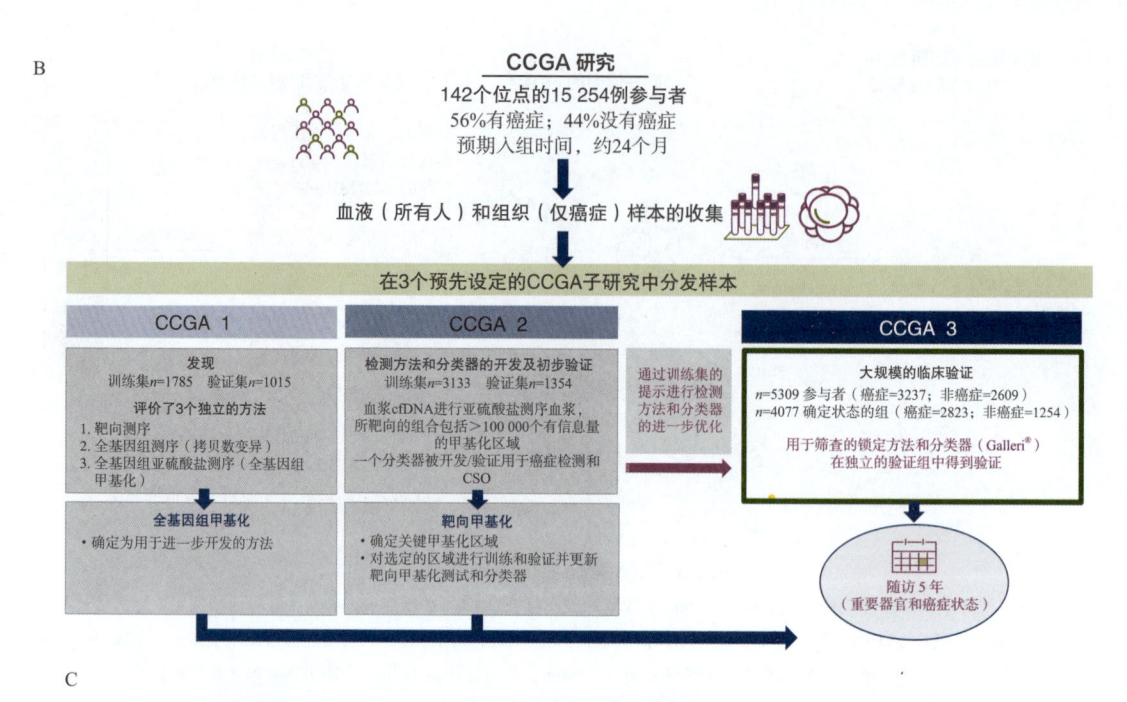

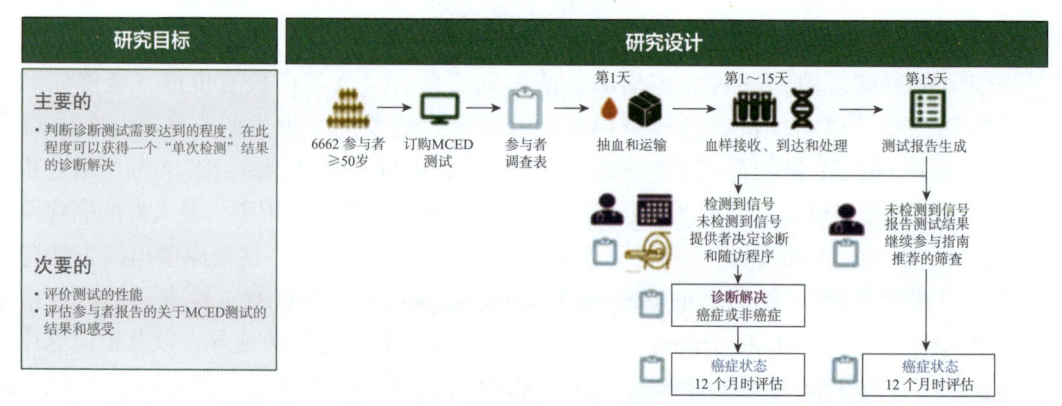

图 25-3　GRAIL 的临床项目及支持 Galleri 测试的研究

A. GRAIL 的整体临床项目[37]。B. 循环游离基因组图谱（Circulating Cell-Free Genome Atlas，CCGA）研究。CCGA（NCT02889978）是一项前瞻性、观察性、纵向病例对照研究，分为3项子研究，分别用于多癌症早期检测的发现（CCGA1）、训练（CCGA2）和验证（CCGA3）。CCGA 研究支持了 Galleri 的推出[37]。C. PATHFINDER 研究。PATHFINDER（NCT04241796）是一项干预性、结果回报研究，用于评估在现有临床工作流程中的实施情况，支持 Galleri 的推出[84]。诊断解决定义为：①侵袭性或血液恶性肿瘤的病理学确认，或在没有病理学情况下的影像学确认；或②完成诊断评估而无癌症诊断。"n"表示入组人数

因此，基于甲基化的检测法在开发中得以推进。最具信息量的甲基化区域被用于更新后的靶向甲基化检测法，可覆盖约一百万个 CpG 位点，涉及 100 000 个片段（参见 25.4.1 部分）。

Galleri 捕捉并汇总了异常甲基化 DNA 片段的结果，以检测多种癌症类型之间的共同癌症信号；重要的是，该测试并不是多个个体癌症检测方法的组合。Galleri 测试采用两步法：从 cfDNA 甲基化数据提取的特征由初级分类器确定是否存在癌症信号，如果初级分

类器得出"检测到癌症信号"的结果，次级分类器将预测最可能的CSO。次级分析生成概率得分，以报告一个或两个最可能的CSO。CSO标签旨在提供生物和（或）解剖信息，以帮助提供者定位癌症并确定诊断评估的下一步。

Galleri测试被推荐应用于癌症风险较高的成年人，如50岁及以上的人群。该测试旨在补充而不是取代现有推荐的单一癌症筛查测试。如果将其适当地作为单一癌症筛查方法的补充，则像Galleri测试这样的MCED方法可以通过降低癌症死亡率和治疗成本而提高癌症筛查的效果。

25.4 临床项目

为了支持其"在癌症可被治愈的早期阶段进行检测"的目标，GRAIL发起了迄今为止最大规模的基因组医学临床证据项目之一（图25-3A）。总的来说，当前项目将在8个大型临床试验中招募超过335 000名参与者。Galleri检测的推出得到了来自两个关键临床研究的超过21 000名参与者的数据支持，即CCGA研究（图25-3B）和PATHFINDER研究（图25-3C）。以下是现有临床数据和完整临床项目的概述。

25.4.1 CCGA研究

为了确保MCED方法的严格开发和验证，GRAIL启动了CCGA研究（NCT02889978）[36-39,55]，这是一项前瞻性、多中心、病例对照的观察性研究，具有5年的纵向随访（图25-3B）。CCGA研究的设计旨在开发和验证一种基于二代测序和机器学习的测试，该测试能够以足够高的特异性检测定位大量癌症，以考虑将其应用于基于人群的癌症筛查程序。病例对照方法确保了MCED方法的严格开发和验证[44,45]。研究共招募了15 254名参与者，包括在入组时已确诊癌症者（新诊断且尚未接受治疗）和没有已知癌症者。研究地（$N = 142$）包括美国和加拿大。

CCGA研究被划分为3个预先指定的子研究[36-39,55]，详细描述如下。

25.4.1.1 第一项CCGA子研究（CCGA1）

第一项CCGA子研究[38,39]采取了一种无偏倚的方法，以确定用于癌症检测和CSO预测的最佳检测方法。更具体地说，该子研究比较了3种独立的、综合的测序方法：①WGBS探讨全基因组甲基化模式；②WGS探讨拷贝数变异；③在507个基因的组合中靶向测序评价单核苷酸变异/小插入和缺失。

样本来自2800名新诊断的未经治疗的癌症患者（超过20种肿瘤类型，涵盖Ⅰ～Ⅳ期），以及没有癌症的参与者。有癌症参与者通过筛查或临床表现被诊断，在接受任何癌症治疗之前采集血样。参与者被分为独立的训练集和测试集，并使用3种原型检测方法进行分析[37,38]。训练集用于开发癌症与非癌症的机器学习分类器，采用严格的交叉验证，而测试集用于验证分类器的性能。对于每种检测，生成的分类器经过了检测特异性干扰生物信号的修正或抑制；这些分类器的灵敏度和特异度由此估算得出。用于确定癌症与非癌症的机器学习分类器是根据以下cfDNA基因组特征（每个特征对应一个分类器）而开发并独特定制的：全基因组甲基化模式、单核苷酸变异（single-nucleotide variant，SNV）、针对克隆造血干细胞（clonal hematopoiesis，CH）修正的SNV、体细胞拷贝数改变（somatic copy number alteration，SCNA）、针对CH修正的SCNA、片段端点、片段长度、等位基因失衡，以及前述分类器所有评分的组合（泛特征）。CH是一种与衰老相关的现象，其中具有获得体细胞突变的造血干细胞（hematopoietic stem cell，HSC）扩展为细胞克隆群体，具有遗传上各不相同的血细胞[40,41]。已知CH随着年龄的增长而增加，并且发生在大约30%的老年人中[40]。由于许多这些基因改变也出现在癌细胞中，因此CH是广泛认可的假阳性的潜在来源[41,42]。

重要的是，癌症组和非癌症组以及训练组和测试组在年龄、性别、种族/民族和体重指数方面总体上是有可比性的。这一点很重要，以确保分类器不会受到一些因素的干扰，如较年轻的对照人群。

对于每个分类器，在98%的特异性下对其敏感性进行了检查。与WGS相比，原型WGBS在总体和事先指定的一组高信号、致命癌症（肛直肠癌、结直肠癌、食管癌、头颈癌、肝/胆管癌、肺癌、淋巴癌、卵巢癌和胰腺癌）人群中的敏感性有所提高。重要的是，无论WGS是否考虑了CH，都观察到了这种提高。相反，只有在靶向检测考虑CH时，其敏感性才与靶向检测的性能相似。在所有癌症类型中，WGBS在训练集中的整体敏感性为39.2%，在测试集中的敏感性为34.1%。在信号较高的癌症组中（这些癌症大多更具有侵袭性），WGBS的敏感性在训练集为70.0%，在测试集为67.1%。正如预期的那样，由于肿瘤cfDNA释放进入血液会随着分期增加而增加，WGBS的总体敏感性在转移癌症中高于非转移癌症（分别为93%和54%）[38]。

WGBS的检测限（limit of detection，LOD）低于WGS，并且在训练集和测试集中相似（WGBS分别为0.7%和0.7%；WGS分别为2.2%和2.6%）[43]。如预期所示，在高检出率癌症中观察到更高的cfDNA肿瘤比例[43]。此外，具有高检出率的Ⅰ~Ⅳ期癌症的cfDNA肿瘤比例是低检出率癌症的2倍（$P=0.04$）；在Ⅰ~Ⅲ期癌症中这一结果是一致的（$P=0.02$）。正如预期的那样，肿瘤cfDNA比例随着癌症分期增加而增加。较高的肿瘤cfDNA比例似乎也与死亡率更高的癌症相关。重要的是，将这些检测方法结合起来并未提高检测性能[38]。

对CSO预测的事后探索性分析显示，原型WGBS的CSO预测准确性（所有CSO预测中正确的比例）高于原型WGS或靶向检测（分别为66% vs. 40%，$P<0.001$；66% vs. 34%，$P<0.001$）。

WGBS在癌症检测和CSO定位方面优于WGS和靶向突变组合。因此，选择甲基化检测进行下一步开发。甲基化检测优于其他方法可能出于多种原因。更具体地说，甲基化被认为是癌症的标志性信号[49]，它是一种比其他基因组改变更常见的信号，如常用于液体活检方法的典型突变位点[48]。重要的是，基于甲基化的方法不需要同时对白细胞进行测序，以消除来自生物过程（如CH）的干扰信号。最后，像甲基化这样的表观遗传信号反映了潜在的生物过程（如组织分化、恶性状态的进展），与其他cfDNA特征相比可能有助于改善癌症检测和信号来源预测。

25.4.1.2 第二项CCGA子研究（CCGA2）

第二项CCGA子研究的目标是进一步开发一种机器学习算法，以便采用优化后的靶向甲基化测试区分癌症与非癌症并鉴定CSO（图25-3B）。WGBS测定法被优化，使其仅针对共同癌症信号检测和CSO预测准确性最具信息量的区域；这个优化的靶向甲基化组合覆盖了103 456个不同区域（17.2Mb），涵盖了1 116 720个CpG位点。其中包括在68 059个区域（7.5Mb）中由靶向低甲基化片段探针所覆盖的363 033个CpG位点；在28 521个区域（7.4Mb）中由靶向高甲基化片段探针所覆盖的585 181个CpG位点；以及在6876个区域（2.3Mb）中同时靶向这两种片段探针所覆盖的218 506个CpG位点。各个异常靶向区域包含1~590个CpG位点，低甲基化靶向区域的CpG中位数为3，高甲基化靶向区域的CpG中位数为6[36,55]。

CCGA研究纳入了4841名参与者（2836名癌症参与者和2005名非癌症参与者），以及来自独立研究STRIVE（NCT03085888；一项前瞻性、多中心、病例队列的观察性研究，纵向随访）的2202名非癌症参与者。为了确保训练分类器以>90%的置信度实现>99%的特异性，额外纳入来自STRIVE的非癌症参与者；高水平的特异性对于大规模人群实施至关重要。

血液样本被收集并分为训练集（用于开发和训练算法）和验证集（用于确认算法在独立数据集上的性能）。从血浆中分离的cfDNA片段进行亚硫酸盐测序，靶向超过100 000个有价值的甲基化区域组合。通过评估与癌症和非癌症样本以及CSO相关的甲基化模式，在训练集上开发了机器学习分类器。分类器的性能在独立的验证集中得到了确认。参与者的人口统计和基线特征在年龄、性别、种族和民族及体重指数方面具有可比性。

分类器在交叉验证训练集和独立验证集之间达到了持续的高特异性［分别为99.8%（95%CI：99.4%~99.9%）vs. 99.3%（95%CI：98.3%~99.8%）；P=0.095］，反映出在超过50种癌症类型中始终保持低于1%的单一低假阳性率。重要的是，在训练集和验证集中敏感性是一致的；在所有癌症中，Ⅰ~Ⅲ期癌症的敏感性分别为44.2%（95%CI：41.3%~47.2%）和43.9%（95%CI：39.4%~48.5%）。在根据监测、流行病学和最终结果程序确定的高信号和高死亡率的12种癌症（肛门癌、膀胱癌、结肠/直肠癌、食管癌、头颈癌、肝/胆管癌、肺癌、淋巴瘤、卵巢癌、胰腺癌、浆细胞肿瘤和胃癌）的预设子集中，Ⅰ~Ⅲ期的敏感性分别为69.8%（95%CI：65.6%~73.7%）和67.3%（95%CI：60.7%~73.3%）。当包括转移性癌症时，所有类型的Ⅰ~Ⅳ期癌症的敏感性分别为55.2%（95%CI：52.7%~57.7%）和54.9%（95%CI：51.0%~58.8%），而在预设的癌症中，敏感性分别为77.9%（95%CI：75.0%~80.7%）和76.4%（95%CI：71.6%~80.7%）。如预期所示，敏感性随分期增加而增加[36,55]。CSO预测的准确性（所有CSO预测都正确的比例）在训练集和验证集以及癌症分期之间也保持一致。在验证集中具有癌症样信号样本的准确性约为93%（321/344）[36,55]。

考虑到该靶向甲基化方法能够用于不同癌症类型的不同阶段的检测，并且具有足够高的特异性用于人群规模筛查，因此对分类器进行了下一步优化，以便作为筛查工具使用。

25.4.1.3 第三项CCGA子研究（CCGA3）

第三项也是最后一项CCGA子研究，其目标是验证一种经过优化的分类器，以便作为筛查工具在大规模人群中检测癌症和非癌症并预测CSO（图25-3B）。这个大型验证队列的子研究支持了2021年Galleri测试的推出。定制软件被开发用于"使用来源模型对样本进行分类，该模型可以识别每个区域的甲基化模式，这些模式与特定癌症类别来源的那些模式相似，但可能在多个癌症类别间共享。随后是一对机器学习模块：一个确定癌症/非癌症状态，另一个预测CSO标签"。为了筛选人群，对这个分类器做了3个重要的优化：①调整特异性阈值，以考虑非癌症个体中的非恶性血液学状况；②优化CSO类别，以改善信号来源预测，生成了"肺或其他器官神经内分泌细胞"的类别；③移除"不确定"CSO类别，以返回所有癌症信号检测（即阳性）测试结果的CSO预测。

参与者为20岁或以上的男性和女性，且无癌症既往史。癌症参与者中有Ⅰ期（30.1%）、Ⅱ期（24.9%）、Ⅲ期（20.0%）和Ⅳ期（21.9%）癌症，以及没有分期的癌症（2.4%）。参与者的人口统计和基线特征在各组之间具有可比性。参与者的平均年龄为60.6岁，其中大多数为女性（55.4%，且癌症组的比例高于非癌症组）和非拉丁裔白种人（81.2%）。在癌症组中，55%为早期（Ⅰ/Ⅱ期）癌症。来自非癌症参与者的样本包含一系列可能的混杂状况，包括炎症和其他疾病，以确保特异性水平足够高。重要的是，分类器是在5854名参与者的11 154个样本队列上进行训练的[37]，且癌症检测和CSO预测分类器在验证集分析之前已确定。

CCGA3研究包括4077名参与者（癌症：n=2823；非癌症：n=1254，非癌症状态在一年随访时确认）。特异性为99.5%（95%CI：99.0%～99.8%），相当于假阳性率为0.5%（95%CI：0.2%～1.0%）。所有癌症的敏感性，在Ⅰ～Ⅳ期为51.5%（95% CI：49.6%～53.3%）（图25-4），在Ⅰ～Ⅲ期为40.7%（38.7%～42.9%）。如预期的那样，癌症信号检测的敏感性随分期增加而增加（图25-4）；尽管敏感性是按癌症分期报告的，但测试实际上检测到的是共同癌症信号。还在一个预先指定的群体中进行了测试性能的评估，该群体有12种癌症类型（肛门癌、膀胱癌、结肠/直肠癌、食管癌、头颈癌、肝/胆管癌、肺癌、淋巴瘤、卵巢癌、胰腺癌、浆细胞肿瘤和胃癌，占癌症死亡的2/3）。以前的分析确定在这些癌症中可以检测到更高的癌症信号，因为它们能够向循环中释放更多数量的cfDNA，因此具有更高的肿瘤比率[36,35]。在这12种癌症中，Ⅰ～Ⅳ期的敏感性为76.3%（95%CI：74.0%～78.5%）（图25-4），Ⅰ～Ⅲ期的敏感性为67.6%（95%CI：64.4%～70.6%）。有趣的是，初步结果表明，Galleri测试也可以检测分类器未经训练的癌症类型[62]，进一步支持大规模人群中的实施，且有能力检测稀有的和（或）未经训练的癌症类型。

为了更广泛地确定Galleri测试能够检测的癌症类型，美国癌症联合委员会（American Joint Committee on Cancer，AJCC）对癌症类型进行了重新分类[34,35]；该测试在超过50种AJCC癌症类型中检测到了一种共同癌症信号。由于某些组的样本量较少，基于AJCC的分类计算灵敏度是不可能的。

第 25 章　Galleri 测试

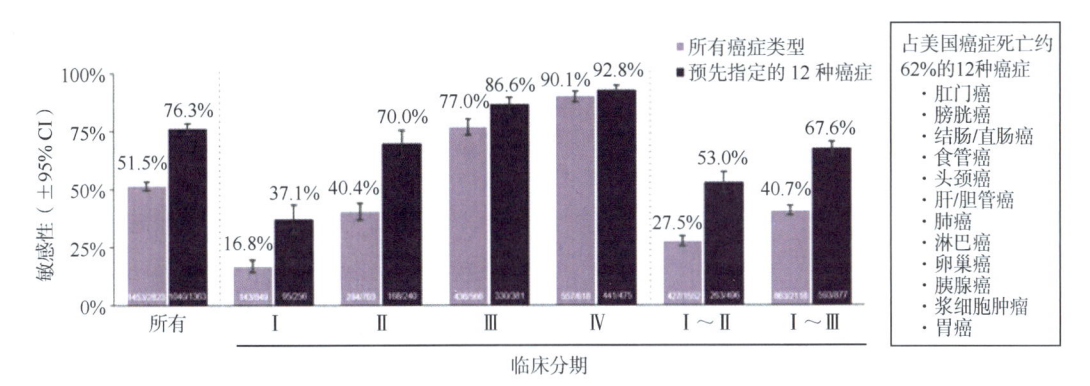

图 25-4　CCGA 3 研究中按临床分期和癌症类型检测癌症信号的敏感性。敏感性随着分期增加而增加（浅紫色）。在预先指定的 12 种癌症（深紫色）中，敏感性更高，这些癌症大约占美国癌症相关死亡人数的 2/3

检测到癌症信号的癌症参与者中，预测 CSO 的最高准确率为 88.7%（1273/1435；95%CI：87.0%～90.2%）。在考虑报告的前两个 CSO 时，组合准确率（即两个 CSO 中的一个被正确预测）为 92.6%（1329/1435；95% CI：91.1%～93.9%）。Galleri 测试报告可有两个 CSO。

重要的是要考虑到，一个真正的多癌症检测方法应该能够检测尽可能多的癌症类型，以便将筛查所检测到的癌症比例（在人群总预期癌症中检测到癌症的比例）最大化。因此，单独使用敏感性来衡量 MCED 测试的性能是有局限性的：即使所有癌症类型的平均灵敏度下降，被检测癌症的绝对数量也会随着额外癌症类型的增加而增加。换言之，相比于预先设定的 12 种癌症类型子集中 76.3% 的敏感性、51.5% 的总体灵敏度代表检测到更多绝对数量的癌症数量。这些观察结果强调 PPV（即阳性测试结果中癌症参与者的比例）可能是更具临床相关性的指标。因此，探索性目标包括对 PPV 的推测，按监测、流行病学和最终结果程序对 50～79 岁人群的发病率进行校准。针对已知流行率校准后，CCGA3 中癌症参与者的 PPV 估计为 44.4%（95% CI：28.6%～79.9%），这个校准采用了 50～79 岁人群中关于癌症发病率和分期分布的 SEER 数据。

25.4.1.4　MCED 结果的预后意义

为了理解这种基于靶向甲基化的 MCED 的预后意义，对来自 CCGA 2 研究（参见 4.1.2 部分）中经历 3 年随访的参与者的总生存率进行了评估，将检测到癌症与未检测到癌症的参与者进行比较[46]。Kaplan-Meier 总生存率显示，MCED 未检测到癌症的参与者的总体生存显著优于该测试中检测到癌症的参与者（$P < 0.0001$）（图 25-5A）；即使在考虑其他协变量，如临床分期和诊断方法后，这一结果仍然不变。重要的是，在用监测、流行病学和最终结果（SEER）程序对年龄、分期和癌症类型进行校准后，MCED 未检测到癌症的参与者的总体生存超出了预期（图 25-5A）。在目前有推荐筛查方法的癌症中，MCED 也能区分出具有更多和更少侵袭性的癌症类型（$P < 0.0001$）。

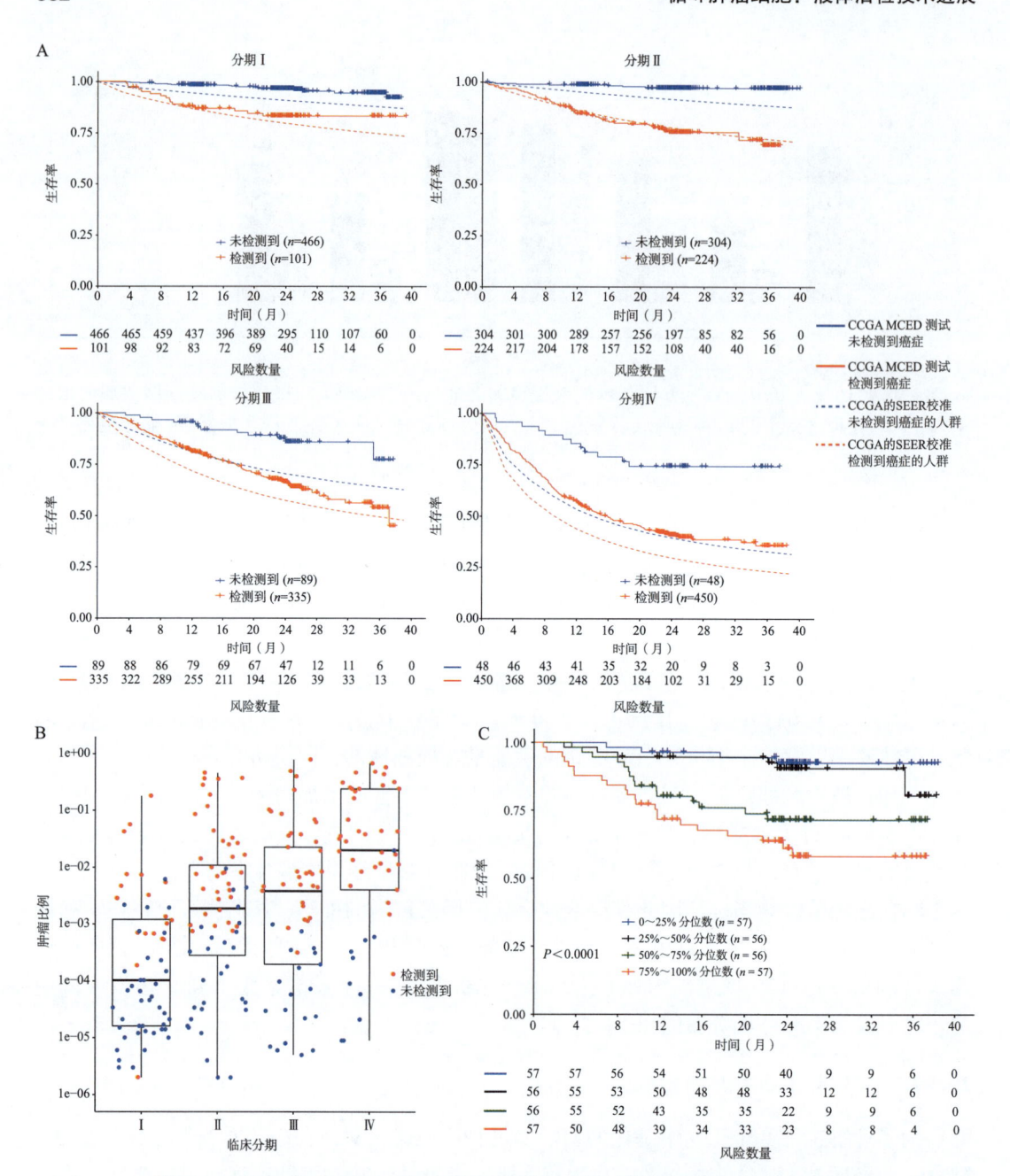

图 25-5 MCED 与生存率以及 cfDNA 中的肿瘤比例与癌症侵袭性之间的关联[46]
A. CCGA 观察到的生存与基于 SEER 的预期生存的比较。生存曲线描绘了 I～IV 期癌症参与者的总生存率，MCED 检测到（红色）与未检测到（蓝色）癌症，以及 CCGA 观察到的（实线）与基于 SEER 的预期（虚线）生存。B. 箱线图描绘了临床阶段（x 轴）与肿瘤比例（y 轴）的关系。通过 MCED 检测到（红色）或未检测到（蓝色）癌症已被标明。C. 高肿瘤比例和低肿瘤比例癌症中的 OS 比较。肿瘤比例被分为四个分位数，75%～100% 为最高分位数

如下所述，肿瘤比例（即来源于肿瘤的循环 cfDNA 片段的比例）是癌症信号检测的关键决定因素[37,46,47]。如预期所示，具有更高肿瘤负荷的晚期癌症中肿瘤比例更高；这与癌症检出的增加具有相关性（图 25-5B）。此外，肿瘤比例较低的癌症的总生存率优于肿瘤比例较高的癌症，这表明肿瘤比例可以推动检测并与预后相关[46]（图 25-5B）。

25.4.2 PATHFINDER

PATHFINDER研究是一项前瞻性、干预性、多中心结果反馈研究（N=6662），旨在评估Galleri甲基化测试在临床环境中的实施[84]。该研究包括至少50岁的男性和女性参与者，他们被分为两个队列：第一个队列纳入具有额外癌症风险的参与者（例如，有吸烟史、3年前完成癌症治疗的病史或遗传性癌症易感性），第二个队列纳入没有额外癌症风险的参与者。主要研究目标是评估实现诊断明确所需测试的范围和类型。次要研究目标是评估测试性能，包括阳性预测值（positive predictive value，PPV）和CSO预测的准确性，以及评估参与者报告的结果和对Galleri的看法。分析最初是在Galleri早期版本上进行的[36, 55]，样本在Galleri的改进版本上进行了回顾性分析，以便将其用作筛查工具[37]。共有6662名参与者入组，6621名参与者可供分析（临床合格且有可评估的MCED结果）[76, 78]。

该测试的早期版本在6621名可分析的参与者中检测到92例（1.4%）有癌症信号[76]（表25-1）。正如预期的那样，具有额外风险的参与者与没有额外风险的参与者相比，癌症信号的检出率更高（分别为1.5%和1.2%）。观察到诊断解决的中位时间为79天（IQR 37～219）；在真实阳性病例中，诊断解决的速度[中位时间：57天（IQR 33～143）]快于假阳性病例[中位时间：162天（IQR 44～248）]。总的来说，73%（24/33）确诊癌症的参与者在不到3个月内实现了诊断明确。最近的一份报告表明，有推荐筛查测试的癌症的诊断解决时间比没有推荐筛查测试的癌症更短（分别约为3个月和6个月）；因此，PATHFINDER研究的结果与当前的标准筛查相比显得更加理想[75]。

表25-1　PATHFINDER的测试性能

	早期版本	改进后的版本
癌症信号检测	n=6621	n=6578
检测到，n（%）	92（1.4）	58（0.9）
真阳性	35（0.5）	24（0.4）
假阳性	56（0.8）	33（0.5）
未达到诊断解决	1（0.0）	0（0.0）
未检测到，n（%）	6529（98.6）	6520（99.1）
癌症信号检测的PPV	n=35	n=25
%（95%CI）	38.0（28.8～48.3）	43.1（32.2～55.9）
CSO预测准确性	n=34[a]	n=25[a]
第一个CSO，[b]%（95%CI）	85.3（69.9～93.6）	84.0（65.3～93.6）
第一或第二个CSO，[c]%（95%CI）	97.1（85.1～99.8）	88.0（70.0～95.8）

注：CI. 置信区间，CSO. 癌症信号来源，PPV. 阳性预测值。Schrag D, Beer TM, McDonnell CH et al. PATHFINDER: A Prospective Cohort Study of Blood-Based Multicancer Early Detection。
a 真阳性组中排除了1名未知癌症类型的参与者和1名CSO不确定的参与者。
b 在有确定CSO的真阳性参与者中，正确预测的第一个CSO的比例。
c 在有确定CSO的真阳性参与者中，正确预测的第一个或第二个CSO的比例。

在检测到癌症信号的92名参与者中，达到诊断解决的PPV为38%（35/92）[76]。在"有额外风险"组中PPV为42.9%，而在"无额外风险"组中为30.6%，这符合预期，因为这两组人群的癌症发生率存在差异。

该测试可检测到众多癌症类型的癌症信号，与之前的发现一致[37, 76]。在这项中期分析中，检测到16种不同的癌症类型（乳腺癌，结肠/直肠癌，头颈癌，肝癌，肝/胆管癌，肺癌，淋巴细胞白血病，淋巴瘤，口咽癌，卵巢、腹膜或输卵管癌，胰腺癌，浆细胞肿瘤，前列腺癌，小肠癌，子宫癌和Waldenstrom巨球蛋白血症）；比之前CCGA3病例对照研究的数量要少，但这并不令人惊讶，因为PATHFINDER研究调查的是无症状筛查人群，总人数更少。重要的是，近一半（48%）检测到的新癌症是在早期阶段（临床Ⅰ～Ⅱ期）被检测到的，包括1例Ⅰ期肝/胆管癌、1例Ⅰ期小肠癌和1例Ⅱ期胰腺癌。真阳性中的CSO预测精度在第一个CSO中为85.3%，在前两个CSO中为97.1%，与CCGA3子研究的表现一致。

大多数具有诊断结果的参与者 [83/90, 92.2%; 2名具有"信号检出"MCED结果（真实阳性）的参与者因在反馈MCED结果之前已启动诊断测试而被排除在诊断分析之外] 至少进行了1项影像学检查[76]。在接受侵入性检查的参与者中，大多数是微创检查（42/44例检查，95.5%）。与假阳性结果的参与者相比，真阳性结果的参与者中侵入性检查（大多数仍为微创检查）更为常见 [27/33（81.8%）vs. 17/57（29.8%）]。

重要的是，仅报告了4例轻微的与研究相关的不良事件（3例为焦虑，1例为静脉穿刺部位的瘀伤）；这4例不良事件均已解决[76]。随访检查未发现任何不良事件。

对Galleri测试的早期版本进行了特定调整，以进一步完善其作为筛查工具而使用（在4.1.3中也有描述）。这些改进减少了血液学假阳性数量，校准了CSO预测类别，并简化了测试报告，使其不超过两个CSO。使用该Galleri测试对PATHFINDER研究的样本进行了回顾性分析[76]。由于未根据这项回顾性分析向医疗服务提供者和参与者反馈结果，因此结果主要集中在测试性能上（即PPV）。

Galleri测试检测到57例（0.9%）（表25-1）[76, 77]有癌症信号。对分类器进行了调整，血液学信号导致的假阳性数量减少，因此该癌症信号的检测率较低。对检测到癌症信号且获得诊断结果的参与者，Galleri测试的PPV为43.1%；值得注意的是，这与CCGA3病例对照子研究预测的PPV是一致的，这强烈支持了该测试在筛查人群中的一致性表现。在真实阳性病例中，CSO预测对前两个CSO的准确性为88.0%，这也与CCGA3子研究的表现一致。

25.4.3　STRIVE

STRIVE是一项前瞻性、观察性、多中心队列研究，针对接受乳腺X线筛查的女性进行随访。该研究从美国35个临床站点广泛招募了99 481名女性。所有参与者将在乳腺X线检查的指数研究后接受随访至少30个月。STRIVE有两个主要目标：①评估MCED检测侵袭性癌症（包括乳腺癌）和预测CSO的能力；②使用来自一个临床站点的2300名参与者的子组，优化MCED的预测算法和切割点，以检测侵袭性癌症，该临床站点代表整个研究队列。第二个目标是使来自一个站点的STRIVE研究参与者更容易纳入到基于靶向甲基化的分类器训练中[37]。研究的次要目标是在有临床意义的亚组中评价测试的性能，以及在采血后6个月的时间窗内（0~6个月，＞6~12个月，＞12~18个月，＞18~24个月）评估对侵袭性癌症的检测性能。针对第一个主要目标以及所有次要和探索性目标，将使用分层病例队列设计，以选择所有侵袭性癌症病例（预计在首次采血后2年内诊断约1800例）以及从剩余研究参与者中选择随机子队列（均不包括在单一临床站点招募的2300名参与者）。主要终点是在首次采血后2年内识别已确诊的侵袭性癌症（包括乳腺癌）。

计划进行常规筛查的成年女性，如果愿意提供书面知情同意（英语版或为非英语使用者提供翻译），可以参加该研究。参与者可因如下原因退出研究：未能满足纳入/排除标准；未遵守方案；撤回同意；收集到的临床信息不足、不完整或无法评估（由发起人决定）；临床站点不再参与研究。

25.4.4 SUMMIT

SUMMIT（NCT03934866）是一项前瞻性、观察性队列研究，在因吸烟史而有高风险的人群中评估实施低剂量计算机断层扫描（low-dose computed tomography，LDCT）进行肺癌筛查（lung cancer screening，LCS）的情况，并对MCED的血液测试进行验证。该研究招募了13 035名患者。在中北部和东伦敦的参与性初级医疗实践中，通过标准化电子数据库搜索确定了年龄在55~77岁、在过去20年内有"当前吸烟者"记录的个体，并邀请其参与。患有痴呆或接受姑息治疗的个体，以及患有转移性癌症、不能出门或已记录拒绝参与研究的个体被排除在外。该研究认为可能符合条件的个体会收到信件或电话邀请进行LCS资格评估。邀请符合条件的个体进行面对面的肺健康检查（Lung Health Check，LHC）预约，对符合2014年美国预防服务工作组（US Preventive Services Task Force，USPSTF）标准或前列腺（Prostate）、肺（Lung）、结直肠（Colorectal）、卵巢（Ovarian）（PLCO）$_{m2012}$ 6年肺癌风险≥1.3%的个体提供LCS。

25.4.5 NHS-Galleri

GRAIL与英国国家健康服务（National Health Services，NHS）合作实施Galleri测试，以支持它们提高早期癌症检测比例（并减少晚期癌症诊断的比例）的目标。NHS-Galleri（ISRCTN91431511）在大伦敦地区招募了大约140 000名参与者，在约10.5个月内进行了一项随机对照试验（RCT），以评估在标准护理基础上添加Galleri测试在英国进行人群筛查的临床实用性。由于MCED是一种新颖的筛查模式，因此有必要与当前护理标准一起评估该测试的使用情况及其影响，以确立其临床实用性并促进其临床实践中的整合。在群体筛查中评估MCED方法能和临床实用性（包括伤害和收益），这是英国在统计学上有效力的首次随机对照试验。

NHS-Galleri的主要目的是在常规分期的癌症中，证实干预组与对照组相比，在经过3次年度检测和第3次检测后平均16~18个月的随访中，Ⅲ期和Ⅳ期癌症的绝对数量显著减少。关键的次要目标是在常规分期的癌症中，证实干预组与对照组相比，在经过一次检测和12个月的随访后，Ⅳ期癌症的绝对数量显著减少。如果研究在预先规定的中期分析中达到了主要终点，NHS会在大约100万名患者中实施Galleri测试。

25.4.6 SYMPLIFY

SYMPLIFY（ISRCTN 10226380）招募了6238名参与者[87]。这是一项多中心的观察研究，前瞻性收集和回顾性分析血样，NHS评估在英格兰和威尔士的MCED方法的表现。该研究的目标是在被其全科医生要求等待2周转诊或进入快速诊断临床紧急癌症通道的参与者中评估MCED方法在检测侵袭性癌症和定义CSO方面的表现。次要目标：①按转诊通道、癌症类型和分期评估MCED方法的表现；②比较全科医生预测的CSO与MCED预测的结果；③按转诊通道评估MCED的产出。所有参与者（6238名）来自44个医院；5461名参与者有可评估的MCED预测结果和诊断结果，368名患者在研究中被诊断为癌症。MCED方法在323名参与者中检测到癌症信号；其中，244名参与者最终被诊断为癌症，阳性预测值为75.5%（95% CI：70.5%～80.1%），阴性预测值为97.6%（97.1%～98.0%），敏感性为66.3%（61.2%～71.1%），特异性为98.4%（98.1%～98.8%）。如预期所示，敏感性随着癌症分期增加而提高，从Ⅰ期的24.2%（16.0%～34.1%）上升到Ⅳ期的95.3%（88.5%～98.7%）。在有症状的人群中对MCED方法的大规模前瞻性评估为在初级保健中无特异性体征和症状的患者中进行前瞻性干预研究奠定了基础。目前正在进一步开发MCED方法的分类器，以优化对有症状患者的敏感性和阴性预测值。

25.4.7 REFLECTION和真实世界证据

REFLECTION是一项前瞻性、多中心的观察性研究，所纳入的患者在真实环境中将Galleri测试作为其医疗护理一部分。其目的是评估在真实环境中使用Galleri作为癌症早期检测工具在患者中进行检测的表现和结果。该研究将招募大约35 000名参与者，他们来自约20个参与性整合递送网络及其他健康系统。参与者将在注册后的3年内进行积极随访，通过电子健康记录和定期自报问卷进行数据采集，还将通过与癌症登记处和其他行政健康数据连接互通进行被动随访。符合条件的患者可以在医疗提供者的确定下接受商业化的Galleri检测，并有机会参与这项数据收集研究。

由医疗服务提供者在患者护理期间自行决定Galleri的使用。该研究的性质是观察性的，因此测试的订购并不由研究决定或指挥。此外，该研究没有与之相关的治疗协议，也不会根据Galleri测试结果提供后续随访诊断程序或治疗方案的指导。将在以下几个时间点内对患者报告结果数据进行收集：测试前、测试后、测试后6个月以及年度问卷（从首次Galleri测试开始大约12个月以及每年一次，进行3年）。患者问卷将评估参与者对MCED认知相关的参数，包括焦虑、健康相关的生活质量和测试结果对遵循指南推荐筛查态度的潜在影响。临床终点，包括癌症诊断、治疗、死亡和医疗资源利用信息，将通过电子健康记录/电子医疗记录和行政数据进行收集。

GRAIL还与关键组织合作，部分通过REFLECTION研究，以确保Galleri测试的可获取性。这些合作伙伴关系包括与美国退伍军人事务部（Veterans Affairs，VA）退伍军人健康管理局的合作（这是美国最大的综合健康系统）在未来3年内向约10个参与性VA站点的10 000名退伍军人提供Galleri测试；符合条件的美国退伍军人可以注册参加REFLECTION登记研究[82]。同样，GRAIL还与路易斯安那州的Ochsner Health合作，作为Ochsner癌症研究所和精准医疗项目合作的一部分提供Galleri测试；除了通过REFLECTION登记研究收集的真实世界证据外，该合作项目还将帮助解决服务不足人群中的癌症检测率问题[83]。

25.4.8　PATHFINDER2

PATHFINDER2（NCT05155605）是一项前瞻性、干预性、纵向、多中心研究，旨在评估Galleri测试在合格筛查人群中的安全性和性能。该研究将招募至少10 000名参与者，或根据需要招募更多，以实现至少检测到100个癌症信号的目标。检测结果将返回给医疗提供者，随后记录诊断工作的相关信息。所有参与者将由招募机构积极随访3年，以评估癌症状态、常规癌症筛查的接受情况及收集其他数据，分析将在中期时间点进行。除了基线问卷外，在测试结果返回之前和之后，还将在多个时间点收集参与者报告的额外结果。

该研究的主要目标是在MCED测试结果引发的诊断休息（diagnostic resting）方面评估Galleri测试的安全性，并在符合癌症筛查标准的个体中评估Galleri测试的表现。安全性终点包括在假阳性参与者中进行的侵袭性检测的数量和类型。测试性能指标包括侵袭性癌症的确诊、阳性预测值、阴性预测值、敏感性、特异性、CSO准确性、观察到的癌症检出率及筛查所需数量。关键的次要目标是评估参与者因使用MCED而报告的焦虑，评估使用MCED后对指南推荐的癌症筛查检测的使用意愿和利用情况，并对MCED结果和预测性CSO的诊断测试程度以及诊断结果进行描述。

25.5　肿瘤比例推动MCED

采用cfDNA的MCED将完全依赖于足够高的肿瘤比例来进行癌症检测，这类似于依赖于足够高的胎儿比例的NIPT[52]。

肿瘤甲基化模式已被证明可以准确测量cfDNA中的肿瘤比例[47]。循环肿瘤等位基因分数（circulating tumor allele fraction，cTAF；其中"等位基因"一词指的是遗传等位基因和表观等位基因），可以作为癌症检测方法中肿瘤cfDNA在循环中的度量标准[60]，杂合性以及肿瘤内和肿瘤间的异质性意味着并非所有来自肿瘤的DNA在突变位点上都携带该等位基因；该值估计了肿瘤cfDNA在循环中的预期比例，并包含肿瘤特异性等位基因。因此，可以通过观察肿瘤基因组多个位点的等位基因频率而生成单一的cTAF估计值。因此，cTAF是评估MCED性能的一个有吸引力的指标，因为它估计了样本中肿瘤特异性等位基因的预期丰度。因此，MCED测试的肿瘤特异性特征数量为总cfDNA片段数乘以cTAF。例如，对于扫描105个区域、每个区域深度为100×的MCED，cTAF为10^{-4}的样本将预计产生1000个肿瘤特异性等位基因。由于循环中肿瘤cfDNA的半衰期仅为几分钟到几小时[71]，基于肿瘤cfDNA的测试能够捕捉抽血时刻的肿瘤状态和活性（如图25-1所示[61]）。

重要的是，更具侵袭性的癌症往往比更惰性的癌症向循环中释放更多的cfDNA[53, 54]，这表明这些癌症在使用基于cfDNA的MCED时会更容易被检测到。例如，在乳腺癌中，与激素受体阳性（hormone-receptor-positive，HR$^+$）Ⅱ期乳腺癌相比，HR$^-$乳腺癌检测到的肿瘤cfDNA比例显著更高（$P < 0.001$）。此外，与其他乳腺癌患者（HER2$^-$/ER$^-$，HER2$^-$/ER$^+$，HER2$^+$/ER$^+$；$P=0.02$）相比，在HER2$^+$/ER$^-$乳腺癌患者中可以观察到更高水平的肿瘤cfDNA[57]。多变量分析显示，临床分期（Ⅲ期 vs. Ⅰ期，Ⅳ期 vs. Ⅰ期）和HR状态与肿瘤cfDNA水平以及从循环cfDNA中检测到的肿瘤来源突变显著相关（P均< 0.001）。肿瘤负担也与局部和转移性胰腺导管腺癌（pancreatic ductal adenocarcinoma，PDAC）的肿瘤cfDNA水平相关；在局部癌症中，治疗前肿瘤cfDNA水平与较短的无病生存期相关，而在转移性PDAC中，与无病生存期相比，cfDNA水平与更差的总生存期（OS）有关[59]。此外，cTAF也与其他癌症类型的OS和（或）无进展生存期（PFS）相关，包括可切除的结肠癌、非小细胞肺癌、头颈部鳞状细胞癌和晚期胆管癌[63-67]。

在多种癌症类型中（针对MCED），肿瘤比例（cTAF）被证明与癌症的侵袭性和OS相关[36, 37, 43, 46, 55]。具体而言，不同类型癌症的中位肿瘤比率随着癌症分期增加而增加，但在任何给定的癌症类型和分期内，肿瘤比例则相差几个数量级[43]（图25-6）。此外，cTAF

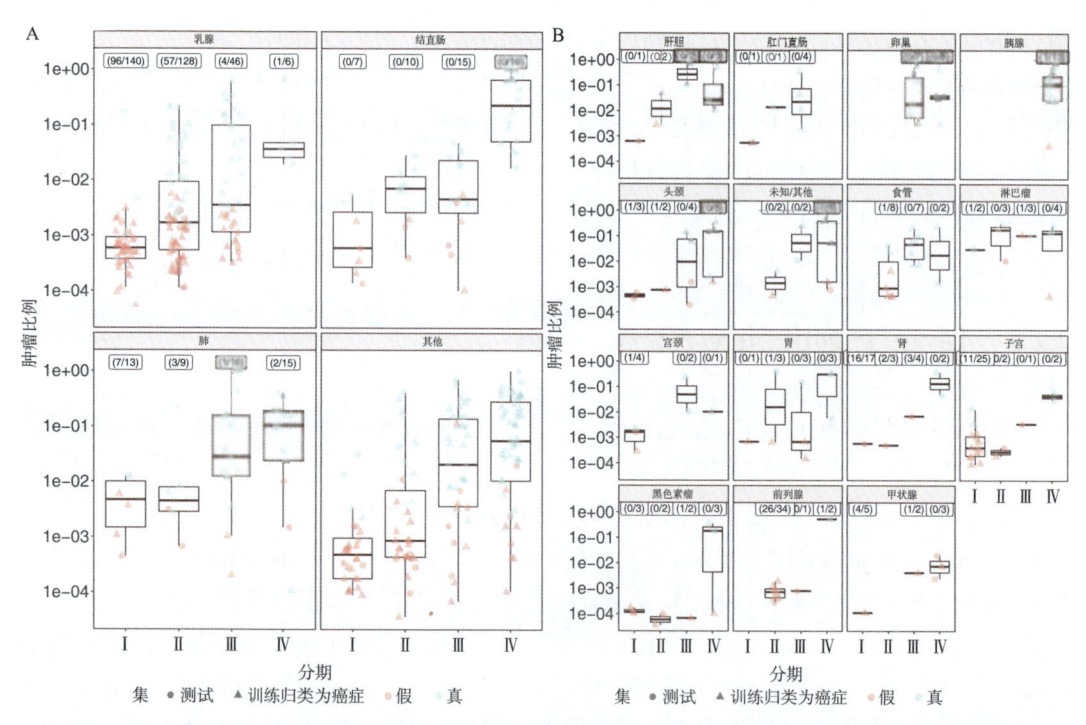

图25-6 不同分期的肿瘤比例的变化超过了几个数量级，并且不同癌症类型之间存在差异[43] 通过靶向cfDNA测序与肿瘤WGS结果（对于具有阳性读数证据的样本）的比较，计算肿瘤比例，并以合计（A）和每种癌症类型（B）的方式按分期报告乳腺癌、结直肠癌、肺癌以及其他癌症的结果。个体参与者的肿瘤比例用三角形（训练集）或圆形（测试集）表示，符号颜色表示98%特异性下的WGBS检测（检测到：蓝色；未检测到：红色）。在cfDNA中未观察到肿瘤变异证据的样本比例的分布情况记录在斜角框中。*包括2例神经内分泌肿瘤、2例间皮瘤、2例胃肠道间质肿瘤、1例肛门癌和4例未知原发来源（未特别指明）的腺癌

在不同类型癌症间也存在差异[43]；包括食管癌、胃癌、肝/胆/癌、肺癌和胰腺癌在内的高死亡率癌症（在SEER中5年癌症特异生存率的后10%）相较于包括乳腺癌、前列腺癌和甲状腺癌在内的低死亡率癌症（在SEER中5年癌症特异生存率的前90%）具有更高的cTAF[43]。高死亡率与低死亡率的定义是基于肺癌和食管癌的组织学信息，不符合死亡率标准的癌症亚型被省略。与cTAF较高的癌症相比，cTAF较低的癌症也有更好的生存率（[46]图25-6B）。

如预期所示，cTAF也与MCED表现相关，因为肿瘤cfDNA在循环中的可用性增加应导致更高的敏感性。事实上，在癌症病例中观察到检测结果与肿瘤cfDNA水平之间存在正相关[43,46]（图25-5B和图25-6）。因为高死亡率癌症在每个分期的中位cTAF都高于低死亡率癌症（图25-6），GRAIL开发的基于甲基化的MCED优先检测每个分期中的高死亡率癌症[43,46]。这可能提供了能够更早地检测到高死亡率或临床有意义的癌症的机会，此时患者仍然可能有良好的预后，同时避免对惰性疾病的过度诊断。重要的是，肿瘤比例与OS独立相关[46]。因此，在解释利用循环中肿瘤cfDNA的筛查敏感性时，了解癌症生物学的详细基础非常重要。

考虑到cTAF与癌症侵袭性的联系，以及cTAF与MCED之间的联系，MCED与癌症侵袭性和更差预后相关也就不足为奇了。如上所述，cTAF较低的癌症比cTAF较高的癌症有更好的生存[46]。因此，除了临床阶段外，cTAF可能是有用的癌症侵袭性的替代生物标志物。事实上，未被MCED方法检测到的癌症（即由于cTAF低）的生存优于被检测到的癌症；最重要的是，未被MCED方法检测到的癌症在每个分期的生存优于根据SEER预期的生存，这表明这可能是一种识别更为惰性癌症的前瞻性检测。在考虑临床分期、组织学等级和诊断方法（通过筛查检测与通过临床表现检测）等其他协变量的多变量分析中，癌症检测与OS显著相关（$P < 0.0001$[46]）。正如预期所示，早期发现的癌症患者其生存也更好[46]。

在临床分期之外对肿瘤生物学临床特征的单独分析（例如，肿瘤体积和有丝分裂或代谢活性，以及肿瘤DNA进入循环的可及性）还确定了cTAF如何变化及其对基于cfDNA的MCED在乳腺癌、肺癌和结直肠癌检测中的影响[61]。在这项研究中，已在临床上确立了癌症侵袭性的相关因素，包括肿瘤大小、细胞分裂活性（通过乳腺癌的Ki67阳性百分比测量）、通过正电子发射断层扫描氟脱氧葡萄糖标准摄取值[使用过度病变糖酵解（excessive lesion glycolysis，ELG）]测量的肺癌代谢活性以及结直肠癌的微浸润深度，均与MCED中的检出增加相关[61]。更具体地说，在乳腺癌中，只有有丝分裂体积显著影响cTAF（$P < 0.05$），基于这些侵袭性相关因素的预测模型能够区分临床分期之外的检出和未检出病例（$P < 0.001$），并解释了乳腺癌检测的曲线下面积（area under curve，AUC）为0.853（95% CI：0.788～0.919）[61]。对于肺癌，一个模型发现只有ELG与cTAF显著相关（$P < 0.001$），而其他因素如组织学类型或分级则无关[61]；肿瘤体积和通过糖酵解测量的代谢活性也解释了之前发表的在不同肺癌类型之间的差异[54,68,69]。基于ELG的模型区分了在临床分期之外检出的和未检出的病例（$P < 0.001$），并以0.784的AUC解释了肺癌的检测（95% CI：0.711～0.857）[61]。乳腺癌和肺癌模型均预测循环中肿瘤cfDNA的总量随着肿瘤体积及有丝分裂或代谢活性的增加而增加，这可能解释了在肿瘤类型和分期内

观察到cTAF的大幅变化[43,46]。类似地，对于结直肠癌，只有深层侵袭性肿瘤的肿瘤表面积（tumor surface area，TSA）与cTAF显著相关（$P<0.05$），这与之前的发现一致，即这些特征可以作为结直肠腺癌cTAF的相关指标[62,70]。同样，基于TSA的预测模型区分了在临床分期之外检出的和未检出的病例（$P<0.001$），并以0.881的AUC解释了肺癌的检测（95% CI: 0.787～0.975）[61]。对于结直肠癌，相比于浅层侵袭性肿瘤，深层侵袭性肿瘤的循环中肿瘤cfDNA的增加更为常见，并且可能也依赖于肿瘤cfDNA进入腔道中的丢失[61]。

以上结果表明，生长更快且浸润更深的肿瘤（更具侵袭性的肿瘤）具有更高的cTAF，因此对于与更高死亡率相关的肿瘤来说，基于cfDNA的MCED有更高的敏感性。多种类型癌症的一致结果还表明，这一范式将适用于目前没有推荐筛查方法的癌症，对于这些癌症存在严重的漏诊问题。

基于这些特征，cTAF因此成为比较不同方法和研究之间MCED性能的一个有吸引力的指标。此外，这既支持了敏感性并不是测试性能的完美衡量标准（因为对于MCED，单一的敏感性指标将由所研究人群中的癌症类型、亚型和分期分布决定），也支持了基于cfDNA的MCED能够避免对更惰性癌症的过度诊断，这些癌症不会向循环中释放大量肿瘤cfDNA。

25.6　临床实用性

需要注意的是，临床有效的金标准是以死亡率作为终点的随机对照试验。这些试验可能需要几十年的时间，并且对于MCED，需要数十万名患者，费用通常为数千万（如果不是数亿）美元。在癌症筛查中，适当使用中间终点的重要研究工作已经完成[22,77]。例如，由国家癌症研究所资助的一项临床试验，其主要终点是减少晚期癌症诊断（NCT03233191）；这个终点被称为"实用的问题"，因为死亡率研究"将需要太长时间，如10～20年"[56]）。此外，单一癌症筛查测试在长期结果确定之前就已实施，以使患者受益（例如乳腺X线检查[78,79]）。

如上所述，GRAIL正在与英国国家医疗服务体系合作进行一项随机对照试验［NHS-Galleri（ISRCTN91431511）]。其主要目标是减少晚期癌症的诊断，这与英国在其人群中提高早期癌症诊断比例的总体目标一致。部分是因为降低死亡率的收益需要几十年的时间才能实现。因此，在有正确的临床验证和确保安全性的条件下延迟几十年实施MCED并不合理，该测试有潜力避免超过1/4的癌症相关死亡[85]。

乳腺癌、宫颈癌和结肠癌的筛查在死亡率研究完成和数据可用之前就已实施了多年（如果不是几十年的话）。例如，乳腺癌X线检查在20世纪60年代末就已广泛实施；与此同时，众多试验相继启动，但死亡率的结果各不相同。尽管初始试验对死亡率的影响非常有限[78]，但在接下来的几十年里其使用率急剧上升。最近，一项关键的荟萃分析于2016年公布（约50年之后），回顾了8项随机对照试验中乳腺癌筛查效果，显示"乳腺癌X线筛查通常会降低死亡率，尽管在所有年龄段的估计都没有统计学意义，且效果的幅度较小"[79]。尽管如此，乳腺癌筛查仍在持续进行，但合理更新的指南考虑了这些及其他结果。宫颈癌和结直肠癌筛查中也观察到了类似的模式。例如，在英格兰于1988年建立了国家健康服务的宫颈筛查项目，当时没有死亡率数据，而该数据在2016年才出现在文献中（来自一个嵌套病例对照研究[81]），整整晚了28年。等待明确的死亡率数据不可避免地会导致诊断和治疗的显著延迟，以及不必要的生命损失。

25.7 评估MCED影响的建模

癌症死亡率结果的模型历来专注于单一癌症筛查模型[72]；需要多癌症模型以更好地理解实施MCED的潜在人群规模的影响。早期建模表明，在较早阶段发现癌症有可能显著改善死亡率[7]。一种模型将单一癌症扩展到多种癌症类型，通过将MCED癌症检测与标准护理癌症筛查叠加，以了解MCED实施的潜在公共卫生收益[85]。更具体地说，该研究利用了2006～2015年间在美国SEER计划中50～79岁人群中诊断的所有分期侵袭性癌症的发病率和生存率数据。发病率和生存率数据与Galleri测试的早期版本的数据[36,55]相结合，在一个"拦截模型"（状态转换模型）中，用于预测MCED在标准护理之外的诊断收益、分期转换和潜在死亡率的降低。

该模型预测，每年每10万人中MCED可以拦截485例癌症[85]。在被MCED检测拦截的癌症中，将使晚期（即Ⅲ期和Ⅳ期）癌症发生率降低了78%。考虑到提前的时间（重要的是将感知风险的提前时间偏差最小化），该模型预测在MCED拦截的癌症中，5年死亡率将降低39%；这将导致所有癌症相关死亡的绝对数减少26%（每10万人中104例死亡）。这些发现在肿瘤生长/停留时间的各种模型场景中是一致的。

评估MCED的真实影响需要对所有癌症类型进行建模，这一点非常重要。这表明，除了常规筛查之外，MCED可能会显著降低整体癌症死亡率。

25.8 结论

在2022年，预计仅在美国就会出现约190万新发癌症病例和超过60万例癌症患者死亡[80]。这些诊断和死亡大多数发生在没有推荐筛查方法的晚期癌症中。将单一癌症筛查的好处扩展到缺乏有效筛查方法的多种类型癌症，可能会显著降低癌症死亡率曲线。MCED提供了一种实现癌症检测改进的途径，并最终减少癌症死亡率。Galleri测试利用全基因组中最具信息价值的甲基化模式，高特异性检测癌症信号，并以高准确性预测癌症信号的来源，以指导下游的诊断工作。Galleri测试是通过一个极为可靠的临床开发计划开发的，该计划包括超过21 000名参与者，支持了2021年Galleri LDT的推出。GRAIL的整体临床项目是迄今为止基因组医学中最大的项目之一，计划招募超过325 000名参与者，并通过VA和NHS与美国和英国政府密切合作。大规模人群实施还允许收集真实世界数据，以不断改进Galleri测试的分类器。因此，Galleri测试代表了早癌检测的模式转变。

Megan P. Hall 理学博士，GRAIL医学事务的副总裁。她在该公司建立、发展并领导医学事务团队，支持Galleri的开发和发布，这是一项基于血液的多癌症早期检测。此前，Megan 曾在 Jazz Pharmaceuticals 担任医学交流总监，负责领导医疗保健提供者，重点负责公司的血液肿瘤学/肿瘤学和慢性疼痛产品组合的出版和教育工作。在加入 Jazz 之前，Megan 在 Natera 建立并发展了一支医学交流团队，以支持 Panorama 无创产前检测的推出和发展，并曾担任开放获取旗舰期刊 PLOS Biology 的编辑。她还曾担任由美国心脏协会、加利福尼亚再生医学研究所、美国国家卫生研究院和 Howard Hughes 医学基金会资助的研究职位。Megan 获得了加利福尼亚大学圣巴巴拉分校的生物科学学士学位，以及加利福尼亚大学洛杉矶分校的微生物学、免疫学和分子遗传学博士学位。

Alexander M. Aravanis 医学博士，理学博士，担任 Illumina 的首席技术官、研发与产品开发负责人。他于 2020 年 6 月重新加入 Illumina，并负责领导 Illumina 在工程、耗材、应用、用户设计、软件、信息学和人工智能等领域的研究和产品开发团队。这些团队是 Illumina 的创新引擎，致力于为二代测序平台和应用提供优秀产品，以加速科学突破和基因组学向临床的转化。在加入 Illumina 之前，Alex 联合创立了 GRAIL Bio，并担任首席科学官和研发负责人。在加入 GRAIL 后，Aravanis 领导了研究、开发、运营和临床团队，开发了多种癌症早期检测方法。在加入 GRAIL 之前，Alex 在 Illumina, Inc. 担任高级研发总监，开发了多项技术，包括用于分析固定组织中 RNA 和 DNA 的临床检测、全外显子组分析、大规模平行单细胞转录组学以及利用游离核酸的液体活检。Alex 在加利福尼亚大学伯克利分校获得电气工程学士学位、计算机科学和物理辅修学士学位，并在斯坦福大学获得电气工程硕士和博士学位，以及医学博士学位。他有超过 30 项（待审和已授予）专利和发表了大量同行评审的论文，此外还在多家生物技术初创公司的科学顾问委员会任职。

（张丽娟　郝晓鹏　译）

扫码见第 25 章参考文献